Warum wir (zu viel) essen

AF280414

# WARUM WIR (ZU VIEL) ESSEN

*‚Ein fesselnder Blick auf die Wissenschaft von Appetit und Stoffwechsel‘*
Vogue

*‚Cool, klar und sehr überzeugend … Ein radikaler Ansatz zur Gewichtsabnahme‘*
Sunday Times

*‚Dr. Jenkinson will Lösungen, denn er weiß, wie aktuell und überwältigend das globale Gewichtsproblem ist … Seine Botschaft richtet sich an Einzelpersonen, die Hilfe suchen, nicht an Ministerien oder Regierungen, die sich die Ohren zuhalten könnten. Es geht um Genuss, nicht um Entbehrung, zusammengefasst mit „mehr essen, mehr ruhen“ ‘*
Jenni Russell, The Times

*‚Es ist jedem zu empfehlen, der versucht, Gewicht zu verlieren. Es ist auch denjenigen empfehlen, die Schwierigkeiten haben, freundlich zu Menschen mit Adipositas zu sein.‘*
The Times

*‚… das Buch von Andrew Jenkinson ist ein Meisterwerk. Ich werde es jedem meiner Kunden empfehlen, weil es so kluge und vernünftige Ratschläge zum Abnehmen gibt … Es ist ein seltenes Vergnügen, wenn man auf ein Buch stößt, bei dem man bedauert, wenn es zu Ende ist, bei Sachbüchern ist das noch seltener. Dies ist wirklich das beste Buch, das ich seit langem über Gesundheit und Ernährung gelesen habe!‘*
Kate Berkeley, reg. Ernährungstherapeutin

*‚Es wird jeden fesseln, der jemals mit Diäten zu kämpfen hatte, aber man muss nicht abnehmen wollen, um es zu lesen …‘*
Sunday Telegraph

*‚Faszinierende Wissenschaft … Einer der britischen Top-Experten zur Gewichtsreduktion‘*
ITV

Dr. Andrew Jenkinson

# WARUM WIR (zu viel) ESSEN

## Die neue Lehre vom Appetit

*Übersetzt aus dem Englischen von Dr. Hinrich Seesko*

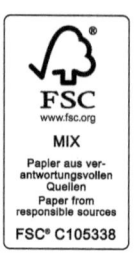

**Bibliografische Information der Deutschen Nationalbibliothek**
Die Deutsche Nationalbibliothek verzeichnet diese Publikation in der Deutschen
Nationalbibliografie; detaillierte bibliografische Daten sind im Internet über
http://dnb.d-nb.de abrufbar.

Die automatisierte Analyse des Werkes, um daraus Informationen insbesondere
über Muster, Trends und Korrelationen gemäß §44b UrhG („Text und Data Mining")
zu gewinnen, ist untersagt.

Die Originalausgabe erschien 2020 unter dem Titel „Why We Eat (Too Much)"
im Verlag Penguin Random House UK/Penguin Life.
Die vorliegende Übersetzung basiert auf der erweiterten 2. Auflage 2021
© Dr. Andrew Jenkinson 2020, 2021

Dieses Buch basiert auf meinen eigenen Erfahrungen als Facharzt für Chirurgie mit
besonderer Spezialisierung in laparoskopischer Chirurgie (Schlüsselloch-Chirurgie) zur
Behandlung von krankhaftem Übergewicht. Zum Schutz der Privatsphäre der Patienten
habe ich die Namen sowie alle körperlichen Beschreibungen und andere Merkmale
geändert, um sicherzustellen, dass niemand identifizierbar ist. In einigen Fällen habe
ich auch das Geschlecht und die ethnische Zugehörigkeit geändert. „Warum wir (zu
viel) essen" ist kein Buch über die von mir beschriebenen Personen, sondern darüber,
was wir von ihnen lernen können.

Umschlagdesign (in Anlehnung an die englische Originalausgabe), Satz,
Verlag:
BoD · Books on Demand GmbH, In de Tarpen 42, 22848 Norderstedt, bod@bod.de
Druck:
Libri Plureos GmbH, Friedensallee 273, 22763 Hamburg
ISBN 978–3-7583-3173-2

# Inhalt

# Abbildungs- und Tabellenverzeichnis

# Einführung

Ambulanz für Adipositas-Chirurgie, London,                    Dezember 2012

*In diese Klinik kommen Menschen mit Übergewicht, um über eine Magenoperation zu sprechen.*

*Von meiner Praxis im ersten Stock des University College Hospital, habe ich dank der Panoramafenster einen großartigen Ausblick auf die Kulisse von London. Ich sehe die roten Busse und schwarzen Taxis auf der Euston Road und ich erinnere mich, dass ich einmal eine meiner Patientinnen beobachtete, wie sie sich langsam auf den Haupteingang des Krankenhauses zubewegte. Sie versuchte vergeblich, ihren massigen Körper im Sturm unter einem flatternden Regenschirm zu schüttzen und den Eingang trocken zu erreichen. Sie tat mir leid.*

*Wenige Minuten später trat sie ein, Furcht und Verzweiflung standen ihr ins Gesicht geschrieben. Sie hatte aufgegeben, die weiße Fahne gehisst und im Kampf gegen ihr Gewicht schließlich kapituliert: Der Diätkrieg war verloren. Nun sollte ich ihr den größten Teil ihres Magens entfernen. Sie ließ sich in unseren übergroßen Klinikstuhl fallen und erzählte unter Tränen von ihrem jahrelangen Diätversagen. Und während sie erzählte, hörte ich zu und lernte.*

Das vorliegende Buch wurde von Patienten wie dieser Dame inspiriert – normalen Menschen, die jahrelang mit ihrem Gewicht kämpften; Menschen, die auf der Suche nach einer Behandlung zu mir kamen.

Meine Patienten ermutigten mich, dieses Buch zu schreiben. Ich hatte ihnen über die Jahre zugehört, und was sie sagten, stimmte nicht mit meinem eigenen Verständnis von Fettleibigkeit überein. Ich wollte die Lücke zwischen dem, was Wissenschaftler, Ärzte und Diätassistenten uns über die Krankheit und den Umgang mit ihr erzählten, und dem, was schwer übergewichtige Menschen tatsächlich selbst erlebten, schließen – denn diese beiden Geschichten passten nicht zusammen.

Wenn es so einfach wäre, durch Diäten und Sport abzunehmen, wie uns die Wissenschaftler sagten, und wenn die Vorteile dieser Gewichtsabnahme in Bezug auf Glück, Selbstvertrauen, Gesundheit und Finanzen so groß sind, warum schafften diese Menschen es dann nicht? In den folgenden fünf Jahren beschäftigte mich diese Frage: Warum kann sich etwas scheinbar so Einfaches in der Praxis als so schwierig erweisen? Warum schaffen es die Menschen nicht, ihr Gewicht dauerhaft zu reduzieren? Wie kann eine Gewichtsabnahme durch Diäten so schwierig

sein, dass Menschen zu so extremen Maßnahmen wie einer Magenverkleinerung (oder Bypass-Operation) greifen?

Das University College London Hospital (UCLH) verfügt über eine fantastische Stoffwechsel-Forschungsabteilung, die von meiner Kollegin, Professor Rachel Batterham geleitet wird. Ihre Spitzenforschung verschaffte mir tiefe Einsicht und Verständnis dafür, wie unser Appetit durch Hormone (die im Magen und im Darm gebildet werden) gesteuert wird, die einen tiefgreifenden Einfluss darauf haben, was und wie viel wir essen. Der Appetit schien nicht unter bewusster Kontrolle zu stehen, sondern wurde von diesen neu entdeckten Hormonen gesteuert.

Meine Studien führten mich vom Appetit zum Stoffwechsel: Wie wird die Energiemenge, die wir verbrennen, gesteuert? Es schienen weitere Hormone beteiligt zu sein. Aber seltsamerweise wurden viele der bahnbrechenden Forschungsergebnisse, die unseren Stoffwechsel erklärten, von der Schulmedizin ignoriert. Warum war das so?

Wenn unser Appetit und unser Stoffwechsel von stark wirkenden Hormonen gesteuert werden, dann würde dies erklären, warum es meinen Patienten so schwerfällt, mit einfacher Willenskraft abzunehmen. Die hormonellen Auslöser, die unser Ess- und Ruheverhalten steuern, werden offenbar vornehmlich von unserer sich verändernden Umwelt beeinflusst.

In diesem Buch werde ich die neuen wissenschaftlichen Erkenntnisse über Stoffwechsel und Appetit nutzen und dieses Wissen mit dem zusammenführen, was uns fettleibige Menschen seit Jahren zu sagen versuchen. Ich werde darlegen, warum die meisten Dinge, die man Ihnen über Fettleibigkeit erzählt hat, Mythen sind, die auf schlechter Forschung und Eigeninteressen beruhen.

### Sie werden erfahren:

1. Warum es so schwierig ist, Gewicht zu verlieren, wenn man die aktuellen Ratschläge von Medizinern und Ernährungsexperten befolgt
2. Wie einige dieser Ernährungsempfehlungen kontraproduktiv sein können und das Abnehmen noch schwieriger machen
3. Warum viele stark übergewichtige Menschen das Gefühl haben, in der Falle zu sitzen und nicht entkommen zu können, egal wie sehr sie sich bemühen.
4. Welche Strategien die besten für eine langfristige Gewichtsabnahme und Gesundheit sind, egal ob Sie 2 kg oder 30 kg abnehmen möchten

Nach der Lektüre dieses Buches sollten Sie besser verstehen, warum medizinische Fachleute mit ihren Ratschlägen zur Gewichtsabnahme über Jahre versagt haben, und, was noch wichtiger ist, Sie werden dieses Wissen zur Verbesserung Ihrer eigenen Gesundheit und Ihres Wohlbefindens nutzen können. Ich hoffe, dass Sie am Ende dieses Buches erleichtert sein werden, weil Sie endlich nicht nur eine Erklärung, sondern auch eine Lösung haben. Ich vermeide übermäßigen medizinischen Fachjargon (und erkläre alle Begriffe, die verwendet werden müssen) und präsentiere meine Ideen in einer zugänglichen, lockeren Art und Weise, die Sie zum Lesen anregen soll.

Doch zunächst einige Hintergrundinformationen. Ich bin Chirurg am University College Hospital in London. Meine Aufgabe ist es, Menschen zu behandeln, die mit Diäten nicht abnehmen können und am Ende ihres Weges angelangt sind. Sie haben akzeptiert, dass es für sie unmöglich ist, Gewicht zu verlieren und dieses Gewicht langfristig zu halten. Sie wissen, dass sie ihr Leben damit verbringen werden, unter Fettschichten gefangen zu sein und allmählich immer kränker, frustrierter und unglücklicher werden, wenn sie nicht etwas Drastisches unternehmen. In den letzten fünfzehn Jahren habe ich bestimmt über 2.000 Menschen in dieser Situation befragt.

Die Lösung, die meine Patienten suchen, ist eine Operation. Keine Maßnahme wie die „Liposuction", bei der das Fett abgesaugt wird, sondern eine Operation, bei der Magen und Darm so verändert werden, dass die Betroffenen leichter abnehmen können: die bariatrische oder auch Adipositas-Chirurgie. Vielleicht haben Sie in den Medien schon von dieser Art der Operation gehört. Eine beliebte bariatrische Operation ist das „Magenband". Dabei wird ein verstellbares Silikon-Kunststoff-Band um den oberen Teil des Magens gelegt. Das Band verhindert, dass man sehr schnell isst, so dass man sich schon nach einer sehr kleinen Mahlzeit satt (und manchmal unwohl) fühlt. Das Magenband wurde inzwischen von zwei anderen Verfahren in seiner Beliebtheit überholt: Bei dem einen wird der Magen vollständig umgangen (sodass die Nahrung nicht in den Magen gelangt), bei dem anderen werden drei Viertel des Magens vollständig entfernt, der verbleibende Rest hat dann die Form und Größe eines engen Schlauches. Dies wird als Sleeve-Gastrektomie (oder Schlauchmagen) bezeichnet (mehr dazu in Kapitel 6).

Meine erste Operation zur Gewichtsreduzierung war ein Magenbypass im Jahr 2004, bei dem die laparoskopische oder Schlüsselloch-Chirurgie zum Einsatz kam. Das ist ein ziemlich schwieriger Eingriff. Ich war gut ausgebildet, aber als der Morgen der Operation kam und ich meinen Patienten sah, hatte ich Angst um ihn. Er war ein Risikopatient: ein junger orthodoxer jüdischer Koch namens Jac mit einem Gewicht von 210 kg.

Die Operation verlief gut. Sie dauerte zweieinhalb Stunden, obwohl es gefühlt viel kürzer war. Wenn man einen Eingriff durchführt, konzentriert man sich so sehr, dass es einem vorkommt, als sei man in einer anderen Welt. Eine Operation, vor allem, wenn man damit vertraut ist, kann fast eine meditative, tief entspannende Erfahrung sein.

Jac erholte sich gut, und da es bei der Schlüssellochchirurgie keine großen Wunden in der Bauchwand gibt – nur kleine Einschnitte – sind die Schmerzen danach minimal. Erfreulicherweise konnte er das Krankenhaus schon bald nach der Operation schmerzfrei verlassen.

Viele meiner ärztlichen Kollegen halten bariatrische Eingriffe für unnötig und verstümmelnd. Sie denken oder sagen: „Warum können Ihre Patienten nicht einfach mit einer Diät abnehmen und ein bisschen mehr Willenskraft haben"? Und nicht nur Ärzte sind dieser Meinung. Auch viele Politiker und Journalisten, also Menschen, die Macht und Einfluss haben, sind der Meinung, dass diese Art von Chirurgie nicht wirklich notwendig ist. Ich bin der Meinung, dass sie sich irren. In diesem Buch geht es darum, unser grundlegendes Missverständnis über die Ursachen und Behandlungsmöglichkeiten von Übergewicht aufzuklären. Genau wegen dieses fehlerhaften Denkens vieler Experten und Berater hat sich die Adipositas-Krise verschlimmert, und jeder, der davon betroffen ist, leidet darunter. Wenn wir als Gesellschaft die Fettleibigkeit verstehen und gemeinsam dagegen vorgehen würden, bräuchten wir weder meine noch die Dienste irgendeines Chirurgen für Gewichtsreduktion.

Nach meiner ersten erfolgreichen Operation im Jahr 2004 begann ich, immer mehr dieser bariatrischen Operationen durchzuführen: Magenbypass, Magenbänder und Sleeve-Gastrektomien. Mit zunehmender Erfahrung wurde das Homerton University Hospital, in dem ich als Facharzt anfing, zum meistfrequentierten Zentrum für bariatrische Chirurgie in London. Mit zunehmender Erfahrung verkürzte sich die Zeit, die ich für eine Operation benötigte, auf eine Stunde, und die meisten Patienten mussten nur eine Nacht im Krankenhaus bleiben und brauchten nur eine Woche Urlaub zu nehmen.

Im Laufe der Monate und Jahre wurde meine Ambulanz von immer mehr Patienten aufgesucht, die in unterschiedlichem Ausmaß an Adipositas litten. Ich sprach mit Hunderten von Patienten über ihre Ansichten und Erfahrungen mit dieser Krankheit. Dann hatte ich eine Art Offenbarung: Sie alle schienen mir immer wieder das Gleiche zu sagen – und es gab sicher keine Absprachen zwischen den Patienten. Ihre Ansichten und Erfahrungen mit dem Übergewicht standen im Widerspruch zu den konventionellen Ansichten von Ärzten, Diätassistenten und anderen Gesundheitsexperten. Während sie von ihren Erfahrungen berichteten, hörte ich genau hin und machte mir meine Gedanken.

Ich erinnerte mich an einen Satz von David Maclean, einem beeindruckenden Chirurgen, mit dem ich am Royal London Hospital zusammengearbeitet hatte und der im Alter von achtundsechzig Jahren noch über das Rentenalter hinaus arbeitete, weil man keinen adäquaten Ersatz für ihn fand. Er sah mich eindringlich an und sagte: „Hören Sie immer genau zu, was Ihre Patienten Ihnen sagen". Dieser Rat blieb mir im Gedächtnis – ich hörte zu. Dies waren einige der typischen Sätze, die ich immer wieder hörte:

- „Ich kann abnehmen, Herr Doktor, aber ich kann es nicht halten."
- „Ich glaube, ich habe einen langsamen Stoffwechsel im Vergleich zu den Menschen, mit denen ich zusammenlebe."
- „Ich glaube, Fettleibigkeit ist in meinen Genen"
  oder
- „Diäten funktionieren bei mir nicht, ich habe sie alle ausprobiert und am Ende habe ich mehr zugenommen als zu Beginn der Diät"
- „Ich brauche mir nur eine Sahnetorte anzusehen und schon werde ich fett!"
- „Ich kann meinen Hunger nicht kontrollieren, ich fühle mich schwach, wenn ich nichts esse."

Als ich anfing, diese Eingriffe zu machen, verließ ich mich auf meine begrenzte Ausbildung in Adipositas, die ich an der Medizinischen Fakultät erworben hatte. Mittlerweile beherrschte ich die Operationen sehr gut, aber wie vielen Ärzten, die mit einem Patienten konfrontiert sind, der an Fettleibigkeit leidet, fehlte es mir an Empathie und Einfühlungsvermögen – ich konnte nicht wirklich nachvollziehen, was der Patient durchmacht. Für mich galt das einfache Prinzip der Energiebilanz: Wenn man mehr Energie in Form von (Nahrungs-)Kalorien aufnimmt, als man (durch Bewegung) verbrennt, dann speichert man diese zusätzliche Energie im Körper als Fett. Meiner Meinung nach war es daher sehr einfach, Gewicht zu verlieren. Man musste nur weniger essen und sich mehr bewegen – so verstanden wir Mediziner das, aber für meine Patienten war es nicht so einfach.

Was mir in diesen ersten Jahren der Adipositasbehandlung ebenfalls auffiel, war die Veränderung meiner Patienten nach der Operation. Ihr Leben hatte sich grundlegend gewandelt. Die Fettleibigkeit, mit der sie ihr ganzes Leben lang gekämpft hatten, war nicht mehr vorhanden. Viele sagten, sie seien wieder so wie früher – so, wie sie vor der Adipositas waren. Das Problem, das sie jahrelang mit einer Diät nach der anderen und einer Enttäuschung nach der anderen in den Griff zu bekommen versucht hatten, war nun verschwunden. Sie waren aus ihrer Adipositasfalle befreit.

Als ich bemerkte, dass jeder meiner Patienten mir praktisch dieselbe Geschichte vor der Operation erzählte, und dass sie nach der Operation andere Menschen geworden waren, stellten sich mir einige Fragen: War das, was die Patienten mir berichteten richtig und das, was wir Ärzte dazu sagten, war falsch? War unser herkömmliches Verständnis von Fettleibigkeit fehlerhaft? Handelte es sich um einen

Zustand, der bei den Patienten auftrat, ohne dass sie irgendeine Kontrolle daüber hatten? Mit anderen Worten, handelte es sich eher um eine Krankheit als um einen selbst gewählten Lebensstil? Ich wollte Antworten auf diese Fragen.

Die Journalisten der Boulevardpresse, die Ärzte, die Entscheidungsträger, die Öffentlichkeit und die Politiker zeigten mit dem Finger auf meine Patienten und sagten: „Das ist euer Problem, ihr habt es verursacht, und wenn ihr genug Willenskraft hättet, könntet ihr es lösen". Aber die Patienten gaben mir eine andere Botschaft: Ich würde alles tun, aber ich sitze in der Falle. So entwickelte sich bei mir der Wunsch, die Wahrheit herauszufinden. Was wäre, wenn meine Patienten Recht hätten und das medizinische Establishment falsch läge? Ich griff wieder zu den Büchern und studierte und erforschte den gesamten Bereich des Stoffwechsels, der Gewichtsregulierung und des Appetits. Ich wollte das, was ich in den Jahren, in denen ich mit adipösen Patienten sprach und sie behandelte, gehört und gesehen hatte, mit den Ergebnissen der medizinischen Forschungsliteratur abgleichen. Ich begab mich auf eine weite Reise in die Tiefen der Stoffwechselforschung, in die Genetik und Epigenetik der Fettleibigkeit. Dabei erfuhr ich wie Anthropologie, Geo-

grafie und Wirtschaft unsere Lebensmittel beeinflussen und wie Wissenschaftler und Lobbyisten unsere Sicht manipulieren.

Nachdem ich meine Nachforschungen angestellt hatte, hatte ich meine Antwort. Den Patienten gefiel meine Art, ihnen genau zu erklären, warum sie in diesem Zustand gefangen waren. Dass das Gewicht nicht unter bewusster Kontrolle steht und daher nicht durch Diäten dauerhaft manipuliert werden kann. Und wie man den Körper dazu bringen kann, leichter sein zu wollen, indem man die täglichen Signale, die er empfängt, verändert. Dies ist die Grundlage von *Warum wir (zu viel) essen*.

Ich hoffe, dass dieses Buch von jedem gelesen wird, der daran interessiert ist, sein Gewicht zu kontrollieren, aber es leid ist, Diäten zu machen. Ich hoffe, dass Menschen, die Adipositas und Gewichtsregulierung wirklich verstehen wollen, dieses Buch in die Hand nehmen – jeder, der einen Freund oder Verwandten hat, der mit Übergewicht kämpft und sie nicht kontrollieren kann. Und schließlich hoffe ich, dass die Mächtigen – Politiker, Journalisten und sogar Ärzte – dieses Buch lesen werden. Es wird ihre Vorstellungen zur Fettleibigkeit verändern und vielleicht künftigen Generationen helfen, das damit verbundene Leid zu vermeiden.

# Teil I
# Lektionen in Energie

*Wie unser Körper das Gewicht kontrolliert*

# Kapitel 1

# Stoffwechsellehre für Anfänger

*Wie unser Gewicht kontrolliert wird*

*„Menschen sprechen, schreiben, gehen und lieben und verbrauchen dabei die gleiche Menge an Energie pro Sekunde wie eine Glühbirne – ein Gerät, das nichts Anderes kann als leuchten und heiß werden. Diese erstaunliche Tatsache verunglimpft keineswegs den Menschen, sondern ist Zeugnis für die Effizienz des menschlichen Körpers. Aber noch wichtiger: es ist ein Beweis für die wundersame Komplexität unseres Körpers, der mit so wenig so viel leisten kann."*

Peter M. Hoffmann, Life's Ratchet:
How Molecular Machines Extract Order from Chaos (2012)

Ich erinnere mich noch genau an die allererste Vorlesung meines Medizinstudiums. Wir bekamen gestärkte weiße Kittel, um unsere Studentenpullover und zerrissenen Jeans zu schützen und der Hausmeister führte uns in einen von gleißendem Neonlicht erleuchteten Raum, der an einen begehbaren Kühlschrank erinnerte. Entlang der Längsseite des Raumes waren viele schmale Tische aufgestellt. Über jeden Tisch war ein Baumwolltuch gebreitet, das verdeckte, was darunterlag. Wir bildeten Paare, nahmen jeder einen Tisch und mühten uns damit ab, unsere Latexhandschuhe anzuziehen. Hätte jemand eine Stunde später diese Gruppe Achtzehnjäh-riger beobachten können, wie sie aus ihrer ersten Unterrichtsstunde kamen, hätte er deutliche Unterschiede verglichen mit ihrem Verhalten zu Beginn dieser Stunde bemerkt. Zwei aus der Gruppe mussten aus dem Raum gebracht werden – und zogen eine Karriere in der Medizin nicht mehr in Betracht. Der Rest von uns war aschfahl im Gesicht. Die Laken über jedem Tisch hatten menschliche Körper bedeckt. Alle waren blutleer, hatten einen kahlgeschorenen Kopf, sie waren grau und mit beißend riechendem Formalin konserviert. Dies war unsere erste Lektion: ANATOMIE.

Während des Anatomieunterrichts in jenem Jahr haben wir all die verschiedenen

Organe seziert und untersucht, ohne die unsere Körperfunktionen nicht ablaufen könnten. Wir lernten, wie jeder einzelne Teil des Körpers dazu beiträgt, die Gesundheit aufrecht zu erhalten. Die Organsysteme, die wir kennengelernt haben, waren:

- Herz und Blutgefäße (Kreislaufsystem)
- Lungen und Atemwege (Atmung/ Sauerstoffversorgung)
- Magen-Darm-Trakt (Nahrungsaufnahme/Verdauung)
- Nieren und Blase (Flüssigkeitshaushalt)
- Endokrinologie – (Funktion von Drüsen und Hormonen)

Die Kenntnis dieser Systeme bildete die Grundlage für das spätere Verständnis der Funktionsweise des menschlichen Körpers und damit wurde eine Basis geschaffen, auf der wir uns mit den Krankheiten dieser Organsysteme auseinandersetzen konnten. Der Unterricht sollte alle Krankheiten abdecken, mit denen wir in unserer zukünftigen Laufbahn als Ärzte konfrontiert werden würden. Allerdings gab es eine große Lücke – keines dieser Organsysteme erklärte angemessen die Adipositas, die Krankheit, von der ein Viertel unserer Patienten im Laufe unseres Berufslebens betroffen sein würde und die ein noch nie da gewesenes Ausmaß an Diabetes, Blutdruck und Herzproblemen auslöst.

Als wir unsere scharfen Skalpelle in die Hand nahmen und den Leichnam sezierten, wurden als Erstes die Haut und das Fett entfernt. Diese menschliche Gallerte wurde in die Mülltonne geworfen und später verbrannt. Was wir damals nicht wussten, war, dass wir mit der Beseitigung des Fettes einen wichtigen Teil des Körpers wegwarfen – das Organ, das unseren Stoffwechsel und Appetit steuert und unsere Energiereserven koordiniert und speichert! Während wir eifrig eine Lunge, ein Herz oder eine Niere sezierten, befand sich dieses lebenswichtige Organ in der Abfalltonne – ausrangiert und ignoriert.

Haben die medizinischen Fakultäten mittlerweile den Rückstand aufgeholt? Wenn ich meine Studenten über deren Ausbildung zum Thema Adipositas befrage, ähnelt diese mit nur geringfügigen Änderungen dem Lehrplan der 1980er Jahre. Experten für Adipositas sind also per definitionem Autodidakten, und deshalb unterscheiden sich ihre Ansichten oft von denen normaler Ärzte, die sich immer noch auf die begrenzte Ausbildung verlassen, die sie im Medizinstudium erhalten haben.

In diesem Buch gehen wir in meine „virtuelle" medizinische Schule, und behandeln das Fach, das auf dem Lehrplan stehen sollte, aber leider ignoriert wird.

Geben wir dem Fach also einen brandneuen medizinischen Namen: *Metabologie*, von der Vorsilbe *metabo-*, für „Stoffwechsel", den chemischen Prozessen in den Zellen, die mit Energie zu tun haben, und der Nachsilbe *-logy*, was „die Lehre von" bedeutet.

---

**Metabologie – die Lehre von Appetit und Stoffwechsel, von Fettspeicherung und Fettabbau; die Lehre von den Energieflüssen in und aus dem Körper.**

---

Stoffwechselkunde ist einfach – es gibt nur zwei Hauptregeln, die Sie sich merken müssen. Eine dieser Regeln kennen Sie bereits: Energiezufuhr (Nahrung) – Energieabfuhr (Bewegung) = gespeicherte Energie (meist Fett).

Aber die andere Regel ist weniger bekannt. Sie besagt, dass unser Körper versucht, ein gesundes inneres Milieu aufrechtzuerhalten, und zwar durch einen Prozess, der als *negative Rückkopplung* bezeichnet wird. Auf diese Weise versucht der Körper zu verhindern, dass Sie zu schnell an Gewicht verlieren (oder zunehmen). Wenn Sie diese Regeln im Hinterkopf haben, werden Sie die Adipositas, ihre Ursachen und ihre Behandlung besser begreifen als die Mehrheit Ihrer Mitmenschen. Im Vergleich zu den meisten Ärzten werden Sie ein besseres Verständnis von Übergewicht haben, und wenn Sie in der Vergangenheit mit der Gewichtskontrolle zu kämpfen hatten, werden Sie verstehen, warum.

Bevor wir die zwei Regeln der Metabologie genauer erörtern, wollen wir zunächst einen Blick auf das Organ werfen, das im Anatomieunterricht in die Mülltonne wanderte – das Fett. Fett, oder Fettgewebe, wie es in der medizinischen Fachsprache genannt wird, ist heute als eines unserer lebenswichtigen und lebenserhaltenden Organe anerkannt. Ein Organ ist definiert als ein Teil eines Lebewesens, der von anderen Teilen getrennt ist und eine bestimmte Funktion hat. Die spezifische Funktion von Fett ist die Energieregulierung. Wie wir sehen werden, speichert Fett nicht nur Energie, sondern steuert auch, wie viel wir verbrauchen.

## Eine leichte, isolierende Energiequelle

Fett besteht aus einzelnen Zellen, den Adipozyten. Diese Zellen spielen eine entscheidende Rolle für das Überleben aller Säugetierarten – von Robben über Kamele bis hin zum Menschen. Es hat drei wichtige Eigenschaften. Erstens ist es im Vergleich zu Muskeln oder Knochen leicht und lässt sich daher gut transportieren. Zweitens isoliert es gegen Kälte und verhindert so, dass zu viel Wärmeenergie an die Umgebung verloren geht, insbesondere in kalten Gebieten. Das ist gut, wenn man als Robbe mit einer dicken Speckschicht in eiskalten Ozeanen herumschwimmt, aber nicht so gut, wenn man als Kamel in der 40 °C heißen Wüste lebt – es sei denn, man speichert das gesamte Fett in einem großen Klumpen oder Höcker und lässt den Rest des Körpers atmen. Drittens kann es große Mengen an Energie speichern. Fett ist eine effiziente Energiequelle und zudem leicht und gut isolierend.

Jede Fettzelle hat die einzigartige Fähigkeit, Energie für Zeiten zu speichern, in denen sie benötigt wird. Je mehr Energie sie speichert, umso mehr quillt sie auf und vergrößert sich. Zu Beginn der Gewichtszunahme entstehen nicht mehr Fettzellen. Die Anzahl der Zellen bleibt gleich, aber jede Zelle schwillt mit ihrer gespeicherten Energie an und wächst auf das Sechsfache ihres ursprünglichen Volumens. Wenn kein Platz mehr in den Zellen ist, steigt die Zahl der Fettzellen im Körper – von durchschnittlich 40 Milliarden auf – in manchen Fällen – über 100 Milliarden. Wenn man die Fettzellen mit einer Fettabsaugung absaugt (eine gängige, kurzfristige Lösung, die von plastischen Chirurgen durchgeführt wird), werden immer neue Fettzellen produziert, um dies auszugleichen.

Die Energiespeicherung ist die wichtigste Funktion des Organs Fett. In Zeiten von Hunger und Nahrungsmittelknappheit ist es unverzichtbar, einen Energiespeicher zu haben, um zu überleben. Das Gehirn benötigt für seine Funktion eine konstante Menge an Glukose (Zucker) im Blut, um zu funktionieren. Wenn keine Nahrung zur Verfügung steht, wird der Blutzuckerspiegel ständig von unseren Fettzellen aufgefüllt. Bei vielen Säugetierarten, so auch beim Menschen, bedarf es keiner echten Hungersnot, damit unsere Fettspeicher in Anspruch genommen werden. Bei Wanderungen, Revierkämpfen, Kämpfen um einen Partner, dem Paarungsakt, der Schwangerschaft und dem Stillen kann es vorkommen, dass die Zufuhr von

Nahrungsenergie reduziert ist, obwohl der Energiebedarf steigt. Hier kommt die Funktion der Fettspeicherung ins Spiel. Der Energiespeicher in Form von Fett ist entscheidend für unser Überleben und unsere Fähigkeit, uns fortzupflanzen und die nächste Generation aufzuziehen – sowie der gefüllte Tank eines Autos vor Beginn einer Reise.

Man könnte also meinen, dass ein großer Energiespeicher einen großen evolutionären Vorteil darstellt. Aber Energie im Wert eines Öltankers mit sich herumzutragen würde die Möglichkeiten einschränken, den normalen Überlebensaktivitäten wie der Jagd nachzugehen oder vor hungrigen Raubtieren davonzulaufen. Es muss also einen Mechanismus geben, um die Größe dieser Fettspeicher zu kontrollieren: Tatsächlich ist Fett sehr effizient bei der Selbstregulierung.

## ▬ Metabologie-Regel 1 – Energienutzung und -speicherung

Die erste Regel, die man sich merken sollte, steht bereits im Lehrplan für Medizinstudenten. Nach Ansicht der meisten Menschen erklärt diese Regel von Energieverbrauch und Energiespeicherung die Fettleibigkeit sehr einfach und präzise. Aber gerade diese Regel führt zu den Vorurteilen gegenüber Menschen, die mit der Gewichtskontrolle kämpfen. Sie trägt den schönen Namen „Erster Hauptsatz der Thermodynamik" und wird von Physikern verwendet, um die Energiemenge zu berechnen, die in jedem beliebigen Objekt gespeichert ist – ob Stein oder Pflanze oder Tier (einschließlich des Menschen). Die Grundannahme des ersten Hauptsatzes lautet: Die Energie, die in einem Objekt gespeichert ist, ist gleich der Menge der aufgenommenen Energie minus der Menge der abgegebenen Energie.

Wenn Sie die Dinge vereinfachen wollen, dann stellen Sie sich den Menschen einfach als einen Kasten vor. Dieser Kasten wandelt die chemische Energie aus der Nahrung in Wärme, Bewegung und Gedanken um. Der Rest wird gespeichert.

(Energiezufuhr) – (Energieverbrauch) = gespeicherte Energie

Beim Menschen ist die „Energiezufuhr" das, was wir essen – eine Kombination aus Proteinen, Fetten und Kohlenhydraten. Die „Energieabgabe" ist ebenso wichtig und wird oft missverstanden. Oft denken die Menschen, dass der größte Teil der Energie, die sie verbrauchen, davon abhängt, wie aktiv sie tagsüber sind und ob sie ins Fitnessstudio gehen oder nicht. Das ist aber nicht der Fall. Der größte Teil der verbrauchten Energie, hat nichts mit Bewegung zu tun. Wenn wir den ganzen Tag und die ganze Nacht im Bett liegen würden, würden wir immer noch bis zu 70 % unseres normalen Energiebedarfs verbrauchen – durch Atmung, Herzschlag, Temperaturregelung und alle chemischen Reaktionen unserer Zellen. Die Energiemenge, die wir zur Erfüllung dieser unbewussten Aufgaben benötigen, wird als Grundumsatz oder BMR* bezeichnet. Die Tatsache, dass mehr als zwei Drittel unseres täglichen Energieverbrauchs nicht unserer bewussten Kontrolle unterliegen, ist wichtig für das Verständnis unseres Stoffwechsels – und dafür, wie wir unser Gewicht kontrollieren und warum manche Menschen Fettleibigkeit entwickeln.

Was ist mit den restlichen 30 % der Energie, die wir normalerweise verbrauchen? Diese setzen sich aus zwei Teilen zusammen:

1. *Passiver Energieverbrauch* – die Energie, die wir aufwenden, um unser tägliches Leben zu bewältigen. Das kann alles sein, vom Gang zur Arbeit über das Putzen bis hin zur Bewegung im Büro oder der Ausübung eines Hobbys. Für die meisten von uns – diejenigen, die nicht ins Fitnessstudio gehen oder körperlich arbeiten – macht dies fast die gesamten verbleibenden 30 % des Energieverbrauchs aus.

2. *Aktiver Energieverbrauch* – das ist die Energiemenge, die wir bei aktiver Bewegung benötigen. Für manche ist das der Gang ins Fitnessstudio oder das Joggen. Für andere, wie z. B. Bauarbeiter in England, Rikschafahrer in Indien oder Jäger in der afrikanischen Savanne, könnte dies Teil ihres täglichen Lebens sein. Für sitzende Menschen, d. h. die meisten von uns, die in Städten arbeiten, besteht der aktive Energieaufwand vielleicht nur darin, dass sie zum Bus laufen oder ein paar Treppen steigen, und macht nur 2 oder 3 % des gesamten täglichen Energieverbrauchs aus.

---

* BMR= Basic Metabolic Rate (Grundumsatz)

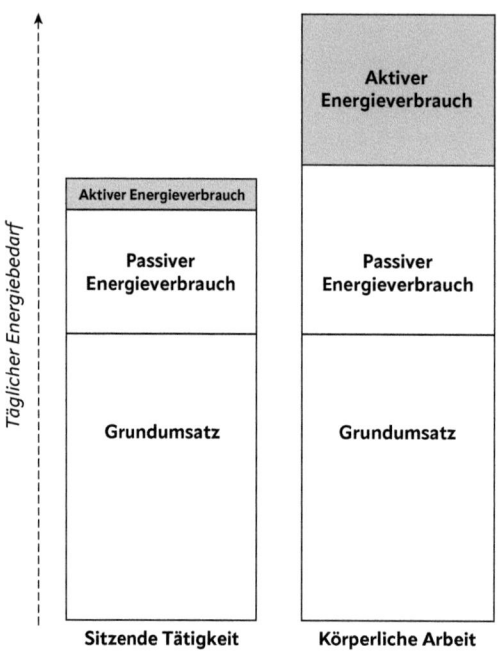

**Abb. 1** *Täglicher Energiebedarf bei sitzender Tätigkeit im Vergleich zu körperlicher Arbeit*

*Körperlich arbeitende Menschen oder solche, die ins Fitness-Studio gehen, verbrauchen mehr Energie als Menschen mit sitzender Tätigkeit, dennoch wird auch bei ihnen der Hauptanteil der Energie durch den Grundumsatz verbraucht*

## FAKTENBOX

*Um die Zuckerenergie in der Leber zu binden wird Wasser benötigt, was sie zu einer ziemlich schweren Energiequelle macht (Wasser ist viel schwerer als Fett). Bei einer sehr kalorienarmen Diät werden die Energiespeicher der Leber als Erstes aufgebraucht. In dem Ausmaß, wie der Zucker in der Leber verbraucht wird, wird auch das Wasser freigesetzt und ausgeschieden, und schon glaubt man, in wenigen Tagen viel Gewicht verloren zu haben – aber es ist hauptsächlich Wasser und kein Fett. Das ist ein wesentlicher Schachzug, mit dem die Menschen bei Diäten getäuscht werden: Man denkt, dass man mit dem anfänglichen Gewichtsverlust echte Fortschritte macht, aber es handelt sich hauptsächlich um Flüssigkeit und der Gewichtsverlust ist nur vorübergehend.*

Einfacher ist es für den Lösungsteil der Gleichung: ,gespeicherte Energie'. Überschüssige Energie wird zunächst in der Leber (als eine Art Zucker) und dann in den Fettzellen (als Fett) gespeichert. Die Leber kann Energie nur für ein paar Tage bereitstellen; sie ist normalerweise voll ausgelastet, so dass in der Praxis überschüssige Energie als Fett gespeichert wird. Die Energie aus den Fettspeichern kann uns etwa dreißig Tage lang ohne Nahrungszufuhr am Leben erhalten. Diese Erkenntnis führt uns zur zweiten Regel, die bei der Erklärung von Adipositas fast immer übersehen wird:

## Metabologie-Regel 2 – Negatives Rückkopplungssystem

Die zweite Regel wird als *negatives Feedbacksystem* bezeichnet. Die negative Rückkopplung beschreibt die Regulierung eines Systems: Das kann ein Bürosystem oder ein mechanisches System (wie eine Maschine) oder ein biologisches System (wie das eines Menschen) sein. Das System hat eine Vorgabe (z. B. Körpertemperatur), und wenn es merkt, dass von der festgelegten Regel abgewichen wird, korrigiert es sich automatisch.

Systeme mit negativer Rückkopplung sind einfach. Sie brauchen nur einen Sensor, der mit einem Schalter verbunden ist, der das System wieder in den richtigen Zustand versetzt.

Ein Beispiel für eine Maschine wäre ein Haushaltsthermostat. Dieser ist so konstruiert, dass er eine bestimmte Temperatur hält. Er erkennt, wenn die Temperatur im Haus unter diesen Wert fällt, und schaltet die Zentralheizung ein. Übersteigt die Temperatur den eingestellten Wert, schaltet er die Heizung automatisch ab.

In den im Medizinstudium erforschten Organsystemen haben wir viele Beispiele für biologisch – negative Rückkopplungsmechanismen gesehen. Dabei handelt es sich um Schutzmechanismen, die unser Körpermilieu im Gleichgewicht halten (in der medizinischen Fachsprache wird dies *Homöostase* genannt). Das bedeutet, dass schädliche Veränderungen wahrgenommen und automatisch ausgeglichen werden – der Grund für die negative Rückkopplung ist die Aufrechterhaltung von regulären Funktionen und Gesundheit. Lassen Sie uns einige Beispiele am Menschen demonstrieren. Um richtig zu funktionieren müssen wir die richtige Temperatur und den richtigen Wasseranteil in unserem Körper haben. Dies wird automatisch über negative Rückkopplung reguliert.

## ▬ Schwitzen oder Frieren

Es ist wichtig, dass wir unsere Körpertemperatur bei etwa 37 °C halten. Alle chemischen Reaktionen in unserem Körper beruhen auf thermischer Bewegung (der ständigen Bewegung der Atome) mit einer bestimmten Geschwindigkeit. Diese Geschwindigkeit wird durch unsere Temperatur bestimmt. Wenn unsere Temperatur auf über 40 °C ansteigt, bekommen wir einen Hitzschlag; wenn sie auf 35 °C sinkt, entwickeln wir Unterkühlung.

Unser innerer Thermostat versucht, die Körpertemperatur in einem recht engen Bereich zu regeln. Wir alle haben schon einmal erlebt, dass uns zu heiß oder zu kalt war. Was passiert dann? Wenn der Sensor „zu heiß" meldet, schaltet der Körper den „Kühlmodus" ein und wir beginnen zu schwitzen (der verdunstende Schweiß kühlt den Körper dadurch, dass er ihm Wärme entzieht). Wenn der Sensor meldet, dass es zu kalt ist, schaltet der Körper in den „Heizmodus" und wir beginnen zu zittern (durch die Muskelaktivität des Zitterns erzeugt der Körper seine eigene Wärme).

## ▬ Durstig?

Ein weiteres Beispiel für negative Rückkopplung ist unser Flüssigkeitshaushalt. Wenn wir einmal verstanden haben, wie unser Körper seinen Wassergehalt reguliert, verstehen wir auch wie der Energiehaushalt reguliert wird und damit, wie viel Fett gespeichert wird – die Systeme der Flüssigkeitszufuhr und der Energiespeicherung sind ähnlich. Alle Ärzte wissen, wie der Wassergehalt in unserem Körper reguliert wird – das wird in der medizinischen Fakultät gelehrt –, aber ich glaube, dass nur eine Minderheit von ihnen die Energieregulierung versteht.

Schauen wir uns den Wasserhaushalt an. Dieses System mit negativer Rückkopplung hat einen Sensor, der mit zwei Schaltern verbunden ist. Unser Körper besteht zu 70 % aus Wasser. Unter unserer Haut befinden wir uns im Grunde in einem 37 °C warmen Salzbad. Wir müssen darauf achten, dass das Wasser in unserem Körper weder zu konzentriert noch zu verdünnt ist. Eine Überwässerung kann zu Krampfanfällen (und schließlich zum Tod) führen, eine zu starke Dehydrierung zu Schwäche und Schwindel (und in schweren Fällen auch zum Tod).

## Der Sensor – die Niere

Der Sensor zur Feststellung von Dehydratation oder Überhydratation im Blut befindet sich in der Niere. Sobald dort eine Veränderung festgestellt wird, schüttet die Niere ein Hormon (Renin) aus, das eine Nachricht an zwei Schalter sendet. Die beiden Schalter steuern:

1. die aufgenommene Wassermenge – durch den Durst
2. die ausgeschiedene Wassermenge – durch die produzierte Urinmenge.

### Wir brauchen nur 700 ml, aber wir haben Durst auf mehr

Die Nieren reinigen das Blut von Abfallstoffen (Harnstoff), indem sie Urin produzieren. Dazu brauchen sie nur 700 ml Urin pro Tag.[*]

Unterhalb dieser Urinmenge fühlen wir uns unwohl und beginnen, ein Nierenversagen zu entwickeln. Deshalb signalisieren uns die Nieren, dass wir etwa das Doppelte der für die Gesundheit erforderlichen Mindestmenge an Wasser trinken sollen. Wir trinken also etwa 1,5 Liter Wasser pro Tag und produzieren die gleiche Menge an Urin. Wir müssen nicht 1,5 Liter trinken – wir könnten mit etwa 700 ml pro Tag überleben –, aber zur Absicherung wird unser Durstschalter hochgeschaltet, damit wir reichlich lebenswichtiges Wasser durch unser System laufen lassen.

Biologische Systeme gehen gerne auf Nummer sicher, so dass sie uns in diesem Fall daran gewöhnen, viel mehr Wasser zu trinken als nötig.

Die Biologie mag einen Sicherheitspuffer – das ist ein wichtiger Punkt, den wir uns merken sollten, wenn wir unser Wasserregulierungssystem mit unserem Energieregulierungssystem vergleichen. Wenn wir ein paar Stunden lang nichts trinken, wird das von der Niere registriert. Sie sendet ein Signal, um den Schalter im Gehirn einzuschalten, der den Durst kontrolliert – den „Wasseraufnahmeschalter". Das Gehirn erhält das Durstsignal, und man kann nur noch daran denken, Wasser zu trinken. Je mehr man dehydriert ist, desto stärker ist das Durstsignal. Gleichzeitig sendet die

---

[*]    Bei schwerkranken Patienten sollte die minimale Urinausscheidung 30 ml pro Stunde betragen, um ein Nierenversagen zu verhindern und das Überleben zu sichern. Das entspricht 700 ml pro Tag. Wir verlieren auch Wasser durch unsere Atmung (400 ml), durch Schwitzen (400 ml) und mit den Fäkalien (100 ml), aber dies wird durch die Wassermenge ausgeglichen, die wir durch unseren eigenen Stoffwechsel erzeugen (400 ml) und durch das Wasser, das in der Nahrung enthalten ist (500 ml).

Niere ein Signal, um den „Wasserabgabeschalter" auszuschalten. Wir produzieren dann nur noch eine Minimalmenge an konzentriertem, dunklem Urin – es wird weniger Wasser ausgeschieden und mehr zurückgehalten. Die Dehydrierung wird behoben.

Der Sensor funktioniert auch umgekehrt: Hat man zu viel Wasser getrunken und dadurch das Blut übermäßig hydriert, schaltet der Sensor das erste Signal an das Gehirn ab: man will nicht mehr trinken, das Durstgefühl verschwindet. Außerdem wird der Schalter Nummer 2 in der Niere umgelegt, was dazu führt, dass viel verdünnter Urin produziert wird. Weniger Wasser rein und mehr Wasser raus – die Überhydratation ist korrigiert.

## ▬ Warum die Kalorienzufuhr zählen? Wir zählen nie die Wasserzufuhr!

Dieses negative Rückkopplungssystem arbeitet ständig daran, die Wassermenge in unserem Körper zu regulieren. Es funktioniert unbewusst. Innerhalb eines Jahres trinken wir über 550 Liter Flüssigkeit. Das entspricht fünf vollen Badewannen Wasser, die jedes Jahr durch unseren Körper fließen. Aber wir müssen dieses Wasser nicht abmessen, um sicherzustellen, dass wir die richtige Menge trinken. Ärzte müssen uns nicht warnen, dass wir an einer Überwässerung sterben könnten, wenn wir 6 Liter Wasser mehr aufnehmen als wir ausscheiden. Sie wissen, dass der Wasserhaushalt sehr sicher reguliert wird, ohne dass wir darüber nachdenken müssen. Wir haben keine Gleichung „Wasser rein – Wasser raus = Wasser gespeichert" im Kopf. Das liegt daran, dass wir wissen, dass unser Wasserhaushalt durch unseren biologischen negativen Rückkopplungsmechanismus gesteuert wird. Und dieser Mechanismus ist außerordentlich genau. Von den 550 Litern, die wir pro Jahr verbrauchen, verliert unser Körper die gleiche Menge, ohne dass wir uns dessen bewusst sind.

Gelegentlich sterben Menschen an zu viel Wasser (6 Liter in kurzer Zeit), aber dann trinken sie bewusst zu viel Wasser. Seltene Beispiele sind: unerfahrene Läufer bei einem Marathon, die aus Angst vor Dehydrierung zu viel trinken, oder junge Studenten, die Trinkspiele spielen. Beides kann schnell tödlich sein.

Genau wie der Wasserhaushalt ist auch der Energiestoffwechsel (d. h. die aufgenommene, die verbrauchte und die gespeicherte Energiemenge) für das Überleben jeder Art entscheidend. Alle Arten durchleben Zeiten von überreichlichem Nahrungsangebot und von Hungersnöten. Diejenigen, die überleben und sich ausbreiten, sind diejenigen, die genau abschätzen können, wie viel Energie benötigt wird und für die Zukunft gespeichert werden sollte.

## ▬ Sechs Big Macs ... mit sechs Portionen Pommes frites ... und sechs Cola

Zurück zur Metabologie-Regel 1. Dies ist die Regel, die die meisten Menschen anwenden, um Adipositas zu verstehen: (Energiezufuhr) – (Energieabfuhr) = gespeicherte Energie. Wissenschaftler haben errechnet, dass man, um 1 kg Fett zu speichern, 7.000 zusätzliche kcal zu sich nehmen muss![1] Das entspricht sechs Big Macs, sechs Portionen Pommes frites und sechs Colas – zusätzlich zu den üblichen Kalorien, die man täglich braucht. Wenn Sie also eine Woche lang (außer sonntags) zusätzlich zu Ihren normalen Mahlzeiten eine Big-Mac-Mahlzeit zu sich nehmen, werden Sie etwa 1 kg zunehmen.

Die traditionelle Erklärung für den überwältigenden Anstieg der Adipositas in den letzten dreißig Jahren ist die, dass wir zu viele leckere „westliche Lebensmittel", zu viele Big-Mac-Mahlzeiten zu uns genommen haben. Hinzu kommt, dass wir mehr Autos, Geschirrspüler, Videospiele usw. haben und uns deshalb nicht mehr so viel bewegen wie früher. Die gängige Meinung ist, dass wir eine Gesellschaft geschaffen haben, in der es leicht ist, zu gierig und zu faul zu werden, und das hat dazu geführt, dass wir dick geworden sind. Es ist unsere Schuld. Wenn wir nur die Metabologie-Regel 1 zur Erklärung der Fettleibigkeit heranziehen, dann muss diese Schlussfolgerung richtig sein.

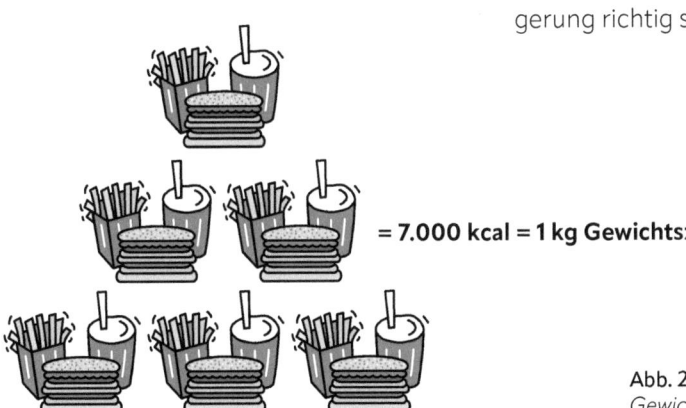

= 7.000 kcal = 1 kg Gewichtszunahme

**Abb. 2** *7.000 kcal entsprechen einer Gewichtszunahme von einem 1 kg*

## Warum wiegen nicht alle Amerikaner über 300 kg?

Wenn wir uns die Daten ansehen, scheint diese Schlussfolgerung richtig zu sein. Die Zunahme der Fettleibigkeit begann in den frühen 1980er Jahren und schien mit dem Anstieg des Kalorienverbrauchs in der Bevölkerung zusammenzufallen. Betrachtet man die Statistiken aus den USA, so entspricht der Anstieg der Kalorienzufuhr genau dem Anstieg der Adipositas*.[2] Im Jahr 1980 verbrauchte der durchschnittliche amerikanische Mann 2.200 kcal pro Tag. Im Jahr 2000 verbrauchte er bereits 2.700 kcal pro Tag.[3] Im Jahr 1990 wog er 82 kg und zwölf Jahre später wog der durchschnittliche US-Amerikaner 88 kg. Die Daten scheinen die traditionelle Theorie der Fettleibigkeit zu bestätigen – dass es sich um eine einfache Gleichung zwischen Energiezufuhr und Energieabfuhr

handelt. Aber die Geschichte ist noch nicht zu Ende.

Auf den ersten Blick scheint es also offensichtlich: Kalorien verursachen Übergewicht. Aber wenn wir uns die Zahlen genauer ansehen, ergeben sie keinen Sinn. Der durchschnittliche amerikanische Mann isst in diesem Zeitraum 500 kcal mehr pro Tag. Wie viel ist das pro Jahr? 500 × 365 = 182.500 kcal zusätzlich. Wie viel Gewicht müsste der durchschnittliche amerikanische Mann pro Jahr zunehmen, wenn wir die Metabologie-Regel 1 anwenden? Wenn wir davon ausgehen, dass die Intensität der körperlichen Aktivität nicht zugenommen hat, wofür es sicherlich keine Beweise gibt, dann führt die Anwendung unserer Regel über ein Jahr zu folgender Schlussfolgerung:

$$500 \text{ kcal pro Tag zusätzlich über ein Jahr:} \quad 500 \times 365 = 182.500 \text{ kcal}$$
$$\text{zusätzliche Energiezufuhr} - \text{zusätzliche Energieabfuhr} = \text{gespeicherte Energie}$$
$$182.500 \text{ kcal} - 0 \text{ kcal} = 182.500 \text{ kcal}$$
$$1 \text{ kg Fett} = 7.000 \text{ kcal}$$
$$\text{Erwartete Gewichtszunahme über ein Jahr} = 182.500/7.000 = 26 \text{ kg}$$

---

\*   Die genaueste Methode zur Bestimmung des Kalorienverbrauchs einer Bevölkerung ist die Ermittlung der Gesamtkalorienmenge des um Lebensmittelabfälle bereinigten Lebensmittelangebots. In mehreren Studien wurde der Verbrauch anhand von Selbstauskünften über die Nahrungsaufnahme geschätzt. Das britische Office for National Statistics hat kürzlich bestätigt, dass diese Methode um bis zu 70 % ungenau ist.

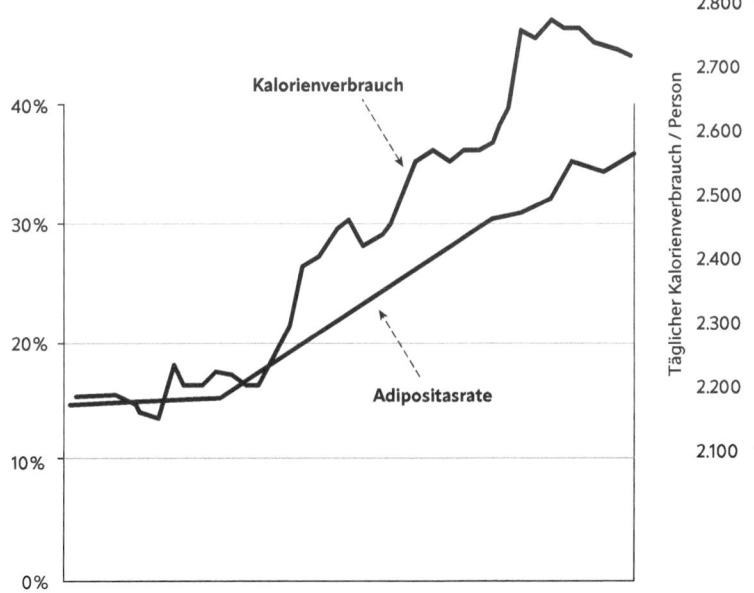

**Abb. 3** *Anstieg des Kalorienverbrauchs und der Adipositas-rate ab 1980*

*Quelle:* C. L. Ogden and M. D. Carroll (2008). Prevalence of Overweight, Obesity, and Extreme Obesity Among Adults: United States, Trends 1960–1962 Through 2007–2008. *National Health and Nutrition Examination Survey (NHANES)*, June. National Center for Health Statistics.

Bei einer prognostizierten Gewichtszunahme von 26 kg in einem Jahr würde die Gewichtszunahme eines durchschnittlichen amerikanischen Mannes innerhalb von zwölf Jahren 312 kg betragen! Die tatsächlichen Zahlen besagen jedoch, dass der Durchschnittsamerikaner in diesem Zeitraum insgesamt 6 kg zugenommen hat (oder 0,5 kg pro Jahr, nicht 26 kg pro Jahr). Wie passt das zur Metabologie-Regel 1?

Das erinnert mich an meine ersten Besuche in den USA, meist zu Konferenzen oder um Chirurgie zu unterrichten. Beim ersten Besuch erschien alles größer, auch die Menschen. Ich beobachtete die Größe der Portionen und die Art der Lebensmittel, die die Amerikaner essen. Ich ging zu ihren Tankstellen und Supermärkten und sah, wie überdimensioniert alles war, welche unglaublichen Mengen an Zucker und Fett den Lebensmitteln hinzugefügt wurden. Damals dachte ich: „Warum sind die Amerikaner nicht noch dicker?" Wenn ich mir jetzt die Zahlen anschaue – 182.500 zusätzliche Kalorien pro Jahr – frage ich mich wieder, warum nicht alle Amerikaner 300 kg wiegen.

Die tatsächliche Gewichtszunahme der amerikanischen Bevölkerung, die 500 kcal pro Tag mehr zu sich nahm, betrug nur 0,5 kg pro Jahr. Dies entspricht 3.500 kcal, die über das Jahr hinweg als Fett gespeichert werden, oder gerade einmal 11 kcal pro Tag. Das ist das Äquivalent eines Kartoffelchips pro Tag, der die Kaloriengrenze überschreitet. Nicht eine Packung Chips, sondern ein Chip! Das bedeutet, dass der Durchschnittsamerikaner, obwohl er so viel mehr konsumiert als nötig, seine Energiebilanz mit einer Genauigkeit von 0,4 % perfekt reguliert. In einer separaten Validierungsstudie, in der der Energieverbrauch über ein Jahr hinweg und die Gewichtszunahme genauer gemessen wurden, erwies sich das System als noch präziser, da nur 0,2 % der aufgenommenen Kalorien als Fett gespeichert wurden.[4]

Was ist mit der „fehlenden Energie" von 489 kcal pro Tag passiert? Um diese Frage zu beantworten, müssen wir auf die Regel zurückkommen, die bei der Erklärung von Fettleibigkeit oft ignoriert wird: die negative Rückkopplung.

## ▬ Anhäufen von Energie

Wir erinnern uns, dass die Regel der negativen Rückkopplung dazu dient, den Körper vor ungesunden Veränderungen zu schützen, indem Prozesse aktiviert werden, die diesen Veränderungen entgegenwirken. Im Körper sind viele solcher Mechanismen am Werk, die dazu beitragen, einen gesunden Zustand zu erhalten. Die Regulierung unserer Temperatur und unseres Wasserhaushalts sind nur zwei dieser Systeme. Wir wissen, dass die Regulierung und Speicherung von Energie bei Tieren ein wesentlicher Teil des Überlebens ist. Man muss Energie für Notzeiten speichern, aber man kann nicht unbegrenzt Energie horten. Wenn das geschieht, wird es, wie bei jedem Hortungsverhalten, unübersichtlich und man hat keinen Platz mehr, um sich zu bewegen. Es sollte uns also nicht überraschen, wenn die in unserem Körper gespeicherte Energiemenge (genau wie die Wassermenge) ebenfalls durch einen negativen Rückkopplungsmechanismus gesteuert wird. Dies würde erklären, warum das Gewicht amerikanischer Männer bei so viel übermäßigem Konsum von Nahrungsmitteln viel weniger anstieg als vorhergesagt.

Aber wie könnte ein negatives Rückkopplungssystem funktionieren, um eine massive Gewichtszunahme zu verhindern? Wir wissen, dass die Energie vom Körper aufgenommen wurde, aber der Körper hat sie nicht gespeichert. Sie muss also irgendwie verbraucht worden sein. Aber wo? Rekapitulieren wir den Energieaufwand:

$$
\begin{aligned}
\text{Energieverbrauch} \quad =\ & \text{aktiver Energieverbrauch (Fitnessstudio)} \\
+\ & \text{passiver Energieverbrauch (Gehen/Bewegen)} \\
+\ & \text{Grundumsatz (Atmung/Herzschlag/Temperaturregelung)}
\end{aligned}
$$

Wie wird die zusätzliche Energie verbraucht? Spüren die Menschen, dass sie sich bewegen müssen, wenn sie zu viel gegessen haben? Die meisten Menschen denken ein paar Sekunden darüber nach, handeln aber nicht entsprechend, sodass wir den aktiven Energieverbrauch als das wahrscheinlichste Szenario ausschließen können. Einige Wissenschaftler vermuten, dass die Menschen vielleicht mehr mit den Beinen zappeln, wenn sie zu viel essen, und dass dadurch die zusätzliche Energie in Form von *passivem Energieaufwand* verbraucht wird.[5] Aber um fast 500 kcal pro Tag abzuarbeiten, indem man mit den Beinen zuckt, braucht es eine Menge Zuckungen, wenn man bedenkt, dass ein Spaziergang von 1.5 km weniger als 100 kcal aufzehrt. Ich glaube nicht, dass wir so viel Energie durch Zappeln verbrauchen. Was ist mit dem Grundumsatz? Schaltet der Körper diesen hoch, um zu verhindern, dass wir zu viel Energie speichern?

## ▬ Festmahl im Gefängnis

Um diese Frage zu beantworten, müssen wir fünfzig Jahre zurückgehen und ein außergewöhnliches Experiment verfolgen.[6] Ein Team amerikanischer Wissenschaftler unter der Leitung von Ethan Sims richtete sein Labor im Staatsgefängnis von Vermont in Burlington (Vermont) ein. Sie untersuchten die Fettleibigkeit und wollten beobachten und analysieren, was passiert, wenn eine Gruppe von Männern vorsätzlich zu viel isst, um ihr Körpergewicht über einen Zeitraum von drei Monaten um 25 % zu erhöhen. Übermäßiges Essen braucht Zeit und muss beaufsichtigt werden. Die Wissenschaftler hatten die Studie mit Studenten begonnen, aber abgebrochen, da die Studenten zwischen ihren Studien nicht genug Zeit hatten, um sich unter Aufsicht zu überessen. Häftlinge waren für die Studie viel besser geeignet. Sie hatten nichts Anderes zu tun und ihre Aktivität konnte überwacht werden (sie durften sich nicht körperlich betätigen). Die Forscher handelten das Versprechen aus, dass die Häftlinge, die genug Gewicht zulegen konnten, um ihr Ziel zu erreichen, vorzeitig entlassen wurden.

Die Wissenschaftler stellten einen eigenen Koch für die Gefangenen ein und es gab Porzellan- statt Blechteller. Das Frühstück war „voll-amerikanisch": Eier, Rösti, Speck und Toast. Zum Mittagessen gab es unbegrenzt Sandwiches. Zum Abendessen gab es Steak oder Hühnchen mit Kartoffeln und Gemüse. Vor dem Schlafengehen gab es noch einmal ein komplett – amerikanisches Frühstück. Die Männer steigerten ihren Kalorienkonsum von 2.200 kcal auf 4.000 kcal pro Tag. Die Forscher beobachteten eine stetige Gewichtszunahme bei den Gefangenen, doch dann geschah etwas Unerwartetes. Obwohl sie 4.000 kcal pro Tag konsumierten, hörten die Gefangenen auf zuzunehmen. Sie konnten nicht mehr Gewicht zulegen und waren noch weit von ihrem Ziel einer 25-prozentigen Gewichtszunahme entfernt.

## 2.200 bis 4.000 … bis 10.000 kcal

Also wurde die Kalorienmenge erhöht. Die meisten Männer mussten 8.000–10.000 Kalorien pro Tag zu sich nehmen, um weiter zuzunehmen – das Vierfache dessen, was man berechnet hatte. Erstaunlicherweise schienen einige der Gefangenen selbst bei 10.000 kcal nicht weiter zuzunehmen. Warum konnten sie nicht mehr Gewicht zulegen? Die Antwort auf diese Frage ergab sich, als die Wissenschaftler die Stoffwechselraten der überfütterten und nun übergewichtigen Gefangenen untersuchten. In allen Fällen hatte sich ihr Grundumsatz deutlich erhöht. Die Männer schienen sich an die übermäßige Nahrungsaufnahme anzupassen, indem sie mehr Energie verbrannten, um sich vor einer unkontrollierten Gewichtszunahme zu schützen. Kommt uns das bekannt vor? Es könnte erklären, warum der durchschnittliche amerikanische Mann 6 kg zugenommen hat und nicht die 200 kg und mehr, die wir aufgrund des erhöhten Konsums von verarbeiteten hochkalorischen Lebensmitteln in den 1980er und 1990er Jahren errechnet hatten.

1995 untersuchte eine Forschergruppe des Rockefeller University Hospital in New York die Auswirkungen einer 10-prozentigen Gewichtszunahme auf zwei Gruppen von Patienten.[7] Eine Gruppe begann mit einem normalen Gewicht, die andere Gruppe war fettleibig. Interessanterweise hatte die adipöse Gruppe zu Beginn der Studie, also vor der Gewichtszunahme, einen höheren Ruheumsatz als die normalgewichtige Gruppe. Um das Gewicht in die Höhe zu treiben, wurde ein hochkalorisches Getränk aus Eiweiß, Fett und Kohlenhydraten verwendet. So konnte man genauer berechnen, wie viel Energie aufgenommen wurde. Was geschah mit dem Energieverbrauch, als die beiden Gruppen das Ziel einer 10-prozentigen Gewichtszunahme erreichten? Wie bei der *Vermont Prison-Study* stieg der Grundumsatz aller Probanden in der Rockefeller-Studie an – in der nicht fettleibigen Gruppe um mehr als 600 kcal/Tag und in der fettleibigen Gruppe sogar um mehr als 800 kcal/Tag.

In einer Analyse aus dem Jahr 2006 untersuchten Forscher der *Mayo Clinic* in Rochester, Minnesota, einundzwanzig frühere Überfütterungsexperimente, darunter auch ihre eigenen.[8] Sie bestätigten, dass der Grundumsatz als Reaktion auf die Überfütterung im Durchschnitt tatsächlich um 10 % anstieg. Je mehr Energie durch die „Mast" aufgenommen wurde, desto mehr versuchte der Körper, diese zusätzlichen Kalorien zu verbrennen, um eine Gewichtszunahme zu verhindern.

## Mehr Brennholz – mehr Feuer

Diese Studien zum Thema Überernährung deuten darauf hin, dass es in der Tat einen negativen Rückkopplungsmechanismus gibt, der unser Gewicht kontrolliert und uns daran hindert, zu schnell zu viel Gewicht zuzulegen. Stellen Sie sich vor, Sie heizen zu Hause mit Holz. Jeden Wintertag bekommen Sie ein Stück Holz geliefert und jeden Abend entspannen Sie sich am Feuer und verbrennen dieses Stück Holz. Wenn Sie nun jeden Tag drei Holzscheite geliefert bekämen – was würden Sie vermutlich tun? Vielleicht haben Sie nicht viel Platz, um das Holz zu lagern, also würden Sie wahrscheinlich den Überschuss verbrennen, sich damit warmhalten und der Kälte entgehen.

Die wissenschaftlichen Beweise dafür, dass wir nach übermäßigem Essen einen Ausgleich schaffen, indem wir mehr Kalorien verbrennen, sind überzeugend – und sie stimmen mit unseren epidemiologischen Erkenntnissen überein: Wir nehmen nicht 26 kg pro Jahr zu, sondern nur 0,5 kg. Fragt man jedoch die meisten Diätassistenten oder Ärzte, ob ihnen dieser Mechanismus – der metabolischen Anpassung an übermäßiges Essen – bekannt ist, werden sie dies verneinen. Das wird in ihrer Ausbildung nicht behandelt. Warum nicht? Man würde erwarten, dass etwas so grundlegend Wichtiges von der Ärzteschaft verstanden wird und allgemein bekannt sein sollte.

Einige Wissenschaftler vertreten nach wie vor die Auffassung, dass der erhöhte Energieverbrauch, den wir bei einer Gewichtszunahme feststellen, darauf zurückzuführen ist, dass der Körper physisch größer geworden ist. Ein größerer Körper verbrennt mehr Energie. Wenn wir jedoch die Zahlen analysieren, ergibt diese Theorie keinen Sinn. Die meisten Menschen, die zunehmen, vor allem bei Experimenten mit übermäßiger Ernährung, aber auch im Alltag, bauen das überschüssige Gewicht als Fett und nicht als Muskeln auf. Fett verbraucht nur wenig Energie; im Vergleich zu Muskeln ist es ein sehr effizientes Organ. In der Vermont-Studie mussten die Gefangenen 50 % mehr Kalorien zu sich nehmen als erwartet, nur um ihr erhöhtes Körpergewicht zu halten. Da ihr Grundumsatz so stark angestiegen war, verloren alle ihr zusätzliches Gewicht bereits zwölf Wochen nach Ende des Experiments unter ihrer normalen Ernährung. Keiner von ihnen benötigte irgendeine Art von Diät, um wieder auf sein normales Gewicht vor der Studie zu kommen.

Eine Studie aus Arizona, in der vierzehn Männer untersucht wurden, die 100 % mehr Kalorien als normal zu sich nahmen, ergab, dass ihr Grundumsatz innerhalb der ersten 48 Stunden nach Beginn des übermäßigen Essens (d. h. bevor eine signifikante Gewichtszunahme stattgefunden hatte) um durchschnittlich 350 kcal pro Tag gestiegen war.[9] Die Schlussfolgerung? Übermäßiges Essen führt zur Verbrennung von Energie durch eine Steigerung des Grundumsatzes. Wenn wir vergleichen, wie die meisten unserer Organsysteme durch eine negative Rückkopplung reguliert werden, sollte es nicht überraschen, dass es eine Art negativer Rückkopplung gibt, die uns davor schützt, zu viele Kalorien zu speichern.

Versucht unser Körper, uns vor uns selbst zu schützen, indem er mehr Energie verbrennt, wenn wir zu viel Nahrung zu uns nehmen – ähnlich wie unsere Nieren uns von überschüssiger Flüssigkeit befreien, wenn wir zu viel trinken? Dies würde erklären, warum manche Menschen anscheinend nicht übermäßig zunehmen, obwohl sie viel zu viele Kalorien konsumieren.

Dies ist ein wichtiger Aspekt unter Berücksichtigung der Metabologie-Regel 2: Wenn der negative Rückkopplungsmechanismus dafür sorgt, dass manche Menschen nicht so viel zunehmen wie vorhergesagt, dann sollte er auch dafür sorgen, dass Menschen nicht abnehmen, wenn sie eine Diät machen. Könnte dies erklären, warum Diäten oft scheitern?

## ⊸ „Ich kann abnehmen, aber ich kann es nicht halten!"

Diese Aussage höre ich in jeder Klinik, in der ich arbeite. In den fünfzehn Jahren, in denen ich Patienten betreue, die mit ihrer Gewichtskontrolle zu kämpfen haben, hat mindestens ein Patient in jeder Klinik, jede Woche, jeden Monat diesen Satz gesagt. Manchmal prophezeie ich den Medizinstudenten, dass mein nächster Patient uns genau das sagen wird, und fast alle Patienten bestätigen mich. Hier ist ein typisches Beispiel:

*Ich mache seit meinen Teenagerjahren Diäten. Ich habe alle Diäten ausprobiert, die es gibt. Weight Watchers, Slimming World, LighterLife, die Rot-Grün Diät, die Kohlsuppendiät. Ich habe sie alle ausprobiert\*. Ich kann abnehmen, aber ich kann es nicht halten. Ich kann mit einer Diät 5 oder 10 kg abnehmen, aber nach zwei, drei oder vier Wochen hört der Gewichtsverlust auf. Ich bin immer noch auf Diät, ich zähle immer noch meine Kalorien, bin hungrig, müde und reizbar, aber nach einer Weile scheint die Diät nicht mehr zu funktionieren. Gehe ich zu meinem Arzt und sage ihm, dass die Diät nicht mehr funktioniert, antwortet er mir, dass das unmöglich ist und dass ich wohl heimlich esse. Im Grunde genommen weiß er gar nichts- und er glaubt mir nicht. Also höre ich mit der Diät auf, und das Gewicht steigt schnell wieder an. Normalerweise nehme ich alles wieder zu, was ich abgenommen habe, und dann sogar noch mehr!*

Das ist die klassische Geschichte, die ich in meiner Klinik schon sehr oft gehört habe. Aber sie passt nicht zu der einfachen Regel „Kalorien rein und Kalorien raus". Es ist schwer zu verstehen, warum jemand seine Kalorienzufuhr einschränken kann, manchmal auf 1.200 Kalorien pro Tag, und nach einer Weile nicht mehr abnimmt.

Stellen wir uns vor, dass das *Prinzip des negativen Rückkopplungssystems*, das wir bei der Regulation des Wasserhaushaltes unseres Körpers kennen gelernt haben, auch auf die Gewichtskontrolle und unsere Energiespeicherung, d. h. unser Fettdepot, zutrifft. Wenden wir die Metabologie-Regel 2 an: Wir wissen, dass alle biologischen Systeme auf ähnliche Weise funktionieren und so ist es wahrscheinlich, dass – wenn Gewichtsregulierung und Wasserhaushalt

---

\*    In Kapitel 12 dieses Buches werden wir uns die gängigsten Diäten ansehen, wie sie funktionieren, und warum sie scheitern.

nach demselben Prinzip arbeiten – es einen Sensor und zwei Schalter gibt.

Der Sensor registriert die Menge der im Körper als Fett gespeicherten Energie. Sobald er eine Veränderung der gespeicherten Fettmenge feststellt, ob sie nun ansteigt oder sinkt, schüttet er ein Hormon aus, das eine Nachricht an die beiden Schalter sendet. Die beiden Schalter steuern:

1. Die Energiemenge, die wir zu uns nehmen – indem wir unseren Appetit kontrollieren.
2. Die Energiemenge, die wir verbrauchen – indem wir unseren Grundumsatz steuern.

Wenn das Energiespeichersystem in unserem Körper wirklich wie unser Hydratationssystem funktioniert, dann wird es uns mehr Energie zuführen, als wir wirklich brauchen. Denken Sie daran, dass wir mit 700 ml Wasser bzw. Flüssigkeit pro Tag gerade so überleben können, aber unser Hydratationssystem will, dass wir 1.500 ml trinken.

Der in unserem Körper integrierte Absicherungsmechanismus sagt uns, dass wir die doppelte Menge Wasser als das zum Überleben erforderliche Minimum trinken sollen. Biologische Systeme gehen auf Nummer sicher und bringen uns dazu, viel mehr Wasser zu trinken als nötig. Genauso könnte unser Energieregulierungssystem uns anweisen, mehr Kalorien aufzunehmen, als wir brauchen, und den Überschuss dann verbrennen. Das würde auch bedeuten, dass der Körper bei einer Kalorienrestriktion sehr leicht damit zurechtkommt. In Bezug auf die Flüssigkeitszufuhr wäre es so, als würde man 1 Liter Flüssigkeit pro Tag zu sich nehmen und nicht die empfohlenen 1,5 oder 2 Liter. Sie könnten mit 1 Liter Wasser pro Tag unbegrenzt überleben, aber Ihr biologisches Rückkopplungssystem würde nach mehr Flüssigkeit schreien, indem es Sie in einen heftigen Durst versetzt und die ausgeschiedene Urinmenge auf ein Minimum reduziert. Sie würden überleben, sich aber ziemlich unwohl fühlen.

Passiert etwas Ähnliches mit unserem Energiehaushalt, wenn wir eine Diät machen? Es gibt Beweise dafür, dass sich unser Körper an kalorienreduzierte Diäten auf ähnliche Weise anpasst wie an eine Flüssigkeitsrestriktion.

## Das Minnesota-Hunger-Experiment

1944 führten Forscher an der Universität von Minnesota unter der Leitung von Ancel Keys, einem aufstrebenden jungen Ernährungswissenschaftler, eine Studie durch, um herauszufinden, was mit dem Stoffwechsel von Menschen während einer Hungersnot geschieht.[10]

Der Zweite Weltkrieg neigte sich dem Ende zu, und die USA erkannten, dass Millionen von Europäern eine Hungersnot drohen könnte. Sie wollten wissen, wie man sie am besten ernähren sollte, um sie am Leben zu halten. Das *Minnesota Starvation Experiment*, wie die Studie genannt wurde, rekrutierte sechsunddreißig männliche Freiwillige, die aus Gewissensgründen verweigert hatten, aber den Krieg und die nachfolgenden Friedensbemühungen unterstützen wollten. Sie meldeten sich, um in einem zugewiesenen Wohnbereich innerhalb des Footballstadions der Universität zu leben, wo sie ein Jahr lang beobachtet wurden.

Die Wissenschaftler beobachteten sie zunächst über zwölf Wochen, während der sie sich normal ernährten (die in der Studie angegebenen 3.200 kcal/Tag erscheinen übertrieben, aber die Probanden verrichteten körperliche Arbeit). Dann wurden sie vierundzwanzig Wochen lang auf eine kalorienreduzierte Diät mit etwa 1.500 kcal pro Tag gesetzt, während sie weiterhin körperlich arbeiteten, und ihr Gewicht, ihre Stimmung und ihre Stoffwechselraten wurden gemessen. Nach der Diätphase wurden sie weitere vierundzwanzig Wochen lang bei uneingeschränkter Kost beobachtet.

Während der vierundzwanzigwöchigen Diät verloren die Probanden wie vermutet etwa 25 % ihres Gewichts. Die Wissenschaftler stellten jedoch fest, dass sich der Stoffwechsel stärker verringert hatte, als dies durch die Verringerung der Körpermasse zu erklären wäre. Ihr Grundumsatz sank im Durchschnitt um gewaltige 50 % des Ausgangswerts. Die Hälfte dieses Wertes, nämlich 25 %, konnte nicht durch die Abnahme der Körperfülle der Probanden erklärt werden (kleinere Menschen haben einen niedrigeren Grundumsatz als größere Menschen). Es schien, als ob ihre Körper versuchten, sich an die Hungersituation anzupassen indem sie den Energieverbrauch auf das absolute Minimum reduzierten. Ihr Herzschlag und ihre Atmung waren langsam, und ihre Körpertemperatur war niedrig.

Als die Gruppe wieder normal aß, nahm ihr Gewicht viel schneller zu, als es zu erwarten gewesen wäre. Die Wissenschaftler führten die schnelle Gewichtszunahme auf den trägen Stoffwechsel zurück, der durch die erzwungene Diät entstanden war. Bei allen Probanden überstieg die Gewichtszunahme ihr Ausgangsgewicht zu Beginn der Studie. Auch die Verteilung ihres Gewichts hatte sich verändert: Sie hatten etwas Muskelmasse verloren und diese nicht wiedergewonnen. Die Gewichtszunahme erfolgte ausschließlich in Form von Fettablagerungen (diese Ergebnisse kommen den Lesern, die extreme Diäten ausprobiert haben, vielleicht bekannt vor).

Interessant für jeden, der schon einmal eine Diät gemacht hat, ist der Bericht über die psychologischen Veränderungen, die die erzwungene Diät bei den Probanden hervorrief. Sie litten unter Depressionen und Angstzuständen und hatten Schwierigkeiten, sich zu konzentrieren. Sie wurden zu Hypochondern und machten sich Sorgen um ihre Gesundheit und ihr Wohlbefinden. Sie fantasierten Tag und Nacht über hochkalorische Lebensmittel. Sie verloren ihre Libido. Einer der Probanden wurde so depressiv, dass er sich mit einer Axt drei Finger abgehackt haben soll. Viele, die immer wieder eine Diät machen, können den psychischen Wahnsinn, den eine Diät mit sich bringt, nachempfinden. Das *Minnesota Starvation Experiment* war die erste Studie, die bewies, dass eine Person, die ihre Kalorienzufuhr einschränkt, darauf mit einer Verringerung ihres Grundumsatzes reagiert. Weniger Energiezufuhr führt zu weniger Energieabgabe.

Neuere Studien haben diese Phänomene bestätigt.[11] Professor Rudy Leibel und sein Team am Institute of Human Nutrition der Columbia University (ehemals Rockefeller University, New York) erforschen seit Mitte der 80er Jahre die Veränderungen des Stoffwechsels bei Diäten und Überernährung. In einer der bahnbrechenden Studien seines Labors wurden Studenten rekrutiert, die für einen Zeitraum von drei Monaten bis zu zwei Jahren im Krankenhaus lebten (ich hoffe, sie haben danach gute Noten bekommen). Er untersuchte sehr detailliert und mit Hilfe neuer Techniken zur genauen Messung des Stoffwechsels, wie die Stoffwechselrate sich änderte, wenn eine Person durch Überernährung 10 % an Gewicht zunahm; oder infolge einer Diät 10 % an Gewicht abnahm; oder solange Diät machte, bis sie 20 % ihres Gewichts verlor. Jeder Stoffwechseltest kostete das Labor 500 Dollar, so dass die Durchführung des Experiments teuer war und von anderen Labors nicht wiederholt wurde. Leibel fand heraus, dass der Grundumsatz einer Person, die zu viel

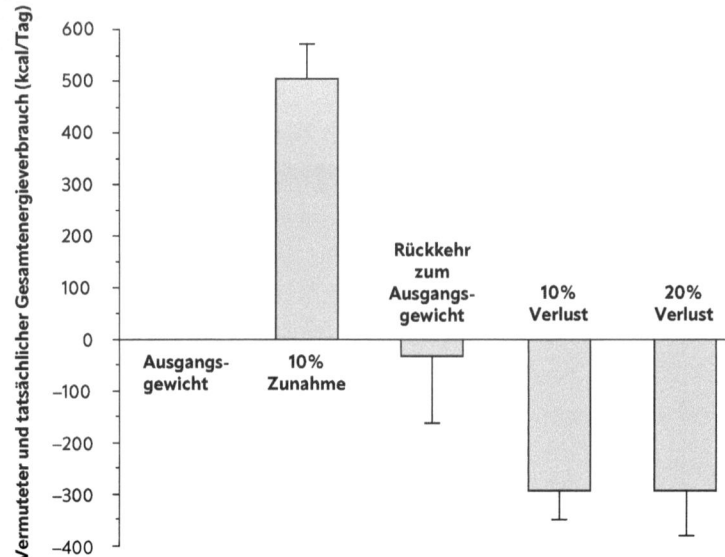

**Abb. 4** *Stoffwechsel-veränderungen nach Gewichtszunahme und Gewichtsabnahme*

*Quelle:* R. Leibel et al. (1995), Changes in energy expenditure resulting from altered body weight. *N Eng J Med,* 332 (10), March, 621–8.

gegessen und 10 % ihres Gewichts zugenommen hatte, um 500 kcal/Tag zunahm, genau wie bei den Experimenten zum Überessen im Vermont Gefängnis. Als seine Studenten diese 10 % wieder verloren und weiter abnahmen, bis sie 10 % unter ihrem ursprünglichen Körpergewicht lagen, stellte er fest, dass ihr Grundumsatz um 15 % (oder etwa 250 kcal/Tag) sank – mehr als durch den Gewichtsverlust allein erklärt werden konnte. Dies deutet darauf hin, dass die Reaktion des Körpers auf die Kalorienbeschränkung darin besteht, den Energieverbrauch zu verringern, gerade so wie in dem *Minnesota Starvation Experiment* – und genau das würden wir

voraussagen, wenn es einen natürlichen negativen Rückkopplungsmechanismus gibt, der eine unkontrollierte Gewichtszunahme oder -abnahme verhindern soll. Nach 20-prozentigem Gewichtsverlust stellte Leibel nur einen bescheidenen weiteren Rückgang auf 300 kcal/Tag fest. Es war, als ob der körpereigene Schutzmechanismus, der negative Rückkopplungsschalter, bei 10 % Gewichtsverlust aktiviert wurde.

Alle Studien zu Über- und Unterernährung mussten in einer abgeschlossenen Umgebung erfolgen und waren schwierig durchzuhalten, da die Probanden ihr normales Leben für lange Zeit aufgeben mussten. Es war daher problematisch, genügend Teilnehmer zu rekrutieren. Aus diesem Grund gibt es nur wenige derartige Studien – und sie werden nur selten zitiert.

Zahlreiche Studien haben die kurzfristigen Auswirkungen von Diäten auf den Stoffwechsel untersucht, aber sie sind nicht relevant, wenn es darum geht, die Erfahrungen von Diätwilligen zu erklären. Die Langzeitstudien tragen dazu bei, diese Erfahrungen zu bestätigen und wissenschaftlich zu erklären. Aber das ist nur die halbe Miete, denn bisher haben wir nur über einen der beiden Schalter im negativen Rückkopplungsmechanismus der Gewichtsregulierung gesprochen: den Stoffwechselschalter.

Die Natur des zweiten Schalters hat dazu geführt, dass bisher nur Gefangene, Verweigerer aus Gewissensgründen und verzweifelte Forschungsstudenten bereit waren, an solchen Studien teilzunehmen. Das Problem ist, dass dieser Schalter zu mächtig ist, um ihn zu kontrollieren, und dass die Menschen deshalb eingesperrt werden müssen, um sie daran zu hindern, auf ihn zu reagieren.

## ▬ Der Hungerschalter

Eine der auffälligsten Beobachtungen des Minnesota-Hungerexperiments waren die psychologischen Veränderungen bei den Freiwilligen als sie an Gewicht abnahmen und der Hunger sie überkam. Die Probanden verloren das Interesse an ihren Hobbies und an ihrer Umgebung. Sie waren besessen vom Essen und starrten ständig auf Kochbücher, über die sie wie über eine Art alternativer Pornografie fantasierten. Die Männer wurden ängstlich und gereizt, wenn ihre kleine Essensration zu spät kam. Einer der Probanden fing an, von Kannibalismus zu träumen, und als er vom leitenden Wissenschaftler darauf angesprochen wurde, dass er während eines genehmigten Ausflugs heimlich Lebensmittel gekauft hatte, drohte er, ihn umzubringen. Er wurde sofort aus der Studie entlassen und in die Psychiatrie verlegt, erholte sich jedoch rasch von seinem Zusammenbruch, nachdem er einige Tage lang normal ernährt wurde.

Hunger ist wahrscheinlich ein noch stärkerer „Schalter" als der Grundumsatz, wenn unser Körper versucht, uns vor Gewichtsverlust zu schützen. Wir wissen, dass der Hungerschalter in dem Teil des Gehirns liegt, der unser Körpergewicht kontrolliert. Es handelt sich um einen kleinen erbsengroßen Bereich hinter den Augen an der Gehirnbasis, *Hypothalamus* genannt. Seine geringe Größe sollte jedoch nicht täuschen – er enthält die Steuerung für mächtige Grundbedürfnisse, einschließlich der Fähigkeit, einen verzweifelten Durst und einen unersättlichen Appetit zu erzeugen. Die Macht dieser beiden Schalter sollte nicht unterschätzt werden. Sie treiben einen Menschen zu extremen und gefährlichen Verhaltensweisen, um die Versorgung des Körpers mit Wasser oder Energie sicherzustellen. Die meisten Menschen in den Industrieländern verspüren nur dann Hunger, wenn sie freiwillig eine Diät machen. Ich bin erstaunt über die Selbstbeherrschung einiger meiner Patienten, die bisweilen wochenlang hungern können. Die Stärke des Hungersignals kann bei jemandem, der stark abgenommen hat, die gleiche sein wie bei einem extremen Durst. Die psychologischen Auswirkungen können Ihr Leben bestimmen. Wenn Sie sich in einer Umgebung befinden, in der Sie von Bildern, Werbung und Gerüchen köstlicher, kalorienreicher Lebensmittel umgeben sind, kann es nur einen Gewinner im Diät-Spiel geben – Ihren Hunger.

## FALLSTUDIE – HUNGER WIRD IMMER SIEGEN

*Vor einigen Jahren behandelte eine Abteilung in einem Lehrkrankenhaus zwei jugendliche Patienten mit genau derselben Erkrankung. Sie hatten Tumore an der Hypophyse, der kleinen Drüse, die unseren Hunger und Durst kontrolliert. Beide Patienten, die im späten Teenageralter waren, hatten sich einer Gehirnoperation unterzogen, um den Tumor entfernen zu lassen, bevor er Druck auf den Sehnerv ausüben und zur Erblindung hätte führen können. Die Teenager hatten vor der Hirnoperation ein normales Gewicht, aber nach der Operation funktionierte die Hypophyse nicht mehr richtig. Sie war nicht in der Lage, das Hungersignal abzuschalten. Egal, wie viel sie aßen, sie hatten immer noch Heißhunger. Sie nahmen rasch an Gewicht zu, bis sie sich schließlich vor den Türen einer Abteilung für metabolische Chirurgie wiederfanden – mit einem Gewicht von 180 kg und 200 kg. Beide wurden für vernünftig, motiviert und fit genug befunden, um sich einer Operation zu unterziehen, der so genannten Sleeve-Gastrektomie. Bei diesem Eingriff wird der Magen in die Form eines Schlauchs gebracht und dadurch drastisch verkleinert. Beide wurden erfolgreich operiert und verloren innerhalb des ersten Jahres nach der Operation beträchtlich an Gewicht. Ihr Hypophysen-Schalter blieb jedoch unbehandelt – ihr Hungertrieb war durch die Operation nicht verändert worden, nur die Größe ihrer Mägen. Der Junge, der 200 kg gewogen hatte, gestand vor der Operation, dass er manchmal einen Karton Chips (Vierzig Packungen) aß. Als nach einem Jahr die elterliche Kontrolle nachließ, hat sein Appetit ihn wieder zu der Gewohnheit zurückgeführt, täglich große Mengen an Chips zu essen. Beide unserer Patienten, die Gewicht verloren hatten, nahmen innerhalb von zwei Jahren alles wieder zu, obwohl ihr Magen sehr viel kleiner war. Der Hunger bezwingt alles.*

Die von mir erwähnten großen Studien zur Gewichtszunahme und -abnahme und deren Auswirkungen auf den Stoffwechsel sind Ausnahmen. Es ist schwierig, Probanden für solch mühsame und langwierige Studien zu rekrutieren, in denen sie Heißhunger oder Übelkeit ausgesetzt sind. Deshalb sind diese Studien mit menschlichen Freiwilligen so selten. Es gibt jedoch viele Tierstudien, die das Vorhandensein einer metabolischen Anpassung an Über- und Unterernährung bestätigen. Negative Rückkopplung schützt bei vielen Arten vor extremer Gewichtszunahme oder -abnahme.

1990 entdeckten Wissenschaftler ein Hormon, das von den Fettzellen produziert wird und auf den Hypothalamus zu wirken scheint, um Hunger und Stoffwechsel zu regeln. Es war ein Durchbruch im Verständnis der Stoffwechselsteuerung. Endlich hatten wir das letzte Puzzlestück, um die Existenz einer negativen Stoffwechselrückkopplung zu beweisen. Das Hormon heißt *Leptin*.

**Der Fett-Kontrolleur**
Leptin wird von Fettzellen freigesetzt – nicht als Reaktion auf ein Signal, sondern einfach so. Das heißt, je mehr Fett Sie haben, desto mehr Leptin ist in Ihrem Blut. Leptin ist *das* Signal, das dem Hypothalamus mitteilt, wie viel Fett wir in uns tragen; es ist wie die Tankanzeige in Ihrem Auto, die Ihnen sagt, wie weit Sie noch fahren können, wie viel Energie noch im Tank ist.

Mit der Entdeckung, dass Fett das Botenhormon Leptin produziert, haben wir nun ein negatives Rückkopplungssystem für den Energieverbrauch. Wie vorhergesagt, ist dieses dem negativen Rückkopplungsmechanismus für die Flüssigkeitszufuhr bemerkenswert ähnlich. Das Signal kommt vom Fett, über das Hormon Leptin. Die beiden Schalter für Hunger und Stoffwechsel, die die Energiezufuhr und -abgabe steuern, befinden sich im Hypothalamus.

Leptin funktioniert folgendermaßen: Nach einer Zeit übermäßigen Essens nimmt das Fettvolumen zu. Leptin wird in den Fettzellen produziert und gelangt direkt in den Blutkreislauf. Der Hypothalamus (Gewichtskontrollzentrum im Gehirn) liest die Leptin-Botschaft und stellt fest, dass ausreichend Energiespeicher vorhanden sind und nicht noch mehr benötigt wird. Dadurch bewirkt der erhöhte Leptinspiegel eine Drosselung des Appetits und Steigerung des Sättigungsgefühls (wodurch die aufgenommene Energiemenge verringert wird) und zusätzlich auch die Steigerung des Grundumsatzes (und damit der verbrannten Energiemenge). Diese Faktoren tragen dazu bei, das Gewicht innerhalb eines bestimmten Bereichs zu halten (▸ die Beschreibung des Gewichts-Sollwerts weiter unten).

Leptin hat auch einen starken Einfluss auf die Verhinderung von Gewichtsverlust. Wenn man durch eine Diät (oder Hunger/Krankheit) abnimmt, vermindert sich das Gesamt-Körperfett, dadurch sinkt der Leptinspiegel im Blut. Der Hypothalamus registriert das und versucht, einen weiteren Energieverlust zu verhindern, indem er den Appetit steigert, das Sättigungsgefühl verringert (die Energiezufuhr erhöht) und den Ruhestoffwechsel reduziert (die Energieabgabe verringert). Diese Maßnahmen verlangsamen oder stoppen die weitere Gewichtsabnahme. Sobald Nahrung wieder frei verfügbar ist, wird das Gewicht wieder zunehmen. Dieses System erklärt, warum viele Menschen scheinbar mühelos ihr Gewicht über Jahre und Jahrzehnte halten, ohne Diäten zu machen oder Kalorien zu zählen.

Aber es gibt ein Problem mit diesem System. Es erklärt nicht, warum manche Menschen stark adipös werden. Wenn das System perfekt funktionieren würde, dann wäre Fettleibigkeit kein solches Problem. Wir haben akzeptiert, dass es *fast* perfekt funktioniert: Es gibt einen Fehler von 0,2 %, das heißt: 0,2 % der überschüssigen Kalorien, die wir – bezogen auf den Durchschnitt einer ganzen Bevölkerung – aufnehmen, werden gespeichert und nicht verbraucht. Aber wenn das negative Rückkopplungssystem so mächtig ist, dass es den Stoffwechsel um 25 % nach oben oder unten verändern und die Menge der aufgenommenen Nahrung durch Veränderung unseres Hungergefühls ernsthaft beeinflussen kann, warum ist es dann nicht zu 100 % wirksam? Warum unterscheidet es sich in dieser Hinsicht vom Hydratationssystem, das immer auf 100 % genau ist und den Wasserhaushalt in unserem Körper ein Leben lang perfekt kontrolliert? Hierfür muss es eine biologische Erklärung geben.

## Der Fettspeicher wird berechnet

Betrachten wir das Ganze einmal aus einer anderen Perspektive. Es ergibt keinen Sinn, dass ein biologisches System nur „quasi" funktioniert. Nehmen wir an, dass es zu 100 % funktioniert, aber das Gehirn hat die Entscheidung getroffen, mehr Fett zu speichern. Es hat Umweltsignale registriert, dass es im besten Interesse des Organismus wäre, mehr Fett zu speichern. Zur Verdeutlichung: Das negative Rückkopplungssystem für die Speicherung von Energie (Fett) funktioniert perfekt, aber das Gehirn hat auf der Grundlage der eingehenden Daten aus der Umwelt berechnet, dass es die gespeicherten Energiereserven erhöhen muss. Wir gehen davon aus, dass es diese Entscheidung unter Verwendung von Informationen aus der Vergangenheit und der Gegenwart getroffen hat, um den künftigen Energiebedarf vorherzusagen – möglicherweise nutzt es sogar genetische Daten, die von früheren Generationen weitergegeben wurden.

## Vorbereitung auf eine Hungersnot

Warum berechnet unser Gehirn, dass es sicherer wäre, mehr Energie zu speichern? Warum will es einen größeren Kraftstofftank? Die naheliegende Erklärung ist, dass es spürt, dass die Nahrung in der Zukunft knapp werden könnte; es spürt, dass eine Hungersnot oder ein langer strenger Winter bevorsteht. Vielleicht hat es in der Vergangenheit Signale für eine größere Nahrungsmittelknappheit erhalten (historisch gesehen eine Hungersnot, aber in der Gegenwart eher eine kalorienarme Diät). Es speichert diese Erfahrungen und kalkuliert, dass wir sicherheitshalber etwas mehr Fett brauchen, für den Fall, dass die nächste Lebensmittelknappheit schlimmer ausfällt. Vielleicht hat es registriert, dass die Nahrungsqualität nun der des Herbstes ähnelt und es an der Zeit ist, den Körper anzuweisen, dass er mehr Kalorien für den Winter einlagern soll – so wie ein Braunbär, der wenige Wochen vor dem Winterschlaf automatisch einen unersättlichen Appetit entwickelt und sein Körpergewicht um 30 % erhöht, wenn er auf die Signale aus seiner Umgebung reagiert.[12]

Unser Energiespeicher ist zu wichtig, um ihn dem freien Willen zu überlassen. Obwohl es den Anschein hat, dass die Menge, die wir essen, unter unserer bewussten Kontrolle steht, steuert in Wirklichkeit das

Unterbewusstsein unser zugrundeliegendes Hunger- und Essverhalten. Wenn das Gehirn mehr Energie an Bord haben möchte, wird es mehr Hunger (Energiezufuhr) und weniger Energieverschwendung signalisieren, und unser Gewicht wird steigen.

Die Behauptung, die Energiespeicherung steht unter bewusster Kontrolle, weil wir absichtlich für eine gewisse Zeit mit dem Essen aufhören können, ist wie die Behauptung, die Atmung würde unter bewusster Kontrolle stehen, weil wir kurzfristig den Atem anhalten können. Wir müssen nicht daran denken zu atmen – das macht unser Unterbewusstsein für uns. Wenn wir die Umgebung wechseln und auf einem Berg mit dünner Luft leben, müssen wir unserem Gehirn nicht sagen, dass wir schneller oder tiefer atmen müssen – unser Unterbewusstsein wird die Veränderung der Umgebung spüren und uns tiefer atmen lassen. Gleiches gilt nach meiner Auffassung für bestimmte Umweltsignale (wie eine drohende Hungersnot oder ein langer Winter, wie wir später sehen werden), die bei einigen von uns das Gehirn dazu veranlassen, mehr Fett zu speichern.

## Der Gewichts-Sollwert

Das Ausmaß der Energiespeicherung (Fett), das unser Gehirn als überlebensnot-
wendig errechnet, wird als *Gewichts-Sollwert (Weight-Set-Point)*[13] bezeichnet. Er ist vergleichbar mit der auf einem Thermostat eingestellten Zimmertemperatur. Ist der eingestellte Wert erreicht wird er mit Hilfe negativer Rückkopplungssysteme gehalten.

Der Gewichts-Sollwert ist der König der Metabologie-Regeln 1 und 2 – er steuert sie beide. Wenn Ihr Gewicht unter Ihrem Sollwert liegt (vielleicht waren Sie krank oder haben eine Diät gemacht), setzt die Regel 2 ein (negative Rückkopplung): Sie werden angewiesen, mehr zu essen, und Ihr Grundumsatz wird heruntergefahren. Die Regel 1 bewirkt dann, dass sich das Gewicht wieder nach oben verschiebt (mehr Energiezufuhr + weniger Energieabfuhr = Energiespeicherung). Wenn unser Gewicht über dem Sollwert liegt (vielleicht nach dem Urlaub), wird Regel 2 uns anweisen, weniger zu essen, und gleichzeitig wird sich unser Grundumsatz erhöhen. Wiederum wirkt die Metabologie-Regel 1: weniger Energiezufuhr + mehr Energieabfuhr = Gewichtsabnahme – bis der Sollwert erreicht ist. Leider ist der Gewichts-Sollwert nicht immer auf ein gesundes Gewicht eingestellt. Wenn Sie unter Fettleibigkeit leiden, dann ist Ihr Sollwert wahrscheinlich die Ursache dafür. Wenn Sie bewusst versuchen, mit herkömmlichen Mitteln abzunehmen

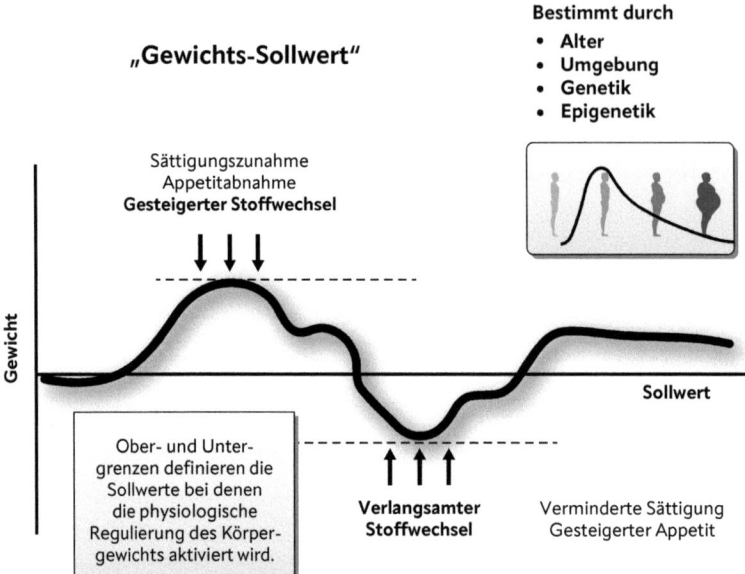

**„Gewichts-Sollwert"**

Sättigungszunahme
Appetitabnahme
**Gesteigerter Stoffwechsel**

Gewicht

Sollwert

Ober- und Unter-
grenzen definieren die
Sollwerte bei denen
die physiologische
Regulierung des Körper-
gewichts aktiviert wird.

**Verlangsamter
Stoffwechsel**

Verminderte Sättigung
Gesteigerter Appetit

Abb. 5
*Der Gewichts-Sollwert*

(d. h. weniger essen und sich mehr bewegen, ohne die Qualität der Lebensmittel zu verändern), wird der mächtige negative Rückkopplungsmechanismus das Gewicht wieder nach oben treiben. Es wird zu einem Kampf kommen zwischen Ihrem Willen, ein bestimmtes Gewicht zu erreichen, und dem Unterbewusstsein, das den Gewichts-Sollwert wiederherstellen und halten will. Unweigerlich gewinnt immer die Biologie – zum Leidwesen für alle die Diäten machen. Es kann eine Woche oder einen Monat oder ein Jahr oder sogar mehrere Jahre dauern, aber Ihr Unterbewusstsein wird Ihr Gewicht schließlich immer wieder auf den von ihm festgelegten Wert zurückbringen.

Die Theorie des Sollgewichts und der negativen Rückkopplung (mit dem Ziel, das Gewicht an diesem Sollwert zu halten), entspricht sowohl ernstzunehmenden biologischen Modellen als auch dem, was uns Patienten über ihre Erfahrungen mit Fettleibigkeit berichten. Sie fühlen sich gefangen, haben keine Kontrolle. Sie können zwar abnehmen, nehmen aber immer wieder zu, da langfristig das Unterbewusstsein den Kampf gegen den Willen gewinnt. Wenn man durch eine Diät abnimmt und damit dem Gehirn Signale sendet, dass man in Zukunft wahrscheinlich hungern wird, kommt nicht nur das verlorene Gewicht wieder zurück, sondern der Sollwert steigt unweigerlich an und man ist am Ende schwerer als vor Beginn der Diät.

### Zusammenfassung

Das Geheimnis einer erfolgreichen und nachhaltigen Gewichtsabnahme besteht im Verständnis, wie unser Körper den Sollwert reguliert. Es ist eben nicht einfach: Energie rein und Energie raus. Jetzt, da wir wissen, dass der Sollwert der Hauptregler für unser Gewicht ist, müssen wir herausfinden, wie unser Gehirn den Wert berechnet und einstellt. Verschiedene Faktoren wie unsere Umgebung, unsere Geschichte und unser familiärer Hintergrund bestimmen unseren individuellen Sollwert – ob schlank, fettleibig oder irgendwo dazwischen.

In späteren Kapiteln wird erörtert, wie man den Signalen (die Zusammensetzung unserer Lebensmittel und unsere Lebensweise) auf die Spur kommt, die unseren Gewichts-Sollwert steuern. Sobald wir diese Signale verstanden haben, können wir unseren Gewichts-Sollwert und damit auch unser Gewicht endlich selbst steuern.

# Kapitel 2

# Die heilige Kuh

*Wie Genetik, Epigenetik und die Ernährung unser Gewicht bestimmen*

Ich saß in einem staubigen Teeladen am Straßenrand im ländlichen Indien, träumte vor mich hin und beobachtete den Sonnenuntergang, als ich bemerkte, dass der Verkehr zum völligen Stillstand gekommen war. Das chaotische Gewirr aus Lastwagen, Autos, Fahrrädern und Tuk-Tuks war zum Stillstand gekommen. Normalerweise folgt in solchen Fällen aus Unmut über den Stau eine Kakophonie von Hupen, selbst wenn der Stau durch einen Unfall verursacht wurde. Aber dieses Mal war es ungewöhnlich still, und ich fragte mich, was da los war. Nach fünf Minuten setzte sich der Verkehr wieder in Bewegung, allerdings langsamer als zuvor. Dann sah ich die Ursache des Staus: in aller Ruhe trottete in der Mitte der Straße, entgegen der Fahrtrichtung eine Kuh, heilig und von den Hindus verehrt[*].

Das Tier sah in der Hitze und dem Lärm ziemlich schmuddelig aus, aber was mich neugierig machte, war seine Größe. Ich war mir sicher, dass es von seinem Besitzer, der ihm bunte Girlanden um den Hals gehängt hatte, sehr gut gefüttert worden war, aber trotzdem wirkte es schlank und drahtig im Vergleich zu den Rindern, die ich von Englands grünen Wiesen kannte. Die Kühe, an die ich mich erinnerte, waren doppelt so groß, und diese Diskrepanz machte mich stutzig. Warum sollten gut gefütterte indische Kühe schlank bleiben, verglichen mit den gleichen Tieren in meinem Land?

Die Antwort auf diese Frage ist recht einfach, und führt zu einem besseren

---

[*] Jeder, der schon einmal nach Indien gereist ist, wird gesehen haben, dass Kühe frei auf den Straßen herumlaufen dürfen. In den frühen vedischen Hindu-Texten wird die friedliche Koexistenz von Kühen und Menschen gefördert. Kühe werden für ihr friedliches Temperament und ihre mütterlichen Qualitäten verehrt, wie z. B. das Geben von Milch – eine sehr wichtige Nahrungsquelle für die Bevölkerung. Nicht nur ihre Milch wird verwendet, sondern auch das Ghee (die geklärte Butter aus der Milch) wird zum Kochen verwendet und bei Segnungen verbrannt. Alles, was die Kuh produziert, wird als nützlich angesehen (ihr Mist wird im Winter als Brennmaterial und im Sommer als Dünger verwendet), und es ist nicht ungewöhnlich, dass die Menschen in ländlichen Gebieten den Urin der Kuh trinken und darin baden (eine nützliche Quelle für sterile Flüssigkeit).

Verständnis der Faktoren, die auch beim Menschen eine Rolle spielen: Wie Umwelt und Gene unser Sollgewicht bestimmen. Sobald wir dieses Konzept wirklich verstehen, können wir die Fettleibigkeit besiegen.

Stellen Sie sich vor, Sie sind Viehzüchter und wollen Ihren Gewinn maximieren. Wie können Sie dafür sorgen, dass Ihre Rinder größer als die ihres Nachbarn werden, so dass Sie beim Verkauf höhere Gewinne erzielen können? Die erste und naheliegendste Antwort ist, dafür zu sorgen, dass sowohl im Sommer (Gras) als auch im Winter (Heu) ein reichhaltiges Futteran-gebot vorhanden ist. Dies würde sicherlich die Größe der Tiere optimieren. Alle Rinder wären dann gut ernährt. Aber Moment mal, werden die schlanken heiligen Kühe in Indien nicht das ganze Jahr über gut gefüttert? Vielleicht ist also die naheliegende Antwort nicht die richtige.

Es gibt zwei gängige Strategien, mit denen Landwirte dafür sorgen, dass ihre Kühe größer werden als wildlebende Kühe oder solche, die nicht auf einem Bauernhof gehalten werden. Wenn diese Praktiken auch auf menschliche Populationen angewandt werden, führt das zu Fettleibigkeit. Und so funktioniert es:

## ▬ Drive-In für Kühe

Die erste Strategie besteht darin, die Kühe nicht mit dem zu füttern, was sie normalerweise fressen würden und was Generationen von Kühen seit Jahrtausenden gefressen haben, nämlich Gras. Stellt man das Futter von Gras auf eine Mischung aus Getreide und Pflanzenölen um, stehen die Chancen gut, die Kühe so zu mästen, dass sie beim Verkauf viel mehr erlösen. Dies geschieht in Mastbetrieben regelmäßig. Kühe, die mit Getreide wie Mais und Soja und Ölen wie Palmöl gefüttert werden, nehmen deutlich schneller zu als solche, die auf der Weide grasen.

Um die Gewichtszunahme noch weiter und schneller zu optimieren, führten die landwirtschaftlichen Betriebe Mastställe ein, in denen die Tiere eingepfercht sind und nichts Anderes tun können, als lebenslang das Mais- oder Ölfutter zu fressen, das ihnen direkt vor die Nase gehalten wird. Das heutige menschliche Äquivalent wäre eine Art Fast-Food-Drive-In (mit Verbot aller Unterhaltungssysteme im Auto – aber kostenlosem Essen), bei dem das Auto nicht wirklich durchfährt, sondern am Ausgabeschalter stehen bleibt. Die Kunden würden sich so sehr langweilen, dass sie den ganzen Tag über die leckeren, kohlenhydratreichen und fettigen Speisen essen, die vor ihnen aufgefahren werden, und zwar tagein tagaus. Wenn Sie ein Jahrzehnt lang in dieser Situation gefangen sind, können Sie sich vorstellen, was mit Ihrer Taille passiert.

Nicht nur Kühe werden größer, wenn man ihre Ernährung umstellt. Aus Studien mit Nagetieren wissen wir, dass es nicht ausreicht, sie mit mehr Futter zu füttern, wenn sie schneller und dicker werden sollen. Nicht die Menge, sondern die Qualität des Futters verändert den Sollwert des Gewichts. Wenn ein Nagetier kalorienreiches Futter erhält (von den Wissenschaftlern ‚Kantinenessen' genannt), wird sein Gewichts-Sollwert erhöht.[1]

Wenn man also Kühe mit einer kalorienreichen Getreide- und Ölmischung füttert und sie in einem Stall hält, wachsen sie schneller. Das ist keine komplizierte Wissenschaft – der Punkt ist, dass die Ernährungsumstellung hin zu mehr getreide- und ölbasierten Nahrungsmitteln in der menschlichen Bevölkerung eine vergleichbare Veränderung bewirkt: die Menschen werden größer und dicker. Das ist bei allen Säugetieren der Fall. Im Großen und Ganzen unterscheiden wir uns in unserer Stoffwechselbiologie nicht von den Kühen auf dem Bauernhof und den Labormäusen und Ratten.

Wird die Ernährung einer Bevölkerung auf „Kantinenessen" umgestellt, werden viele dieser Menschen fettleibig werden. Einer der interessanten Faktoren bei dieser Ernährungsumstellung, den ich im Laufe der Jahre festgestellt habe, ist die Tatsache, dass es für den Großteil der Bevölkerung sehr schwierig ist, „normale" frische Lebensmittel (d. h. nicht verarbeitete Lebensmittel) zu kaufen. Wenn man das Büro auf der Suche nach einem gesunden Mittagessen verlässt, kann zum Problem werden, Lebensmittel zu finden, die nicht verarbeitet oder in kalorienreiche Ersatzprodukte verwandelt wurden. Die westlichen Einkaufsstraßen sind wie eine Lebensmittel-Einöde – gesunde Lebensmittel gibt es nur in seltenen, schwer zu findenden Oasen. Die Illusion von natürlichen Lebensmitteln ist zwar vorhanden, aber sie existieren nicht wirklich.

## „Survival of the Fattest" oder Das Überleben der Dicksten

Nun sind wir bereit für die zweite Strategie, die Landwirte anwenden können, die Tiere ihrer Herde größer und somit rentabler zu machen als die ihres Nachbarn. In jeder Rinderherde gibt es individuelle Unterschiede zwischen den Tieren. Sie sind natürlich nicht alle identisch. Diese individuellen Unterschiede (im medizinischen Fachjargon Heterogenität genannt) sind für das Überleben der Art sehr wichtig. Wenn einige der Arten größer oder kleiner, schneller oder langsamer sind, haben die Individuen an den äußeren Enden dieses Spektrums eine höhere Wahrscheinlichkeit, unerwartete Veränderungen in der Umwelt zu überleben. Wenn zum Beispiel eine Hungersnot ausbricht, würden die Kühe, die vor Beginn der Hungersnot mehr Energiereserven (Fett) hatten, eher überleben. Da mehr Kühe mit einer Tendenz zu Übergewicht die Hungersnot überlebten, würde die nächste Generation von Kühen mit größerer Wahrscheinlichkeit dicker werden als die vorherige Generation. Mit anderen Worten: Dies ist ein Beispiel für Charles Darwins Theorie der natürlichen Auslese – des Überlebens der am besten Angepassten (oder in diesem Fall der Fettesten).

Die Landwirte können die unterschiedlichen Eigenschaften der Kühe innerhalb einer Herde nutzen, um alle Kühe durch eine künstlich herbeigeführte natürliche Auslese (besser: unnatürliche Auslese, denn nicht die natürliche Umgebung selektiert die nächste Generation, sondern der Landwirt) größer und fetter zu machen. So werden z. B. Kühe ausgewählt, die in ihren Muskeln Fett einlagern, um dem späteren Fleisch die schmackhafte Marmorierung zu verleihen, die Sie vielleicht von einem Rib-Eye-Steak kennen. Diese Art von fettem Fleisch ist natürlich gewinnbringender. Wenn diese Kühe ausgewachsen sind, werden sie vom Bauern für die Zucht der nächsten Generation ausgewählt; die Kühe, die nicht so groß oder so fett werden, werden nicht weiter gezüchtet und ihre „schlanken" Gene gehen für die nächste Generation verloren. Wird diese unnatürliche Selektion Generation für Generation fortgesetzt, haben die Landwirte mit Hilfe dieser Methode innerhalb von zehn Generationen eine Herde von Kühen, die viel schneller wachsen, größer sind und eine fettreichere Muskelmarmorierung aufweisen, als diejenigen, die sich nur auf die Pflege und Fütterung ihrer Herde konzentriert haben. Diese Methode der Genpool-Manipulation der Herde bezeichnet man als selektive Zucht.

Sie ist der Grund dafür, dass es von den 1,4 Milliarden Kühen auf der Erde heute über 1.000 verschiedene Rassen gibt, die für den Landwirt günstige individuelle Merkmale aufweisen.

## Wer züchtet die dickste Kuh?

Was können wir aus Ernährungsmanipulationen und selektiver Zucht bei Kühen über die menschliche Adipositaskrise lernen? Stellen wir uns drei Ställe mit Rindern nebeneinander vor. Die Rinder in jedem Stall stammen aus drei verschiedenen Betrieben, und jeder Betrieb wendet unterschiedliche Fütterungsmethoden an:

1. In der ersten Gruppe werden die Rinder nur mit Gras und Heu gefüttert.
2. In der zweiten Gruppe werden sie mit Mastfutter (Mais und Palmöl) gefüttert.
3. In der dritten Gruppe erhalten sie ebenfalls Mastfutter. Allerdings wurden diese Rinder zusätzlich über zehn Generationen selektiv gezüchtet, um ein schnelles Wachstum der fetthaltigen Muskeln zu fördern.

Was werden wir bei den verschiedenen Gruppen beobachten?

### Stall 1: Grasfütterung

Die mit Gras gefütterten Kühe sehen ähnlich aus wie die heilige Kuh, die in In-

dien den Verkehr blockiert hat – kaum zusätzliches Fett. Da die Kühe nicht selektiv gezüchtet werden, gibt es mehr Unterschiede zwischen den Kühen, einige sind größer, andere kleiner, aber die meisten sind etwa gleichgroß.

### Stall 2: Maisfütterung

Die mit Mais-und-Öl gefütterten Kühe würden im Durchschnitt deutlich größer sein als die benachbarten nur mit Gras gefütterten Kühe. Ihr Gewichts-Sollwert würde sich durch die Umstellung der Ernährung erhöhen. Wie bei den Kühen in Stall 1 wird es jedoch keine selektive Zucht geben, so dass es innerhalb dieser Herde immer noch erhebliche Unterschiede in den Merkmalen gibt. Einige der Kühe am unteren Ende des Größenspektrums der Herde würden sich nicht von den in Stall 1 Untergebrachten unterscheiden, obwohl sie ihr Leben lang eine völlig andere Ernährung erhielten.

### Stall 3: Selektive Aufzucht + Maisfütterung

Die selektiv gezüchteten und mit Mais gefütterten Kühe würden im Vergleich zu den Kühen in Stall 1 massig aussehen und wären im Durchschnitt viel größer als die Kühe in Stall 2. Die größeren Kühe in Stall 2 würden jedoch auch in Stall 3 nicht auffallen, obwohl sie nie selektiv gezüchtet wurden (das sind die Kühe, die für die selektive Zucht ausgewählt worden wären, wenn sie in ihrem Betrieb stattgefunden hätte).

Wenn die Unterschiede zwischen den Kühen in den drei verschiedenen Ställen auf menschliche Eigenschaften übertragbar wären, was würde uns das über die Adipositaskrise und die Betroffenen sagen?

Es würde darauf hindeuten, dass eine Gruppe von Menschen, die sich in einer Umgebung aufhält in der sie nur natürliche Nahrungsmittel konsumiert, nicht wirklich unter einem Fettleibigkeitsproblem leiden würde. Nennen wir diese Menschen *Gruppe 1*.

Wenn die Menschen einer anderen Gruppe nur Kantinenessen bekämen (d. h. Getreide-/Öl-Nahrung mit hoher Kalori-endichte), wäre diese Gruppe im Durchschnitt viel größer und fettleibiger als die Menschen der Gruppe 1, die sich natürlich ernährten. Wir bezeichnen diese Menschen als *Gruppe 2*.

Wäre die Gruppe der Menschen so ausgewählt worden, dass das Überleben (und die Fortpflanzung) der größten und fettleibigsten Menschen begünstigt wird, und hätte man ihnen außerdem hochkalorische, verarbeitete Nahrung gegeben, dann wären sie die im Durchschnitt Größten in diesem Gedankenspiel: Menschen der *Gruppe 3*

Ist das Modell der Zuchtkühe also geeignet, um die Ursachen der menschlichen Adipositas zu entschlüsseln? Schauen wir uns die Beweise beim Menschen an.

## Hadza-Jäger

Es ist sehr schwierig, eine menschliche Population zu finden, die immer noch dieselbe Nahrung zu sich nimmt wie ihre entfernten Vorfahren vor Jahrtausenden. Wir wissen, dass sich die Art der Nahrungsmittel, die der „westlichen" Bevölkerung zur Verfügung stehen, seit der industriellen Nahrungsmittelrevolution der letzten hundert Jahre massiv verändert hat (mehr dazu in den Kapiteln 7 und 8). Die Nahrungsmittel, die die Menschen zu es-sen gewohnt waren, änderten sich jedoch vor etwa 20.000 Jahren mit dem Aufkommen der Landwirtschaft. Wir müssen also noch weiter zurückgehen, in die Zeit als unsere Vorfahren nur das aßen, was sie jagten und sammelten. Um zu verstehen, wer wir heute sind und wie wir auf unsere veränderte Umwelt reagiert haben, ist es wichtig, etwas über das Leben der Jäger und Sammler zu erfahren. Es gibt nur noch wenige nomadisch lebende Jä-

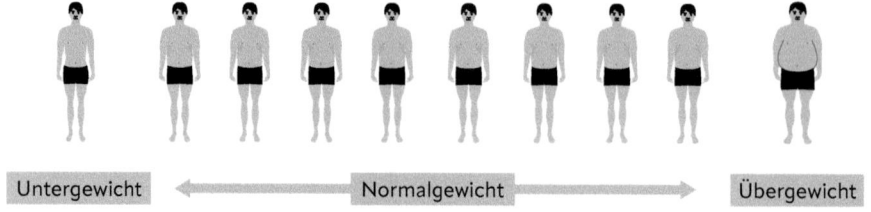

| Untergewicht | Normalgewicht | Übergewicht |

**Abb. 6**  *Gewichtsverteilung in Jäger- und Sammlerpopulationen*

ger- und Sammlerpopulationen auf der Welt, darunter isolierte Regenwaldstämme im Amazonasgebiet, die Pygmäen im Dschungel des Kongo, die Buschmänner in der namibischen Wüste und die Hadza in den Savannen Tansanias.

Im Rahmen meiner Recherchen für dieses Buch hatte ich das Glück, Zeit mit einem Hadza-Stamm verbringen zu können, um aus erster Hand etwas über dieses einzigartige Volk zu erfahren, das die Menschheit in ihrer ältesten und ursprünglichsten Form repräsentiert. Der Stamm, den ich kennen lernte, bestand aus mehreren Familiengruppen. Die Hadza sind ein reines Jäger- und Sammlervolk und sind stolz auf ihre Kultur und ihr Erbe. Besuche westlicher Forscher verwässern ihren Lebensstil nicht, und sie nehmen ungern Geschenke oder Geld an; sie ziehen es vor, dass jegliche Mittel und Ressourcen dazu verwendet werden, ihr Land und ihre Lebensweise vor dem Eindringen der Bauern zu schützen. Es wird Sie nicht

überraschen, dass die Hadza nicht an Fettleibigkeit leiden. Sie verzehren Fleisch, Beeren, Früchte, Knollen (wie Süßkartoffeln), und ihre Leckerei ist natürlicher Honig direkt aus dem Bienenstock. Das sind die Lebensmittel, die sie seit 150.000 Jahren zu sich nehmen, und sie sehen keinen Grund, ihren Lebensstil zu ändern.

Wenn man das Gewicht und die Größe der Individuen in den Jäger- und Sammlergruppen analysiert, findet man ein Muster, das allen Tieren gemeinsam ist, die von der Nahrung leben, die die Natur für sie vorsieht (genau wie die Kühe in Stall 1). Ein Teil der Bevölkerung ist untergewichtig und einige wenige sind größer als normal und übergewichtig, aber die Mehrheit (80 %) liegt innerhalb des normalen Gewichts- und Größenbereichs.[2] Sie haben das, was Statistiker eine normale oder symmetrische Verteilung der Größe ihrer Bevölkerung nennen würden (▸ Faktenbox).

Diese Verteilung der Körpertypen ist bei allen Tierarten, die sich von natürlicher

Nahrung ernähren, gleich, von Schimpansen über Löwen bis zu Kühen. Selbst wenn diesen Tieren ein Überfluss an natürlicher Nahrung zur Verfügung steht, wird der Bestand nicht fettleibig. Dies deutet darauf hin, dass eine hohe Kalorienverfügbarkeit keine Auswirkungen auf das Gewicht hat, solange diese Kalorien aus natürlichen Nahrungsmitteln stammen.

## FAKTENBOX: WAS IST EIN GESUNDES GEWICHT?

*Ärzte und Wissenschaftler verwenden in der Regel den sogenannten Body-Mass-Index (BMI), um zu berechnen, ob jemand untergewichtig, übergewichtig, fettleibig oder normalgewichtig ist. Man kann sich nicht allein auf das Gewicht verlassen, denn die Körpermasse hängt sowohl vom Gewicht als auch von der Körpergröße ab. So hat beispielsweise eine 70 kg schwere Frau mit einer Körpergröße von 1,70 m einen normalen BMI, während eine 70 kg schwere Frau mit einer Körpergröße von 1,60 m einen BMI im Bereich des Übergewichts hat.*

*Der BMI wird berechnet, indem das Gewicht einer Person in Kilogramm durch ihre Körpergröße in Metern zum Quadrat geteilt wird. BMI = $kg/m^2$. Der normale gesunde Bereich des BMI liegt bei 18–25 $kg/m^2$. Eine Person ist untergewichtig, wenn ihr BMI weniger als 18 $kg/m^2$ beträgt; übergewichtig ist sie, wenn ihr BMI 25–30 $kg/m^2$ beträgt. Adipositas wird bei einem BMI von über 30 $kg/m^2$ diagnostiziert. Ein BMI von über 40 $kg/m^2$ wird als morbide Adipositas bezeichnet („morbid" bedeutet in der medizinischen Sprache „krankhaft").*

*Der BMI ist ein wichtiger Vorhersagewert für die Gesundheit. Je höher der BMI (über dem gesunden Bereich), desto größer ist das Risiko, an Typ-2-Diabetes, Bluthochdruck, hohem Cholesterinspiegel (die alle zu Herzkrankheiten führen) und Krebs zu erkranken. Menschen mit einem BMI von 38 $kg/m^2$ oder mehr sterben im Durchschnitt sieben Jahre früher als Menschen mit einem BMI im gesunden Bereich.[3]*

*Die BMI-Berechnung kann jedoch bei der Abschätzung des Krankheitsrisikos fehlerhaft sein, wenn sie den Körperbau einer Person nicht berücksichtigt. Ein Bodybuilder (man stelle sich Arnold Schwarzenegger in seiner Blütezeit vor) hat extrem kräftig ausgebildete Muskeln und vielleicht nur sehr wenig Fett, wenn man aber seinen BMI berechnet, würde er unweigerlich in die Kategorie fettleibig fallen (weil die Muskeln so schwer sind). Der BMI ist nur bei Personen mit normalem Körperbau genau (und dieser ist nicht definiert). Menschen asiatischer Abstammung beispielsweise haben im Durchschnitt weniger Muskelmasse, so dass ihr BMI das Adipositas-Risiko nicht richtig vorhersagt. In ihrem Fall wird ein BMI von 28 kg/m² als fettleibig definiert.*

*Machen Sie sich also nicht so viele Sorgen, wenn Sie eine kräftig gebaute Person sind, die im Bereich des BMI für Übergewicht liegt – Ihr Gewicht ist wahrscheinlich gesund ... aber wenn Sie eine zierliche Figur haben und im Bereich des BMI für Übergewicht liegen – könnten Sie bereits ein Risiko für Adipositas haben.*

### Agrargesellschaften

Was würde mit dem Hadza-Stamm, den ich besucht habe, passieren, wenn sie gezwungen wären, Bauern zu werden, weil z. B. das Land, auf das sie für ihre natürliche Nahrung angewiesen sind, zerstört werden würde? Wir wissen aus fossilen Funden aus der Zeit der Einführung der Landwirtschaft, dass die Hadza innerhalb weniger Generationen wahrscheinlich kränker werden und ihre Körpergröße abnehmen würde. Die Qualität ihrer Ernährung würde leiden, da sie mehr Getreide verzehren würden und weniger Abwechslung in der Ernährung hätten. Und was ist mit dem Gewicht? Wenn wir uns das Gewicht der frühen Ackerbaupopulationen ansehen, können wir feststellen, dass obwohl die meisten zwar immer noch erstaunlich fit sind, viel mehr dieser Bevölkerungsgruppen heute eher über- als untergewichtig sind, und eine kleine Anzahl mittlerweile an der Grenze zur Fettleibigkeit steht.[4] Die Gewichtskurve der Bevölkerung zeigt uns, dass einige von den Umweltveränderungen stärker betroffen zu sein scheinen als andere.

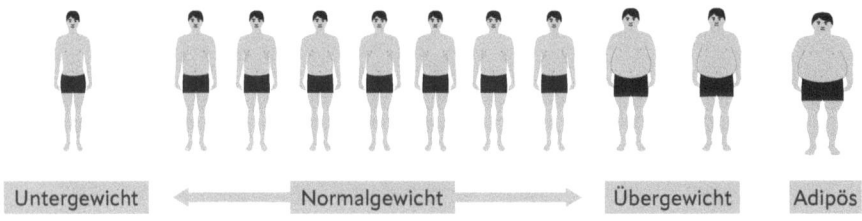

| Untergewicht | ← Normalgewicht → | Übergewicht | Adipös |

**Abb. 7** *Gewichtsverteilung in bäuerlichen Populationen*

Was würde geschehen, wenn wir die Ernährung der Bevölkerung ausgehend von der Nahrung der Jäger und Sammler über landwirtschaftliche Produkte bis hin zu industrialisierten Nahrungsmitteln (der westlichen Ernährung)* ändern würden? Was passiert mit einer Bevölkerung, die dieser Art von Lebensmittel ausgesetzt ist?

Im Vereinigten Königreich ist inzwischen etwa ein Viertel der Erwachsenen fettleibig; in den USA liegt diese Zahl bei 30–35 %; in den Golfstaaten liegt die Adipositasrate unter der erwachsenen weiblichen Bevölkerung inzwischen bei fast 50 %.[5] Im Durchschnitt kann man sagen, dass die Bevölkerung, die mit verarbeiteten oder „kantinenartigen" Lebensmitteln versorgt wird, zu etwa einem Drittel normalgewichtig, zu einem Drittel übergewichtig und zu einem Drittel fettleibig ist.

### Ist das Risiko für alle gleich hoch?

Wirkt sich die Umstellung auf industriell verarbeitete Lebensmittel bzw. eine westliche Ernährung auf alle Menschen in gleicher Weise aus? Haben wir alle ein höheres Risiko für Fettleibigkeit oder sind einige Menschen anfälliger als andere? Erhöht sich das Sollgewicht der gesamten Bevölkerung um den gleichen Betrag oder gibt es Unterschiede in der Anfälligkeit der einzelnen Personen?

Wenn wir alle das gleiche Risiko haben, als Reaktion auf eine westliche Ernährung Fettleibigkeit zu entwickeln, dann würde man erwarten, dass alle Menschen in der Bevölkerung in ähnlicher Weise betroffen sind. Nehmen wir zum Beispiel die Bevölkerung eines Dorfes am Fuße eines Berges in der Schweiz. Wenn man den Hämoglobinwert (der Bluttest für Anämie) in der Bevölkerung misst, haben die meisten Menschen (etwa 90 %) einen Hämoglobinwert im normalen Bereich von 12–16 g/dl. Etwa 5 % der Menschen sind anämisch und 5 % haben zu viel Hämoglobin, eine Krankheit namens Polyzythämie. Wir stellen uns vor, dass der Gemeinderat beschlossen hat, einen großen Tunnel durch den Berg zu bauen, aber dafür muss das gesamte Dorf auf halbe Höhe des Berges umgesiedelt werden – auf 2.000 Meter Höhe. Nach einem Jahr wird der Hämoglobinwert der Bevölkerung erneut gemessen

---

* Unter industriell hergestellten Lebensmitteln verstehe ich Lebensmittel, die von Lebensmittelunternehmen verarbeitet wurden. Bei der Verarbeitung wird den Lebensmitteln viel Gutes entzogen, um sie transport-, lagerfähig und schmackhaft zu machen, damit die Menschen sie kaufen (statt frischer Lebensmittel) und die Lebensmittelunternehmen Geld verdienen. Diese Art von Lebensmitteln ist das, was wir unter „westlichen" Lebensmitteln verstehen.

und festgestellt, dass nur noch die Hälfte der Bevölkerung einen normalen Wert hat und niemand mehr anämisch ist. Die Hälfte der Bevölkerung hat jedoch eine Polyzythämie entwickelt, d. h. zu viel Hämoglobin (Hb). Was hat das mit der Gesundheit der Bevölkerung zu tun? Nun, die viel dünnere Luft auf halber Höhe des Berges hat eine Anpassung bewirkt, indem das Hämoglobin im Blut der Bevölkerung angestiegen ist, um dies zu kompensieren. Hämoglobin transportiert Sauerstoff von den Lungen zu unseren Organen, wenn also weniger Sauerstoff in der Luft vorhanden ist,

braucht man mehr Hb. Schaut man sich jedoch die Verteilung des Hämoglobinspiegels in der Bevölkerung an, so sieht sie genauso aus wie auf Meereshöhe, sie hat sich nur für alle nach oben verschoben. Die Umweltveränderung hin zu dünnerer Luft hat alle gleichermaßen betroffen.

Wären in unserer Bevölkerung alle im selben Ausmaß von der veränderten Ernährungssituation betroffen, würde ein ähnliches Szenario wie bei den Schweizer Dorfbewohnern eintreten.

Aus *Abbildung 8* geht klar hervor, dass die Mehrheit der Bevölkerung der Katego-

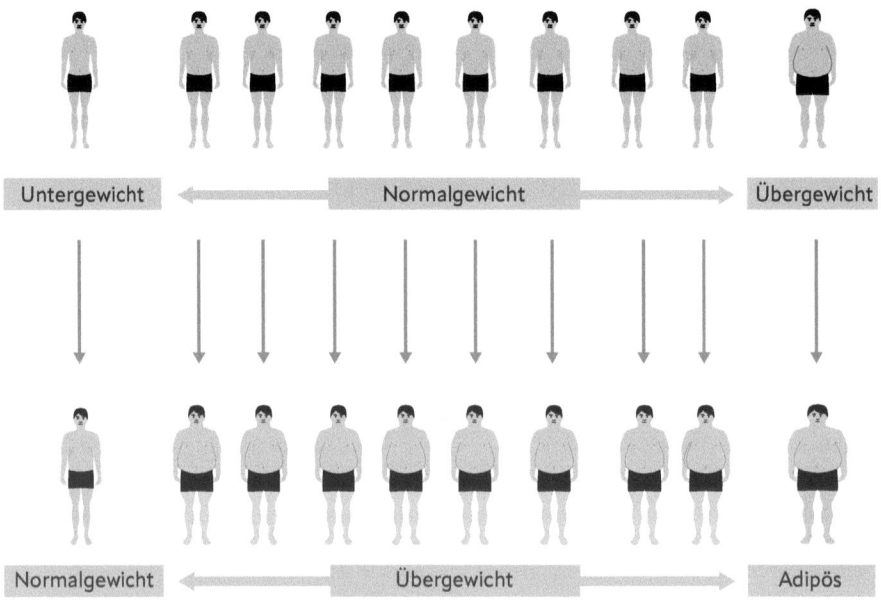

**Abb. 8** *Anzunehmende Gewichtsveränderung, durch verarbeitete Lebensmittel wenn alle Menschen gleichermaßen betroffen sind*

rie Übergewicht zuzuordnen wäre, wobei einige Mitglieder normalgewichtig und ein ähnlich kleiner Anteil fettleibig ist. Dies ist jedoch nicht der Fall, wenn wir uns die derzeitige Gewichtsverteilung der Menschen ansehen.[6]

**Manche immun, manche überempfindlich**
Einige Menschen, etwa ein Drittel, bleiben normalgewichtig und scheinen von den Umweltveränderungen nicht allzu sehr betroffen zu sein. Ein weiteres Drittel ist vom Normalgewicht zu Übergewicht übergegangen und wurde von der Ver-

änderung mäßig beeinflusst. Dann bleibt noch ein Drittel der Bevölkerung übrig, das nun unter starkem Übergewicht (Adipositas) leidet – und zwar aufgrund der Umweltveränderung.

Der Einfachheit halber könnten wir jeden, der verarbeiteten Lebensmitteln ausgesetzt ist, in eine von drei Kategorien einteilen. Diese wären:
1. *Resistent gegen Adipositas* – noch normalgewichtig und in der Lage, dieses Gewicht leicht zu halten.
2. *Anfällig für Adipositas* – normales Gewicht/Übergewicht. Sie sind sich bewusst,

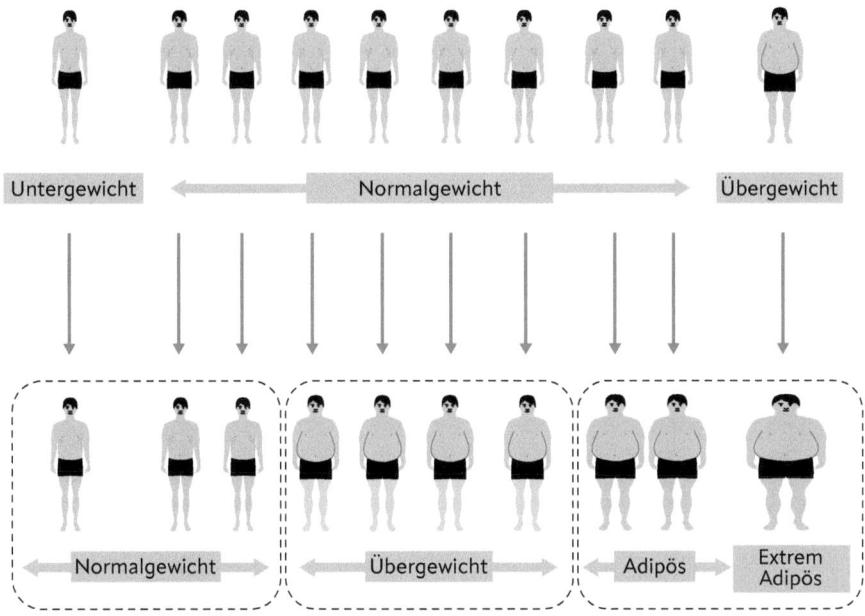

**Abb. 9** *Tatsächliche Gewichtsveränderung, durch verarbeitete Lebensmittel*
*Ein Drittel ist resistent, ein Drittel ist anfällig – und ein Drittel ist sehr anfällig für Adipositas*

dass sie zunehmen werden, wenn sie zu viele verarbeitete Lebensmittel zu sich nehmen oder nicht regelmäßig ins Fitnessstudio gehen.

3. *Betroffen von Adipositas* – übergewichtig/fettleibig. Sie kämpfen mit ihrem Gewicht, selbst wenn sie auf ihre Kalorien achten und Sport treiben.

## ▬ Freier Wille, unzureichende Bildung oder unglückliche Gene?

Die nächste Frage, die man sich stellen muss, um Fettleibigkeit zu verstehen, lautet: Welche Faktoren tragen dazu bei, dass jemand anfällig (oder aber resistent) gegenüber der Entwicklung von Übergewicht ist? Oder anders ausgedrückt: Warum entwickelt jemand einen höheren Gewichts-Sollwert?

Ist Adipositas ein Zustand, den man sich selbst aussuchen kann, wie die meisten Medien seit Jahren behaupten und der von vielen Wissenschaftlern befürwortet wird (wir werden die Gründe dafür später erörtern), oder wird sie durch das häusliche Umfeld und die Erziehung der Eltern hervorgerufen? Können wir Fettleibigkeit bei Kindern auf schlechte Erziehung schieben? Oder liegt es in der Familie und ist genetisch bedingt? Wenn ich Medizinstudenten über dieses Thema unterrichte, bitte ich sie, eine Rangfolge der wichtigsten und unwichtigsten Faktoren aufzustellen, die bestimmen, ob jemand fettleibig wird.

Welche Faktoren sind Ihrer Meinung nach am wichtigsten und welche am wenigsten wichtig für das Risiko, fettleibig zu werden?

• Freier Wille/Charakter
• Häusliches Umfeld/Einfluss der Eltern
• Vererbte Veranlagung/genetisch

Würde man die US-Bevölkerung befragen, würde man eine überwältigende Antwort erhalten.[7] Eine 2012 durchgeführte Umfrage unter mehr als tausend Amerikanern zeigte, dass 61 % die persönlichen Entscheidungen in Bezug auf Ernährung und Bewegung für die Adipositas-Epidemie für verantwortlich halten. Das entspricht den Antworten, die ich von meinen Medizinstudenten erhalte – Adipositas sei durch den freien Willen kontrollierbar (was man erwarten muss, wenn ihnen nur die Metabologie-Regel 1 beigebracht wurde) und daher muss jeder, der darunter leidet, per Definition willensschwach sein.

### Eineiige Zwillinge mit unterschiedlichen Lebensbedingungen

Die Antwort ist in Wirklichkeit eine ganz andere. Jane Wardle, Epidemiologin am University College London, veröffentlichte eine aussagekräftige Studie, in der sie Paare eineiiger Zwillinge untersuchte, die seit der Geburt getrennt und unter verschiedenartigen Bedingungen aufgewachsen waren.[8] Sie untersuchte über 2.000 Zwillingspaare und verglich ihre BMI-Werte (ein Maß für die Fettleibigkeit einer Person unter Berücksichtigung ihrer Größe und ihres Gewichts). Eineiige Zwillinge haben, wie wir alle wissen, die gleiche DNA. Sie haben die gleiche Augenfarbe, das gleiche Haar und den gleichen Teint und sind fast gleich groß.

Was passiert mit einem eineiigen Zwillingspaar, wenn das eine Kind in einem Elternhaus unter ungesunden Bedingungen aufwächst (viele verarbeitete Fertiggerichte, wenig Spiel im Freien), und das andere in einem gesunden Umfeld? Wenn die Antwort auf unsere Frage lautet, dass das häusliche Umfeld eine wichtige Rolle dabei spielt, ob jemand resistent oder anfällig für die Entwicklung von Fettleibigkeit ist, würden wir erwarten, dass diese Zwillinge im Erwachsenenalter große Gewichtsunterschiede aufweisen. Wenn die Antwort lautet, dass Adipositas haupt-sächlich vererbt wird, dann hätten sie als Erwachsene ein ähnliches Gewicht, obwohl sie nicht miteinander aufgewachsen sind. Wenn der freie Wille für die Größe ausschlaggebend wäre, dann würden wir erwarten, dass ihr jeweiliges Gewicht als Erwachsene eher zufällig wäre und nicht mit der Genetik oder dem häuslichen Umfeld korrelieren würde.

Die Ergebnisse mögen für viele überraschend sein. Die Studie ergab, dass der BMI von eineiigen Zwillingen im Erwachsenenalter zu etwa 75 % übereinstimmt, obwohl sie lebenslang getrennt lebten. Jane Wardle stellte fest, dass es nur eine 10-prozentige Übereinstimmung des BMI aufgrund der häuslichen Umgebung gab.

Diese Studie belegt eindeutig, dass der Hauptfaktor, der darüber entscheidet, ob ein Mensch normalgewichtig, übergewichtig oder fettleibig ist, nicht der freie Wille oder die Erziehung ist. Es ist etwas, was der Einzelne nicht ändern kann – seine Gene.

### Fazit: Das Adipositasrisiko ist zu drei Vierteln erblich bedingt

Diese Studie entlastete auch zu großen Teilen die Eltern, die zuvor für ihre schlechte Erziehung kritisiert worden waren (d. h. ihnen wurde angelastet, dass ihre Kinder fettleibig wurden). Der

Einfluss des häuslichen Umfelds auf die Fettleibigkeit ist gering (10 %). Wenn also ein Kind fettleibig wird, liegt das zu 75 % an seinen Genen und zu 10 % an der elterlichen Erziehung und dem häuslichen Umfeld.

Wenn ein Land eine „westliche Kultur" übernommen hat, dann drängt diese die bisherige gesunde Lebensweise im häuslichen Umfeld zurück. Die Studie deutet darauf hin, dass selbst ein gesundes häusliches Umfeld keinen Schutz vor genetisch bedingter Fettleibigkeit bietet. Die Ergebnisse der Zwillingsstudie von Jane Wardle wurden von vielen verschiedenen Forschern in der ganzen Welt wiederholt und bestätigt.[9] Sie stimmen mit dem überein, was mir viele meiner Patienten seit Jahren sagen: „Es liegt in meinen Genen, Herr Doktor". In dieser Hinsicht haben sie größtenteils Recht, aber leider ist diese wichtige Forschung noch immer viel zu wenig bekannt oder wird nicht zitiert.

## Menschen der Gruppe 3

Wenn wir zu unserer Kuh-Analogie zurückkehren, befanden sich die größten und fettesten Kühe in Stall 3, und sie waren sowohl „Kantinenfutter" als auch einer genetischen Veranlagung zur Fettleibigkeit ausgesetzt (aufgrund selektiver Zucht). Bei Menschen, die an Adipositas leiden, haben wir nun die beiden Hauptfaktoren entschlüsselt, die bestimmen, ob sie mit ihrem Gewicht zu kämpfen haben. Diese Menschen gehören der Gruppe 3 an: eine Kombination aus der westlich geprägten Umwelt, in der sie leben (die in späteren Kapiteln besprochen wird), und einer genetischen Veranlagung.

Die genetische Veranlagung einiger Menschen für Fettleibigkeit ist nicht auf eine künstliche oder unnatürliche Auslese zurückzuführen, wie in unserer Kuh-Analogie, sondern wahrscheinlich auf eine natürliche Auslese. Aber sind alle menschlichen Populationen gleich, oder sind einige anfälliger für Adipositas als andere, wenn sie einer „westlichen Umgebung" ausgesetzt sind?

## ▬ Die „Schlemmermeile" der Dubai Mall

Ich reise regelmäßig in die Golfregion, um meine Patienten zu behandeln. Wenn ich dort durch die riesigen, klimatisierten Einkaufszentren spaziere, fällt mir auf, um wie viel anfälliger für Adipositas die einheimische Bevölkerung im Vergleich zu anderen dort lebenden ethnischen Gruppen zu sein scheint, obwohl sie alle gleichermaßen mit westlichem Essen in Berührung kommen. In den Schlemmermeilen oder Food-Courts wimmelt es nur so von leckeren westlichen Lebensmitteln von Burger King über Taco Bell bis Subway. In den Sitzbereichen dieser Food Courts sitzen Inder, Filipinos, Weiße, Afrikaner und einheimische Golfaraber. Menschen aus jeder einzelnen ethnischen Gruppe scheinen an Fettleibigkeit zu leiden, aber das Problem scheint bei den einheimischen Beduinen viel schwerwiegender und weiter verbreitet zu sein. Wird dies von der Forschung gestützt? Ein Blick auf die aktuelle Adipositas-Rangliste bestätigt meine Beobachtungen: Die aus den Emiraten gebürtigen Menschen sind ganz vorne mit dabei.

1. Die pazifischen Inseln – die Insel Nauru steht mit 94 % Übergewichtigen und 71 % Fettleibigen (also nur 6 % Normalgewichtigen!) an der Spitze.
2. Die Golfstaaten (einschließlich der Emirate) – Katar und Saudi-Arabien nähern sich der 50-prozentigen Fettleibigkeitsrate bei weiblichen Erwachsenen.
3. Vereinigte Staaten – 36 % Adipositasrate in Louisiana, andere Bundesstaaten liegen dicht dahinter.
4. Europa – 55 % Übergewichtige, 25 % Fettleibige.

Die pazifischen Inselbewohner haben erstaunlich hohe Raten von Adipositas und es scheint fast so, als wären sie für die Gene, die Fettleibigkeit determinieren, ausgewählt worden. Wie kann das sein?

### Tapfere Polynesier

Während ich dies schreibe, wende ich mich dem Globus auf meinem Schreibtisch zu. Den habe ich dort für Tagträume über die Welt und die Ereignisse auf ihr. Warum leiden die pazifischen Inselbewohner unter so extremer Fettleibigkeit? Die Ursprünge des modernen Menschen liegen mit ziemlicher Sicherheit in Ostafrika, in der Nähe des heutigen Äthiopiens. Wenn ich den Globus auf die Seite der Welt drehe, die Äthiopien gegenüberliegt, kommen wir zu den Pazifischen Inseln.

Gruppen von Menschen besiedelten von Afrika aus im Laufe vieler Jahrtausende alle Gebiete der Erde. Generationen von Stämmen erkundeten den Nahen Osten, wanderten durch Asien und weiter nach China. Man nimmt an, dass die Bewohner der Pazifikinseln von Menschen abstammen, die im heutigen Taiwan und auf den Philippinen lebten. Diese Menschen beherrschten das Meer und entdeckten schließlich die unberührten Pazifikinseln. Und da liegt der Hinweis, warum die Pazifikinsulaner das dickste Volk der Welt sind.

Die Inseln sind einer der letzten Orte auf der Erde, die von Menschen besiedelt wurden, wahrscheinlich um 1000 v. Chr.![10] Die Entfernungen, die man auf dem Seeweg zu diesen Inseln zurücklegen muss, sind gigantisch – Tausende von Meilen. Die polynesischen Seefahrer folgten dem Flug der Zugvögel und orientierten sich an den Sternen. Wahrscheinlich starrten sie tage- und wochenlang auf den Horizont und suchten nach Hinweisen auf nahegelegenes Land – Seevögel und Schildkröten, Zweige oder Kokosnuss-Treibholz oder die weit entfernte Ansammlung von Wolkenformationen um eine Insel. Diese Reisen waren das antike Äquivalent zu einer Mondlandung, lang und beschwerlich und den unvorhersehbaren Elementen ausgeliefert. Es überrascht nicht, dass Viele die Reise nicht überlebten, wie in der von J. Terrell herausgegebenen Sammlung *Von Den Steinen's Marquesan Myths* beschrieben: „Die Reise war so lang, dass Nahrung und Wasser ausgingen. Einhundert der Paddler starben, vierzig Männer blieben übrig. Die Reisenden erreichten schließlich Fitinui und dann Aotona".[11]

Man kann sich vorstellen, wie entbehrungsreich und riskant es für diese Menschen war, die Pazifikinseln zu erreichen. Oft überlebten nur die Menschen, die „stark genug" waren, den Hunger auf einer so langen Reise zu überstehen. Es gab also automatisch einen großen Selektionsvorteil für alle, die vor der Reise über genügend Fettreserven verfügten oder deren Stoffwechsel angesichts des Hungers heruntergefahren werden konnte. Sie hatten eine viel größere Chance, die lange Reise zu überleben. Die Seeleute und Passagiere, die nicht über diese Reserven verfügten, starben und konnten ihre Gene nicht an die nächste Generation weitergeben.

Die massive Selektion von Menschen, die aufgrund ihrer Fettreserven oder ihres effizienten Stoffwechsels überlebten, um diesen abgelegenen Teil der Welt zu besiedeln, ist fast so extrem wie die selektive Zucht der Kühe in Stall 3 durch die Landwirte. Außerdem waren diese Menschen bald nach ihrer Ankunft schweren Hungersnöten ausgeliefert, die ihre kleinen, isoliert gelegenen Inseln heimsuchten. Eine Auswanderung von dort in nicht betroffene Gebiete wäre viel schwieriger gewesen als für die Bewohner großer Kontinente. Diese Hungersnöte waren eine weitere Selektion – es überlebten wiederum nur diejenigen mit ausreichenden Fettreserven.

### Versteckte Adipositas-Gene

Die pazifischen Inselbewohner bieten uns einen einzigartigen Einblick in die Art und Weise, wie die genetische Selektion in diesem Fall das Überleben des am besten Angepassten begünstigt.[12] Während des längsten Teils der Geschichte der Inseln – von den ersten Siedlern bis zur Kolonisierung durch die Europäer-, war die Bevölkerung nicht übergewichtig, weil sie immer frische, natürliche Lebensmittel konsumierte. Sie waren gut genährt und konnten kleinere Phasen von Nahrungsknappheit gut überstehen, aber es gab kein Problem mit Übergewicht. Erst als vor kurzem eine westlich geprägte Ernährung die Inseln erreichte, wurde die Zeitbombe im Erbgut der Bevölkerung gezündet. Die pazifischen Inselbewohner sind ein hervorragendes Beispiel für Menschen der Gruppe 3 – Menschen, die aufgrund ihrer genetischen Konstellation an Gewicht zunehmen, sobald sie kalorienreichen und industriell verarbeiteten Lebensmitteln ausgesetzt sind.

## ▬ Fruchtbarkeit und das „sparsame Gen"

Die Selektion von Genen, die in Zeiten von Hungersnot und Verhungern gedeihen und überleben, wurde erstmals 1962 von dem Genetiker James Neel beschrieben.[13] Das Phänomen wurde als „Hypothese vom sparsamen Gen" bekannt und bietet eine überzeugende Erklärung dafür, warum einige ethnische Gruppen in der gleichen Umgebung mehr unter Fettleibigkeit leiden als andere.

Die Hypothese vom sparsamen Gen beruht auf der Theorie, dass Menschen mit einem effizienten Stoffwechsel oder überschüssigen Fettreserven Hungerperioden besser überstehen können als Menschen ohne diese. Man geht davon aus, dass bei jeder Hungersnot eine bestimmte Anzahl von Menschen stirbt, wodurch die Bevölkerung ausgedünnt wird, und dass die nächste Generation daher über robustere Gene verfügt. Die Theorie bietet eine Erklärung für die Unterschiede bei der Fettleibigkeit in verschiedenen genetischen Gruppen. Aber der Mechanismus der Selektion des „Sparsamkeitsgens" ist tatsächlich anders als von Neel beschrieben. Es scheint eine ziemlich harte Annahme, dass große Teile der Bevölkerung regelmäßig durch Hungersnöte ausgelöscht wurden. Es gab zwar immer wieder Entbehrungen und Nahrungsmittelknappheit, aber es kam nicht zu einem Massensterben durch Verhungern. Ein wahrscheinlicheres Szenario für die Entwicklung dieses Gens ist, dass die Nahrungsmittelknappheit die Fruchtbarkeit der Bevölkerung beeinträchtigte. Wenn eine Frau mit sparsamem Gen mehr Energie oder Fett speicherte als andere, blieb sie während einer Nahrungsmittelknappheit viel länger fruchtbar. Frauen ohne ausreichende Energiereserven würden unfruchtbar werden oder ihr Kind während der Schwangerschaft verlieren. Das Gen für Sparsamkeit wird an die nächste Generation weitergegeben, und zwar nicht durch das physische Überleben von Hungersnöten, sondern durch die höhere Fruchtbarkeit derjenigen, die in Zeiten der Not einen effizienteren Stoffwechsel haben. Dies ist als „Hypothese der reproduktiven Fitness" bekannt.

### Auf der anderen Seite der Grenze

Ein Paradebeispiel für die Hypothese der reproduktiven Fitness ist das indigene Pima-Volk in Amerika. Es wird angenommen, dass diese Menschen im Laufe der Generationen ein extremes Sparsamkeits-Genprofil entwickelt haben. Dies wurde durch viele dokumentierte und wahrscheinlich noch viel mehr nicht dokumentierte Perioden extremer Not erreicht. Ein Teil der Pima-Amerikaner lebt immer noch in Mexiko und führt ein gesundes Leben im Freien, in der Landwirtschaft und beim Fischen. Sie haben die westliche Lebensweise nicht angenommen. Diese amerikanischen Ureinwohner zeigen keine Anzeichen von Adipositas; obwohl sie das Sparsamkeitsgen besitzen, sind sie nicht dem umweltbedingten Auslöser für Fettleibigkeit ausgesetzt.

Aber die Mehrzahl der Pima lebt heute auf der anderen Seite der Grenze in der Gila River Indian Community in Arizona, USA. Obwohl sie ihr eigenes Reservat haben, ging ein Großteil ihrer traditionellen Lebensweise verloren und wurde durch den rein amerikanischen Lebensstil ersetzt. Ihre sparsamen Gene würden ihnen helfen zu überleben, wenn Amerika in eine lange Hungersnot stürzen würde. Diese Gene sind aber leider völlig ungeeignet bei dem kalorienreichen und industriell verarbeiteten Lebensmittelangebot, dem sie jetzt ausgesetzt sind. Aufgrund des Erbes ihrer Vergangenheit machen ihre sparsamen Gene sie jetzt zur schwergewichtigsten und ungesündesten ethnischen Gruppe in Amerika. Um auf unsere Kuh-Analogie zurückzukommen: Sie sind ein weiteres Beispiel für Menschen der Gruppe 3, die sowohl genetisch selektiert als auch durch die Umwelt darauf vorbereitet wurden, ein hohes Gewicht zu erreichen.

Die Pima haben eine Adipositashäufigkeit von 67 %, die zweithöchste Fettleibigkeitsrate einer ethnischen Gruppe in der Welt, nur hinter den Bewohnern der Insel

Nauru im Pazifik.[14] Die Diabetesrate liegt bei den Pima bei 50 % und damit achtmal höher als im US-Durchschnitt.

### Die afrikanische Migration

Um unsere Theorie vom „sparsamen Gen" weiter zu überprüfen, schauen wir auf eine andere Umsiedelung, die mit schrecklichen Verlusten bei den betroffenen Menschen einherging. Versklavte Menschen aus Westafrika, mussten eine furchtbare transatlantische Reise über sich ergehen lassen, bevor sie Amerika erreichten. Unter Deck zusammengepfercht und in Ketten gelegt, wurden sie von ihren Entführern wie Untermenschen behandelt und waren schlechten hygienischen Bedingungen, Hunger, Misshandlungen und Krankheiten ausgesetzt. Die durchschnittliche Dauer einer Reise über die „mittlere Passage" des Atlantiks betrug zwei quälende Monate. 20 % der Sklaven überlebten die Überfahrt nicht, obwohl nur junge und gesunde Menschen für die Reise ausgewählt wurden.* [15]

Dies ist ein weiteres Beispiel für eine starke natürliche Selektion, die sich in diesem Fall auf die in Amerika ankommenden versklavten Menschen auswirkte. Diejenigen, die der Mangelernährung und energieraubenden Krankheiten wie der Ruhr nicht standhalten konnten, starben. Wie schon bei den polynesischen Seefahrern wurden diejenigen begünstigt, deren Stoffwechsel anpassungsfähig genug war oder die über genügend Fettreserven verfügten, um die Überfahrt zu überstehen.[16] Was geschah mit der Bevölkerung der Afroamerikaner Generationen später, nachdem sie einer rein „westlichen Ernährungsweise" ausgesetzt waren? Wenn unsere Theorie, dass Fettleibigkeit durch vererbte Gene vorbestimmt ist, zutrifft, dann müssten sie stärker gefährdet sein als andere in Amerika lebende ethnische Gruppen (mit Ausnahme der Pima), deren Vorfahren nicht unter so harten Bedingungen überlebt hatten. Wenn Fettleibigkeit nicht genetisch vorbestimmt ist, dann sollten die Raten zwischen den Gruppen ähnlich sein – weil alle ethnischen Gruppen in Amerika gleichermaßen westlichen Lebensmitteln ausgesetzt sind. Nachfolgend die aktuellen Adipositasraten in den USA nach ethnischer Zugehörigkeit.[17]

---

\* Es wird geschätzt, dass zwischen dem sechzehnten und neunzehnten Jahrhundert etwa 2 Millionen versklavte Afrikaner während der Überfahrt starben. Weitere 4 Millionen starben in Afrika, nach der Gefangennahme, aber vor der Einschiffung, auf Gewaltmärschen und in Internierungslagern. Nur 10,5 Millionen überlebten die Überfahrt.

*Alle Erwachsenen:   35 %*

*Schwarze:   48 %*

*Latino:   43 %*

*Weiße:   33 %*

*Die Fettleibigkeitsrate unter schwarzen Frauen in Amerika liegt bei erschreckenden 57 %.*

Eine bittere Ironie für die heutigen Afroamerikaner ist, dass ihre Vorfahren versklavt wurden, um die Zahl der Arbeitskräfte in der Landwirtschaft zu erhöhen, wobei viele auf Zuckerplantagen arbeiteten. Heute kämpft die neue Generation der Afroamerikaner, die mit dem „Sparsamkeitsgen" noch das Erbe ihrer stoffwechseleffizienten Vorfahren in sich trägt, gegen Fettleibigkeit und Diabetes, die durch das Erbe des Zuckerhandels verursacht wurden.

## FALLSTUDIE – ATOMTESTS

*„Mr. Freeman, bitte!", rief meine Krankenschwester den nächsten Patienten in das Sprechzimmer.*

*Der Raum verdunkelte sich für einen Moment und ich sah von meinen Notizen auf. Mr. Freemans große Gestalt und sein Körper hatten das durch den Türrahmen einfallende Licht reduziert. Er war der größte Mann, den ich je gesehen hatte, 300 kg, BMI 90 kg/m². Er war etwa vierzig Jahre alt, gut gekleidet in elastischen blauen Cordhosen und einem selbstgestrickten Pullover, sprach leise und überlegt. Im Rahmen des Gesprächs fragte ich ihn, wann er fettleibig geworden sei. Er erzählte mir, er sei schon immer dick gewesen, schon als kleines Kind. Er hatte einen unersättlichen Appetit. Der kuriose Teil kam, als ich ihn nach seiner Familiengeschichte fragte. „Wer in der Familie leidet noch an Fettleibigkeit?" „Niemand", antwortete er. Er stammte aus einer Familie, in der alle dünn oder normalgewichtig waren. „Und Sie sind nicht adoptiert"? fragte ich. „Nein", antwortete er. Das machte mich stutzig: Wie konnte er dieses enorme Gewicht erreichen, ohne dass es irgendwo eine genetische Verbindung gab? Dann erwähnte er etwas wie nebenbei. „Mein Vater hat während der Testphase an der Atombombe gearbeitet". Und schon hatten wir den Grund, warum er so anders war als der Rest seiner Familie.*

*Wir wissen, dass Strahlung eine erhöhte Mutationsrate innerhalb eines Gens verursacht. Früher bestrahlten die Landwirte Mais, um Mutationen zu fördern, die sie selbst heranziehen wollten. Im Fall von Herrn Freeman war sein Vater während der Atomtests radioaktiver Strahlung ausgesetzt gewesen, was zu einer genetischen Mutation in der DNA geführt hatte, die er an seinen Sohn weitergegeben hatte: eine Mutation, die zu massiver Fettleibigkeit führte.*

### Die Beduinen

Kommen wir noch einmal auf den ‚Food Court' in dem Einkaufszentrum in Dubai zurück. Ich hatte beobachtet, dass die einheimische Bevölkerung in den Emiraten stärker an Adipositas litt als die anderen ethnischen Gruppen, die die gleichen Lebensmittel aßen. Man könnte annehmen, dass für sie dasselbe gilt, wie für die Pazifikinsulaner, das Pima-Volk und die Afroamerikaner, die mehr als andere Gruppen unter Fettleibigkeit leiden. Möglicherweise waren auch die Vorfahren der einheimischen Bevölkerung so extremen Hungersnöten ausgesetzt, dass diejenigen mit „Fettgenen" die größeren Überlebenschancen hatten. Vielleicht haben sie mehr vom „Sparsamkeits-Gen" als andere ethnische Gruppen.

Ich bin mir nicht so sicher, ob das die ganze Geschichte der dort ursprünglichen Bevölkerung ist. Wir wissen, dass sie von nomadischen Beduinenstämmen abstammen. Sie tragen ihr Erbe aus der Wüste noch immer mit Stolz, wie zum Beispiel die beiden schwarzen Bänder um die weiße Kopfbedeckung, die dazu dienten, die Füße ihrer Kamele nachts zusammenzubinden, damit sie nicht in die Wüste verschwinden. Wir wissen, dass das Leben für ihre Vorfahren hart war, aber auch viele andere ethnische Gruppen waren über Generationen hinweg Entbehrungen und Kämpfen ausgesetzt. Die Eiszeit, die Nordeuropa bedeckte, dauerte zum Beispiel viele Generationen lang an, und dennoch ist die Adipositasrate bei Europäern kaukasischer Abstammung, die diese Entbehrungen ertragen mussten, nur halb so hoch wie bei den Golfarabern.

### *Gerüstet für eine Oase, nicht für eine „Schlemmermeile"*

Es zeichnet sich eine andere Theorie ab, die erklärt, warum die Golfaraber so stark unter Fettleibigkeit leiden.[18] Diese Theorie setzt sich immer mehr durch, und ich persönlich halte sie für eine realistischere Erklärung ihrer derzeitigen Gesundheitsprobleme. Es wird vermutet, dass das Tempo der Veränderung ihrer Lebensbedingungen die Hauptursache für ihre Schwierigkeiten ist. Die Nachfahren der Beduinen haben nicht unbedingt mehr fettleibige Gene als andere Gruppen, aber ihre Gene sind auf das Überleben in einer rauen Umgebung ohne reichlich Nahrung eingestellt. Diese Theorie basiert auf einem neuen wissenschaftlichen Forschungsgebiet, der *Epigenetik*.

Bisher hatte man angenommen, dass die von Vater und Mutter vererbten Gene wie in Stein gemeißelt, das heißt unveränderlich sind. Mittlerweile weiß man, dass ausgewählte Gene abgeschaltet werden können („Methylierung" genannt, weil ein Methylmolekül das Gen umhüllt). Die Abschaltung einiger Gene findet bereits im Mutterleib statt, und man vermutet, dass dies in dem Maße geschieht, in dem das wachsende Baby auf seine Umwelt reagiert. Durch diesen **Vorgang soll** sich das Baby besser an die Umgebung, in die es hineingeboren wird, **anpassen** können und somit steigt die Wahrscheinlichkeit, dass es überlebt und gedeiht. Im Großen und Ganzen ist dies für den Säugling von Vorteil, denn in den meisten Fällen ist die Umgebung, in der die Mutter lebt, während sich das Baby entwickelt, dieselbe wie die Umgebung, in die das Baby hineinge-

boren wird und in der es aufwächst. In den meisten Fällen ist die künftige Umgebung korrekt **vorausgesagt**, und die epigenetische Formung der Nachkommen für eine optimale Entwicklung hat in der Regel einen positiven Effekt. Vorhersagen treffen jedoch nicht immer ein, und das ist die Kehrseite der Epigenetik. Wenn ein Baby in eine Umgebung hineingeboren wird, die ganz anders ist als die vorhergesagte, wird es Schwierigkeiten haben, sich anzupassen, und möglicherweise gesundheitliche Probleme entwickeln. Ich denke, das könnte **auf** die angestammte Bevölkerung in den Emiraten zutreffen.

### Die niederländische Hungerstudie

**Ein berühmtes Beispiel für Epigenetik**, bei dem die Vorhersage der zukünftigen Lebensbedingungen falsch war, ist eine Forschungsarbeit aus dem Jahre 1975 mit dem Titel „The Dutch famine, 1944–1945, and the reproductive process".[19] Darin wurde die Hungersnot gegen Ende des Krieges in Holland untersucht und wie sie sich auf die Nachkommen der Mütter auswirkte, die diese Notzeit während ihrer Schwangerschaft erlebt hatten.

Um die Hungersnot in eine historische Perspektive zu rücken, muss man wissen, dass sie in einem eisigen Winter gegen Ende des Zweiten Weltkriegs stattfand, als die deutsche Armee auf dem Rückzug durch Holland war. In dieser Zeit war der Krieg dort sehr dynamisch mit vielen Angriffen und Gegenangriffen; es war eine kritische Zeit, in der es um Sieg oder Niederlage ging. Aufgrund der Art der Kämpfe waren große Teile Hollands viele Monate lang isoliert. Der strenge Winter ließ auch die Kanäle einfrieren, über die üblicherweise die Lebensmittel in entlegene Gebiete gelangten, was die Hungersnot noch verschlimmerte. Es wurde eine strenge Rationierung der verfügbaren Lebensmittel eingeführt, die Menschen bekamen nur 500 kcal **pro Tag**. Die betroffenen Gebiete waren relativ groß, und die Hungersnot dauerte sechs Monate lang an. Unter der Bevölkerung, die die Hungersnot überlebte, waren auch junge schwangere Frauen.

Die Studie wurde 1975 – also dreißig Jahre nach der Hungerkatastrophe – durchgeführt. Die Forscher identifizierten Kinder, die von Frauen geboren wurden, die der Hungersnot ausgesetzt waren. Anschließend verglichen sie diese Nachkommen mit ihren vor oder nach der Hungersnot geborenen Geschwistern. Sie untersuchten diese beiden Gruppen und analysierten ihren Gesundheitszustand als Erwachsene. Ihre Ergebnisse waren überraschend. Die Kinder hungernder Mütter waren bei ihrer Geburt erwartungsgemäß viel kleiner als normal, aber sobald sie das Erwachsenenalter erreicht hatten, erwiesen sie sich als deutlich fettleibiger als ihre Geschwister. Die Form von Adipositas, die die Nachkommen der hungernden Mütter entwickelt hatten, war gefährlicher als die meisten anderen – sie wiesen eher Fettleibigkeit mit Fett um den Bauch herum auf als an den Oberschenkeln oder am Gesäß. Diese Art von Adipositas tritt häufiger bei Männern auf und ist mit einem höheren Risiko für Diabetes und Bluthochdruck verbunden. Es überrascht nicht, dass die Studie auch eine höhere Rate an Typ-2-Diabetes bei den Nachkommen der hungernden Mütter feststellte.

### Wenn die Epigenetik die „Wette auf die Zukunft" verliert

Warum ist das so? Wie kann Hunger im Mutterleib dazu führen, dass ein Baby in seinem späteren Leben ein erhöhtes Risiko für Fettleibigkeit und Diabetes hat? Betrachten wir das Ganze einmal aus einem anderen Blickwinkel. Wenn ein Baby von einer hungernden Mutter geboren wird – welchen Vorteil hätte es von einem stärkeren Appetit und schnellerer Gewichtszunahme – oder von einem effizienteren Stoffwechsel, so dass es nicht so viel Energie verbrennen muss wie andere? Die Forscher wiesen nach, dass diese Eigenschaften keinen Vorteil bringen, sondern sogar die Wahrscheinlichkeit von Krankheiten erhöhen. Aber was wäre, wenn der Organismus (das Baby) sein Verhalten beeinflussen könnte, ohne dass seine – bereits festgelegte – DNA verändert wird? Ungefähr so wie ein Chamäleon, das sich als Reaktion auf seine Umgebung verändert. Wenn der im Mutterleib vom Kind registrierte Nahrungsmangel derselben Umgebung entspricht, in der das Kind später aufwächst, würden die Merkmale wie gesteigerter Appetit/Nahrungssuchverhalten und ein niedrigerer Stoffwechsel ihm und seinen Nachkommen einen erheblichen Überlebensvorteil verschaffen. Dies ist ein klassisches Beispiel für die epigenetische Vorbereitung von Genen in Erwartung einer rauen zukünftigen Umwelt. In diesem Fall war die Vorhersage jedoch falsch: In der Zukunft herrschte keine Hungersnot, sondern ein Überfluss an Nahrung. Die Wette ging nicht auf – die epigenetischen Veränderungen brachten keinen Gesundheits- und Überlebensvorteil, sondern führten zu Fettleibigkeit und Diabetes.

Eine weitere schreckliche Hungersnot ereignete sich während des Biafra-Kriegs (des nigerianischen Bürgerkriegs) zwischen 1967 und 1970. Forscher untersuchten über 1300 Babys, die vor, während und nach dem Krieg geboren wurden. Sie kamen zu ähnlichen Ergebnissen, als sie die Gesundheit der während des Krieges geborenen Kinder vierzig Jahre später verglichen. Babys, die während der Hungersnot geboren wurden, litten eher an zentraler Fettleibigkeit, Diabetes und hohem Blutdruck.[20]

Die Veränderungen in der Expression von Fettleibigkeitsgenen – die als Reaktion auf Hunger auftreten – sind auf die Epigenetik zurückzuführen. Dieses moderne Verständnis der genetischen Anpassung bietet neue Perspektiven für die Interaktion zwischen unserem Körper und unserer Umwelt. Es wirft auch neue Fragen über evolutionäre Prozesse und darüber auf, wer wir wirklich sind.

Können die epigenetischen Veränderungen von einer Generation an die nächste weitergegeben werden? Kann das Priming (die Grundierung) der großmütterlichen Gene, die während ihrer Entwicklung im Mutterleib als Reaktion auf die damalige Umwelt geprägt wurden, an deren Tochter und dann an die Enkel weitergegeben werden? Diese Fragen werden zwar noch untersucht, aber es gibt Hinweise darauf, dass einige epigenetische Merkmale früherer Generationen bis zu vier nachfolgende Generationen überleben.[21]

## Darwin, Lamarck und die Giraffe

Als Charles Darwin 1859 „Über die Entstehung der Arten" veröffentlichte, war die darin enthaltene Forschung bahnbrechend, denn sie beruhte auf seiner gründlichen Arbeit zur Untersuchung und Beobachtung von Tierarten und Fossilien. Die anschließende Entdeckung der Struktur der DNA durch Francis Crick und James Watson in den frühen 1950er Jahren bestätigte die Mechanismen der Evolution, wobei die natürliche Auslese und die genetische Mutation die treibenden Kräfte sind. Darwins Theorie wird heute als die ultimative Erklärung für unseren Ursprung akzeptiert. In letzter Zeit ist auf diesem Forschungsgebiet jedoch einiges in Bewegung geraten. Forscher haben ausgerechnet, wie lange Tiere und Menschen brauchen würden, um sich nach Darwins Theorie zu entwickeln, und die Zahlen passen nicht zusammen. Die Zeit reicht nicht aus, in der wir uns durch einfache natürliche Auslese oder seltene genetische Mutationen hätten entwickeln können. Hier könnte die Epigenetik eine faszinierende alternative Evolutionstheorie bieten, die schon vor vielen Jahren in Misskredit geraten ist.

Aus epigenetischen Studien wissen wir, dass Veränderungen von Genen als Reaktion auf die Umwelt (nennen wir sie „Epi-Mutationen") 100.000 Mal häufiger auftreten als die einfachen, altmodischen genetischen Mutationen von Darwin. Können diese Epi-Mutationen die Evolution beeinflussen und vorantreiben? Es gibt einige Hinweise darauf, dass ein Gen durch einen Prozess, der als genetische Assimilation bezeichnet wird, dauerhaft verändert werden kann.[22] Wenn dies der Fall wäre, würde die epigenetisch gesteuerte Vererbung das Problem lösen, dass die von Darwin beschriebenen Evolutionsprozesse nicht ausreichen, um unser Tempo der Anpassung an die Welt um uns herum zu erklären.

Das Gebiet der Epigenetik ist neu und erst wenige Jahre alt, aber es stellt bereits die traditionellen Theorien darüber in Frage, wie wir mit unserer Umwelt interagieren. Erinnern wir uns an einen Wissenschaftler, der vor über 200 Jahren eine epigenetische Art der Vererbung vorgeschlagen hat.

### Die ursprüngliche Evolutionstheorie

Jean-Baptiste Lamarck war ein französischer Naturforscher, der fünfzig Jahre vor Darwin eine Evolutionstheorie vorschlug. Er ging davon aus, dass sich die Tiere in direkter Reaktion auf ihre Umwelt entwickeln und nicht, wie Darwin später vorschlug, als Nebeneffekt der natürlichen Selektion. Sein berühmtes Beispiel war, dass Giraffen einen langen Hals entwickeln konnten, weil die vorangegangenen Generationen einen Großteil ihres Lebens damit verbracht hatten, ihren Hals zu strecken, um Blätter und Früchte von hohen Bäumen zu essen.

Da seine Evolutionstheorie als erste überhaupt veröffentlicht wurde, sah sich Lamarck der heftigen Kritik der allmächtigen katholischen Kirche ausgesetzt, weil er die Kühnheit besaß, den Kreationismus in Frage zu stellen. Seine Ideen wurden von den zeitgenössischen Akademikern kritisiert und diskreditiert, und in seinem späteren Leben wurde er lächerlich gemacht, obwohl er eigentlich hätte geehrt werden müssen. Im Gegensatz zu Darwin, dem er zuvorkam und der zu einem der berühmtesten Wissenschaftler aller Zeiten wurde, starb Lamarck 1829 in Armut und geriet in Vergessenheit. Seine Theorie wird nun, ebenso wie sein Ruf, wiederbelebt – durch die Epigenetik.

Ein neu sich entwickelnder Weg zum Verständnis der Evolution besteht darin, sowohl die Theorien von Darwin als auch die von Lamarck zusammenzuführen. Neo-Darwinismus und Neo-Lamarckismus können unser Verständnis dafür untermauern, wie wir uns an unsere sich verändernde Umwelt anpassen und uns weiterentwickeln. Kehren wir in diesem Sinne zum ‚Food Court' in Dubai zurück und überlegen wir uns, wie sich dies auf die Adipositas auswirkt.

### Epigene und die Wüste

Wie kann die Epigenetik das Problem der Fettleibigkeit in der angestammten Bevölkerung in den Emiraten erklären? Haben die Gene der bis vor kurzem nomadisierenden Araber eine falsche Wette auf die Zukunft abgeschlossen? Die Umweltbedingungen in der Golfregion haben sich in kurzer Zeit sehr schnell geändert.

In Abu Dhabi wurde in den 1960er Jahren Öl entdeckt. Zu dieser Zeit lebten in dem Land mehrere unterschiedliche Nomadenstämme, und die Perlenfischerei war die Hauptstütze der Wirtschaft. Bis 1970 produzierten die VAE 2 Millionen Barrel Öl pro Tag (derzeit sind es 3 Millionen). Die Regierungen von Abu Dhabi und Dubai investierten den Großteil der Einnahmen aus dem Ölverkauf in die Infrastruktur des Landes. Es wurden umfangreiche Bauprojekte wie Wohnungen, Hotels, Schulen, Straßen und Krankenhäuser in Angriff genommen. Der Wechsel von der traditionellen Lebensweise der Beduinen zu einem „westlichen" Lebensstil, dauerte nur eine Generation. Von heißen Sommern, dem Leben in Zelten, dem Reisen mit dem Kamel und dem Verzehr traditioneller arabischer Speisen bis hin zum Leben in kühlen, klimatisierten Wohnungen, dem Fahren von Luxusautos und dem Konsum von leckeren, genussvollen Fertiggerichten – all das vollzog sich innerhalb von nur dreißig Jahren.

In Amerika und Europa dauerte dieser Übergang von der traditionellen ländlichen Lebensweise zu unserem modernen städtischen Lebensstil mehrere Generationen, wobei die Veränderungen für jede Generation im Vergleich dazu viel langsamer waren. Bei den früheren Beduinen könnte es sein, dass ihre Epigene nicht auf die plötzliche Veränderung ihrer Lebensweise vorbereitet waren. Wenn Ihre Gene auf das Überleben in einer rauen Umgebung ausgelegt sind und diese Umgebung sich innerhalb einer Generation abrupt in ein modernes städtisches Leben verwandelt, wird ihr Stoffwechsel nicht an die veränderte Umgebung angepasst sein. Die ehemals umherziehenden Beduinen haben wahrscheinlich epigenetische Veränderungen, die ihnen helfen, die schroffe Wüstenumgebung und den nomadischen Lebensstil zu überleben, diese Veränderungen machen sie jedoch metabolisch ungeeignet für die Nahrungsmittel, denen sie jetzt ausgesetzt sind. Aus diesem Grund leiden viele von ihnen an Fettleibigkeit. Aber was ist mit der nächsten Generation?

## ▬ Essen für Zwei

Wir haben gesehen, dass Kinder, deren Entwicklung im Mutterleib durch eine Hungersnot beeinträchtigt wurde, durch epigenetische Veränderungen eine Art „Stoffwechsel-Turbolader" erhalten, der dem Kind nach der Geburt einen Überlebensvorteil verschafft. Wenn aber die Umwelt dann nicht so karg und rau ist, wie epigenetisch „vermutet", wird der hyper-effiziente Stoffwechsel große Probleme bereiten, wenn die Betroffenen in eine „Schlemmermeile" geraten. Dann werden diese Gene zu Fettleibigkeit führen.

Es ist jedoch nicht nur die Unterernährung im Mutterleib, die dazu führt, dass sich die Gene verändern und Fettleibigkeit im westlichen Umfeld begünstigen. Es gibt mittlerweile überzeugende Forschungsergebnisse, die zeigen, dass eine Überernährung der Mutter während der Schwangerschaft zur Entwicklung so genannter *obesogener** Merkmale bei ihren Nachkommen führen kann. Wissenschaftler haben dieses Risiko durch Fütterungsversuche bei Mäusen bestätigt. Sie fanden heraus, dass die Nachkommen von Mäusen, die während ihrer Trächtigkeit mit „kantinenartigem" Futter überfüttert wurden, verglichen mit den Nachkommen von normal ernährten Mäusen, einen gesteigerten Appetit und aggressiveres Verhalten bei der Nahrungssuche aufwiesen und fettleibig wurden.[23]

Beim Menschen ist ein erhöhter Blutzuckerspiegel bei schwangeren Müttern ein deutlicher Risikofaktor für Adipositas in der Kindheit,[24] und mütterliche Fettleibigkeit während der Schwangerschaft sagt eine zwei- bis dreifache Zunahme der Adipositas bei den Nachkommen bis zum Alter von vier Jahren voraus.[25] Interessanterweise zeigten die Kinder der Mütter, deren Adipositas durch eine Magen-Bypass-Operation „geheilt" wurde *keine* Anzeichen für eine epigenetische Vererbung der Fettleibigkeit, anders als ihre Brüder und Schwestern, die ausgetragen und geboren wurden, als die Mutter noch fettleibig war.[26] Dr. John Kral aus New York, der diese Studie mitverfasst

hat, erklärt, dass sich Föten während der Schwangerschaft je nach Gewicht und allgemeinem Gesundheitszustand der Mutter unterschiedlich entwickeln – und diese Veränderungen können lebenslang anhalten.

Zusammenfassend können wir feststellen: es sieht nicht gut aus für künftige Generationen, wenn sie weiterhin einer Umgebung ausgesetzt sind, die die Adipositas begünstigt. Zuerst haben wir festgestellt, dass das Gewicht eines Menschen zu 75 % durch die Gene beeinflusst wird (erinnern Sie sich an die Zwillingsstudie). Jetzt kommt hinzu, dass eine Mutter, die zum Zeitpunkt der Schwangerschaft fettleibig ist, nicht nur ihre Hälfte des genetischen DNA-Codes weitergeben würde, der bereits zur Adipositas prädisponiert, sondern auch Mutationen, die die Fettleibigkeit begünstigen – weil sich die kindlichen Gene in einem fettleibigen Körper entwickeln.

Warum sollte eine Überernährung oder Fettleibigkeit während der Schwangerschaft zur Entwicklung von Merkmalen führen, die die Nachkommen dazu prädisponieren, weiter zuzunehmen? Dies wäre gegen jegliche Erwartung. Wir können verstehen, warum Fettleibigkeitsmerkmale in den Genen derjenigen Babys zu finden

---

* obesogen ist ein relativ neues Wort und bedeutet: Förderung einer übermäßigen Gewichtszunahme: Erzeugung bzw. Begünstigung von Adipositas

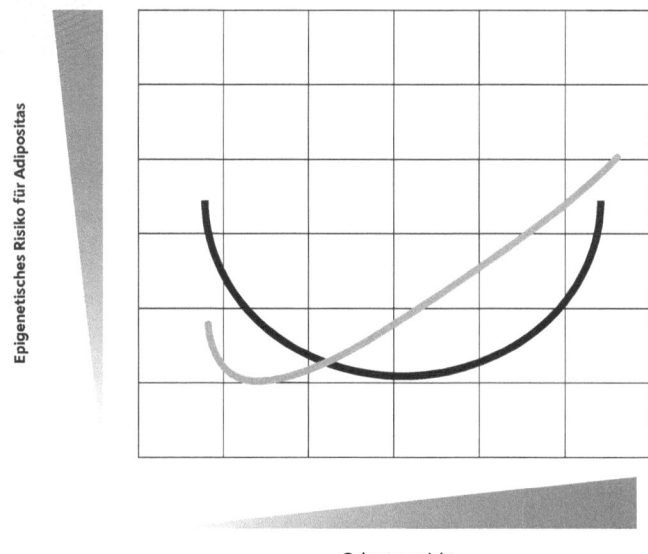

**Abb. 10** *Ernährungsstatus während der Schwangerschaft und späteres Adipositasrisiko*

*Übergewicht oder Untergewicht in der Schwangerschaft erhöht das Risiko für die Nachkommen, im Erwachsenenalter fettleibig zu werden. Untersuchungen fanden eine J- oder U-förmige Beziehung zwischen dem Geburtsgewicht und späterem Adipositasrisiko*

Quelle: S. Parlee und O. MacDougald (2014). Maternal nutrition and risk of obesity in offspring: The Trojan horse of developmental plasticity. *Biochim Biophys Acta*, 1842(3), März, 495–506.

sind, die voraussichtlich in einer rauen Umgebung aufwachsen, aber welchen Überlebensvorteil bietet das Vorhandensein dieser Merkmale, wenn Nahrung offensichtlich reichlich vorhanden ist? Die Antwort könnte in dem Mangel an Mikronährstoffen in der westlichen Ernährung liegen. Auch wenn eine Mutter übergewichtig ist, kann sie einen Vitamin-, Mineralstoff- oder anderen Mangel haben, weil die verarbeiteten Lebensmittel, die sie zu sich nimmt, nicht dieselben Nährstoffe enthalten wie herkömmliche frische Lebensmittel (▸ Kapitel 8). Die Gene des Fötus registrieren die Defizite im Stoffwechsel der Mutter. Dadurch wird die genetische Ausprägung

seiner Gene so verändert, dass in der künftigen Umgebung genügend Lebensmittel verzehrt werden, um einen ähnlichen Mangel zu vermeiden. Wissenschaftler der Duke University haben bestätigt, dass die Verabreichung von Vitaminzusätzen an Mäuse während der Trächtigkeit das Aussehen der Nachkommen stark verändern kann.[27]

Es scheint also eine J- bzw. U-förmige Risikoverteilung für diese Merkmale zu geben. In beiden Fällen, egal ob die Mütter während der Schwangerschaft dem Hunger oder der Überernährung ausgesetzt waren, geben die Nachkommen epigenetische Merkmale weiter, die die Entwicklung von Fettleibigkeit zusätzlich zu den bereits in ihren Genen verankerten Merkmalen fördern.

## Wieder in der Schule

Ich erinnere mich an den Besuch einer Mädchenschule mit meiner Tochter vor einigen Jahren als wir eine weiterführende Schule für sie suchten. Was mir mehr auffiel als die vertraute Tristesse einer Londoner Gesamtschule, waren die Dimensionen der Schülerinnen. Die Mädchen, die uns höflich herumführten und auf die Beantwortung unserer Fragen warteten (oder zumindest ein großer Teil von ihnen), litten wirklich unter erheblichem Gewicht oder sogar echter Fettleibigkeit.

Damals fragte ich mich: Wie kann es sein, dass sich der Anteil der fettleibigen Kinder heute so stark von dem meiner Schulzeit unterscheidet? Die Lebensmittel, die wir damals verzehrten, waren ziemlich ungesund; warum ist es jetzt so viel schlimmer? Was ich damals nicht bedacht hatte, und was seither deutlicher geworden ist, ist der Beitrag der Epigenetik zum Adipositasrisiko. Nicht nur die Umwelt (die sich kaum verändert hatte) oder die Gene der Kinder (die sich im Vergleich zur vorherigen Generation kaum verändert hatten) trugen zu ihrem Gewicht bei – die Epigenetik war ein wichtiger Faktor. Die Adipositas dieser Kinder wurde durch Epimutationen begünstigt, die die Schwierigkeiten, ein gesundes Gewicht zu halten, verstärkten. Die Mütter dieser Kinder, die zwischen den späten 1960er und den 1970er Jahren geboren wurden, waren der ersten Welle der Adipositas-Epidemie ausgesetzt, die die Bevölkerung Anfang der 1980er Jahre erfasste. Viele der Mütter waren vermutlich während ihrer Schwangerschaft fettleibig und hatten dadurch ungewollt Epi-Mutationen gefördert, die das Risiko von Übergewicht bei ihren Kindern erhöhten.

## Generationsverschiebung beim Adipositasrisiko

Wenn die Epigenetik tatsächlich zur Fettleibigkeit bei den Nachkommen beiträgt, wäre dies eine Erklärung für die besorgniserregende Generationsverschiebung des Adipositasrisikos, bei der junge Menschen zunehmend mit immer stärkeren Erbanlagen ausgestattet werden, die die Fettleibigkeit begünstigen. Jede Generation trägt gefährliche Epi-Mutationen von adipösen Müttern oder Großmüttern in sich. Selbst wenn unsere Ernährungsgewohnheiten in den nächsten Generationen gleichbleiben, wird Adipositas aufgrund des zunehmenden Auftretens dieser genetischen Merkmale viel häufiger vorkommen. Denken Sie daran, wenn Sie das nächste Mal

Jugendliche sehen, die mit Fettleibigkeit zu kämpfen haben. Sie haben nicht nur mit den normalen Ängsten des Erwachsenwerdens zu kämpfen, sondern auch mit viel stärkeren Adipositasneigungen als *irgendeine* frühere Generation.

Das klingt deprimierend, aber es gibt auch einen Silberstreif am Horizont. Wenn wir das Risiko kennen, können wir ihm durch Aufklärung zuvorkommen. Wenn zukünftige Mütter wissen, dass das Risiko der Übertragung von Fettleibigkeit auf ihre Kinder reversibel ist, werden sie viel eher versuchen, vor der Schwangerschaft ein normales Gewicht zu erreichen (hoffentlich mit Hilfe dieses Buches).

Die andere Strategie – für Arzneimittelhersteller und Wissenschaftler – bestünde darin, die Adipositas-Gene mit ihren eigenen maßgeschneiderten Epi-Mutationen zu bekämpfen, um die Wirkung des Gens umzukehren. In der Tat hat die erste bahnbrechende Studie zur Epigenetik genau dies getan. Wissenschaftler der Duke University in Amerika untersuchten die Wirkung von Vitaminzusätzen auf Mäuse und deren Nachkommen während der Schwangerschaft.[28] Aber die Mäuse die sie verwendeten, waren keine gewöhnlichen Mäuse. Die Agouti-Mäuse waren speziell auf zwei Merkmale hin gezüchtet worden: Fettleibigkeit und ein gelbes Fell.

Wenn sich ein Agouti-Männchen und ein Agouti-Weibchen verpaarten, waren ihre Nachkommen immer genau wie ihre Eltern – dick und gelb. Als die Wissenschaftler ein einfaches Vitaminpräparat in ihr Futter gaben, stellten sie fest, dass die trächtigen Agouti-Mäuse braune und dünne (!) Nachkommen hervorbrachten. Sie analysierten den genetischen Code der Nachkommen und fanden heraus, dass der Grund für den Verlust von Fettleibigkeit und gelber Färbung darin lag, dass die Vitaminzusätze Epi-Mutationen ausgelöst hatten, die die Gene für Fettleibigkeit und Fellfarbe ausgeschaltet hatten. Diese Forschung gibt uns einen Einblick in die Möglichkeiten, die Epigenetik in Zukunft zur Behandlung von Adipositas einzusetzen.

Es gibt viele verschiedene Gene, die dazu beitragen können, dass Menschen entweder fettleibig oder schlank sind. Eines der ersten, die identifiziert wurden, war das FTO-Gen. Wir wissen, dass Menschen mit diesem Gen im Durchschnitt 3 kg schwerer sind als Menschen ohne dieses Gen. Es sind mittlerweile noch mehrere andere Gene identifiziert, die die Wahrscheinlichkeit beeinflussen, ob jemand schlank oder fettleibig ist. Einige dieser Gene kodieren für den Appetit und andere für das Sättigungsgefühl. Sie bestimmen die Menge an Nahrung, die jemand von Natur aus zu sich nehmen möchte. Sie kodieren auch für den Stoffwechsel, d. h. für die Energiemenge, die jemand verbrennt. Wir werden später in diesem Buch sehen, inwieweit der Stoffwechsel für die Gewichtskontrolle von grundlegender Bedeutung ist.

Wenn es uns schließlich gelingt, mit Hilfe von Epi-Mutationen gezielt Gene auszuschalten, die nachweislich einen starken Appetit, ein geringes Sättigungsgefühl oder einen niedrigen Stoffwechsel begünstigen, werden wir das Problem der Adipositas ein Stück weit in den Griff bekommen. Bis dahin ist es aber noch ein weiter Weg.

### Es bleibt in der Familie

Was die genetische Veranlagung zur Fettleibigkeit betrifft, so berichten mir meine Patienten seit Jahren davon: „Es liegt in meinen Genen, Doc" oder „Ich komme aus einer Familie, die unter ihrem Gewicht leidet". Immer wieder kommen sie mit engen Blutsverwandten zu mir, die ebenfalls deutlich unter ihrem Gewicht leiden. Wenn sich ein Familienmitglied einmal erfolgreich einer Gewichtsreduktionsoperation unterzogen hat, folgen ihm oft andere Mitglieder.

Ich habe einmal einen seltenen Hausbesuch bei einer Patientin gemacht, um sie für eine Operation zu untersuchen. Ihre Größe beeinträchtigte sie so sehr, dass sie es nur schwer ins Krankenhaus schaffen konnte. Sie wog 200 kg. Ich erinnere mich an diesen Besuch, weil ich normalerweise keine Patienten in ihrem eigenen Zuhause besuche. Das Haus war aufgeräumt und einladend, auf dem Kaminsims, den Tischen und an den Wänden waren Fotos von Familienmitgliedern verstreut. Alle litten unter schwerer Adipositas, versuchten aber offensichtlich, ihr Leben zu meistern. Es ist beeindruckend, wie stark die Gene bestimmen können, ob man mit der Gewichtskontrolle zu kämpfen hat oder nicht.

## FALLSTUDIE – GLEICHES ZIEHT GLEICHES AN

*Ein sechzehnjähriger jüdischer Junge kam mit seinen Eltern in meine Klinik, um zu besprechen, wie er am besten mit seinem Gewicht umgehen sollte. Sie wollten unbedingt, dass er in den nächsten Jahren heiratet, wie es in der orthodoxen jüdischen Gemeinde üblich ist, waren aber besorgt, dass sein Gewicht zukünftige Frauen abschrecken könnte. Sie sagten, sie hätten ihn auf viele verschiedene Diäten gesetzt, aber nichts schien zu funktionieren. Was mir auffiel, war die Körperfülle der Eltern. Der Junge war voluminös, aber seine beiden Eltern waren ebenfalls übergewichtig. Das Interessante an dieser Geschichte ist, dass die Eltern, als sie heirateten, keine Möglichkeit hatten, ihr Gewicht durch eine bariatrische Operation zu verändern, so dass sie sich nun darauf konzentrierten, der jüngeren Generation dabei zu helfen, die Hindernisse zu überwinden, die sie nicht hatten überwinden können.*

*Ich könnte mir vorstellen, dass sie und ihre Familien sich in Ermangelung anderer Bewerber mit jemandem von ähnlicher Dimension arrangieren. Dies ist ein Beispiel für die so genannte „assortative Paarung", bei der sich Partner aufgrund ähnlicher äußerlicher Merkmale suchen. In diesem Fall war dieses Merkmal ihre Fettleibigkeit. Der unglückliche Junge hatte den dreifachen Nachteil, dass er von beiden Elternteilen Adipositas begünstigende Gene erhielt und außerdem Fettleibigkeit verursachende Epi-Mutationen, weil seine Mutter während ihrer Schwangerschaft adipös war. Außerdem lebte er in einer Umgebung mit westlicher Ernährung, wodurch seine Fettleibigkeitsgene aktiviert wurden. Er war ein typisches Beispiel für jemanden, dem es fast vorbestimmt war, fettleibig zu werden.*

## ▬ Zusammenfassung

Wie erklärt also eine heilige Kuh in Indien die Ursache der weltweiten Adipositaskrise? Fassen wir noch einmal zusammen, was wir bisher gelernt haben.

Landwirte können größere Kühe bekommen durch:

1. Fütterung mit einem unnatürlichen Spezialfutter (Getreide-Öl-Gemisch)
2. Selektive Zucht der größeren Kühe (unnatürliche Selektion).

Wir haben festgestellt, dass wir Menschen den gleichen Regeln unterliegen wie die Kühe. Die menschliche Bevölkerung wird immer fettleibiger:

1. Wenn sie mit westlicher Ernährung gefüttert werden (Getreide-Öl-Gemisch)
2. Wenn eine Population ein extremes Trauma erlebt hat (Hungersnöte, Migrationen), wodurch nur die größten und stoffwechselstärksten Menschen überleben konnten (natürliche Selektion oder in diesem Fall: „survival of the fattest"). Eine Bevölkerungsgruppe, die so ein extremes Trauma überlebt hat, wird enorm fettleibig, wenn sie einer westlichen Ernährung ausgesetzt wird (Pazifikinsulaner, Pima-Amerikaner).

Zusätzlich zu unseren genetischen und umweltbedingten Auslösern für Fettleibigkeit haben wir uns den neuen Bereich der Epigenetik angesehen. Diese überträgt eine zusätzliche Risikoebene direkt auf die Gene von Menschen, deren Mütter während der Schwangerschaft Hunger oder Fettleibigkeit erlebt haben. Dies erklärt, warum jede Generation unserer Kinder noch mehr unter Adipositas leidet.

Die neueste Forschung zu diesem Thema scheint die Erklärung „Es liegt in den Genen, Herr Doktor" zu bestätigen, die mir meine Patienten seit Jahren geben.

Das bestärkt mich darin, dass wir jetzt auf dem richtigen Weg sind.

Unser stressiger, sitzender und zuckerhaltiger Lebensstil wirkt sich jedoch nicht auf alle Menschen in gleicher Weise aus. Manche Menschen können ohne Rücksicht auf ihre Taille durchs Leben gehen und schlank bleiben; sie scheinen irgendwie vor Fettleibigkeit geschützt zu sein, fast so, als seien sie immun dagegen. Andere Menschen werden an jeder Ecke vom Gespenst der Adipositas verfolgt und versuchen verzweifelt, ihr davon zu laufen (manchmal buchstäblich im Fitnessstudio), und machen ständig Diäten.

Unsere Gene und unsere Epigene, die durch unsere Umwelt aktiviert werden, bestimmen unser individuelles Sollgewicht. Genau wie Nutztiere haben die meisten Menschen kaum eine persönliche Wahl, welche Größe sie am Ende haben – dünn, schlank, durchschnittlich, groß oder fettleibig. Wenn Sie zufällig die falschen Gene in der falschen Umgebung haben, dann ist es fast vorprogrammiert, dass Sie mit der Gewichtskontrolle kämpfen müssen – es ist nicht Ihre Schuld. Wenn Sie gegen Ihr Sollgewicht ankämpfen und bewusst versuchen, Ihr Gewicht durch Diäten nach unten zu manipulieren, können Sie, wie im nächsten Kapitel erläutert wird, alles noch schlimmer machen. Die Lösung liegt darin, sich ein eigenes persönliches Umfeld zu schaffen, das von den Auslösern der Fettleibigkeit abschirmt, die diese Gene aktivieren.

Der letzte Abschnitt dieses Buches bietet einen langfristigen Plan, was zu tun ist. Doch zunächst einmal: Wenn Sie mit Übergewicht zu kämpfen haben, besteht meiner Erfahrung nach die beste Lösung (abgesehen von einer bariatrischen Operation) darin, zu verstehen, warum Ihr Gehirn einen hohen Gewichts-Sollwert anstrebt. Welche Signale empfängt es, die es glauben lassen, dass es zusätzliche Fettspeicher braucht? Diese Signale sind der Schlüssel zur Fettleibigkeit und wie man sie in den Griff bekommt.

# Kapitel 3

# Diäten und die größten Verlierer

*Warum sich unser Stoffwechsel dramatisch anpassen kann*

Vielleicht kennen Sie die Sendung „The Biggest Loser". Die Produzenten wählen schwer fettleibige Menschen aus und unterziehen sie einem dreißigwöchigen Intensivprogramm aus Diät und Sport. Die Show begleitet die Teilnehmer dabei, wie sie ihre Pfunde loswerden. Sie zeigt die großen Anstrengungen, die sie auf sich nehmen, und konzentriert sich auf ihre grimmigen Gesichter, während sie im Fitnessstudio die Pfunde wegschwitzen. Sollten sie in ihren Bemühungen nachlassen schreit der Trainer ihnen Drohungen ins Gesicht wie ein Oberstabsfeldwebel. Doch im Laufe der Sendung zeigt sich, dass sich ihre Arbeit lohnt.

Ironischerweise wird in den Pausen dieser Sendung überwiegend köstlich aussehendes Fast Food beworben, und je weiter die Sendung fortschreitet, desto hungriger wird man. Die Sendung endet in der Regel (während man selbst die soeben angelieferte Pizza genießt) mit lächelnden Teilnehmern, die erstaunt feststellen, wie viel Gewicht sie tatsächlich verloren haben, wenn sie sich auf die Waage stellen. Der Gewichtsverlust kann bis zu 80 kg betragen – das entspricht dem Gewicht eines durchschnittlichen Mannes! Die Ergebnisse scheinen unglaublich – die Sendung ist unterhaltsam und zieht ein großes Publikum an. Aber was ist das eigentliche Ziel der Show und aller ähnlichen Abnehmshows, die wie eine Grundausbildung inszeniert werden? Die erste Botschaft ist, dass Menschen wirklich große Mengen an Gewicht verlieren können, wenn sie sich anstrengen und bemühen. Die zweite Botschaft ist, dass man willensschwach und gierig oder beides sein muss, wenn man das nicht schafft. Diese Art von Fernsehsendungen sind ein großer Segen für Fitnessstudios und Diätbücher, aber helfen sie wirklich den Menschen, die abnehmen wollen?

Mich macht diese Sendung betroffen, denn „The Biggest Loser" zeigt nicht die langfristigen Auswirkungen auf die Teilnehmer. Wir sollen glauben, dass das neue Leben, das sie der Show verdanken, von Dauer sein wird. Scheinbar sind sie gerettet, dank all der Anstrengungen, die sie auf sich genommen haben – endlich ist ihre Fettleibigkeit besiegt.

Wie passt das Ergebnis von „The Biggest Loser" zu unserer Theorie des Sollgewichts? Wir können davon ausgehen, dass das Unterbewusstsein der Teilnehmer, sofern sie nicht in der Lage waren, ihren Gewichts-Sollwert dauerhaft nach unten zu verändern, daran arbeitet, das Gewicht wieder nach oben zu bringen, indem es die negativen Rückkopplungssysteme nutzt, die den Appetit und den Stoffwechsel* kontrollieren.

## Die größten Verlierer im Labor

Schauen wir uns eine berühmte Studie aus einem der *National Institutes of Health* in Bethesda, Maryland, in den USA an. Autor war Dr. Kevin Hall, ein Physiker, der von den scheinbar unregelmäßigen Regeln des menschlichen Stoffwechsels fasziniert war. Sein Team verfolgte vierzehn Teilnehmer der Show *„The Biggest Loser"* und analysierte sechs Jahre später ihr Gewicht und ihren Stoffwechsel.[1] Die Teilnehmer hatten anfangs im Durchschnitt 58 kg abgenommen, ein fantastisches Ergebnis, wenn man bedenkt, wie fettleibig sie waren, als sie für die Teilnahme ausgewählt wurden. Sechs Jahre nach der Show hatten sie jedoch durchschnittlich 41 kg wieder zugenommen.

Wirkte sich ihr Gewichts-Sollwert immer noch negativ auf ihren Stoffwechsel aus? Am Ende des Wettbewerbs wurde festgestellt, dass ihr Grundumsatz um 610 kcal gesunken war. Sechs Jahre später war ihr Stoffwechsel noch stärker beeinträchtigt mit einem Grundumsatz von über 700 kcal *weniger* als vor dem Wettbewerb.** Das bedeutete, dass sie entweder jeden Tag einen 10-km-Lauf absolvieren (Kalorien verbrennen) oder die Kalorienmenge eines großen Drei-Gänge-Menüs vermeiden mussten, um ihr Gewicht zu halten – verglichen mit ihrem Stoffwechsel vor der Diät. Es scheint, dass der Gewichts-Sollwert der Teilnehmer tatsächlich derselbe war wie vor der Diät und dass ihre nega-

---

\* Wenn ich in diesem Kapitel das Wort „Stoffwechsel" verwende, beziehe ich mich auf den „Grundumsatz", d. h. die Energiemenge, die an einem Tag verbraucht wird, bevor irgendeine Art von körperlicher Aktivität hinzukommt – die Energiemenge, die Sie verbrauchen würden, wenn Sie den ganzen Tag im Bett liegen würden (in der Regel 70 % der Gesamtenergiemenge)

\*\* Sie lagen um 500 kcal unter den Werten vor der Diät, wenn man den Gewichtsverlust berücksichtigt

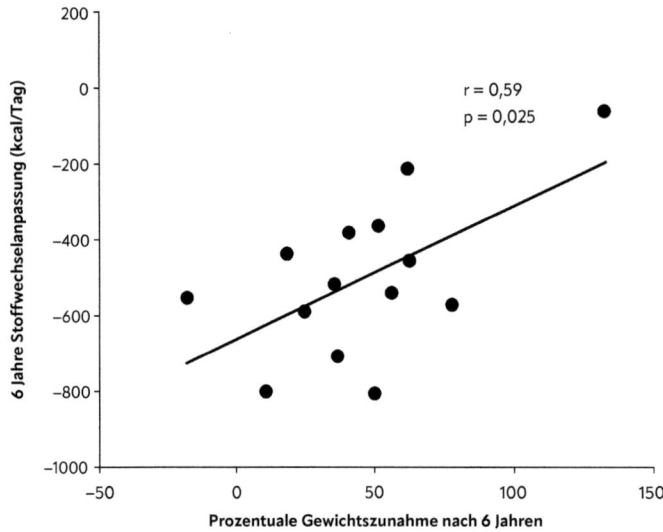

**Abb. 11** *Stoffwechselverände-rungen sechs Jahre nach der Show „The Biggest Loser"*

*Hinweis: Die Teilnehmer, die mehr Gewicht verloren hatten, hatten einen viel niedrigeren Grundumsatz als die Teilneh-mer, die wieder zugenommen hatten. Dies zeigt, dass die Gewichtsvorgabe den Stoff-wechsel auch Jahre später noch verändert (statistisch signifikant r = 0,59; p = 0,025)*

*Quelle:* E. Fothergill et al. (2016). Persistent metabolic adaptation for 6 years after ‚The Biggest Loser' competition. *Obesity (Silver Spring),* 24(8), August, 1612–19

tiven Rückkopplungssysteme alles taten, um den Kampf zu gewinnen und das vom Unterbewusstsein gewünschte Gewicht wieder zu erreichen – trotz der Bemühungen der Betroffenen, dies zu verhindern.

### Ich kann abnehmen, aber ...

Dies würde bestätigen, was uns Patienten immer wieder über Diäten erzählen. Es ist tatsächlich möglich, kurzfristig abzuneh-men, aber auf lange Sicht kommt das Ge-wicht stets wieder zurück. Das liegt daran, dass das Unterbewusstsein den Kampf gegen das bewusste Gehirn (den Willen) immer gewinnt.

Sind Diäten langfristig schädlich für un-seren Stoffwechsel? Welche Auswirkun-gen haben über viele Jahre regelmäßig durchgeführte kalorienarme Diäten und wie wirken sie sich auf unseren Stoffwech-sel/Grundumsatz aus? Wird er niedriger sein als zu Beginn der Diät? Aus den bereits erwähnten Diätstudien wissen wir, dass der Grundumsatz bei einer Gewichtsabnah-me sinkt. Es gibt vermehrt Hinweise dar-auf, dass wiederholte Gewichtsabnahmen und anschließende Gewichtszunahmen – der so genannte *Jo-Jo-Effekt* – einer künf-tigen Gewichtsabnahme abträglich sind. Eine Studie aus Korea hat gezeigt, dass Menschen, die häufig Diäten machen, we-niger Fett und mehr Muskeln verlieren, als Menschen, die keine Diät machen.[2]

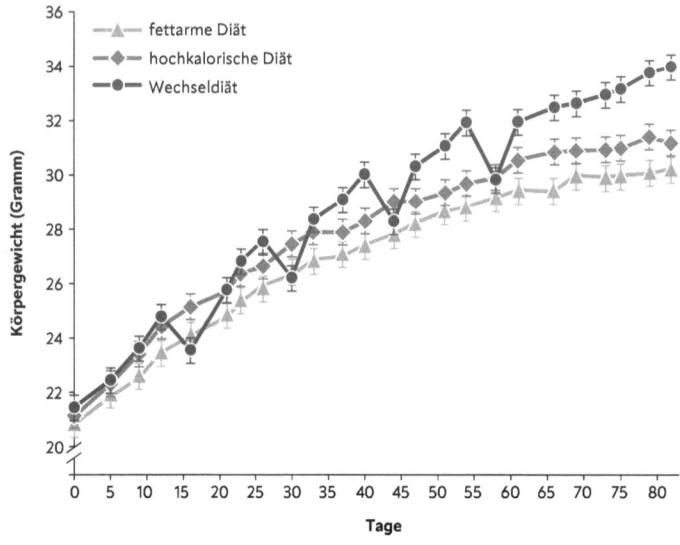

**Abb. 12** *Wechseldiät, kontinuierlich fettarme oder hochkalorische Diät*

*Gewichtszunahme bei Mäu-
sen unter einer Wechseldiät,
verglichen mit Mäusen unter
einer kontinuierlichen fettarmen oder hochkalorischen
Diät*

*Quelle:* S. Dankel et al. (2014).
Weight-cycling promotes fat gain
and altered clock gene expression in adipose tissue in C57BL/6)
mice. *Am J Physiol Endocrinol
Metab*, 306(2), January, E210–24

Kontrollierte Experimente, bei denen Menschen aufgefordert werden, regelmäßig eine Diät einzuhalten, sind unmöglich durchzuführen. In Kapitel 1 haben wir gesehen, dass die Versuchspersonen für eine wissenschaftlich überwachte Diät eingesperrt werden müssen (z. B. im Gefängnis) – es ist nicht praktikabel, dies über Jahre hinweg zu tun. Daher sind Tierstudien besser geeignet, um die Auswirkungen von Gewichtsschwankungen auf den Stoffwechsel und die Fettleibigkeit zu untersuchen. Eine interessante Studie der Universität Bergen in Norwegen verglich Mäuse, die auf drei verschiedene Arten gefüttert wurden.[3] Die erste Gruppe erhielt eine normale fettarme Diät, die zweite Gruppe wurde mit einer kalorienreichen Diät gefüttert und die dritte Gruppe wurde abwechselnd mit hochkalorischer Nahrung (zehn Tage lang) und einer Diät (vier Tage lang) von 70 % der vorherigen Energiezufuhr versorgt. Insgesamt gab es vier Diätzyklen in achtzig Tagen. Der typische Zyklus von Gewichtsverlust während der Diät, gefolgt von einer Gewichtszunahme bei normaler Fütterung wurde registriert – und am Ende fand man einen Überschuss, das heißt: nach jedem Zyklus wurde mehr Gewicht zugelegt. Würde man einen Patienten, der seit vielen Jahren Diäten macht, bitten, ein Diagramm seines Gewichtsverlusts, der anschließenden Gewichtszunahme und der Überschreitung der Gewichtszunahme bei jeder Diät zu zeichnen, würde es genauso aussehen wie bei dem Experiment mit den Diätmäusen (▸ Abb. 12): Gewichtsschwankungen mit Jo-Jo-Effekt – jedes Mal kommt es zu einer Gewichtszunahme.

Am Ende der Studie wogen die Mäuse, die eine intermittierende kalorienreduzierte Diät gemacht hatten, mehr als die Mäuse, die ihr ganzes Leben lang kalorienreich ernährt worden waren. Eine Diät schien für die Gewichtsregulierung kontraproduktiv zu sein.

Ein bemerkenswerter Aspekt dieser Studie war, dass der Gesamtkalorienverbrauch der Diätmäuse und der Mäuse mit der kalorienreichen Diät identisch war. Die Diätmäuse hatten irgendwie eine verbesserte Effizienz der Nahrungsverwertung und einen sparsameren Stoffwechsel entwickelt, und trotzdem war ihr Gewichts-Sollwert durch die Erfahrung der wiederholten Nahrungsbeschränkung nach oben geschoben worden.

Warum passiert das nach Diäten? Warum nehmen wir nicht nur das verlorene Gewicht, sondern sogar noch mehr zu? Ich denke, dass jede Diät den Datensatz erweitert, den unser Gehirn zur Berechnung unseres Sollgewichts verwendet. Das Gehirn kann nicht unterscheiden zwischen einer Diät, die wir aus freien Stücken machen, und einer Lebensmittelknappheit, die durch eine Umweltkatastrophe wie eine Hungersnot verursacht wird. Für das Gehirn ist es dasselbe – sowohl Diäten als auch Hungersnöte sind gleichbedeutend mit einer Kalorienrestriktion und einer negativen Energiebilanz. Diese Ereignisse werden in die Datenbank aufgenommen, um zu berechnen, wie viel Energie (Fett) man speichern sollte. Je mehr Hungersnöte/Diäten der Körper in der Vergangenheit erdulden musste, desto höher will das Unterbewusstsein den Sollwert für das Gewicht ansetzen – es will eine Absicherung für den Fall, dass die nächste Diät/Hungersnot kritisch ist. Dies deckt sich mit den vorliegenden Forschungsergebnissen und, was noch wichtiger ist, mit den tatsächlichen Erfahrungen der Patienten, die mit ihrem Gewicht zu kämpfen haben: Gewichtsabnahme, erneute Gewichtszunahme und dann, wenn der Sollwert nach oben korrigiert wurde, das Einpendeln des Gewichts auf einem höheren Niveau als zu Beginn der Diät. Wiederholte Diäten sind eine gute Möglichkeit, den Körper darauf zu trainieren, fettleibig zu werden.

### Metabolische Spannbreite

Im Medizinstudium wurde uns beigebracht, dass der Grundumsatz unserer Patienten berechnet werden kann, wenn wir ihre Größe, ihr Gewicht, ihr Geschlecht und ihr Alter kennen. Anhand einer komplizierten Gleichung, der so genannten *Harris-Benedict-Formel*, konnten wir den Patienten genau sagen, wie viel Energie sie verbrauchten, und ihnen somit helfen, abzuschätzen, wie viele Kalorien sie pro Tag zu sich nehmen mussten, um ihr Gewicht zu halten oder zu reduzieren. Diese Formel* wird heute in vielen Smartphone-Apps verwendet, um den Menschen anzuzeigen, wie viel Basalenergie sie verbrauchen. Diese Apps sind so konzipiert, dass sie die Planung der Kalorienaufnahme als Reaktion auf die Stoffwechselleistung (Kalorienverbrauch) unterstützen. Anhand des ersten Gesetzes (gespeicherte Energie = zugeführte Energie – verbrauchte Energie) können die Nutzer ihre Strategie zur Gewichtsabnahme planen. Es gibt jedoch ein grundlegendes Problem mit dieser Gleichung und daher mit allen Apps, die sie verwenden. Die Gleichung berechnet die *durchschnittliche* Stoffwechselrate – sie berücksichtigt jedoch nicht die große Variabilität des Stoffwechsels zwischen Menschen gleicher Größe und Konstitution, gleichen Alters und gleichen Geschlechts. Mit anderen Worten: Die Gleichung ignoriert die uns innewohnende Stoffwechselvariabilität.

## FALLSTUDIE – VERÄNDERUNG DES STOFFWECHSELS

*Zwei Freundinnen treffen sich zum Abendessen bei ihrem Lieblingsitaliener. Die Frauen hatten jahrelang zusammengewohnt und während ihres Studiums vor zehn Jahren gemeinsam gekocht und gegessen. Jetzt wollten sie sich wiedersehen. Sie sind einander verblüffend ähnlich: Sie sind gleich groß, gleich schwer und gleich gebaut, und man könnte meinen, sie seien verwandt. Sie sind beide übergewichtig, aber nicht fettleibig, vielleicht Kleidergröße 42–44.*

---

\*     BMR (Basic Metabolic Rate = Grundumsatz):
Frauen: BMR (kcal/Tag) = 655 + (9,6 x Gewicht in kg) + (1,8 x Größe in cm) – (4,7 x Alter in Jahren)
Männer: BMR (kcal/Tag) = 66,5 + (13,7 x Gewicht in kg) + (5,0 x Größe in cm) – (6,8 x Alter in Jahren)
Der Grundumsatz ist die Energiemenge, die der Körper pro Tag bei völliger Ruhe zur Aufrechterhaltung seiner Funktion benötigt und ist abhängig von Alter, Größe, Gewicht und Geschlecht.

*Eine der beiden ärgert sich über die Speisekarte: Sie ist hungrig, findet aber kein passendes kalorienarmes Gericht; die andere ist nicht so hungrig und macht sich keine Gedanken über Kalorien. Als ihr Gespräch auf Diäten zu sprechen kommt, berichtet die hungrige Freundin, dass sie wirklich Mühe hat, ihr Gewicht zu halten. Aber ihr Gegenüber erinnert sie daran, dass sie vor zehn Jahren zusammengewohnt, gemeinsam gegessen und Sport getrieben haben und einen identischen Stoffwechsel hatten.*

*Hätten wir ihre Stoffwechselraten zehn Jahre zuvor überprüfen können, hätten wir festgestellt, dass sie tatsächlich identisch waren. Heute hat aber die hungernde Freundin, die sich für die kalorienarme Variante entscheidet, einen viel niedrigeren Grundumsatz als ihre ehemalige Mitbewohnerin, vielleicht 200 oder 300 Kalorien weniger pro Tag. Was ist der Grund dafür? Sie hat in den letzten zehn Jahren erfolglos darum gekämpft, von Größe 40 auf Größe 36 zu kommen. Dies hat dazu geführt, dass ihr Gewichts-Sollwert auf das Äquivalent von Größe 42/44 angehoben wurde. Das Unterbewusstsein will Größe 42/44, nur für den Fall, dass die nächste Diät/Hungerattacke strenger ausfällt – es muss die Überlebensfähigkeit des Körpers schützen. Mit den wiederholten Diäten kämpft sie diesen aussichtslosen Kampf, indem sie bewusst Kalorien zählt und ihren Appetit unterdrückt, während ihr Körper mit einer niedrigeren Stoffwechselrate reagiert. Wir können uns denken, wer der Sieger sein wird.*

### 10-km-Lauf oder Drei-Gänge-Menü?

Nimmt man eine Gruppe von zehn Personen gleichen Geschlechts, Alters und gleicher Größe, so kann man mit der Harris-Benedict-Formel den durchschnittlichen Ruheumsatz der gesamten Gruppe genau berechnen. Wenn sie alle einen sitzenden Beruf hätten und nicht ins Fitnessstudio gingen, würde man erwarten, dass sie alle eine ähnliche Gesamtenergiemenge pro Tag verbrauchen würden. Nehmen wir an, dass die App in diesem Beispiel einen Grundumsatz von 1.500 kcal/Tag angibt. Wenn Sie jedoch den tatsächlichen Stoffwechsel der einzelnen Mitglieder der Gruppe messen, werden Sie feststellen, dass es zwischen den einzelnen Personen auffallende Unterschiede gibt. Der niedrigste Grundumsatz der zehnköpfigen Gruppe liegt bei 1.075 kcal pro Tag, während der höchste bei 1.790 kcal pro Tag liegt.[4] Genau wie bei

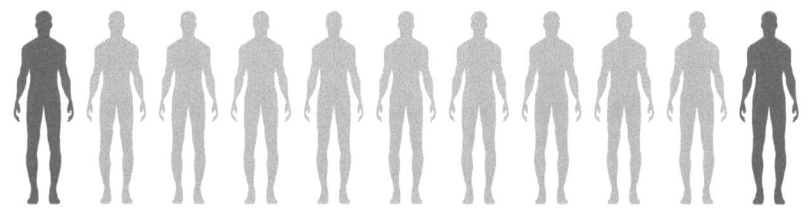

1.075 kcal/Tag            *Differenz = 715 kcal/Tag*            1.790 kcal/Tag
                          *(entspricht 10 km-Lauf)*

**Abb. 13**   *Spannbreite des Grundumsatzes bei Personen gleicher Körpergröße*

Quelle: J. Speakerman et al. (2004). The functional significance of individual variation in basal metabolic rate. Physiol Biochem Zool, 77(6), Nov.—Dec., 900–915.

den Teilnehmern von *The Biggest Loser* nach ihrem Gewichtsverlust entspricht dieser Unterschied von 715 kcal/Tag dem Umstand, dass derjenige mit dem niedrigsten Grundumsatz jeden Tag 10 km zusätzlich laufen müsste, um auf den gleichen Energieverbrauch zu kommen wie der mit dem höchsten Stoffwechselwert, oder dass der mit dem höchsten Grundumsatz jeden Tag das Äquivalent eines Drei-Gänge-Menüs zusätzlich essen könnte!

Der Unterschied im Stoffwechsel von Menschen gleicher Größe hängt davon ab, ob ihr aktuelles Gewicht über, unter oder gleich dem Wunschgewicht des Unterbewusstseins liegt, d. h. von ihrem Gewichts-Sollwert. Wenn Sie schwerer sind als das von Ihrem Gehirn für Sie angestrebte Gewicht, beschleunigt sich Ihr Stoffwechsel; wenn Ihr Gewicht unter Ihrem Sollwert liegt, wie es nach einigen Wochen oder Monaten einer Diät der Fall ist, verlangsamt sich Ihr Stoffwechsel.

### Der Dimmschalter

Die durchschnittliche Energieaufnahme eines Mannes beträgt etwa 2.500 kcal pro Tag. Das entspricht einer Energiemenge von 10,5 Millionen Joule pro Tag. Jeder Tag umfasst 86.400 Sekunden. Daraus lässt sich die Energiemenge (oder Leistung) be-

rechnen, die ein durchschnittlicher Mann verbraucht. Die Leistung, die für den Betrieb eines menschlichen Körpers erforderlich ist, beträgt etwa 120 Watt – das entspricht der Leistung einer Glühbirne. Wie wir gesehen haben, ist dies jedoch nur ein Durchschnittswert. Die verbrauchte Energiemenge kann von 60 Watt bis über 240 Watt reichen. Stellen Sie sich die Variabilität des menschlichen Stoffwechsels wie einen Dimmschalter an einer Glühbirne vor – er kann so eingestellt werden, dass er hell leuchtet oder schwach leuchtet – oder irgendwo dazwischen.

## ▬ Wie verändert sich der Stoffwechsel?

Der dynamisch sich verändernde Stoffwechsel, den ich beschrieben habe, ist ein Schlüsselmerkmal unseres Energieregulierungssystems, aber die Wissenschaft ist sich immer noch nicht sicher, wie diese Stoffwechselveränderungen genau ablaufen. Mit einer Antwort auf diese Frage könnte man ein Medikament oder eine Therapie entwickeln, um die Stoffwechselveränderungen zu stoppen und das Abnehmen während einer Diät zu erleichtern. Nachdem ich Hunderte von fettleibigen Patienten beobachtet und die Literatur über Stoffwechselveränderungen studiert habe, denke ich, dass die beiden wahrscheinlichsten Mechanismen folgende sind:

1. Das Ausmaß der Stoffwechselbelastung, gesteuert durch das *autonome Nervensystem*
2. Die *Thermogenese*, der Prozess mit dem wir Wärme, aus chemischer Energie erzeugen

Wenn wir die Erfahrungen von Patienten, die entweder eine Diät machen oder zu viel essen, mit den vorliegenden Forschungsergebnissen abgleichen, sind dies überzeugende Erklärungen dafür, wie Stoffwechselreaktionen in uns stattfinden.

### Fliehen oder Kämpfen?

Beginnen wir mit dem autonomen Nervensystem (ANS). Es wird autonom genannt, weil es autonom oder eigenständig ist. Wir haben keine bewusste Kontrolle über dieses System. Es ist zuständig für die Kampf- oder Fluchtreaktion. Das Unterbewusstsein stellt fest, ob wir uns in Sicherheit oder in Gefahr befinden, und steuert das autonome Nervensystem entsprechend.

Und so sieht die Kampf- oder Fluchtreaktion im wirklichen Leben aus: Vor ein paar Jahren ging ich mit meinem Spaniel Maxwell auf dem Lande über eine große Wiese. Als wir uns dem Zentrum näherten, bemerkte ich, dass einige der Rinder auf dem Feld, eine Herde von etwa zehn

Stück, uns den Weg zum Ausgangstor versperren würden. Ich hatte noch nie Probleme mit Kühen und wäre normalerweise direkt an ihnen vorbeigegangen, aber irgendetwas sagte mir, dass ich sie dieses Mal umgehen sollte. Unter normalen Umständen würde man erwarten, dass die Tiere einen ignorieren und weitergrasen, aber dieses Mal hatten sie ihre Ohren aufgestellt, und dann bemerkte ich, dass es sich nicht um Färsen, sondern um heranwachsende Bullen handelte. Als sie auf uns zustürmten, ließ ich Maxwells Leine los und rannte zum ersten Mal in meinem Leben wie ein professioneller Sprinter zum 1.50 m hohen Stacheldrahtzaun am Rande des Feldes, den ich normalerweise nicht hätte überklettern können (ich bin nicht sehr sportlich), aber ich sprang darüber und landete in den Brennnesseln mit zahlreichen Schnitten,

die ich nicht einmal spürte. Als ich mich umdrehte, sah ich, wie die Herde dem armen Maxwell hinterherjagte, der mit flatternden Ohren eine ähnliche Reaktion des vegetativen Nervensystems zeigte. Ohne unsere ANS-Reaktion hätten Mensch und Hund von diesen wütenden Jungbullen zertrampelt werden können.

Sobald wir eine Gefahr wahrnehmen, haben wir die angeborene Fähigkeit, den Turbolader einzuschalten – das ist die Kampf- oder Fluchtreaktion. Egal, ob wir vor einer Gefahr weglaufen oder in die Enge getrieben werden und kämpfen müssen: wir werden stark und schnell, haben eine schärfere Sicht und ein klareres Denken. Diese Reaktion wird gesteuert vom *sympathischen Nervensystem (SNS),* das ein Teil des autonomen Nervensystems ist. Die Folgen der vom SNS ausgelösten Kampf- oder Fluchtreaktion sind:

1   *Erhöhte Herzfrequenz und erhöhter Blutdruck, um das Blut in die Muskeln\* zu pumpen – entweder zum Laufen oder zum Kämpfen*

2   *Schwitzen, um den Körper bei der zu erwartenden Anstrengung abzukühlen*

3   *Verengung der Blutgefäße in der Haut, damit das Blut bevorzugt zu Herz und Gehirn gepumpt wird, was zu einem blassen Aussehen führt.*

4   *Erhöhung des Blutzuckerspiegels zur Versorgung von Muskeln und Gehirn*

---

\*   In diesem Kapitel verwende ich das Wort „Muskeln", um unsere „Skelettmuskeln" zu beschreiben, d. h. die Muskeln, die an unserem Skelett befestigt sind und die wir bewusst einsetzen, um uns zu bewegen

5   Beschleunigung der Atmung zur Erhöhung der Sauerstoffzufuhr im Blut

6   Mehr sauerstoff- und glukosereiches Blut für das Gehirn, zur Erhöhung der Reaktionsgeschwindigkeit

7   Erweiterung der Pupillen (für besseres Sehen)

8   Freisetzung von natürlichen Opiaten oder morphinähnlichen Schmerzmitteln (so genannte Endorphine) in Erwartung von Verletzungen.

Die Kampf- oder Fluchtreaktion des SNS wird durch das Hormon *Adrenalin* ausgelöst, das durch den Blutkreislauf gepumpt wird und das sympathische Nervensystem aktiviert: eine Reihe von Nerven, die sich im Zentrum unseres Körpers, entlang der Wirbelsäule, befinden. Es wäre wahrscheinlich ein evolutionärer Überlebensvorteil gewesen, diese übermenschlichen Eigenschaften ständig zu haben, aber das kann aus einem einfachen Grund nicht der Fall sein: Energie. In der Kampf- oder Fluchtreaktion verbrauchen wir viel mehr Energie als in Zeiten normaler Aktivitäten. Unsere SNS-Reserve wird in Zeiten tödlicher Gefahr aktiviert.

**Zeit zum Entspannen**
Das Gegenteil der vom SNS ausgelösten, adrenalingebundenen Überlebensreaktion, ist die Entspannungsreaktion. Sie ist auf die Aktivierung eines parallelen Systems zurückzuführen, des *parasympathischen Nervensystems (PNS)*. Wenn dieses System aktiver ist, entspannt sich unser Körper und versetzt sich in einen Energiesparmodus. Da wir uns in einer sicheren Umgebung befinden, ist es nur recht und billig, die Herzfrequenz und den Blutdruck zu senken; wir atmen gleichmäßiger und entspannter; wir reduzieren den Blutfluss zum Gehirn und kühlen einfach ab.

Traditionell wird das autonome Nervensystem als ein System betrachtet, mit dem sich der Körper auf verschiedene Gefahrenstufen einstellt – so wird es den Ärzten in der medizinischen Ausbildung beigebracht. Aber was wäre, wenn dieses System noch eine andere Funktion hätte – und wenn diese darin bestünde, unseren Energieverbrauch so zu steuern, dass ein Nahrungsüberschuss oder -mangel ausgeglichen würde? Wie würde unser Körper in diesem Fall auf einen Energieüberschuss, also auf eine Überernährung reagieren? Wir könnten die Hypothese aufstellen, dass durch die dauerhafte Aktivierung des SNS der Energieverbrauch erhöht wird – so wie wenn man beim Autofahren in einen niedrigeren Gang schaltet: man fährt nicht schneller, aber man verbraucht mehr Kraftstoff.

### Was passiert, wenn man zu viel isst?

Wie würde sich die SNS-Aktivierung als Reaktion auf übermäßiges Essen äußern? Wie würden wir uns fühlen, wenn wir uns tatsächlich auf diese Weise metabolisch an den Nahrungsüberschuss anpassen würden? Wir würden vermutlich einen hohen Ruhepuls haben und unter hohem Blutdruck leiden. Wir würden mehr schwitzen als normal; wir hätten einen hohen Blutzuckerspiegel, der dann eine Insulinreaktion auslösen (das erkläre ich später) und uns Lust auf süße Speisen machen würde. Unsere Muskeln würden sich stark anfühlen, unser Gehirn wäre reich an Glukose und Sauerstoff und wir würden uns klar im Kopf und lebendig fühlen. Auch psychisch würden wir uns gut fühlen, da das SNS einen Schwall von Endorphinen als Schmerzmittel bereitstellt.

Was würde passieren, wenn dieses System uns bei einer Diät auch vor Gewichtsverlust schützen würde? In diesem Fall würde das PNS (das Entspannungssystem) dominieren, um den Energieverbrauch zu senken und den Gewichtsverlust zu begrenzen. Unser Herz würde weniger mechanische Energie verbrauchen, indem es die Pulsfrequenz (die Geschwindigkeit, mit der es pumpt) und den Blutdruck (die Kraft, mit der es pumpt) verringert. Es würde weniger Blut zu unseren Muskeln pumpen, und aus diesem Grund könnten wir schneller ermüden. Unser Gehirn wäre weniger gut durchblutet als bei normaler Ernährung. Vielleicht bemerken wir Konzentrationsschwierigkeiten und möglicherweise wären wir eher verwirrt und aufgeregt. Das Fehlen der wunderbaren Endorphine, an die wir uns gewöhnt hatten, könnte dazu führen, dass wir uns deprimiert und leer fühlen. Vielleicht haben Sie während einer Diät bereits solche Erfahrungen gemacht. Ich bin der festen Überzeugung, dass die Berichte von den Patienten mit diesen ANS-Reaktionen sehr gut zusammenpassen.

Was würde bei denjenigen von uns passieren, die nicht auf Diät sind (d. h. der Großteil der Bevölkerung, der in unserer kalorienreichen Umgebung lebt und mehr Kalorien zu sich nimmt, als er braucht)? Wie würde sich die metabolische Anpassung in Form einer SNS-ähnlichen Reaktion auf eine Bevölkerung auswirken, die zu viel isst? Aus Kapitel 1 wissen wir, dass wir pro Tag 500 kcal mehr zu uns nehmen als vor dreißig Jahren. Wir wissen auch, dass der größte Teil dieser überschüssigen

Energie, nämlich alle bis auf 0,2 %, irgendwie ohne Anstrengung verbrannt wird, sonst würden wir alle über 300 kg wiegen. Eine Bevölkerung, die sich durch Überaktivierung ihres SNS an übermäßiges Essen anpasst, würde zwei große Gesundheitsprobleme entwickeln: Bluthochdruck und chronisch hohe Blutzuckerwerte, die zu Typ-2-Diabetes führen – also genau die Gesundheitsprobleme, die wir in den Industriestädten sehen. Darüber hinaus würde es der Bevölkerung schwerfallen, sich von den natürlichen Opiaten und dem Wohlgefühl zu entwöhnen, das durch die metabolische Reaktion auf übermäßiges Essen vermittelt wird. Die Lebensmittelindustrie könnte versuchen, von diesem Gefühl zu profitieren.

## Aktivierung des SNS – Steigerung des Grundumsatzes

Diese Theorie wird durch die Forschungsergebnisse von Rudy Leibel von der Rockefeller University gestützt.[5] Bei der Untersuchung der metabolischen Veränderungen nach einer 10-prozentigen Gewichtszunahme und einem 10-prozentigen Gewichtsverlust wurde auch die Aktivität des autonomen Nervensystems der Probanden gemessen.

Nach einer 10-prozentigen Gewichtszunahme war der Stoffwechsel der Versuchspersonen „angeheizt" – sie verbrannten viel mehr Kalorien, unmittelbar und ohne Anstrengung. Die Forscher stellten fest, dass während dieser Zeit die SNS-Aktivität (Kampf oder Flucht) der Probanden erhöht und die PNS-Aktivität (Entspannung) unterdrückt war. Dies passte zu dem Anstieg des Grundumsatzes um 600 kcal/Tag, den sie nach der Gewichtszunahme gemessen hatten. Die gesteigerte SNS-Aktivität schien die Ursache für die hohe Stoffwechselrate zu sein.

Nach einer 10-prozentigen Gewichtsabnahme durch eine konventionelle Diät stellten sie einen viel entspannteren Zustand fest, der durch Aktivierung des PNS Energie spart. Hätte man die Probanden gefragt, wie sie sich nach der 10-prozentigen Gewichtsabnahme fühlten, wären Muskelermüdung und Abstumpfung der Denkprozesse wohl die wichtigsten Symptome gewesen.

Weitere Studien haben bestätigt, dass bei chronisch überernährten Menschen die SNS-Aktivität erhöht ist, und wenn sie hungern, ihr PNS Energie einspart.[6] Seltsamerweise scheint die metabolische Anpassung, die durch diesen Prozess erklärt wird, von den meisten Ärzten und Wissenschaftlern übersehen worden zu sein. Sie schauen bei der Behandlung von Fettleibigkeit einfach nicht in diese Richtung.

Es gibt also überzeugende Beweise dafür, dass eine Stoffwechselanpassung stattfindet und dass sie durch Veränderungen im autonomen Nervensystem gesteuert wird. Es gibt zudem Hinweise auf eine weitere Methode, mit der unser Körper seinen Stoffwechsel an die Nahrungsaufnahme anpasst und sich auf sein Idealgewicht einstellt. Diese zweite Methode wird als Thermogenese bezeichnet. Diese Theorie besagt, dass zusätzliche Energie verbrannt wird – buchstäblich als Wärme.

### Spontane Verbrennung

Unsere Geschichte der Thermogenese beginnt während des Ersten Weltkriegs in einem zugigen Lagerhaus am Rande von Paris. Das Lagerhaus war eine Bombenfabrik, und man hatte gerade entdeckt, wie man eine besonders starke Art von Dynamit herstellen konnte. Die Arbeiter, hauptsächlich Frauen, mischten zwei Chemikalien – Dinitrophenol (DNP) und Pikrinsäure –, um TNT-Sprengstoff herzustellen, bevor sie ihn in meterlange Artilleriegranaten verpackten und diese zusammenlöteten. Die Arbeit war hart und anstrengend, und der Vorarbeiter bemerkte, dass seine Arbeitskräfte nicht so gut arbeiteten wie erwartet. Die Frauen klagten darüber, dass sie sich heiß und verschwitzt fühlten und Fieber bekamen, obwohl es in dem kalten Lagerhaus keine Heizung gab. Nach einiger Zeit wurde deutlich, dass viele der Frauen erheblich an Gewicht verloren hatten. Dann kam es zur Katastrophe. Eine der Arbeiterinnen, eine junge Frau in den Zwanzigern, brach mit sehr hohem Fieber zusammen; ihre Muskeln krampften kurzzeitig, verhärteten sich und erstarrten. Die Lähmung führte dazu, dass sie nicht mehr atmen konnte. Sie erstickte auf dem Fabrikgelände.

In den 1920er Jahren untersuchten Wissenschaftler der Stanford University die Wirkung von Dinitrophenol (eine der in der Bombenfabrik verwendeten Chemikalien) auf den Stoffwechsel und stellten fest, dass die Exposition gegenüber der Chemikalie den Ruheumsatz um volle 50 % erhöhte. Chemische Energie bzw. Nahrungsenergie wurde im Muskel umgewandelt – nicht in physische Energie in Form von Bewegung, sondern in thermische Energie in Form von Wärme. Der Nebeneffekt war, dass Fettreserven verbrannt wurden, um diese Energie bereitzustellen. Die in den Muskeln erzeugte Wärme erhöhte die Temperatur des Körpers und der Körper kompensierte dies durch Schwitzen, um die Haut zu kühlen.

> Nahrungsenergie (Glukose) ⇒ gelangt in die Zelle ⇒
> ⇒ Mitochondrien bilden ATP (Energie auf Zellebene)

Die Chemikalie Dinitrophenol, die später als DNP bekannt wurde, reagierte in den Muskelzellen mit den Mitochondrien – den zellulären Motoren. Diese zellulären Motoren wandeln normalerweise Treibstoff in Form von Glukose (aus unseren Kohlenhydraten) in *ATP (Adenosintriphosphat)* um, ein Molekül, das wie ein Energieträger wirkt, den die Zellen zum Wachstum oder zur Bewegung nutzen können.

In Anwesenheit von DNP kommt es zu Fehlzündungen, da die Motoren zwar Glukose aufnehmen, aber kein ATP bilden, und der Kraftstoff stattdessen in Wärme umgewandelt wird.[7]

> Energie (Glukose aus der Nahrung) ⇒ gelangt in die Zelle
> ⇒ DNP blockiert ATP-Produktion ⇒ Zelle verliert Energie als WÄRME

**Wunderheilmittel zur Gewichtsreduktion**

In den 1930er Jahren begannen amerikanische Pharmaunternehmen, DNP als revolutionäres Mittel zur Gewichtsreduzierung zu produzieren und zu vermarkten. Es schien tatsächlich den gewünschten Effekt zu haben, und innerhalb eines Jahres hatten 100.000 Menschen das Medikament eingenommen. Die Wissenschaftler hatten es jedoch versäumt, die Sicherheit des Medikaments ordnungsgemäß zu bewerten, und es stellte sich bald heraus, dass es mehrere sehr unangenehme Nebenwirkungen verursachte. Die erste war die frühzeitige Bildung von grauem Star, der zur Erblindung führte, und die zweite war eine schwere Hyperthermie (Überhitzung des Körpers), die zu mindestens einem Todesfall führte. Das Medikament wurde schnell wieder vom Markt genommen.

Während des Zweiten Weltkriegs tauchte DNP noch einmal kurz in den eisigen Schützengräben der russischen Armee auf. Russische Wissenschaftler modifizierten und schwächten DNP und verabreichten es ihren Truppen. Es wirkte – ihre Körper wurden auf wundersame Weise erwärmt und die Unterkühlungsrate sank. Die Soldaten fühlten sich wohler, doch als die Behandlung fortgesetzt wurde, stellte man fest, dass sie auch zu viel Gewicht verloren. Wieder wurde das Medikament abgesetzt.

In jüngster Zeit hat DNP ein Comeback erlebt. Trotz seiner eindeutig tödlichen Gefahren wird es von vielen Bodybuildern weiterhin zum schnellen Fettabbau eingesetzt. Es ist leicht online zu finden und zu bestellen. Im Jahr 2018 starben vier Menschen im Vereinigten Königreich an einer Überdosis und an den durch die Hyperthermie verursachten Muskelschäden. Wenn die Muskelzellen keine Energie mehr haben und den Kalziumeinstrom nicht mehr aufhalten können, folgt einem kurzen Krampfanfall eine Muskelstarre – bis schließlich der Tod eintritt.

### Die Suche nach unserem natürlichen Energieverbrenner

Da man weiß, dass DNP unsere gespeicherte (Fett-)Energie buchstäblich verbrennt, sind die Forscher seit Jahrzehnten auf der Suche nach seinem natürlichen Äquivalent in unserem Körper. Wenn ein DNP-ähnlicher Fettverbrenner entdeckt und irgendwie sicher nutzbar gemacht werden könnte, könnte dies zu einem sehr lukrativen Medikament zur Gewichtsreduktion führen.

Ihre Suche begann mit einer Analyse der Funktionsweise von „braunem Fett". Braunes Fett ist bei kleinen Tieren (wie Mäusen), die sich warmhalten müssen, reichlich vorhanden. Im Gegensatz zu weißem Fett (das Energie speichert) enthält braunes Fett ein Protein namens UTP-1, das, genau wie DNP, Nahrungsenergie aufnimmt und in Wärme umwandelt. Leider enthält der Körper eines erwachsenen Menschen nicht viel braunes Fett, jedenfalls nicht genug, um viel überschüssige Energie verbrennen zu können. Daher hat sich die Suche nach unserem natürlichen Energieverbrenner in letzter Zeit vom braunen Fett auf unsere Muskeln verlagert. Neueste Forschungen haben gezeigt, dass Muskelzellen eine DNP-ähnliche Substanz namens *Sarcolipin* enthalten, ein Protein, das die Verbrennung der überschüssigen Kalorien ermöglicht – nicht durch Bewegung oder Sport, sondern einfach durch Umwandlung der Kalorien in Wärmeenergie. Diese Wärme wird dann einfach an die Atmosphäre abgegeben – die unerwünschte überschüssige Energie wird ohne Anstrengung verbrannt.

Bei Interesse an den Hintergründen der Thermogenese – dieser faszinierenden Methode, mit der die Muskeln Energie verbrennen, um unser Sollgewicht zu halten – finden Sie mehr dazu im Online-Anhang unter www.whyweeattoomuch.com.

## — Zusammenfassung

Fassen wir noch einmal den gegenwärtigen Stand zur Erklärung der Gewichtregulierenden Stoffwechselprozesse zusammen: Wir haben festgestellt, dass unsere Energiereserve, d. h. die Fettmengen in unserem Körper, von unserem Unterbewusstsein und nicht von unserem bewussten Gehirn gesteuert werden. Durch Diäten können wir zwar versuchen, unser Unterbewusstsein für kurze Zeit auszuschalten, aber letztendlich werden die negativen Rückkopplungsprozesse unser Gewicht wieder auf den individuellen Sollwert zurückführen. Diesen Gewichts-Sollwert berechnet das Gehirn aus unserer Umgebung, unserer Geschichte und unseren Genen. Wenn wir zu viel oder zu wenig essen und unser Gewicht im Vergleich zu unserem Sollwert zu hoch oder zu niedrig ist, wird unser Grundumsatz entsprechend korrigiert, um das Sollgewicht wiederherzustellen. Wenn wir die Hintergründe dazu verstehen, kann er nach oben oder unten verändert werden (mehr dazu in Teil III).

Der Stoffwechsel ist anpassungsfähig wie ein Dimmschalter. Wenn unser Körper möchte, dass wir abnehmen, weil er derzeit über dem Sollwert liegt (z. B. nach Weihnachten), wird der Metabolismus gesteigert. Wir haben überzeugende Beweise dafür, dass diese Verbrennung oder metabolische Anpassung auf übermäßiges Essen durch die Aktivierung des sympathischen Nervensystems gesteuert wird (das System der Kampf- oder Fluchtreaktion). Wenn das sympathische Nervensystem aktiver wird, spüren wir die Folgen. Einige fühlen sich gut an, wie z. B. klares Denken und Wohlbefinden, aber andere sind nachteilig, wie z. B. erhöhter Blutdruck und Blutzuckerspiegel. Darüber hinaus führt die Aktivierung des SNS dazu, dass überschüssige Energie verloren geht, indem die Thermogenese in den Muskeln aktiviert wird. Infolgedessen fühlen wir uns heiß und schwitzen schnell, um die muskuläre Wärmeentwicklung auszugleichen.

Wenn unser Körper will, dass wir zunehmen, weil unser Gewicht derzeit unter unserem Sollwert liegt (z. B. während einer Diät), kann der Grundumsatz drastisch auf etwa 1.000 kcal/Tag sinken. Wir haben Beweise dafür gesehen, dass dies geschieht, wenn das parasympathische Nervensystem aktiver wird. Dadurch verringert sich der Energieverbrauch des Herzens (der Blutdruck normalisiert sich) und die Thermogenese in den Muskeln wird heruntergefahren, sodass wir leichter frieren.

Stoffwechselregel 1, unser erster Haupt-satz der Thermodynamik (gespeicherte Energie = Energiezufuhr – Energieabfuhr), scheint nun viel dynamischer zu sein. Die Energieabgabe variiert dramatisch – der Stoffwechsel kann nicht durch unse-ren freien Willen gesteuert werden. Im nächsten Kapitel werden wir den Teil der Gleichung, der die Energiezufuhr betrifft, untersuchen. Können wir die Menge an Nahrung und Kalorien, die wir über einen längeren Zeitraum zu uns nehmen, be-wusst steuern, oder unterliegt auch dies einer Art unbewusster Kontrolle?

# Kapitel 4

# Warum wir essen

*Wie unser Appetit (und Sättigungsgefühl) funktioniert*

> *„Ich nehme ab, aber ich habe keinen Hunger mehr.*
> *Manchmal muss ich mir den Wecker stellen, um mich*
> *daran zu erinnern, zu Mittag zu essen."*

Dies ist eine der häufigsten Aussagen, die Patienten nach einer bariatrischen Operation machen. Sie haben die meiste Zeit ihres Lebens erfolglos versucht, mit Diäten abzunehmen. Sie glauben, dass sie willensschwach sind, weil sie immer wieder ihrem Hunger nachzugeben scheinen, nachdem sie durch eine Diät etwas Gewicht verloren haben. Doch nach einer bariatrischen Operation verschwindet das Schuldgefühl. Ihre Fettleibigkeit verschwindet, und sie haben das Gefühl, sie unter Kontrolle zu haben. Sie verlieren große Mengen an Gewicht, haben aber nicht mehr den unstillbaren Appetit, wie sie es von einer Diät gewohnt sind. Abgesehen von der Freude darüber, dass sie abgenommen haben, sind sie auch erleichtert, dass es nicht ihre Gier war, der sie erlegen sind. Es lag nicht an einem Charakterfehler oder der Schwäche, die sie selbst bei sich vermuteten und die

ihnen die Gesellschaft unterstellte. Was sie bei den vielen Diäten erlebten, waren die normalen, schützenden Hungersignale, die durch Nahrungsbeschränkung ausgelöst werden. Wie wir in Kapitel 3 gesehen haben, verändert sich der Stoffwechsel bei einer Gewichtsabnahme ebenso drastisch wie die Signale aus dem Unterbewusstsein, die bestimmen, wie viel Nahrung wir zu uns nehmen. Diese „Energiezufuhr"-Signale sind nach einer bariatrischen Operation ausgeschaltet.

Eine der großartigen Folgen der *bariatrischen Chirurgie* ist, dass sie die Forschung zur Appetitregulierung angeregt hat. Die pharmazeutische Industrie ist sich der bemerkenswerten Veränderungen des Appetits, die nach dieser Art von Operation auftreten, sehr wohl bewusst, und man will sie verstehen. Sobald die Mechanismen erkannt sind, kann man ein Medikament herstellen, das die Wirkung der bariatrischen Chirurgie auf den Appetit nachahmt – ein milliardenschweres Produkt. Deswegen fließt gegenwärtig viel Geld in die laufende Forschung.

Im vorigen Kapitel haben wir gesehen, dass unser Stoffwechsel dynamisch ist und sich anpasst, um unser Gewicht auf den vorgegebenen Sollwert zu regulieren. Die „Energieabgabe" ändert sich ständig. Aber was ist mit dem Teil der „Energiezufuhr" in unserer Energiebilanzgleichung? Wie wird diese reguliert?

Es gibt zwei Signale, die unsere Nahrungsaufnahme steuern: das Signal, mit dem Essen zu beginnen, und das Signal, das Essen zu beenden, wenn wir genug gegessen haben. Wir kennen diese Signale sehr gut:

- *Appetit:* Das Verhalten bei der Suche nach Nahrung und das Verlangen nach kalorienreichen Lebensmitteln
- *Sättigung*: Völlegefühl und kein Appetit

Als ich Medizin studierte, war das Verständnis dieser Appetit- und Sättigungsantriebe (dem Ein- und Ausschalter der Energieaufnahme) ziemlich einfach. Uns wurde beigebracht, dass ein niedriger Blutzuckerspiegel das Verlangen anregt, mit dem Essen zu beginnen, und dass die physische Ausdehnung des Magens dem Gehirn signalisiert, dass wir nicht essen sollen.

Dank der von der Pharmaindustrie geförderten Forschung wissen wir heute, dass unser Appetit und unser Sättigungsgefühl von starken Hormonen gesteuert werden, die auf unser Gehirn wirken. Genau wie unsere Dursthormone steuern auch die Sättigungs- und Appetithormone unser Verhalten, ohne dass wir willentlich eine bewusste Entscheidung treffen. Wie wir im Minnesota-Hungerexperiment (Kapitel 1) gesehen haben, können diese Hormone uns buchstäblich vorübergehend in den Wahnsinn treiben, bis der Hunger gestillt ist.

Unsere Appetit- und Sättigungshormone werden im Magen, im Darm und im Fettgewebe (das die vorhandenen Energiereserven registriert) produziert. Beide Organe, der Verdauungstrakt (VDT) und das Fett, sind an gut regulierten negativen Rückkopplungsschleifen beteiligt: Die Hormone gelangen vom Verdauungstrakt oder vom Fett zum Gehirn, um sicherzustellen, dass wir nicht zu viel oder zu wenig essen. Diese Rückkopplungsschleifen können als *Verdauungstrakt-Hirn-Achse* und als *Fett-Hirn-Achse* bezeichnet werden.

Die Verdauungstrakt-Hirn-Achse steuert unsere kurzfristige, stundenweise und

tägliche Appetit- und Sättigungsregulati-
on. Die Fett-Hirn-Rückkoppelungsschleife

steuert unsere langfristige (Monate und
Jahre) Energieaufnahme und -abgabe.

## Die Verdauungstrakt-Hirn-Achse

In den 1990er Jahren wurden die Hormone
*Ghrelin* und *Peptid-YY (PYY)* im Magen-
Darm-Trakt entdeckt. *Ghrelin* ist heute als
Appetitbeschleuniger bekannt. Es wird im
oberen Teil des Magens produziert und
sein Spiegel steigt als Reaktion auf Nah-
rungsentzug. Normalerweise ist er stark
genug, um uns mindestens dreimal am
Tag zum Essen aufzufordern. Sobald wir
gegessen haben, sinkt der Ghrelinspiegel
in unserem Blut. Interessanterweise werden dadurch auch die Belohnungszentren

unseres Gehirns stimuliert, so dass uns das
Essen viel besser schmeckt, wenn wir es
endlich zu uns nehmen. Je länger wir keine
Nahrung zu uns nehmen, desto größer ist
unser Verlangen danach und desto besser
schmeckt sie.

*Peptid-YY* wird von den Zellen des Dünndarms als Reaktion auf die im Dünndarm
befindliche Nahrung produziert. Sobald
die Nahrung vom Magen in den Darm gelangt ist, wird Peptid-YY in den Blutkreislauf freigesetzt und triggert im Gehirn das

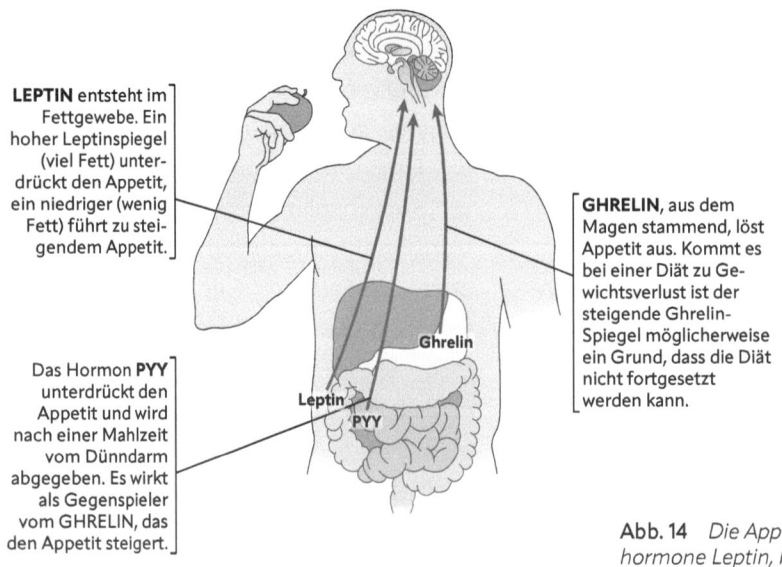

**LEPTIN** entsteht im
Fettgewebe. Ein
hoher Leptinspiegel
(viel Fett) unter-
drückt den Appetit,
ein niedriger (wenig
Fett) führt zu stei-
gendem Appetit.

**GHRELIN**, aus dem
Magen stammend, löst
Appetit aus. Kommt es
bei einer Diät zu Ge-
wichtsverlust ist der
steigende Ghrelin-
Spiegel möglicherweise
ein Grund, dass die Diät
nicht fortgesetzt
werden kann.

Das Hormon **PYY**
unterdrückt den
Appetit und wird
nach einer Mahlzeit
vom Dünndarm
abgegeben. Es wirkt
als Gegenspieler
vom GHRELIN, das
den Appetit steigert.

Ghrelin

Leptin

PYY

**Abb. 14** *Die Appetit- und Sättigungshormone Leptin, PYY und Ghrelin*

Sättigungsgefühl. Dabei handelt es sich nicht um das unangenehme Gefühl der Übersättigung, das wir verspüren, wenn wir uns am All-you-can-eat-Buffet verausgabt haben, sondern um das Wohlgefühl, das sich einstellt, wenn wir gerade gegessen haben. Es besteht kein Verlangen mehr, nach Nahrung zu suchen. Eiweiß im Darm beschleunigt und verstärkt diese Botschaft.

Was geschieht mit diesen hormonellen Appetit- und Sättigungssignalen, wenn die Nahrungsaufnahme eingeschränkt wird (freiwillig durch kalorienreduzierte Diät) oder unfreiwillig, (durch Hungersnot)? Im Jahr 2002 untersuchten Wissenschaftler der University of Washington die Ghrelinspiegel bei einer Gruppe fettleibiger Freiwilliger vor und nach einer kalorienarmen Diät.[1] Die Diät dauerte sechs Monate und führte zu einem durchschnittlichen Gewichtsverlust von 17 %. Der Ghrelinspiegel wurde über den ganzen Tag hinweg gemessen und erreichte erwartungsgemäß kurz vor dem Frühstück, Mittag- und Abendessen seinen Höhepunkt. Nach dem Essen sank der Ghrelinspiegel wieder ab. Dieses Muster – hohe Ghrelinwerte vor einer Mahlzeit und niedrige Werte nach dem Essen – setzte sich auch nach Beendigung der sechsmonatigen Diät fort. Allerdings waren die Ghrelin-Signale im Laufe des Tages um 24 % höher als vor der Diät. Wie aus Abb. 15 hervorgeht, waren die Ghrelinwerte nach der Diät *durchgehend* hoch. Nach der Diät war die Talsohle des Ghrelinspiegels am Nachmittag – der niedrigste Wert nach dem Mittagessen – ähnlich hoch wie der Höchstwert vor der Diät. Die Diätteilnehmer hatten den ganzen Tag über buchstäblich Heißhunger – auch nachdem sie gegessen hatten.

Das passt dazu, wie Patienten ihren Appetit nach einer Diät beschreiben: Sie haben ständig Hunger und können sich nur schwer auf etwas anderes als die nächste Mahlzeit konzentrieren. Die Studie bestätigt, dass der Appetit bei Menschen unter einer kalorienreduzierten Diät mindestens so groß ist wie bei Menschen mit normaler Ernährung vor dem Mittagessen – aber sehr oft viel größer.

### Der Aus-Schalter: Sättigung

Was ist mit unserem Aus-Schalter (dem Sättigungshormon *Peptid-YY*)? Was passiert mit diesem nach einer Diät? Und verändern sich diese Signale auch langfristig, nach Beendigung einer Diät? In einer separaten Studie wurden die Ghrelin- und *Peptid-YY*-Werte einer Gruppe von Patienten vor der Diät untersucht, unmittelbar nach einer zehnwöchigen Diät und dann ein ganzes Jahr nach Beendigung

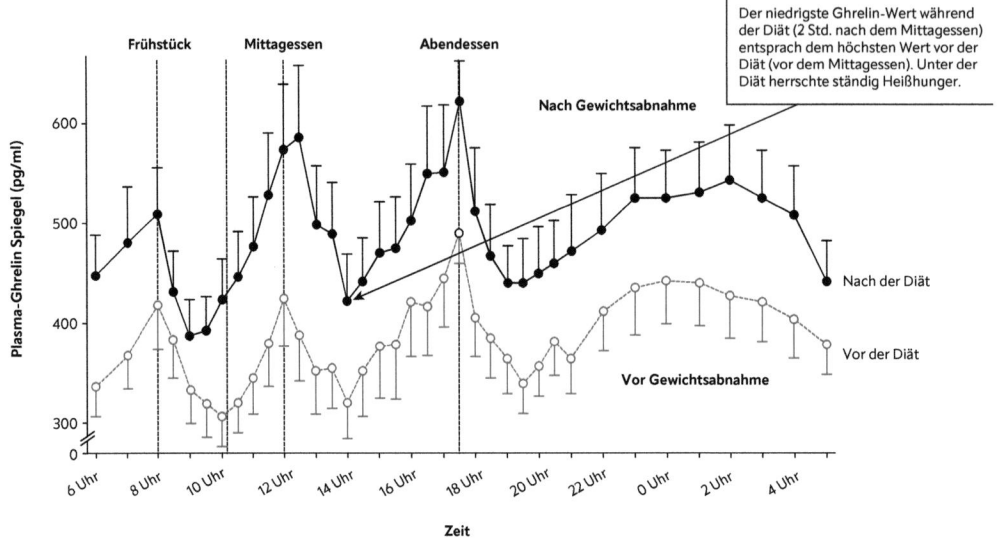

Frühstück   Mittagessen   Abendessen

Nach Gewichtsabnahme

Der niedrigste Ghrelin-Wert während der Diät (2 Std. nach dem Mittagessen) entsprach dem höchsten Wert vor der Diät (vor dem Mittagessen). Unter der Diät herrschte ständig Heißhunger.

Nach der Diät

Vor der Diät

Vor Gewichtsabnahme

Plasma-Ghrelin Spiegel (pg/ml)

600

500

400

300

0

6 Uhr  8 Uhr  10 Uhr  12 Uhr  14 Uhr  16 Uhr  18 Uhr  20 Uhr  22 Uhr  0 Uhr  2 Uhr  4 Uhr

Zeit

**Abb. 15**   *Ghrelinspiegel vor und nach einer Diät*

*Quelle:* D. Cummings et al. (2002). Plasma ghrelin levels after diet-induced weight loss or gastric bypass surgery. *N Engl J Med*, 346(21), May, 1623–30

der Diät.[2] Die Ergebnisse sind deprimierend für alle, die freiwillig versucht haben, durch Kalorienbeschränkung abzunehmen – aber sie erklären, wie sich Diätwillige gefühlt haben. Diese Studie ergab, dass nach der Diät der Ghrelinspiegel – und damit der Appetit – erhöht war, genau wie in der vorherigen Studie. Darüber hinaus war das Sättigungssignal, das das Hormon Peptid-YY an das Gehirn sendet, deutlich niedriger. Die Studienteilnehmer waren also hungriger, und wenn sie aßen, hatten sie ein geringeres Sättigungsgefühl als vor der Diät. Das war irgendwie zu

erwarten, aber jetzt kommt die schlechte Nachricht.

Ein Jahr nach Beendigung der Diät, als die Gruppe den größten Teil ihres Gewichts wieder zurückgewonnen hatte, war der Ghrelinspiegel (und damit das Appetitniveau) immer noch höher und der Peptid-YY-Spiegel (das Sättigungsgefühl) immer noch niedriger als vor der Diät. Die Diäten hatten nicht nur nicht dazu beigetragen, den Gewichtsverlust aufrechtzuerhalten, sondern die Appetit- und Sättigungssignale der Teilnehmer blieben auch ein ganzes Jahr nach Beendigung ihrer Diät gestört. Das Leben war für diese Gruppe noch schwieriger geworden.

Auch hier entsprechen die Ergebnisse dieser Studie genau dem, was die Patienten selbst nach einer kalorienarmen Diät beschreiben. Viele äußern das Gefühl, dass ihre Probleme mit der Gewichtskontrolle wirklich begannen, als ihr Arzt oder Ernährungsberater (oder in vielen Fällen die Schulkrankenschwester) ihnen sagten, sie sollten versuchen, durch kalorienarme Diäten bewusst abzunehmen. Wir werden in Kapitel 12 ausführlicher über Diäten sprechen.

Was ist die Schlussfolgerung? Wir wissen bereits, dass Diäten auf lange Sicht nicht funktionieren. Es zeichnet sich jedoch ab, dass Diäten kontraproduktiv sein können und sogar zu einer längerfristigen Gewichtszunahme führen können. Die einzige Möglichkeit Gewicht zu verlieren besteht im Verständnis darin, was Ihren Stoffwechsel und Ihren Appetit antreibt. Sobald Sie dieses Wissen haben, können Sie es nutzen, um Ihr Gewicht auf ein gesünderes und langfristig stabileres Niveau zu bringen. Der dritte Teil dieses Buches wird Sie durch diese Prozesse führen, aber zunächst ist es wichtig zu verstehen, wie die Kontrolle Ihres Körpergewichts funktioniert – nur dann werden die im dritten Teil beschriebenen Veränderungen zu einem dauerhaften Bestandteil Ihres Lebens.

## ▬ Die Fett-Hirn-Achse

Unsere Fettzellen stehen über ein Botenhormon namens Leptin in direkter Kommunikation mit unserem Unterbewusstsein. Dieses Hormon ist der mächtige Hauptregulator unserer langfristigen Energiespeicher – es wirkt über Wochen und Monate und nicht nur über Stunden und Tage wie die Hormone aus dem Magen-Darm-Trakt. Es steuert sowohl die langfristigen Appetit- und Sättigungsgefühle (Energiezufuhr) als auch die Stoffwechselrate (Energieabgabe). Leptin wird von unseren Fettzellen freigesetzt, und die Menge des Hormons im Blutkreislauf spiegelt die Menge an Fett wider, die uns als Energiereserve zur Verfügung steht.

Der Botenstoff Leptin teilt dem Gewichtskontrollzentrum unseres Gehirns den Status unserer aktuellen Ernährung mit. Das ist die einfache, aber sehr wirkungsvolle Fett-Hirn-Achse. Der Leptinspiegel ist hoch, wenn wir viel Fett in uns tragen und niedrig, wenn wir schlank sind.

Wenn die Fettreserven erschöpft sind, weist Leptin das Gehirn an, Hunger auszulösen damit wir essen um neue Energie aufzunehmen und das zu erhalten, was wir noch haben.

Sind Fettreserven reichlich vorhanden ist der Leptin-Spiegel hoch, und der Hunger verschwindet. Dadurch werden dem Körper Wachstum, Regenerationsvorgänge und Fortpflanzung ermöglicht.

Der Leptinspiegel entscheidet darüber, ob wir uns auf Nahrungssuche begeben oder nach einem Partner Ausschau halten. Im Grunde genommen ermöglicht Leptin den Fettspeichern, mit dem Gehirn zu kommunizieren und ihm mitzuteilen, wie viel Energie wir gespeichert haben und vor allem, was wir mit dieser Energie tun sollen.

Das Wort „Leptin" leitet sich vom griechischen „leptos" ab, was „dünn" bedeutet. Wenn Leptin richtig funktioniert, tut es genau das – es macht dünner. Wenn die Fett-Gehirn-Achse richtig funktioniert, kann eine Person relativ leicht ein stabiles Körpergewicht über einen langen Zeitraum halten, ohne die Kalorienzufuhr bewusst zu kontrollieren oder zusätzliche Energie im Fitnessstudio abgeben zu müssen. All dies ist Leptin zu verdanken – unserem leistungsstarken Stoffwechselthermostat. Indem es sowohl die Energiezufuhr als auch die Energieabgabe steuert, übt Leptin eine langfristige Kontrolle über unsere Energiereserven aus. Das Leptin-Signal bedeutet, dass sich unsere Energiespeicher in einer klassischen biologischen negativen Rückkopplungsschleife selbst regulieren können.

Wenn der Leptinspiegel hoch ist, ist das Essen nicht mehr auf der Tagesordnung des Gehirns und wir können von anderen Dingen träumen. Außerdem steigert Leptin über die Stimulation des sympathischen Nervensystems unseren Stoffwechsel, was bedeutet, dass wir nahtlos und ohne jede Anstrengung überschüssige Energie verbrennen, ohne überhaupt aufstehen zu müssen.[3] Wenn Leptin wirkt, ist es ein wunderbares Hormon, um unser Gewicht wieder dorthin zu bringen, wo das Unterbewusstsein es haben möchte – auf seinen Sollwert.

Manche Menschen, die ihr Gewicht über Jahre hinweg stabil halten können, können sich beglückwünschen, dass sie in der Lage sind, ihre Gewichtszunahme von ein paar Pfund im Urlaub bewusst zu kontrollieren, indem sie sie nach ihrer Rückkehr im Fitnessstudio ausschwitzen und vielleicht auch eine Zeit lang Kalorien zählen. Aber in Wirklichkeit ist Leptin der Boss. Ein hoher Leptinspiegel nach den Feiertagen, der sowohl durch Gewichts-

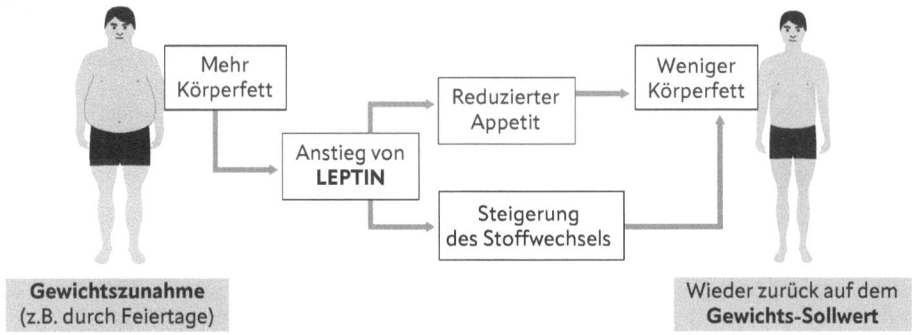

**Abb. 16**  *Leptinwirkung auf Senkung des Sollgewichts*

zunahme als auch durch übermäßiges Essen verursacht wird, führt zu einem viel höheren metabolischen Energieverbrauch pro Tag als jede halbe Stunde Joggen, und zwar ohne eigene Anstrengung. Um die überflüssigen Pfunde loszuwerden, hemmt Leptin den Appetit und das Verlangen nach Essen. Die Diät scheint einfach zu sein, und das Muskeltraining funktioniert besser als erwartet: Das Normalgewicht wird wieder erreicht (Abb. 16). Wenn Sie den Kampf mit Leptin auf Ihrer Seite kämpfen, werden Sie leicht gewinnen, aber auch ohne bewusste Anstrengung hätte sich Ihr Gewicht schließlich ohnehin auf Ihren ursprünglichen Sollwert eingependelt; es hätte nur etwas länger gedauert.

Mithilfe des Regelkreises lassen sich beide Phänomene gut verstehen: Sowohl den unproblematischen Verlust der zusätzlichen Urlaubspfunde (Abb. 16) als auch die Schwierigkeiten, dauerhaft mit Hilfe einer kalorienarmen Diät abzunehmen (Abb. 17). Denken Sie daran, dass Leptin der Hauptverantwortliche für unsere Energiespeicher ist. Wenn diese Speicher von dem abweichen, was unser Unterbewusstsein als das sicherste Gewicht ansieht, d. h. von unserem persönlichen Gewichts-Sollwert, korrigiert Leptin die Differenz. Wenn unser Gewicht unter unser Sollgewicht fällt (in der Regel, weil wir versuchen, durch eine bewusste Diät abzunehmen), sinkt der Leptinspiegel, da Fett abgebaut wird. Die Folge davon sind ein sinkender Grundumsatz und ein unstillbarer Appetit. Kurzfristig mögen wir in der Schlacht triumphieren, aber Leptin wird immer den Krieg zwischen unserem Unterbewusstsein und unserem Willen gewinnen und den Körper schließlich

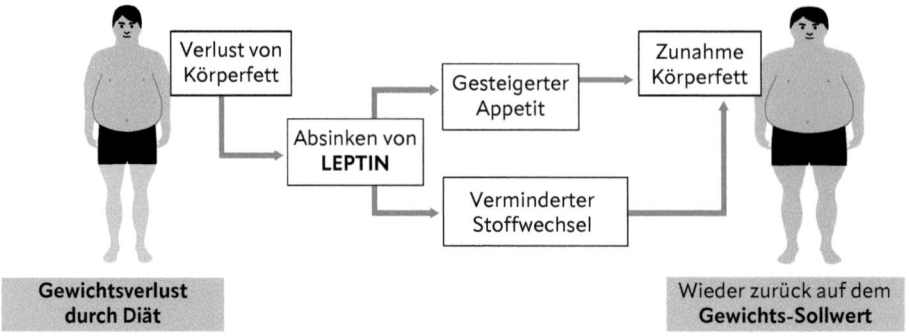

Abb. 17  *Wie Leptin dem Gewichtsverlust durch eine Diät entgegenwirkt*

wieder auf das gewünschte Sollgewicht bringen (Abb. 17).

Leptin wurde 1994 von Forschern des Howard Hughes Medical Institute, Rockefeller University, New York, entdeckt. Das wissenschaftliche Team unter der Leitung von Jeffrey M. Friedman war in der Lage, Mäuse zu züchten, die kein Leptin herstellen konnten.[4] Den Mäusen fehlte das Leptin-bildende Gen, deswegen konnten ihre Fettzellen es nicht herstellen. Sie verglichen diese Mäuse mit normalen Mäusen und stellten fest, dass die Mäuse mit Leptinmangel einen unersättlichen Appetit entwickelten und eine massive Gewichtszunahme aufwiesen. Obwohl sie mit denselben Nahrungsmitteln gefüttert wurden, waren die Mäuse, die kein Leptin im Blut hatten, bald doppelt so dick wie ihre Nachbarmäuse. Selbst als sie offensichtlich mit schwerer Fettleibigkeit zu kämpfen hat-

ten, zeigten diese Mäuse immer noch das Verhalten eines ausgehungerten Tieres. Obwohl sie nun über enorme Fettreserven verfügten, war ihr Fettgewebe nicht in der Lage, Leptin zu produzieren, was dazu führte, dass ihr Gehirn vermuten musste, die „Tankanzeige" stehe auf Null – obwohl der „Tank" überfüllt war. Als die Forscher den Mäusen mit Leptinmangel ein Leptinersatz-Präparat injizierten, änderte sich ihr Verhalten schlagartig. Sie fraßen nicht mehr unersättlich und schienen mehr Energie zu haben. Nach einer Reihe von Leptin-Injektionen verloren die Mäuse schließlich das gesamte überschüssige Fett, das sie zugelegt hatten – und ihre Fettleibigkeit war geheilt.

Forscher der Universität Cambridge waren die Ersten, die einen ähnlichen genetischen Mangel an Leptin beim Menschen entdeckten. Im Jahr 1997 untersuchten

Dr. Sadaf Farooqi und ihr Team in der Abteilung für Stoffwechselkrankheiten zwei Cousinen pakistanischer Herkunft, die an einer extrem früh einsetzenden Fettleibigkeit litten.[5] Die beiden Mädchen, waren acht und zwei Jahre alt. Sie hatten bei der Geburt ein normales Gewicht, aber beide hatten einen ständigen Heißhunger. Wurde ihnen die Nahrung verweigert, entwickelten sie schwere Verhaltensstörungen mit Wutanfällen und heftigen Stimmungsschwankungen. Die ältere Cousine hatte sich bereits vor ihrem achten Lebensjahr einer Fettabsaugung unterzogen, aber ohne Erfolg, sie wog 86 kg. Die zweijährige brachte bereits 29 kg auf die Waage. Als das Forscherteam ihre Leptinspiegel untersuchte, stellte es fest, dass sie trotz ihres massiven Übergewichts und ihrer Fettreserven so gut wie kein Leptin in ihrem Blutkreislauf hatten. Das Signal, dass ihre Fettreserven zu groß waren, fehlte. Das Gegenteil war der Fall: Die extrem niedrigen Leptinwerte waren ein starkes Signal an den Körper, dass die Energiespeicher kritisch niedrig waren. Das aggressive, gefräßige Essverhalten der Cousinen war eine normale Reaktion auf diese wahrgenommene tödliche Gefahr des Verhungerns.

Der nächste Schritt für die Cambridge-Forscher bestand darin, die erfolgreiche Behandlung des Leptinmangels zu wiederholen, wie sie in der ursprünglichen Studie mit genetisch leptinarmen Mäusen berichtet worden war. Die Cousinen erhielten eine Reihe von Leptinersatz-Injektionen. Wie in den Tierstudien änderte sich sofort ihr Verhalten: ihr Appetit nahm ab und sie begannen, erheblich an Gewicht zu verlieren.

Es waren aufregende Zeiten für Adipositasforscher in aller Welt. Es bestand die Hoffnung, dass nach jahrelangen Bemühungen endlich das endgültige Mittel gegen Fettleibigkeit gefunden worden war. Man ging davon aus, dass Leptininjektionen bei fettleibigen Menschen diese von ihrer Krankheit heilen würden. Pharmazeutische Unternehmen und ihre führenden Wissenschaftler stritten sich um die Patentrechte, denn es ging um enorme Geldbeträge. Dies würde das Milliarden-Dollar-Medikament sein, nach dem sie gesucht hatten.

Doch dann wurden die Ergebnisse der wissenschaftlichen Studien veröffentlicht. Mehrere Forschergruppen versuchten, bei fettleibigen Menschen eine Gewichtsabnahme zu erreichen, indem sie ihnen Leptin injizierten – und scheiterte.[6] Sie maßen die Leptinwerte ihrer fettleibigen Probanden und stellten fest, dass sie erhöht waren, aber das Leptinsignal schien nicht zu den Appetit- und Stoffwechselkontrollzentren im Gehirn durchzudringen. Im Vergleich zu einer Placebobehandlung (Wasser anstelle von Leptin) gab es nämlich keinen Unterschied bei der Gewichtsabnahme.

Was war der Unterschied zwischen der erfolgreichen Behandlung der genetisch bedingten Fettleibigkeit bei den jungen Cousinen – und auch bei den Experimenten mit Leptin-defizienten Mäusen – und dem Misserfolg der Behandlung in den anschließenden Versuchen am Menschen? Als die Forscher die Leptinprofile einer normal fettleibigen Person untersuchten, stellten sie fest, dass deren Leptinspiegel hoch war, was den Grad ihrer Fettleibigkeit widerspiegelte. Diese Menschen hatten im Laufe ihres Lebens allmählich an Gewicht zugelegt, während die pakistanischen Cousinen von Geburt an unersättlich gegessen hatten und schnell an Gewicht zunahmen. Die Cousinen hatten sehr niedrige, fast keine Leptinwerte, während die fettleibigen Erwachsenen tendenziell hohe Leptinwerte aufwiesen. Es stellte sich bald heraus, dass vererbte genetische Störungen, die niedrige Leptinwerte verursachen, äußerst selten sind. Tatsächlich wurden nach der Entdeckung der Leptin-defizienten Cousinen weltweit nur fünfzehn ähnliche Fälle bekannt. Die Genmutation, die den Leptinmangel verursacht, muss sowohl von den Genen der Mutter als auch von denen des Vaters vererbt werden. Da diese Mutationen extrem selten sind, treten sie in der Regel nur bei engen blutsverwandten Beziehungen auf, wenn nahestehende Familienmitglieder miteinander verheiratet sind.

Die nächste Frage, der wir nachgehen müssen, lautet: Wie kann jemand trotz eines hohen Leptinspiegels fettleibig werden? Dies scheint bei den meisten Menschen, die an schwerer Adipositas leiden, die Norm zu sein. Was ist mit Leptin, unserem mächtigen Fettregulator, schiefgelaufen? Im nächsten Kapitel wird erklärt, warum der Hauptregulator für unser Gewicht nicht mehr funktionieren kann.

## Zusammenfassung

Wir haben in diesem Kapitel gelernt, dass unser Appetit (der unkontrollierbare Drang zu essen) und unser Sättigungsgefühl (das Gefühl ausreichender Nahrungsaufnahme) stark von neu entdeckten Hormonen gesteuert werden, die in unserem Magen-Darm-Trakt gebildet werden. Das Magenhormon Ghrelin fordert uns auf, auf Nahrungssuche zu gehen – es ist das Signal, Energie in Form von Nahrung aufzunehmen. Das Hormon Peptid-YY, das im Darm entsteht, sendet uns die Botschaft, mit dem Essen aufzuhören – wir wissen, dass wir für den Moment genug gegessen haben. Diese hormonellen Signale sind hochgradig wirksam: Appetit kann wie ein extremer Durst sein, starke Sättigungsgefühle können Übelkeit verursachen. Sie sind Teil der negativen Rückkopplungsschleife, die versucht, unser Gewicht auf dem vom Gehirn als sicher empfundenen Sollwert zu halten. Nimmt man zu viel ab, bekommt man Heißhunger und fühlt sich nie satt. Nimmt man zu viel zu, verliert man seinen starken Appetit und fühlt sich auch ohne Essen satt. Im Kampf um Ihr Gewicht wird Ihr Unterbewusstsein immer gewinnen – es zwingt Sie, die Energie aufzunehmen, die es verlangt.

In Verbindung mit dem erheblichen Rückgang unseres Grundumsatzes (Energieverbrauchs), der den Gewichtsverlust stoppen kann (wie im letzten Kapitel beschrieben), sollte deutlich werden, dass die Gleichung der alten Schule zum Abnehmen: *Energiezufuhr (Nahrung) – Energieabfuhr (Stoffwechsel) = gespeicherte Energie (Fett)* nicht unter unserer bewussten Kontrolle steht.

Wir haben gelernt, dass die bariatrische Chirurgie durch eine drastische Veränderung der Appetit- und Sättigungssignale vom Magen und Dünndarm zu einer scheinbar mühelosen Gewichtsabnahme führt. Menschen, die sich dieser Art von Chirurgie unterzogen haben, sind erleichtert, dass ihr Appetit nicht wirklich Teil eines Charakterfehlers war – sondern dass er in Wirklichkeit überhaupt nicht unter ihrer Kontrolle stand.

Schließlich erfuhren wir, dass Leptin, das von unseren Fettzellen produzierte Hormon, der Hauptverantwortliche für unser Gewicht ist. Es verhindert, dass wir zu dick werden, indem es dem Gehirn mitteilt, wie viel Fett (Energie) bereits gespeichert ist – es verhält sich also ähnlich wie die Tankanzeige bei einem Auto. Zu viel Leptin bedeutet wenig Appetit und einen hohen Stoffwechsel, dadurch kommt es zu einer Gewichtsangleichung an den Sollwert. Es trägt dazu bei, sowohl den Grundumsatz als auch Appetit und Sättigung zu steuern, um unsere Energiereserven auf einem gleichmäßigen Niveau zu halten und eine unkontrollierte Gewichtszunahme oder -abnahme zu verhindern. Bei vielen Menschen ist Leptin der Grund dafür, dass für sie Gewicht kein Thema ist. Sie zählen die Kalorien nicht, weil Leptin bei ihnen funktioniert. Wenn dieses Hormon aber nicht ausreichend vorhanden ist, wie bei einer sehr seltenen genetischen Erkrankung, kommt es zu einer schwindelerregenden und schnellen Gewichtszunahme.

Wenn aber Leptin wirklich der Hauptverantwortliche für unser Gewicht ist, warum finden wir dann im Blut von fettleibigen Menschen so hohe Leptinwerte? Warum scheint Leptin bei ihnen nicht zu wirken?

Im nächsten Kapitel wird erklärt, warum der Hauptregulator unseres Gewichts nicht mehr funktionieren kann.

# Kapitel 5

# Der Vielfraß

*Das Fettsucht-Hormon verstehen*

Als ich mich zum Frühstück setzte, blickte ich mich einen Augenblick lang um. Ich war wegen meiner Sprechstunden in Dubai und die Sonne brannte auf die Terrasse draußen – die Stadt und der Burj Khalifa Turm schimmerten in der Ferne. Das Gemurmel morgendlicher Gespräche und das Klirren von Besteck erfüllten den Speisesaal des Hotels, wo sich Paare, Familien und Singles am reichhaltigen Buffet labten. Ich goss mir Tee ein, plötzlich wurde es still im Raum. Ich blickte auf und hielt inne – die Gäste starrten auf einen riesigen Mann, der soeben eingetreten war. Er trug ein traditionelles weißes arabisches Kann-Dura-Gewand, das vermutlich speziell für ihn angefertigt worden war, denn es war ebenso breit wie lang. Er trug keine Kopfbedeckung, und ich schätzte ihn aufgrund seines Haaransatzes und einiger grauer Bartstoppeln auf einen Mann um die Vierzig. Trotz seiner massigen Größe und runden Gestalt konnte er sich gut bewegen, aber als er sich mir gegenüber an einen Tisch setzte, bemerkte ich Verzweiflung in seinen Augen. Er sah blass aus und schwitzte sehr stark trotz der kühlen Klimaanlage. Er war kein großer Mann, wog aber bestimmt 200 kg. Er war kurzatmig und versuchte es zu verbergen – er sah aus, als würde er wirklich leiden.

Ich beobachtete diesen armen Mann in der nächsten Stunde heimlich, während ich Tee nachschenkte. Sein Verhalten war bemerkenswert. Er ging zu jeder Station des Buffets und befahl dem Kellner, jeden Teller, den er füllte, zu seinem Tisch zu bringen. Eier, Rösti, Hühnerwürstchen und Bohnen stapelten sich auf einem Teller, Wurst und Käse auf einem anderen; eine große Schale mit Fruchtcocktail war bis zum Rand gefüllt. Dazu kamen noch arabisches Fladenbrot und Hummus, Toast und Marmelade, zwei Teller mit Kuchen und Croissants und drei große Gläser mit Fruchtsaft. Als er sich schließlich hinsetzte, um mit dem Frühstück zu beginnen, war sein Tisch (an dem normalerweise vier Personen Platz haben) vollständig mit Tellern voller Essen bedeckt, genug für zehn Personen. Er aß äußerst effizient und sehr schnell, aber in seinen Augen stand noch immer Verzweiflung. Innerhalb von zwanzig Minuten hatte er alles aufgegessen, dann wies er den Kellner an, ihm mehr zu bringen…

Als der Mann endlich fertig war, klopfte er sich die Krümel von seinem Gewand, erhob sich und ging selbstbewusst hinaus. Er sah viel besser aus, seine Farbe war zurückgekehrt, und er sah nicht mehr so gequält aus wie zuvor. Aber ich fragte mich, wie konnte ein Mann so viel und so schnell essen? War er gierig oder war er irgendwie süchtig nach Essen geworden? Oder steckte etwas Anderes dahinter – war seine Völlerei ein Symptom für eine zugrundeliegende Krankheit?

Die Meinung meiner Tischnachbarn, die sich gegenseitig Kommentare zuflüsterten, war offensichtlich. Ihr subtiles Kopfschütteln und ihre mitfühlenden Blicke verrieten mir ihr Urteil. Dieser Mann war schuldig im Sinne der Anklage. Er war fett, weil er zu viel aß, und er aß zu viel, weil er ein Vielfraß war. Er hatte eine der sieben Todsünden in aller Öffentlichkeit begangen und zeigte keine Reue.

Aber wenn die Realität eine andere ist? Betrachten wir die Dinge einmal aus der Sicht des Mannes. Hätten wir ihn gefragt, wie er sich an jenem Morgen fühlte, hätte er uns vielleicht gesagt, dass er eine unruhige Nacht hinter sich hatte und wahrscheinlich jede Stunde aufgewacht war, weil sein Körper mit geräuschvollem Schnarchen darum kämpfte, ausreichend Sauerstoff in sein System zu bekommen. Wegen des niedrigen Sauerstoffgehalts in seinem Gehirn wäre er mit Kopfschmerzen aufgewacht. Als er sich auf den Tag vorbereitete, fühlte er den andauernden Stress und die Angst wie andere Menschen ihn wegen seines Aussehens wahrnahmen. Aber das Wichtigste, was ihm an diesem Morgen in Erinnerung geblieben ist, abgesehen von den Kopfschmerzen und der Angst, war sein Heißhunger, das Gefühl, eine Woche lang nichts gegessen zu haben, obwohl er sich jeden Tag mit Essen vollgestopft hatte. Deshalb sah er auch so ängstlich und blass aus, als er den Speisesaal betrat. Vielleicht waren Hungersignale der Grund für sein Verhalten?

Aber musste dieser Mann nicht eine übermäßige Menge an Leptin in seinem Blutkreislauf haben? Der Leptinspiegel sollte mit zunehmendem Fettanteil steigen mit der Folge, dass sein Appetit sinkt und sein Stoffwechsel zunimmt. Was war also mit dem Rückkopplungsmechanismus schiefgelaufen, der hätte verhindern sollen, dass dieser arme Mann so fettleibig wurde?

Hätten wir seine Leptinwerte gemessen, hätten wir gesehen, dass sie der Menge seines Körperfettes angemessen waren: Sie waren extrem hoch. Warum funktioniert Leptin, das Hormon, das die Fettspeicherung über Monate und Jahre steuert, nicht?

Die Antwort auf diese Frage führt uns zur eigentlichen Ursache der Adipositas-Krankheit. Der Hinweis kommt aus den Studien mit fettleibigen menschlichen Freiwilligen, die nach einer Leptin-Injektion nicht abnahmen. In dem Experiment war der Leptinspiegel vor den Injektionen bereits hoch. Die Erhöhung eines bereits hohen Leptinspiegels hatte daher keinerlei Wirkung. Leptin schien nicht mehr zu wirken.

Bei den pakistanischen Cousinen, die an einem seltenen genetischen Leptinmangel litten (Kapitel 4), hatten die Injektionen von Ersatz-Leptin eine dramatische Wirkung und bescherten ihnen einen beträchtlichen Gewichtsverlust. Leptin wirkte offenbar regelrecht, wenn die Spiegel im Körper niedrig waren, aber wenn die Spiegel hoch waren, funktionierte es nicht mehr.

Die Wissenschaftler kamen zu dem Schluss, dass die Botschaft von Leptin an das Gehirn bei hohen Werten gestört wird. Es sind hohe Leptinspiegel vorhanden, aber das Gehirn kann sie nicht wahrnehmen. Wenn Leptin diesen Schwellenwert erreicht, entwickelt sich ein Zustand, der als *Leptinresistenz* bezeichnet wird. Das Gehirn ist „blind" für die hohen Leptinwerte und damit für die hohen Fettreserven. Tatsächlich kommt die gegenteilige Botschaft an: Das Gehirn nimmt einen viel niedrigeren Leptinspiegel wahr, als de facto vorhanden ist, und interpretiert dies als Hungerzustand. Wie wir am Frühstücksbuffet in Dubai beobachtet haben, kann dies zu wachsendem Hunger und dem unstillbaren Wunsch führen, den Hunger zu bekämpfen. Die Folgen sind: Gewichtszunahme, dadurch mehr fettproduzierendes Leptin mit noch höheren Leptinwerten und noch mehr Leptinresistenz. Je dicker der Mann wird, desto hungriger fühlt er sich; je mehr er sich mit Essen vollstopft, desto dicker wird er. Dieser Teufelskreis von steigender Gewichtszunahme und zunehmender Leptinresistenz, der zu weiterer Gewichtszunahme führt, beschreibt die Adipositas im Endstadium, also in ihrer vollen Ausprägung.

Kehren wir zu unserem Vergleich mit dem Benzintank zurück. Stellen Sie sich vor, Sie fahren mit Ihrem Auto und bemerken, dass die Tankanzeige gefährlich niedrig ist. Sie machen sich sofort Gedanken darüber, wie Sie die nächste Tankstelle finden können. Sie müssen so schnell wie möglich tanken – es ist dringend. Was Sie nicht wissen, ist, dass Sie eigentlich einen vollen Benzintank haben. Das Problem ist die Tankanzeige – sie ist kaputt. Das ist dasselbe wie bei der Leptinresistenz – das Gehirn registriert: nicht ausreichend Treibstoff (Fett) vorhanden – aber in Wirklichkeit gibt es reichlich Reserven.

## Der Wendepunkt: Leptinresistenz

Der heilige Gral der Adipositasforschung ist das Verständnis und die Behebung der Leptinresistenz. Wenn diese tatsächlich rückgängig gemacht würde und das Gehirn somit wieder die hohen Leptinwerte erkennen kann, dann hätte das zur Folge, dass Heißhunger und niedriger Stoffwechsel der Betroffenen korrigiert werden könnten und ihr Gewicht sich normalisieren würde. Um die Analogie fortzusetzen: die defekte Tankanzeige wäre repariert und es gäbe keinen Grund mehr für unnötige Notstopps an der Tankstelle. Ein Schlüssel zur Leptinresistenz ergibt sich aus dem zunehmenden Verständnis, dass Leptin nicht nur die Menge der gespeicherten Energie kontrolliert, sondern auch steuert, was mit diesen Energiereserven geschehen soll. Unsere DNA will zwei Dinge von uns: Überleben und Fortpflanzung. Sobald wir das Erwachsenenalter erreicht haben, hängt unser Fortpflanzungserfolg von unserem Ernährungszustand ab. Wenn eine junge Frau nicht genügend Fett oder Energiereserven hat, besteht das Risiko, dass eine Schwangerschaft nicht zustande kommt, wenn die Nahrung knapp wird. Sind dagegen reichlich Fettreserven vorhanden, ist es viel wahrscheinlicher, dass eine Schwangerschaft erfolgreich verläuft, selbst wenn es zu einem Nahrungsmangel kommt. Es ist daher evolutionär sinnvoll, dass Leptin, der Fettbotenstoff des Gehirns, das Fortpflanzungsverhalten nur dann anregt, wenn es ernährungsmäßig angemessen ist. Dies wurde in der Forschung tatsächlich bestätigt.[1] Leptin stimuliert über den Botenstoff Gonadotropin-Releasing-Hormon (GnRH) die Eierstöcke. Eine interessante Nebenwirkung der Fettleibigkeit, die ich bei vielen Patientinnen sehe, ist das so genannte polyzystische Ovarialsyndrom (PCOS), bei dem die Eierstöcke nicht mehr normal funktionieren und die Patientin weniger fruchtbar wird. Möglicherweise werden wir in Zukunft sehen, dass die Leptinresistenz zu diesem Zustand beiträgt.

Wir wissen auch, dass bei Menschen, die durch Hunger oder Krankheit stark abgenommen haben, schnell Unfruchtbarkeit eintritt, um den Körper vor einer gefährlichen und energieraubenden Schwangerschaft zu schützen. Leptin fungiert also nicht nur als Botenstoff für die Stoffwechsel- und Appetitbereiche des Gehirns, sondern schaltet auch unsere Fortpflanzungsfähigkeit ein oder aus, je nach Ernährungszustand.

### Leptin-Resistenz kann völlig normal sein

Die Leptinresistenz verursacht eine Gewichtszunahme, indem sie inadäquaten Appetit auslöst, obwohl bereits genügend Energiereserven vorhanden sind. Sie stimuliert im Grunde genommen die Zufuhr von viel Energie und gibt uns Gelegenheit zu wachsen. Es gibt zwei Phasen in unserem Leben, in denen die Leptinresistenz von Vorteil sein kann, da sie dazu beiträgt, dieses Wachstum zu stimulieren:

1. Schwangerschaft[2]
2. Adoleszenz[3]

Eine gesunde Leptinresistenz zu diesen Zeiten ist für unser Überleben entscheidend – ohne Wachstum und Fortpflanzung würden wir aussterben. Wir erinnern uns daran, dass sowohl bei einer gesunden Leptinresistenz als auch bei einer durch Fettleibigkeit bedingten Leptinresistenz die Anzeichen dieselben sind – Heißhunger (um Energie aufzunehmen) und Müdigkeit (um Energie zu erhalten). Unseren Teenagern und werdenden Müttern verzeihen wir dieses Verhalten, aber denken Sie bitte auch an die hungrigen und müden Menschen, die an Adipositas leiden – sie empfangen dieselben Signale.

## Was ist die Ursache der Leptinresistenz?

In der wissenschaftlichen Literatur gibt es viele Theorien über die Ursache der Leptinresistenz, und es wird immer noch darüber diskutiert.[4] Meiner Meinung nach sind die wahrscheinlichen Ursachen jedoch eine Kombination aus:

1. Dem Hormon, das den Glukosespiegel in unserem Blut kontrolliert – *Insulin**
2. Einem Protein, das die Entzündung im Körper kontrolliert, das *TNF-alpha*. Es

---

* Insulin ist ein Hormon, das von der Bauchspeicheldrüse ausgeschüttet wird, wenn wir ein glukosehaltiges Lebensmittel (z. B. Zucker, Brot, Nudeln) essen. Seine Aufgabe ist es, die Glukose aus dem Blut in die Zellen zu transportieren, damit diese sie zur Energiegewinnung nutzen können.

- verursacht eine Entzündung des Gewichtsregulierungszentrums im Gehirn
- erhöht den Bedarf an Insulin.

### Insulin und Leptin

Wir haben gelernt, dass Leptin langfristig unser Gewicht steuert. Wenn unsere Fettspeicher zunehmen, steigt auch der Leptinspiegel in unserem Blut an. Der Hypothalamus, der unseren Appetit und unseren Stoffwechsel steuert, nutzt den Leptinspiegel als Indikator für die Menge an Fett, die wir in uns tragen, und passt Appetit (wie viel Energie wir aufnehmen) und Stoffwechsel (wie viel Energie wir verbrauchen) entsprechend dem Leptinspiegel (und damit den Fettreserven) an. Leptin wirkt, indem es sich an spezielle Zellrezeptoren im Hypothalamus anlagert. Die Rezeptoren wirken wie ein zellulärer Briefkasten, über den die Botschaft – zu viel Fett – übermittelt werden kann. Allerdings kann die Stärke des Leptinsignals an den Hypothalamus durch das Hormon Insulin abgeschwächt werden.

Sowohl Leptin als auch Insulin senden ein Signal an dieselben Zellen des Hypothalamus. Die Zellen haben separate Rezeptoren (zelluläre Briefkästen) für Leptin oder Insulin. Sofort nachdem die Nachricht den jeweiligen Briefkasten erreicht hat, wird sie weitergeleitet. Aber sobald die Botschaften übermittelt wurden, überschneiden sich ihre Signalwege innerhalb der Zelle. Die Zelle kann die Informationen von Insulin und Leptin nicht gleichzeitig lesen. Wenn also Insulin auf den Zellrezeptor einwirkt, gibt es in der Zelle keinen Platz, um auch das Leptinsignal zu lesen, selbst wenn Leptin vorhanden ist und seine Botschaft sendet. Die Leptin-Botschaft bleibt also ungelesen.[5] Infolgedessen geht der Hypothalamus fälschlicherweise davon aus, dass die Fettspeicher niedrig sind, und regt den Appetit an, während er gleichzeitig den metabolischen Energieaufwand (Grundumsatz) senkt.

Die tiefgreifende Wirkung, die der Insulinspiegel auf die Leptinresistenz hat, bedeutet, dass auch er für die Kontrolle unseres Sollgewichts entscheidend ist. Ein höherer Insulinspiegel bedeutet mehr Leptinresistenz, und mehr Leptinresistenz bedeutet einen höheren Gewichts-Sollwert – und damit ein höheres Gewicht. Wir werden das Thema Insulin in Kapitel 10 noch ausführlicher behandeln.

**Hoher Insulinspiegel ⇒ Leptin-Resistenz**

## TNF-Alpha

TNF-Alpha wird von Zellen freigesetzt, die als Polizei gegen Infektionen oder Verletzungen fungieren. Diese Zellen (Makrophagen genannt) durchstreifen unseren Körper auf der Suche nach potenziellen Problemen (z. B. beschädigte Zellen oder eindringende Bakterien/Viren). Sobald ein Problem entdeckt wird, geben die Zellpolizisten TNF-alpha ab (man denke an Polizisten mit Pfefferspray oder einem Taser), was eine Kaskade von Ereignissen auslöst, die zu einer Entzündung führen (vergleichbar mit Verhaftung, Beendigung der Bedrohung und der Reparatur des Schadens). Dies ist Teil der normalen Entzündungsreaktion.[*] Aber sobald die Fettzellen bei Adipositas eine kritische Größe erreichen, wird die Zellpolizei gerufen.[**] Sie geht davon aus, dass die geschwollene Zelle geschädigt ist und setzt daher TNF-alpha frei, um den Reparaturprozess einzuleiten – dies kann jedoch unerwünschte Nebenwirkungen haben.

$$\text{Adipositas} \Rightarrow \text{geschwollene Fettzellen} \Rightarrow \text{erhöhtes TNF-alpha} \Rightarrow \text{Entzündung}$$

Die chronische Reaktion der körpereigenen „Polizei" gegen geschwollene Fettzellen bedeutet, dass die Entzündungswerte immer höher als normal sind. Adipositas ist ein entzündungsfördernder Zustand. Dies passt zu den Patienten in meiner Klinik, die an Fettleibigkeit leiden und sich nach einer bariatrischen Operation erkundigen: Alle diese Patienten haben einen positiven Bluttest für Entzündungen (den CRP-Test). Im Folgenden erkläre ich, warum dies für das Verständnis der Fettleibigkeit entscheidend ist.

TNF-alpha steigt auch als Reaktion auf eine typisch westliche Ernährung, die ein niedriges Verhältnis von Omega-3 zu Omega-6 aufweist. Wir werden dies in Kapitel 9 ausführlicher behandeln.

---

[*]    Entzündungen sind wichtig für unsere Gesundheit – sie bekämpfen Infektionen und reparieren Zellen. Signale von geschädigten Zellen und von fremden Eindringlingen in unseren Körper stimulieren unsere Entzündungsreaktion.

[**]    Es gibt einige Hinweise darauf, dass das von den Fettzellen ausgeschüttete Leptin auch für die Rekrutierung der Zellpolizei verantwortlich sein könnte, aber das Ergebnis ist dasselbe: Entzündung um die Fettzellen herum und Ausbreitung der Entzündung im ganzen Körper.

**Entzündung des Gewichtskontrollzentrums**
Wir wissen, dass Fettleibigkeit (und die westliche Ernährung) die Produktion von TNF-alpha auslöst, wodurch weitere Entzündungen im ganzen Körper ausgelöst werden. Alle Organe des Körpers sind bis zu einem gewissen Grad davon betroffen. Es gibt eine höhere Entzündungsrate in den Blutgefäßen (was zu Herzkrankheiten führt), in den Gelenken (was Schmerzen und Arthritis verursacht) und in den Zellen (was das Risiko für viele Krebsarten erhöht).

Aber es gibt mittlerweile Beweise dafür, dass die Entzündungsreaktion, die im Körper zu Fettleibigkeit führt, auch eine direkte Auswirkung auf den Hypothalamus und damit das Gewichtskontrollzentrum hat – also den Bereich, der mit Hilfe des Leptinsignals Ihren Gewichts-Sollwert festlegt. Die Folge einer hypothalamischen Entzündung ist eine Leptinresistenz.[6] Das vom Fett ausgesendete Signal kommt nicht an – hohe Leptinspiegel werden nicht wahrgenommen. Das Gehirn registriert „Nahrungsmangel", obwohl ein Überfluss besteht.

Aus evolutionärer Sicht ist es sinnvoll, dass die durch eine Krankheit oder schwere Verletzung ausgelöste Entzündungsreaktion auch eine Leptinresistenz verursacht. Jede Verletzung braucht Energie, um zu heilen, also ist ein über das Übliche hinaus gesteigerter Energiebedarf zu erwarten (unter Berücksichtigung unserer momentanen Fettreserven). Dieser wird gedeckt, indem die Wirkung von Leptin blockiert wird, was zu verstärktem Hunger und damit zu einer höheren Energieaufnahme (in Form von Nahrung) führt.

Adipositas-bedingte Entzündung ⇒
Hypothalamus-Entzündung ⇒ Leptin-Resistenz

## TNF-Alpha beeinträchtigt die Insulinwirkung

Der andere Effekt von TNF-alpha auf Leptin wird über seinen Einfluss auf Insulin vermittelt. Ein hoher TNF-alpha-Spiegel im Blut (wie es bei fettleibigkeitsbedingten Entzündungen der Fall ist), blockiert die Wirksamkeit von Insulin[*].[7] Das Insulin kann seine Aufgabe, Glukose in die Zellen zu transportieren, nicht mehr effizient erfüllen (dies wird in der medizinischen Fachsprache als Insulinresistenz[**] bezeichnet). Deswegen produziert die Bauchspeicheldrüse mehr Insulin, um dies auszugleichen.

Adipositasbedingte Entzündung ⇒ erhöhtes TNF-alpha ⇒ verringerte Insulinwirkung ⇒ Ansteigen des Insulinspiegels ⇒ Leptin-Resistenz

Ein Beispiel für einen gesunden hohen TNF-alpha-Spiegel ist die Schwangerschaft. TNF-alpha wird von der Plazenta im Verlauf der Schwangerschaft produziert. Es spielt eine entscheidende Rolle bei der Regulierung der Immunreaktion des mütterlichen Körpers auf den wachsenden Fötus.[8] Wenn die Immunreaktion während der Schwangerschaft nicht verändert wird, wird der Fötus als fremd erkannt, was eine Immunreaktion gegen das Baby auslöst, die die Schwangerschaft beenden kann. Da der TNF-alpha-Spiegel in der Schwangerschaft ansteigt, wird auch die Wirksamkeit des Insulins abgeschwächt. Schwangerschaftsdiabetes (auch Gestationsdiabetes genannt) ist weit verbreitet, und immer mehr Forscher erkennen die Rolle von TNF-alpha als ursächlichen Faktor bei seiner Entstehung. Neben seinen positiven Auswirkungen auf die Immunität in der Schwangerschaft führt ein hoher TNF-alpha-Wert zu einer Leptinresistenz und stimuliert die entsprechende Energieaufnahme (und Gewichtszunahme) in dieser Zeit.

Die Auswirkungen von Entzündungen auf die Leptin-Signalgebung im Hypothalamus sind vorteilhaft, da sie dazu beitragen, die Energiereserven bei Verletzungen auszugleichen und die für das Wachstum einer Schwangerschaft erforderliche positive

---

[*]   Durch Herunterregulieren der Tyrosinkinase-Aktivität des Insulinrezeptors.

[**]  Insulinresistenz und Adipositas gehen Hand in Hand – 90 % der Fälle von Typ-2-Diabetes (verursacht durch Insulinresistenz) sind übergewichtig oder fettleibig.

Energiebilanz zu unterstützen. Bei Adipositas wirken sie sich jedoch nachteilig aus, da sie zu einer weiteren Gewichtszunahme führen und das Risiko von Diabetes und Herzerkrankungen erhöhen.

Kehren wir nun zu dem Mann am Frühstücksbuffet in Dubai zurück und betrachten, ob wir sein Verhalten mit dem erklären können, was wir über die Leptinresistenz gelernt haben. Dieser Mann hatte einen seiner Körperfettmenge entsprechenden sehr hohen Leptinspiegel. Allerdings verursachten seine großen Fettzellen erstens eine chronische Entzündungsreaktion und führten zweitens zu hohen TNF-alpha-Spiegeln.

- Die Entzündungsreaktion in seinem Körper greift seinen Sollwert direkt an, indem sie eine Leptinresistenz in seinem Gehirn erzeugt.
- Das TNF-alpha wirkt indirekt auf die Leptinresistenz ein, indem es einen hohen Insulinspiegel verursacht.
- Der hohe Insulinspiegel (stimuliert durch westliche Ernährung und TNF-alpha) führt zu einer Blockade der Leptin-Signalübertragung im Gehirn.

Schließlich ist es wahrscheinlich, dass dieser Mann an einem ausgeprägten Typ-2-Diabetes leidet, der zu noch höheren Insulinspiegeln und einer noch deutlicheren Leptinresistenz führt. Das Ergebnis ist ein extrem fettleibiger Mensch in einem Teufelskreis aus unstillbarem Hunger und Gewichtszunahme als Folge der Leptinresistenz. Es ist fast so, als ob sich sein Fett wie ein Tumor verhält – es regt sich selbst unaufhaltsam zu Wachstum an, indem es die falschen Stoffwechselsignale an seinen Körper sendet.

### Leptin-Resistenz kann umgekehrt werden

Aus Tierversuchen wissen wir, dass sich die Leptinresistenz künstlich umkehren lässt. Ratten, die mit westlichen Lebensmitteln (mit hohem Zucker- und Ölgehalt) gefüttert werden, reagieren mit einer Insulinresistenz, die zu einer Leptinresistenz und damit zu einer Gewichtszunahme führt. Wenn die Tiere wieder auf ihre normale Ernährung umgestellt werden, stabilisiert sich ihr Insulinspiegel, die Leptinresistenz nimmt ab und ihr Gewicht kehrt auf ein normales Niveau zurück.[9]

Höhere Insulinspiegel bedeuten gesteigerte Leptinresistenz. Leider sind wir durch unsere derzeitige westliche Ernährung für einen hohen Insulinspiegel prädisponiert. Wenn wir eine Mahlzeit oder einen Snack zu uns nehmen, der viel Zucker oder verarbeitete Kohlenhydrate wie Weizen enthält, führt dies zu einem

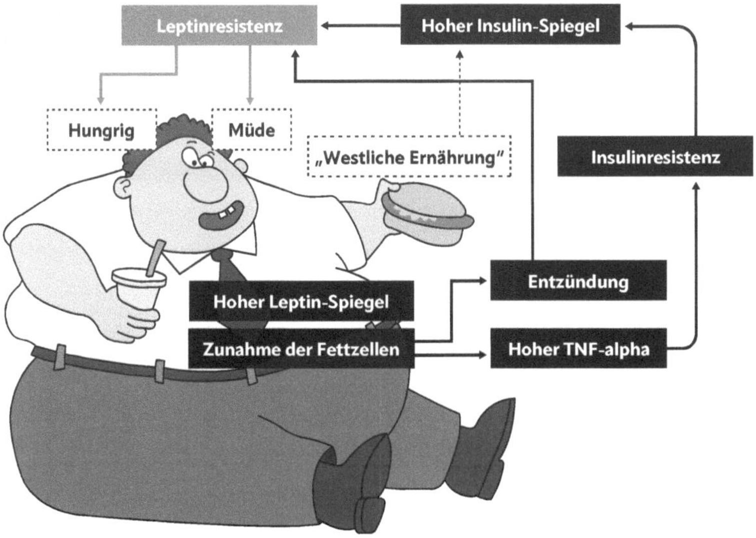

Abb. 18
*Der Weg zur
Leptinresistenz*

Figure labels: Leptinresistenz — Hoher Insulin-Spiegel — Hungrig — Müde — „Westliche Ernährung" — Insulinresistenz — Entzündung — Hoher Leptin-Spiegel — Zunahme der Fettzellen — Hoher TNF-alpha

Anstieg der Insulinausschüttung (um die Glukose in unseren Zellen zu verarbeiten), und in „der westlichen Welt" sind wir von dieser Art von Lebensmitteln umgeben (dies wird im zweiten Teil näher erläutert).

## Zusammenfassung

In Kapitel 4 haben wir gelernt, dass Leptin, das Hormon, das von unseren Fettzellen produziert wird, ständig daran arbeitet, unser Gewicht in Balance zu halten. Wenn wir zu viel essen und zu viel Fett ansetzen, steigt unser Leptinspiegel an. Dies wird vom Gewichtskontrollzentrum in unserem Gehirn (dem Hypothalamus) wahrgenommen und führt zu starken, unbewussten Veränderungen unseres Verhaltens. Die Hormone wirken darauf hin, dass unser Appetit sinkt und unsere Stoffwechselrate steigt. Unsere Nahrungsaufnahme wird gesenkt und der Energieverbrauch erhöht – so wird die Gewichtszunahme reguliert. Auf diese Weise können die meisten Menschen mit nur mäßiger Anstrengung ihr Gewicht über Monate und Jahre hinweg konstant halten.

Wir haben in diesem Kapitel gelernt, was passiert, wenn Leptin nicht mehr wirkt. Die

Botschaft, dass wir genügend Fett – genügend Energie in Reserve – haben, kommt nicht an – und wie eine Tankanzeige, die fälschlicherweise einen leeren Tank anzeigt, uns zwingt, die nächste Tankstelle anzufahren, spüren wir den dringenden Zwang „zu tanken" – also Nahrung aufzunehmen.

Bei einer Kombination aus hohem Insulinspiegel und ausgeprägter Entzündung im Körper wird Leptin nicht mehr wirken. Die Wechselwirkung zwischen Leptin, Insulin und Entzündung wird zu einem Teufelskreis, sobald dieser in Gang gesetzt wird. Insulin (zunächst verursacht durch zu viel Zucker) schwächt die Wirkung von Leptin ab. Entzündungen (verursacht durch eine westliche Ernährung) verhindern, dass das Leptin im Gehirn wahrgenommen wird. Die Entzündung blockiert die Insulinsignale in den Zellen, so dass noch mehr Insulin benötigt wird. Noch mehr Insulin schwächt die Leptinwirkung noch mehr ... und so setzt sich der Kreislauf fort, was zu einer zunehmenden Leptinresistenz führt. Das Gehirn nimmt einen Leptinmangel (und damit einen Mangel an Fettreserven) wahr und schaltet auf Überlebensmodus. Das Ergebnis sehen wir am Frühstücksbuffet in Dubai: Jemand, der bereits übermäßig fettleibig ist, spürt den unersättlichen Appetit eines hungernden Menschen und wird dazu getrieben, immer mehr zu essen. Das ist die Adipositas-Erkrankung in ihrer extremsten Form.

Aber wir haben auch Licht am Ende des Tunnels gefunden. Studien zeigen, dass die Leptinresistenz durch eine Änderung der Qualität der konsumierten Lebensmittel umgekehrt werden kann. Dieser Ansatz bildet die Grundlage für den dritten Teil: Wie kann man Übergewicht abbauen und anschließend ein gesünderes Gewicht halten?

### Stoffwechselkunde

Damit haben wir unseren kurzen Kurs in Stoffwechselkunde abgeschlossen: Wie der Körper mit Energieregulierung, übermäßiger Nahrungsaufnahme und Diäten umgeht. Die wichtigsten Elemente der Metabologie sind die Theorie des Sollgewichts und ihre Auswirkungen auf die entschiedene Verteidigung eines Fettspeichers, der vom Unterbewusstsein als angemessen und gesund errechnet wird (unter Berücksichtigung unserer Gene, unserer aktuellen Umgebung und unserer Vorgeschichte). Schließlich haben wir gesehen, was passiert, wenn das Ausmaß von Fettleibigkeit erreicht wird, das zu Leptinresistenz und damit zu dem Teufelskreis führt: Adipositas führt zu Hunger und der Hunger führt zu weiterer Adipositas.

# Kapitel 6

# Der letzte Ausweg

*Wie eine Operation zur Gewichtsabnahme funktioniert*

Die Inspiration für dieses Buch und der Auslöser für mein Interesse, die wahren Ursachen der Fettleibigkeit zu erforschen, war die erstaunliche Wirkung, die die bariatrische Chirurgie auf das Leben der betroffenen Menschen hat. Ich habe miterlebt, wie sich das Leben von Hunderten von Patienten, die jahrelang unter Fettleibigkeit gelitten hatten, nach der Operation veränderte. Einer der schönsten Aspekte der Arbeit eines bariatrischen Chirurgen sind die postoperativen Nachsorgetermine, an denen wir die Patienten Monate und Jahre nach ihrer Operation untersuchen. Es ist ein großartiges Gefühl, wenn ein Patient sagt: „Mein neues Leben verdanke ich Ihnen". Oft verlasse ich die Klinik mit schönen Wein- oder Schokoladenpaketen, die ich an meine leidgeprüften Verwaltungsmitarbeiter verteile (die stressige Stunden am Telefon mit Patienten verbringen, deren Termine und Operationen aufgrund der Ineffizienz des NHS* abgesagt wurden).

Nicht selten, wenn ich Patienten sechs Monate nach der Operation zum ersten Mal wiedersehe, erkenne ich sie oft nicht wieder, wenn sie meine Praxis betreten. Der erhebliche Gewichtsverlust in Verbindung mit einem veränderten Selbstbewusstsein und Auftreten führt dazu, dass ich mich erst dann wieder an sie erinnere, wenn sie mir ein altes Foto zeigen. Wenn ich sie Jahre nach der Operation zur jährlichen Nachuntersuchung sehe, geht es meist nur um ein nettes Gespräch – sie haben ihr Essverhalten geändert und kochen gerne gesundes, nahrhaftes Essen.

Wir haben gesehen, dass es unmöglich ist, eine Gewichtsabnahme langfristig aufrechtzuerhalten, wenn man nicht zuvor seinen Gewichts-Sollwert auf ein niedrigeres Niveau gesetzt hat. Die Grundprämisse dieses Buches ist, dass wir dies nur erreichen können, indem wir die Art unserer Ernährung anpassen, unsere Esskultur ändern, Stress abbauen, unsere Schlafgewohnheiten verbessern und für eine kräf-

---

* NHS = National Health Service, nationales Gesundheitssystem in Großbritannien

tige Muskulatur sorgen. Aber was macht die bariatrische Chirurgie so erfolgreich bei der drastischen Senkung des Sollwerts?

Wir wissen, dass der Hypothalamus, der Teil des Gehirns, der unseren Sollwert kontrolliert, nach einer bariatrischen Operation veränderte Signale aus dem Magen-Darm-Trakt erhält. Durch die Operation wird die Konfiguration des Verdauungstraktes verändert und dadurch ändern sich auch die Hormonsignale, die unseren Appetit und unser Sättigungsgefühl steuern.

## ▬ Magenband, Magenballon und Kieferverdrahtung

In den Anfängen der bariatrischen Chirurgie dachten wir, dass eine Gewichtsabnahme durch eine von zwei Methoden erreicht wird: entweder durch eine Einschränkung der Nahrungsmenge, die gegessen werden kann, oder durch eine Malabsorption* der Nahrung. Inzwischen haben wir jedoch gelernt, dass dies nicht der Fall ist, und zwar durch die übliche medizinische Methodik – Versuch und Irrtum. Das Magenband (ein Plastikring, der am oberen Ende des Magens angebracht wird, um zu verhindern, dass man zu schnell isst), der Magenballon (ein Plastikballon, der im Magen aufgeblasen wird) oder die alte Technik der Kieferverdrahtung (bei der ein Zahnarzt die Zähne buchstäblich zusammenklemmt) haben allesamt nachweislich schlechte Langzeitergebnisse erzielt.

Der Gewichts-Sollwert von fettleibigen Patienten wird durch keine dieser Techniken verändert; sie schaffen lediglich ein Hindernis für die Nahrungsaufnahme. Wenn Sie dem Gewichts-Sollwert durch eines dieser Verfahren den Kampf ansagen, werden Sie zweifellos die erste Schlacht gewinnen, Sie werden etwas Gewicht verlieren. Aber dann wird der Set-Point die Kontrolle übernehmen, um zu verhindern, dass Sie zu viel Gewicht verlieren, Ihr Grundumsatz wird sinken und Sie werden sich nach den kalorienreichen Nahrungsmitteln sehnen, die das mechanische Hindernis nicht passieren können, das Ihnen Ihr Arzt empfohlen hat. Es ist bedrückend, weinende Patienten zu sehen, die sich diesen Eingriffen unterzogen haben, und sich selbst die Schuld für ihre mangelnde Selbstkontrolle geben. Häu-

---

\*    ungenügende Nahrungsaufnahme aus dem Verdauungstrakt

fig nehmen sie wieder zu, indem sie sich weiche, extrem kalorienreiche Nahrungsmittel wie Schokoshakes oder Eiscreme zuführen. Die beeindruckende Verteidigung des Gewichts-Kontrollzentrums hat ihren Appetit durch die Hormone zur Nahrungsaufnahme in die Höhe getrieben – solche Signale (die gleichen werden auch nach einer Gewichtsabnahme durch Diät produziert) sind zu stark, als dass wir sie ignorieren könnten. Das veränderte Essverhalten, das nach der Gewichtsabnahme bei diesen Patienten (von denen viele vor dem Eingriff keine Lust auf Süßes hatten) zu beobachten ist, beruht auf der Veränderung dieser Signale und nicht auf einem Charakterfehler oder einer Schwäche. Dies ist der Grund, warum das Magenband, der Magenballon und die Kieferverdrahtung zunehmend als unzureichend und erfolglos angesehen werden – sie verändern den Sollwert nicht, und wie wir inzwischen wissen, gewinnt der Sollwert immer den Krieg.

## Malabsorptive Verfahren

Was ist mit malabsorptiven Verfahren? Wir wissen, dass jemand, dem die Hälfte seines Dünndarms ausgeschaltet wird, zunächst an Gewicht verliert, aber nach einer Weile passt er sich automatisch an seinen kürzeren Darm an, indem er mehr isst. Das Gewicht pendelt sich schließlich wieder auf seinen Sollwert ein. Ursprünglich nahm man an, dass der Bypass durch eine Malabsorption wirkt, aber wir wissen heute, dass dies nur vorübergehend ist – der Dünndarm passt sich an, indem er effizienter wird.

## Schlauchmagen und Magenbypass

Derzeit gibt es 2 Haupttypen der bariatrischen Chirurgie, die wirklich funktionieren, und zwar durch eine dauerhafte Änderung des Sollgewichts: Sleeve-Gastrektomie (Schlauchmagen) und Magenbypass.

Beide Verfahren verändern die Appetit- und Sättigungshormone, die wir in Kapitel 4 besprochen haben, dramatisch. Ghrelin, der Appetitbeschleuniger, sinkt erheblich. Dieses Hormon schickt Sie nach einer verpassten Mahlzeit auf Nahrungssuche – und je länger Sie keine Mahlzeit zu sich nehmen, desto stärker wird das Signal. Schließlich treibt es Sie dazu, zu jedem

Die Nahrung gelangt rasch in den Darm, da der Magen umgangen wird, was zu einer frühen Freisetzung der Sättigungshormone GLP-1 und Peptid-YY führt. Dies ist ein frühes und dauerhaftes Signal, mit dem Essen aufzuhören.

Der Ghrelin-produzierende Teil des Magens wird entfernt, was zu einem niedrigen Ghrelinspiegel und dadurch zur Abnahme des Appetits führt.

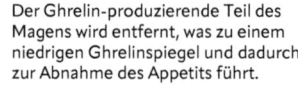

**Abb. 19** *Magenbypass und Schlauchmagen*

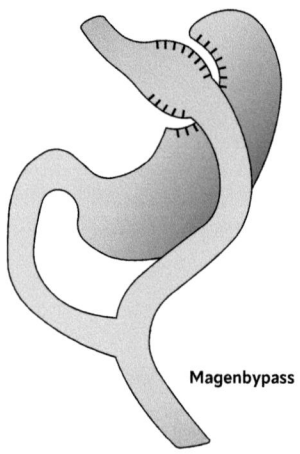

**Magenbypass**

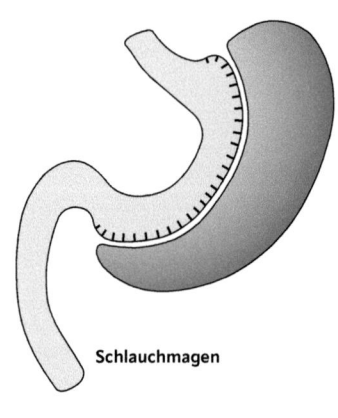

**Schlauchmagen**

kalorienreichen Lebensmittel zu greifen – und es sorgt dafür, dass dieses Essen besonders gut schmeckt.

Peptid-YY (PYY) und GLP-1* sind die beiden Hormone, die das Sättigungsgefühl steuern, d. h. den Appetitausschalter. Diese Hormone steigen sowohl nach der Sleeve- als auch nach der Bypass-Operation auf sehr hohe Werte an. Die Kombination aus hohen Sättigungs- und niedrigen Appetitsignalen bedeutet, dass das Verhalten eines Patienten nach dieser Art von Operation nicht mehr durch Essen gesteuert wird – selbst wenn er die in Kapitel 5 beschriebene Leptinresistenz entwickelt hat.

Die bariatrische Chirurgie ist in den letzten Jahren durch technische Fortschritte viel sicherer geworden. Ich würde das

---

* GLP steht für „glucagonähnliches Peptid". Genau wie PYY wird es nach dem Essen vom Dünndarm in den Blutkreislauf abgegeben. Es löst im Hypothalamus das Sättigungsgefühl aus: das Signal, mit dem Essen aufzuhören. Neben dem Sättigungsgefühl hat es noch eine zweite Wirkung: Es macht das Insulin viel effizienter. Dies ist der Grund, warum Typ-2-Diabetes oft unmittelbar nach einer Bypass- (oder Sleeve-) Operation vollständig verschwindet.

Risiko dieser Art von Chirurgie heute mit dem einer Operation zur Entfernung von Gallensteinen gleichsetzen. Die meisten Patienten bleiben im Vereinigten Königreich nur eine Nacht im Krankenhaus und können innerhalb einer Woche nach der Operation wieder ihren alltäglichen Tätigkeiten nachgehen.

Wenn Sie übergewichtig sind oder sich im Anfangsstadium der Adipositas befinden, würde ich diese Art von Operation nicht empfehlen. Die Anleitungen und Vorschläge in diesem Buch sollten ausreichen, um Ihnen bei der Umstellung Ihres Lebensstils zu helfen, und eine nachhaltige Gewichtsabnahme und eine bessere Lebensqualität zu erzielen. Wenn Sie jedoch unter einer ausgeprägten Adipositas leiden und eine Leptinresistenz oder Typ-2-Diabetes entwickelt haben, dann kann Ihnen diese Art der Operation helfen. Selbst wenn Sie alle in diesem Buch beschriebenen Strategien zur Gewichts-kontrolle befolgen, kann die Leptinresistenz Ihres Körpers Sie daran hindern eine deutliche Gewichtsreduktion zu erreichen. Meiner Meinung nach ist für diese Menschen die bariatrische Chirurgie ein lebensverändernder Eingriff. Es ist traurig, dass wir in der Geschichte der Menschheit an einem Punkt angelangt sind, an dem wir immer mehr Methoden zur Behandlung von Krankheiten entwickeln müssen, die von Menschen verursacht wurden. Die bariatrische Chirurgie ist eine dieser Behandlungen. Es gibt nur wenige Chirurgen, die für diese Eingriffe ausgebildet sind – obwohl das Problem der Fettleibigkeit überwältigend ist. Wir sind wie eine kleine Gruppe von Feuerwehrleuten, die umhereilen, um Waldbrände zu löschen. Aber wenn wir nicht dazu beitragen, die Ursache dieser Brände zu bekämpfen, werden unsere Bemühungen weitgehend vergeblich sein.

## Eine typische Patientengeschichte

Ich möchte den ersten Teil des Buches beenden, indem ich berichte, was mit einem typischen Patienten von mir passiert. Diese Geschichte ist eine Zusammenstellung aus Hunderten von Gesprächen, die ich in den letzten zehn Jahren mit Patienten in meiner Klinik geführt habe. Die meisten Geschichten ähneln sich so sehr, dass es einfach ist ihre Kämpfe mit der Fettleibigkeit im Laufe der Jahre zusammenzufassen und dann alles im Sinne der Metabologie zu erklären.

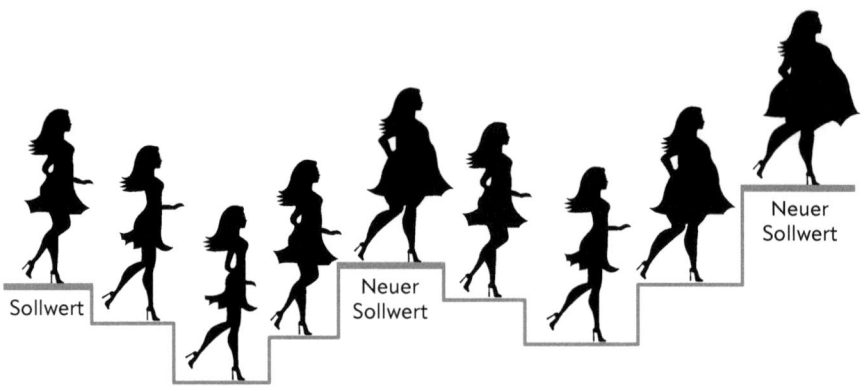

**Abb. 20**  *Nach einer Diät wird der Gewichts-Sollwert neu festgelegt*

Meine typische Patientin ist weiblich (80 % der Patienten, die sich einer bariatrischen Operation unterziehen, sind weiblich). Sie ist in den Vierzigern und berichtet von mehreren Familienmitgliedern, die ebenfalls an Adipositas leiden (wie wir gelernt haben, ist die Veranlagung eines Menschen zur Adipositas zu 75 % genetisch bedingt). Sie ist seit ihrer Schulzeit fettleibig oder übergewichtig und sagt, dass die Schulkrankenschwester die erste Person war, die sie auf eine kalorienarme Diät setzte. Die Diät funktionierte vorübergehend, und sie verlor etwas Gewicht, doch nach einigen Wochen hatte sich ihr Stoffwechsel an die niedrige Kalorienzufuhr gewöhnt und sich daran angepasst. Schließlich stellte sie fest, dass sie trotz Einhaltung der Diät nicht weiter abnahm, da sich ihr Stoffwechsel an ihre Kalorienzufuhr anpasste. Sie fühlte sich müde, hungrig und reizbar und konnte sich in der Schule nicht konzentrieren. Nachdem sie nicht mehr abnahm, beschloss sie, die Diät abzubrechen. Ab diesem Zeitpunkt begann sie, schnell wieder zuzunehmen, da ihr niedriger Stoffwechsel und ihr unersättlicher Appetit ihren Körper dazu brachten, sein Wunschgewicht wieder zu erreichen.

Sie war besorgt darüber, dass sich ihr Gewicht nicht wieder auf dem vorherigen Niveau einpendelte, sondern dass sie sogar noch mehr wog als vor der Diät. Ihr Unterbewusstsein hatte errechnet, dass sie nun in einer Umgebung lebte, in der die Ernährung nicht vorhersehbar war und daher eine weitere Hungersnot (oder Diät) bevorstehen könnte. Aus diesem Grund verlagerte sich ihr Gewichts-Sollwert nun nach oben.

Im Laufe der Jahre hat unsere typische Patientin alle möglichen Diäten ausprobiert (sie erwähnt *Slimming World, LighterLife, die South-Beach-Diät, die Rot-Grün-Diät, die Kohlsuppendiät, Rosemary Conley* ... die Liste ist endlos). Die Diäten sind alle unterschiedlich, aber bei unserer Patientin war das Ergebnis immer dasselbe: zunächst eine vorübergehende, begrenzte Gewichtsabnahme, gefolgt von einer metabolischen Anpassung an die Diät und der Entscheidung, sie abzubrechen; daraufhin kam es zu erneuter Gewichtszunahme und nach jeder der Diäten zu einem neuen, höheren Gewichts-Sollwert.

Schließlich erreicht unsere Patientin einen Grad der Fettleibigkeit, bei dem ihre Fettzellen eine Entzündungsreaktion in ihrem Körper hervorrufen. Die Entzündung stimuliert die Insulinresistenz, was zu einem erhöhten Insulinspiegel führt, und das erhöhte Insulin verursacht die gefürchtete Leptinresistenz. Die Kombination aus der sich entwickelnden Leptinresistenz und den Auswirkungen früherer Diäten auf die gesteigerten Appetit- und verminderten Sättigungshormone bedeutet, dass der Kampf mit ihrem Gewicht immer schwieriger wird, je stärker sie zunimmt und je mehr sie versucht, durch eine Diät dagegen zu halten.

Dies ist die typische, immer wiederkehrende Geschichte von zunächst erfolgreichen Diäten, dann Wiedererlangung des Ausgangsgewichtes und darüber hinaus, gefolgt von Jo-Jo-Gewichtsschwankungen im Laufe der Jahre und – trotz des ständigen bewussten Kampfes um eine Diät – einem unaufhaltsamen Gewichtsanstieg, bis eine ernsthafte Fettleibigkeit im Endstadium erreicht ist. Erst an diesem Punkt, nach jahrelangen Bemühungen und Opfern, nach jahrelanger falscher Beratung durch Ärzte und Diätassistenten, nach jahrelanger Irreführung durch die Lebensmittelindustrie über die gesundheitlichen Vorteile schlechter Lebensmittel, wird meine typische Patientin unter Tränen ihr Scheitern eingestehen und sich selbst die Schuld dafür geben. Schließlich wird sie ihren Kampf gegen die Fettleibigkeit aufgeben: Viele Schlachten wurden geschlagen, aber der Krieg ist verloren. Das Unterbewusstsein hat gewonnen.

Wir haben gesehen, dass man seinen Gewichts-Sollwert nicht durch Diäten bekämpfen kann – die einzige Möglichkeit, ihn zu besiegen, ist, ihn zu verstehen. Wir wissen jetzt, wie der Gewichts-Sollwert funktioniert, um das Gewicht auf einem gewünschten, vorher festgelegten Niveau zu halten, selbst wenn Sie zu viel oder zu wenig essen. Aus Kapitel 2 wissen wir, welche genetischen und epigenetischen Faktoren bei der Berechnung des Sollwerts eine Rolle spielen. Aber selbst bei Menschen mit der genetischen Veranlagung wird Adipositas erst dann ausgelöst, wenn sie einem Umfeld ausgesetzt sind, das die Fettleibigkeit begünstigt. Im zweiten Teil werden wir erfahren, wie es dazu kam, dass sich die Menschen eine für sie so ungeeignete Umgebung geschaffen haben.

# Teil II

# Lektionen
# zur Adipositas

*Wie die Umwelt unser Gewicht bestimmt*

# Kapitel 7

# Der Chefkoch

*Warum Kochen wichtig ist*

Wenn ich abends nach Hause komme, sitzen meine Töchter im Teenageralter oft vor dem Fernseher und schauen Programme wie *„MasterChef", „The Great British Bake Off"* oder *„Ramsay's Kitchen Nightmares".* Ich verstehe ihre Faszination für Koch- und Backsendungen nicht und ziehe sie gerne damit auf, dass ich noch nie etwas Entsprechendes aus unserer Küche habe kommen sehen. Aber ich gehöre zu einer Minderheit. Warum interessieren sich die meisten Menschen – so wie meine Töchter – für diese Sendungen? Warum bilden sich in Supermärkten Menschentrauben um die Vorführung eines neuen Geräts, mit dem man Zucchini zu Spaghetti verarbeiten oder eine Gurke in Spiralform schneiden kann? Warum gefällt es uns, wenn jemand vor unseren Augen Gemüse schneidet und Essen zubereitet – egal ob zuhause oder in einem modernen Teppanyaki Restaurant? Warum sind die Medien voll von Kochrezepten, Restaurantkritiken und Artikeln über den neusten „Super-Food" – und warum sind die Menschen geradezu verrückt nach allem, was mit Essen zusammenhängt? Wer die Antwort auf diese Frage kennt, hält ein großes Teil vom „Puzzle der Fettleibigkeit" in Händen.

In diesem Kapitel zeige ich, warum die Auswahl der Nahrung, ihre Art der Zubereitung und Kochen unser Menschsein ausmachen und warum wir ohne Feuer und Kochen uns nicht zu den intelligenten Wesen hätten entwickeln können, die wir heute sind. Dieses wenig bekannte Geheimnis zeigt uns, woher wir kommen und wohin wir uns in Zukunft entwickeln werden. Es erklärt auch die nahrungsorientierte, obesogene* Welt, die wir heute um uns herum aufgebaut haben. Es dreht sich darum, genug Energie zu bekommen, um sich zu entwickeln – von den Anfängen des Lebens bis zum heutigen Tag.

---

\* obesogen bedeutet „fettleibig machend"

# Die ersten „Selbst-Reproduzierer"

Um zu verstehen wer wir heute sind müssen wir eine Zeitreise zu den Anfängen des Lebens auf der Erde unternehmen – in ein dunkles, stürmisches, tropisches Meer vor 4 Milliarden Jahren, als es noch keinen Sauerstoff in der Atmosphäre gab. Einfache Molekülketten auf Kohlenstoffbasis, die in diesem Urmeer umherschwimmen, finden zufällig eine Formel, um Kopien von sich selbst herzustellen, indem sie andere in dem Urmeer treibende Moleküle an sich binden bis sich eine Doppelkette bildet. Diese Doppelketten teilen sich wieder in zwei Einzelketten und der Vorgang der Verdoppelung beginnt von neuem. Dies waren die ersten „Replikanten": Molekülketten, die identische Kopien von sich selbst herstellen konnten, bestehend aus einer primitiven Form von DNA. Diese Molekülketten erwiesen sich als recht erfolgreich. Sie waren in der Lage, den Aufbau von immer komplexeren Strukturen um sich herum zu koordinieren, aus denen schließlich einzellige Organismen entstanden (z. B. Bakterien). Der durch die Zellwand geschützte reproduzierende DNA-Code sorgte als oberste Kontrollinstanz für die Weiterverbreitung der Zelle. Das Überleben des „Lebens-Codes" war von grundlegender Bedeutung. Richard Dawkins beschreibt in seinem Buch *„The Selfish Gene"* diese Organismen sehr anschaulich als „Überlebensmaschinen": vergängliche biologische Behälter mit einer simplen Funktion: wachsen, überleben, reproduzieren.[1]

**Die Entstehung von „ATP-Batterien"**
Unsere einzelligen Vorfahren hatten allerdings ein Problem: sie hatten nicht genug Energie um wachsen zu können. Sie verfügten über sehr effiziente kleine „Mikrobatterien" – Millionen in jeder Zelle – mit deren Hilfe die Nahrungsenergie von der Oberfläche ins Zellinnere geholt und dorthin gebracht wurde, wo sie gerade benötigt wurde. Diese „ATP-Batterien" (ATP = Adenosin Triphosphat in medizinischer Fachsprache) wurden mit Nahrungsenergie aufgeladen und brachten diese innerhalb der Zelle zur Entladung wodurch die Zellen die Nahrungsenergie nutzen konnten. Aber die Zellen konnten keinen Sauerstoff verarbeiten. Dadurch war die produzierte Energiemenge begrenzt – was ihre Weiterentwicklung in komplexere Organismen verhinderte. In dieser evolutionsgeschichtlichen Klemme steckten unsere einzelligen Vorfahren über 2,5–3 Milliarden Jahre. Aber schließ-

lich ergab sich eine Lösung – eine Entwicklung die unseren Urzellen einen enormen Auftrieb gab und die bis auf den heutigen Tag unseren Stoffwechsel bestimmt.

### Neue Untermieter

Eine neue Art von Bakterium nutzte Sauerstoff zur Energiegewinnung (Sauerstoff erschien vor etwa 3 Milliarden Jahren in der Atmosphäre). Dieses winzige Bakterium verfügte über eine einzigartig gefaltete innere Membran, die es ermöglichte, viele weitere „Mikrobatterien" gleichzeitig aufzuladen. Für unsere langsamen, primitiven, einzelligen Vorfahren waren diese Bakterien wie Kraftwerke, die große Mengen Energie aufnehmen und umwandeln konnten.

Diese neuen Hochleistungs-Ladegeräte wurden von unseren einzelligen Verwandten aufgenommen (aber nicht verdaut) oder sie schmuggelten sich als Parasiten ein. Wie auch immer – sie überlebten und gediehen in der energiedefizienten Zelle. Es war eine Beziehung von gegenseitigem Nutzen: die Zelle bot Schutz und die „Untermieter" produzierten Unmengen von Energie. Sie wurden zu „Endosymbionten": einer Zelle, die innerhalb der Zelle eines anderen Organismus lebt.

Für die urzeitlichen, energiespendenden zellulären Kraftwerks-Bakterien war diese Allianz von Vorteil. Nachdem sie in die Zellen aufgenommen worden waren sind sie bis heute ein lebenswichtiger Bestandteil unserer und aller anderen tierischen Zellen. Sie werden Mitochondrien genannt und wandeln Nahrungsenergie in Zellenergie (oder Wärme) um.*

Mit der gesteigerten Kapazität zur Energieerzeugung konnten sich immer komplexere Organismen entwickeln und bis zum heutigen Tag ausbreiten. Heute haben wir auf der Erde geschätzte 10 Millionen Spezies. Aber trotz der Unterschiede all dieser Lebensformen – Pilze, Pflanzen, Fische und alle anderen Tiere – haben alle eines gemeinsam: ihre DNA entstammt der einen Reproduktionsschablone aus dem Urmeer. 99 % aller jemals auf der Erde lebenden Spezies sind ausgestorben, die Übriggebliebenen sind die modernen dynamischen „Überlebensmaschinen" – kontrolliert von den „DNA-Bossen", und angetrieben von den mitochondrialen Endosymbionten mit dem Ziel zu überleben, zu wachsen und zu reproduzieren.

Seit der Replikation des ersten einfachen Proteins im Urmeer ist keine Generation

---

*   Mitochondrien sind wie kleine Öfen in unseren Zellen, die ständig Wärme und Energie erzeugen. Unser Stoffwechsel, d. h. die Energiemenge, die wir verbrauchen können, hängt von diesen Öfen ab.

verloren gegangen. In diesen 4 Milliarden Jahren gab es eine 100-prozentige Erfolgsquote in Bezug auf Wachstum und Überleben, so dass sich jede Generation fortpflanzen und den Master-DNA-Code an ihre Nachkommen weitergeben konnte. Eine Generation folgte auf die andere und passte sich den veränderten Landschaften und Umweltbedingungen an. In unserem komplexen Familienstammbaum haben wir in unseren Genen ein 4 Milliarden Jahre altes Erbe angehäuft, das uns zu dem geformt hat, was wir heute sind, und wie wir überleben.

So wie ein Maler nach und nach die Farbschichten auf die Leinwand aufträgt, um sein Meisterstück zu vollenden, so enthalten wir als Menschen tiefe Lagen in unserer Entwicklungsgeschichte, die nicht verändert werden können. Dieses Kunstwerk brauchte 4 Milliarden Jahre, um fertig zu werden und jede evolutionäre Veränderung führte zu einer neuen Schicht, zu einem neuen Aussehen.

## ▬ Das Energie- Budget

Alle heute lebenden Organismen stammen von unserem gemeinsamen einzelligen Vorfahren ab. Das bedeutet, dass jeder Organismus das gleiche Energiesystem nutzt, um zu überleben und zu gedeihen. Bakterien, Pflanzen, Algen, Pilze und alle Tiere, von Schlangen über Vögel bis hin zum Menschen – alle haben diese ATP-Batterien, die Nahrungsenergie in für die Zellen nutzbare Energie umwandeln. Sogar Viren verwenden ATP-Batterien (allerdings nicht ihre eigenen – sie nutzen das ATP der Zelle, in die sie eingedrungen sind).

Unsere ursprünglichen Stoffwechselgesetze sehen für jedes Tier eine maximale Energiemenge pro Tag vor. Diese Menge nennen wir das Energie-Budget oder den Energiehaushalt. Je grösser das Tier umso grösser ist das Budget. Aber unglücklicherweise ist ein Budget genau das, was es bedeutet: eine *Begrenzung* von Ressourcen. Die Evolution muss die vorhandene Energie so verteilen, dass alle Organe in allen Spezies gut versorgt sind: ausreichend ausbalanciert um das Tier am Leben zu halten mit pulsierendem Herzen, atmenden Lungen, arbeitenden Muskeln und verdauendem Magen und Darm. Aber es gibt ein Organ, das mehr braucht als die anderen, um zu funktionieren. Dieser Leuchtturm energetischer Extravaganz ist das Organ, das die Menschheit von allen anderen Spezies unterscheidet – das Gehirn. Wie konnten wir es trotz des begrenzten Energiebudgets schaffen, unsere Entwicklung mit einem großen Energie-verzehrenden (hungrigen) Gehirn zu vollziehen? Die Antwort auf diese evolutionäre Frage erklärt, warum wir Menschen bestimmte Nahrungsmittel bevorzugen.

### Schimpansen werden nicht fett

Vor 15 Millionen Jahren entwickelten sich unsere nahen Cousins, die Schimpansen, aus den Gibbons. Sie leben noch heute – und wir wissen, dass sie sich meistens im Regenwald aufhalten – auf der Suche nach Früchten, Nüssen, Insekten – und gelegentlich Fleisch. Nebenbei bemerkt gibt es in vielen Regenwäldern in denen Schimpansen leben, das ganze Jahr über Nahrungsüberfluss. Schimpansen können sich mit dieser Nahrung vollstopfen solange sie mögen und trotz des überreichlichen Nahrungsangebotes entwickeln wilde Schimpansen-Populationen niemals Gewichtsprobleme.

Vor circa 1,9 Millionen Jahren änderten einige Schimpansen ihr Verhalten: sie begannen immer häufiger und länger auf ihren Hinterbeinen zu laufen. Aufgrund ihrer neuen aufrechten Position verbesserte sich ihre Fernsicht und sie konnten schließlich die Regenwälder auf zwei Beinen verlassen und in den Savannen umherstreifen, jagen und neue Gebiete in der Welt erkunden und bewohnen. Mit der Zeit wurden sie grösser und entwickelten sich zu extrem leistungsfähigen Läufern mit mehr Ausdauer und Zähigkeit als andere Tiere. Schließlich waren sie in der Lage, die Beute bis zur völligen Erschöpfung zu hetzen. Das bedeutete größeren Jagderfolg und somit mehr Fleisch und Protein. Diese Spezies wurde *Homo erektus* genannt.

Dann kam es zur größten aller Veränderungen – die Entwicklung vom *Homo erektus* mit kleinerem Gehirn zu dem heutigen Menschen mit großem Gehirn. Das geschah vor etwa 150.000 Jahren als der erste anatomisch moderne *Homo sapiens* auftrat. Der Vorgang der Entwicklung eines größeren Gehirns in einer neuen Spezies wird „Kefalisation" genannt (abgeleitet von dem griechischen Wort „enkefalos" für Gehirn). Wir sollten uns aber vergegenwärtigen, dass unser großes Gehirn uns nicht nur clever, sondern auch bösartig gemacht hat – und als wir uns schließlich von unseren *Homo erektus* – Brüdern fortentwickelten brachten wir sie alle um, nebst unseren etwas weniger intelligenten aber stärkeren Neandertal-Cousins (mit denen wir immer noch Teile unserer DNA teilen).

## Die Hypothese vom „Kostspieligen Gewebe"

Wie konnten wir es uns leisten, ein viermal größeres Gehirn als unsere Vorfahren zu entwickeln – ein Organ, das so viel Energie brauchte? Wir konnten die durch die Evolution in uns verankerten Energieregeln nicht durchbrechen und eines unserer Organe musste geopfert oder reduziert werden, um die benötigte Energie innerhalb unseres genetisch festgelegten Energiebudgets freizusetzen – aber welches?

Evolutionswissenschaftler haben diese Frage über Jahre diskutiert, ohne zu einem Ergebnis zu kommen, bis eine Forschungsarbeit mit dem Titel „Die Hypothese vom kostspieligen Gewebe" (*The Expensive Tissue-Hypothesis*) von den Anthropologen Dr. P. Wheeler und Dr. L. C. Aiello uns die Erklärung gab.[2] Die Arbeit begann mit einer Berechnung des Energiebudgets von Tieren in Abhängigkeit von deren Größe. Die Energiemenge, die ein Tier pro Zeiteinheit verbraucht, wird Stoffwechselrate genannt. Die Stoffwechselrate ist ein Maß für den Energieverbrauch eines Organismus über einen bestimmten Zeitraum hinweg, um sein Leben zu erhalten. Damit entspricht sie exakt dem physikalischen Begriff der *Leistung*. Sie wird in Kilojoule pro Tag (kJ/Tag) oder in Kilokalorien pro Tag (kcal/Tag) angegeben *

Wieviel Energie benötigen die unterschiedlichen Tiere um zu funktionieren? Nehmen wir an, Nahrungsenergie existiert nicht und Tiere müssten aufgeladen werden, wie elektrische Geräte. Bei Säugetieren hängt die benötigte Energie von deren Gewicht ab. Ein Hund braucht wesentlich weniger Energie um zu funktionieren als ein Mensch von 65 kg es sei denn es handelt sich um einen irischen Wolfshund von 65 Kilogramm. Denn in diesem Fall hätte er denselben Energiebedarf wie der Mensch. Alles hängt von der Gesamtzahl der Mitochondrien ab, die ein Tier in seinen Zellen hat. Das sind unsere biologischen Maschinen, die bestimmen wie viel Zellenergie unsere Microbatterien pro Sekunde produzieren können.

---

* Die Leistung wird in Watt gemessen und bezieht sich in der Regel auf elektrische Geräte, aber sie gilt für alle lebenden und sich bewegenden Dinge. Sie ist die Energiemenge, die pro Sekunde verbraucht wird. Die Leistung kann bei einer Waschmaschine vom Strom, bei einem Auto von einem Benzinmotor oder bei Tieren aus Nahrung (dann ATP) stammen. Zum Vergleich: 1 Joule Energie ist die Menge, die benötigt wird, um einen Apfel aus einem 1 Meter tiefen Fass zu heben; 1 Watt ist die Leistung, die erforderlich ist, um diesen Apfel in einer Sekunde einen Meter hochzuheben. Um zehn Äpfel (oder etwa 1 kg) in einer Sekunde einen Meter hochzuheben, braucht man 10 Watt Energie.

## ▬ Wenn der Finanzminister umverteilen muss …

Stellen Sie sich vor, der Schatzkanzler müsste sich in seinem Jahreshaushalt um einen menschlichen Körper kümmern und nicht um die Finanzen der britischen Wirtschaft. Wenn er sich mit seinem ramponierten alten Aktenkoffer vor Downing Street der Presse präsentiert – wie würde er die strategische Planung angehen, um den Homo erectus in den Homo sapiens zu verwandeln? Statt für die verschiedenen Ressorts – Gesundheit, Verteidigung, Umwelt, Verkehr, Bildung – müsste er für die verschiedenen lebenswichtigen Organe budgetieren: Energie für das Herz, die Lungen, die Verdauungsorgane, die Muskeln und das Gehirn. Um das Land durch den Ausbau des Bildungswesens zukunftsfähiger zu machen, müsste er unpopuläre Kürzungen z. B. im Gesundheits- und Verteidigungsbereich vornehmen – wo also

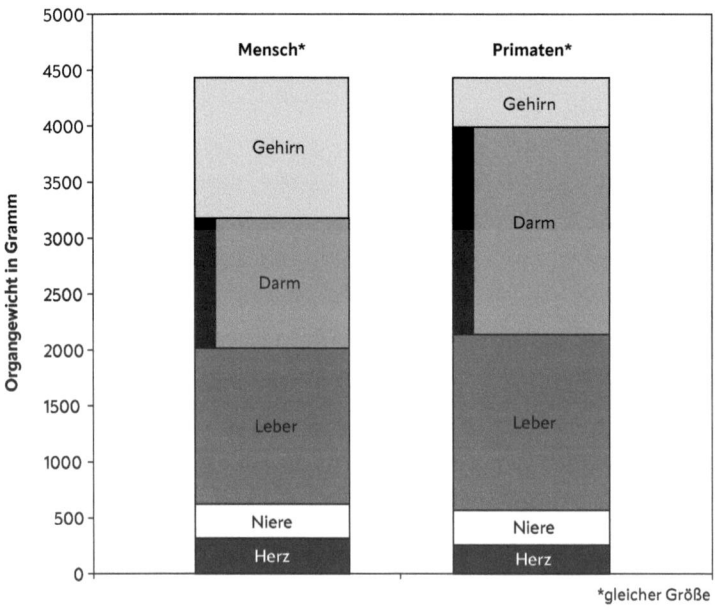

**Abb. 21** *Massenvergleich von Gehirn und Magen-Darm-Trakt*
*Die Masse des menschlichen Gehirns ist viel größer und die des Magen-Darm-Traktes viel kleiner als bei Primaten vergleichbarer Größe*

*Quelle*: L. C.Aiello and P. Wheeler (1995). The expensive – tissue hypothesis: the brain and the digestive system in human and primate evolution. Current Anthropology, 36(2), 199–221

144

sollte er die Mittel hernehmen, um die Gehirngröße zu vervierfachen? Von welchem Organ könnte er Reserven abziehen, um mit seinem begrenzten Energiebudget das an Größe zunehmende Gehirn zu fördern? Könnte er sich eine Kürzung bei den Muskeln, dem Herzen oder den Lungen leisten? Sicherlich würde dies unsere Chancen beeinträchtigen, Raubtieren zu entkommen und Nahrung zu finden.

Als einige Anthropologen die Größe der menschlichen Organe mit den Organen anderer ähnlicher Primaten verglichen, stellten sie fest, dass der Mensch ein viel größeres Gehirn und einen viel kleineren Darm hat als vergleichbar große Primaten. Sie folgerten daraus, dass der für das Wachstum des Gehirns und für die Evolution erforderliche Energiebedarf durch eine Verkürzung des Darms freigesetzt wurde: um unser großes Gehirn zu entwickeln, wurden Teile unseres Darmes geopfert.

Aber wie konnte eine solch radikale Verkleinerung unseres Verdauungssystems erfolgen, ohne dass dies unsere Gesundheit oder unser Wohlbefinden als Spezies beeinträchtigte? Hätte es nicht dazu führen müssen, dass wir unterernährt oder verhungert wären? Die Antwort liegt in Einflüssen von außen und nicht in unserem Körper. Unsere nächsten Vorfahren, Homo erectus, hatten bereits ein Gehirn

entwickelt, das größer war als das des Schimpansen. Archäologische Ausgrabungen ergaben Belege, dass sie rasiermesserscharfen Feuerstein benutzten, um Fleisch zu zerschneiden. Wir wissen auch, dass ihre natürliche Ausdauer und ihre zunehmende List die Jagd erfolgreicher machten.

Im Vergleich mit Schimpansen, die nur selten kleine Beutetiere fingen, wurde Fleisch zu einem viel häufigeren Bestandteil ihrer Nahrung. Doch obwohl der Homo erectus mehr Fleisch aß, entwickelte er nicht die scharfen Zähne und die kräftige Kaumuskulatur, die man erwarten würde, um mit dieser Ernährungsumstellung fertig zu werden. Wie ist das möglich?

### Der Millionen Jahre alte Herd

Die Antwort kam aus Südafrika. In der nördlichen Kapprovinz liegt am Fuße eines Hügels, umgeben von Gestrüpp, ein riesiger Höhlenkomplex, dessen Eingang durch große Steine verborgen ist. Die Wonderwerk-Höhle wurde seit 2 Millionen Jahren von Menschen, Vormenschen und Affen bewohnt. Sie ist eine der ältesten bekannten Stätten menschlicher Besiedlung. Im Jahr 2012 entdeckte Dr. Francesco Berna von der Universität Boston (USA), dass der Homo erectus in diesen Höhlen bereits vor 1 Million Jahren Feuer zum Kochen von Speisen verwendete.[3] Das war ganze 200.000 Jahre früher als bisher angenommen und würde schließlich auch Peter Wheelers „Hypothese vom kostspieligen Gewebe" erklären.

Die Entwicklung unseres großen Gehirns begann mit der Entdeckung des Feuers, der wachsenden Mobilität und dem zunehmenden Sehvermögen 800.000 Jahre vor den ersten Menschen – also reichlich Zeit für unsere Spezies, sich aus dem Homo erectus zu entwickeln. Die Entdeckung des Kochens bedeutete, dass eine viel größere Bandbreite an Nahrungsmitteln gegessen werden konnte. Wenn der *Homo erectus* vor fast 1 Million Jahren in der Lage war, Feuer zu machen und zu kontrollieren, würde dies erklären, warum trotz des erhöhten Verzehrs von zähem Fleisch seine Zähne und Kiefer kleiner wurden. Die Kombination von Beherrschung und Nutzung des Feuers mit der Verfügbarkeit verschiedener Arten von Nahrungsmitteln sowie von deutlich mehr Fleisch brachte die sich entwickelnden Menschen dazu, mit dem Kochen zu beginnen. Sie kochten ihr Fleisch, damit es leichter zu kauen und zu schlucken war. Außerdem begann man, Gemüse zu kochen, was bedeutete, dass nun auch Wurzeln und Knollen (wie Süßkartoffeln oder Maniok) leichter verdaut werden konnten.

Unsere Vorfahren machten sich die Energie des Feuers zunutze, um Nahrung zuzubereiten, sie dadurch aufzuspalten und leichter verdaulich zu machen. Rohe Lebensmittel benötigen mehr Energie, um von unserem Verdauungssystem verarbeitet zu werden, als gekochte Lebensmittel. Das liegt daran, dass der Kochvorgang selbst fast wie eine Vorverdauung ist. Gekochte Lebensmittel erfordern einen weniger effizienten Verdauungstrakt als ungekochte (rohe) Lebensmittel, um die gleiche Energie zu extrahieren. Die Entdeckung des Kochens war der wichtigste Faktor, der dem Menschen einen deutlichen evolutionären Vorteil gegenüber anderen Arten verschaffte. Kochen bedeutete, dass sich die Qualität unserer Nahrung verbesserte und wir für ihre Verdauung nicht mehr auf einen so langen Darm angewiesen waren. Mit abnehmender Länge unseres Darms wurde in unserem Energiehaushalt Stoffwechselkapazität frei, um ein größeres Gehirn zu entwickeln. Nur dank dieser Entwicklung sind wir Menschen.

**Ein Koch, ein Schimpanse und ein Gorilla**
Stellen Sie sich vor, Sie gehen in den Zoo und sehen in einem der Gehege einen 65 kg schweren Mann. Um es anschau-

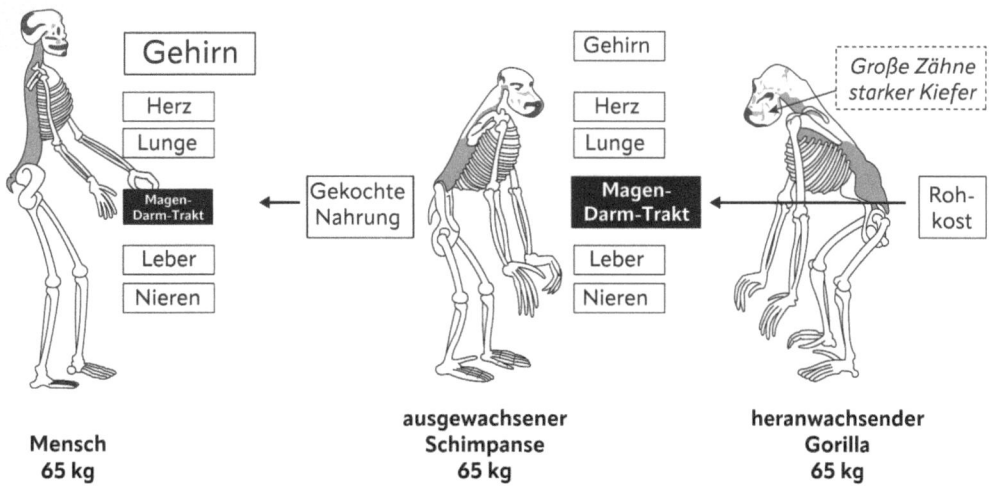

**Abb. 22** *Größenrelation von Gehirn und Magen-Darm-Trakt gleichgroßer Primaten*

*Quelle:* In Anlehnung an Zeichnungen von Herrn Waterhouse Hawkins von Exponaten im Museum des Royal College of Surgeons

licher zu machen: Stellen Sie sich eine etwas kleinere Version des Chefkochs Gordon Ramsay vor, oder wer auch immer Ihr Lieblingsfernsehkoch ist – er steht an einem Herd und brät Steaks und Eier – und flucht viel vor sich hin. Neben ihm steht ein 65 kg schwerer, ausgewachsener männlicher Schimpanse (der einen Haufen Nüsse und Früchte isst), und auf der anderen Seite von ihm steht ein 65 kg schwerer, noch wachsender junger Gorilla (der Bambus und Termiten verspeist). Alle drei haben das gleiche Energiebudget pro Tag, da sie alle Säugetiere sind und das gleiche Gewicht haben. Sie brauchen alle etwa 2.000 kcal pro Tag.

Was ist der Unterschied zwischen den Dreien? Wiegt man die Größe ihrer Herzen, Lebern und Nieren, stellt man fest, dass sie ähnlich groß sind. Der Grund, warum der Koch in der Lage ist, viele Schimpfwörter zu artikulieren, während er komplexe Kochaufgaben ausführt, liegt darin, dass sein Gehirn viermal so groß ist wie das der Jungs neben ihm, die das eine oder andere Kreischen und Grunzen von sich geben. Der Schimpanse und der Gorilla haben einen viel längeren Magen-Darm-Trakt als der Koch – weil sie den ganzen Tag Rohkost essen. Der Koch hingegen hat einen kleineren Magen-Darm-Trakt, weil er einen Großteil der Energie, die Schimpanse und Gorilla für die Verdauung von Rohkost aufwenden, durch das Kochen seiner Nahrung einspart. Außerdem kann er seinen gesamten täglichen Nahrungsbedarf viel schneller aufnehmen als der Schimpanse und insbesondere der Gorilla, die beide einen großen Teil des Tages mit dem Essen beschäftigt sind.

Die Verfügbarkeit von Energie aus gekochter Nahrung hat nicht nur dazu geführt, größere Gehirne zu entwickeln, sondern gab uns auch die Zeit, dieses Gehirn zu nutzen, während andere Tiere Nahrung suchten und fressen mussten.

Mit diesem Beispiel möchte ich zeigen, worin der Unterschied zwischen den drei 65 kg-schweren Primaten besteht. (Auch der Koch zählt zu den Primaten- wie Sie und ich). Den Unterschied macht der Herd, an dem der Koch steht. Ohne das Braten, Frittieren, Kochen oder Backen unserer Nahrung hätten wir nicht einen kürzeren Darm und ein großes Gehirn entwickeln können. Das Kochen ist ein großer Teil von uns, und es ist ein Teil dessen, was uns zu Menschen gemacht hat. Deshalb sind wir immer noch fasziniert von allem, was mit Essen und Kochen zu tun hat – es ist ein ebenso grundlegender Teil von uns wie die eingewanderten bakteriellen Öfen, die Mitochondrien, die in unseren Zellen hocken und uns warm und am Leben halten.

## ▬ Können wir mit Rohkost überleben?

Können wir heutzutage, da wir einen kürzeren Darm entwickelt haben, in die Zeit vor dem Feuer zurückkehren und nur mit Rohkost überleben oder ist das Kochen jetzt ein grundlegender Bestandteil unseres Lebens? Sind wir jetzt auf den Verzehr von gekochten und „vorverdauten" Lebensmitteln angewiesen?

Die Anhänger der Rohkost scheinen zu glauben, dass es möglich ist, in die Zeit vor dem Feuer zurückzukehren. Rohköstler glauben, dass sie durch den ausschließlichen Verzehr von Rohkost mehr Energie haben und gesünder werden. Eine Studie, die 1999 in Deutschland an über 500 Rohköstlern durchgeführt wurde[4] ergab, dass sie bei der Umstellung von gekochter auf rohe Nahrung eine beträchtliche Menge an Gewicht verloren und unter chronischem Energiemangel litten. Von den Frauen berichteten 50 %, dass ihre Menstruation ausblieb und sie deshalb vorübergehend unfruchtbar wurden (ihr niedriger Leptinspiegel bewirkte eine Abschaltung der Fruchtbarkeit als Sicherheitsmechanismus). Diese recht besorgniserregenden gesundheitlichen Folgen traten auf, obwohl die Rohköstler alle Vorteile eines Lebens im zwanzigsten Jahrhundert hatten. Die Rohkost, die sie im Supermarkt oder im Lebensmittelgeschäft kaufen konnten, war reichhaltig und vielfältig, und anders als in der freien Natur gab es keinen saisonalen Mangel an bestimmten Nahrungsmitteln. Die Rohköstler von heute konnten sogar erstklassigen rohen Lachs und Steak Tartar wählen. Sie verzehrten hochwertige Olivenöle, die 30 % ihrer gesamten Energiezufuhr ausmachten. Sie konnten Mixer verwenden, um ihre Zutaten fein zu schneiden, zu mahlen und zu verflüssigen und sie so besser verdaulich machen. Sie hatten alle Vorteile, die uns die moderne Gesellschaft bietet. Trotzdem war ein Drittel der Teilnehmer stark unterernährt, und die Hälfte der Frauen war unfruchtbar.

Ohne die Vorteile der modernen Welt würde ein Jäger-Sammlervolk ohne Feuer und Kochen sehr schlecht abschneiden. Wären die Rohköstler zu Zeiten der Jäger und Sammler ein Stamm oder eine Gemeinschaft gewesen, wären sie innerhalb weniger Generationen ausgestorben.

## — 150.000 Jahre vor Christus

Ziehen wir Bilanz unserer Reise vom Urmeer bis zur „Great British Bake Off Show". Wir befinden uns 150.000 Jahre vor Christus. Im Vergleich zu Schimpansen und anderen Affen haben wir einen kürzeren Darm und sind für unsere Gesundheit und das Überleben unserer Art auf gekochte Nahrung angewiesen. Aber während der Darm schrumpfte, wuchs unser Gehirn, und allmählich entwickelten wir uns zu dem, was Anthropologen als „anatomisch modernen" Menschen bezeichnen. Was bedeutet „anatomisch modern"?

**Cro-Magnon-Mensch im Regent's Park**
Wenn man einen Homo sapiens (Cro-Magnon-Mensch), einen Höhlenbewohner aus dieser Zeit, in das 21. Jahrhundert versetzen und ihn waschen und in Jeans und Hemd gekleidet auf eine Parkbank setzen würde – niemand würde sich nach ihm umdrehen. Er würde einen dunklen Teint und blaue Augen haben.[5] Er wäre wettergegerbt, mit schwieligen Händen, und würde vielleicht die Eichhörnchen misstrauisch beäugen. Er hätte ein enzyklopädisches Wissen über die Natur, die Jahreszeiten

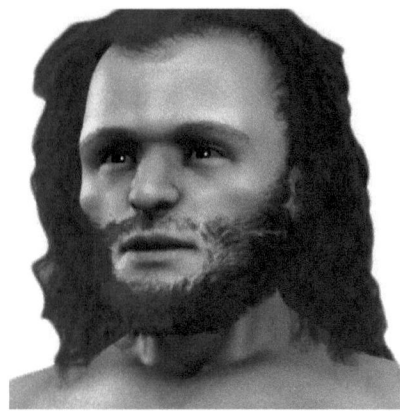

**Abb. 23** *Cro-Magnon Mensch: Forensische Gesichtsrekonstruktion*

*Quelle:* Diese Datei ist lizenziert unter der Creative Commons Attribution-Share Alike 4.0 License. Verwendet mit freundlicher Genehmigung von Cicero Moraes.

und die Sterne und wäre ein hingebungsvoller Vater, der seine Familie ernährt und mit seinem Leben beschützt. Wahrscheinlich wäre er größer als der Durchschnittsmann von heute. Aber ansonsten wäre er von außen betrachtet genau wie wir. Keiner würde einen Unterschied bemerken. Wir könnten ihn für einen Touristen aus Südeuropa halten.

Was uns jedoch verblüffen würde, wenn wir in das Innere dieses Mannes schauen könnten, wäre das völlige Fehlen jeglicher Art moderner Krankheiten. Sein Herz wäre unversehrt, ohne Anzeichen von Atheromschäden*, und sein Blutdruck wäre so niedrig wie der eines Sportlers heute. Es gäbe keine Hinweise auf Entzündungen wie Arthritis und kein Asthma. Er wäre kein Diabetiker, und vor allem wäre die Wahrscheinlichkeit, dass er fettleibig wäre, sehr gering. Sein Körpergewicht läge mit ziemlicher Sicherheit innerhalb des normalen gesunden Bereichs. Hätte er Zugang zu unserem Gesundheitssystem gehabt, um die Krankheiten zu behandeln, für die er anfällig war (hauptsächlich Verletzungen und Infektionen), würde er wahrscheinlich älter als neunzig Jahre werden.

Was haben unsere Vorfahren, die Buschmänner, gegessen, um so gesund zu bleiben? Wir wissen, dass die „Paläo-Diät" (kurz für „Paläolithikum", die Epoche der Höhlenmenschen) die Ernährung unserer Vorfahren nachahmen soll, aber wovon ha-

---

* Atherome sind Verengungen der Blutgefäße, von denen die meisten Erwachsenen in der westlichen Welt betroffen sind. Sie können zu Herzinfarkten, Schlaganfällen, Nierenversagen und vielen anderen westlichen Krankheiten führen.

ben die echten Jäger und Sammler gelebt? Wir können dies herausfinden, indem wir heutige Jäger- und Sammlerpopulationen studieren, die noch immer von modernen Einflüssen isoliert sind: das Hadza-Volk in Tansania, die Buschmänner in Namibia, die Pygmäen im Kongo-Dschungel, isolierte Amazonas-Stämme, die Inuit in Grönland und die Aborigines in Australien.

### Der „Jäger-und-Sammler" Supermarkt

Wir gehen jetzt in den Jäger- und Sammler-Supermarkt: einen riesigen Laden mit offenem Dach, in dem alle Produkte umsonst sind. Es gibt keine Kassen, aber man muss mit Zeit und Energie bezahlen, um seine Tasche zu füllen. Es gibt zwei Abteilungen in diesem Laden: die eine ist der Gemüseladen für Obst, Gemüse, Nüsse, Pilze, Eier, Schnecken und Muscheln, grüne Blätter und Kräuter, die andere ist die Metzgerei für Fleisch. In beiden Abteilungen gibt es kleine Honigbereiche. In der Gemüseabteilung kaufen nur Frauen und Kinder ein, in der Metzgerei nur Männer.

Die Gemüseabteilung des Supermarkts ist mit 2 Quadratmeilen (5,18 Quadratkilometer) ziemlich groß. Die Produkte sind weit verstreut und in Sträuchern, unter Steinen oder in der Erde versteckt, so dass es viele Stunden dauern kann, bis eine Frau genügend Lebensmittel für das Abendessen gefunden hat. Die Kohlenhydrate der Nahrung stecken in den Wurzeln und Knollen von Pflanzen – dem Pflanzenteil, in dem die gesamte Energie unter der Erde versteckt ist, um sie vor blattfressenden, nach Nahrung suchenden Tieren zu schützen. Dieser vergrabene Nahrungsschatz überlebt unabhängig von der Jahreszeit, er ist das ganze Jahr über verfügbar und daher ein zuverlässiges Grundnahrungsmittel. Die Frauen haben spezielle Stöcke dabei, mit denen sie diese Knollen, Wurzeln und Zwiebeln ausgraben können (z. B. Süßkartoffeln, Yamswurzeln, Maniok, Ingwer und bestimmte Blumenzwiebeln, die, wenn sie gekocht werden, bekömmlich und nahrhaft sind). Sie suchen auch nach saisonalen oberirdischen Nahrungsmitteln, wie Beeren, Früchten, Samen, Pilzen, Nüssen, essbaren Blumen, Blattgrün und Sprossen. Sie sammeln Vogeleier, Schnecken und, die größte Leckerei von allem: Honig.

### Nur für Männer

Nun zur Fleischabteilung des Jäger- und Sammler-Supermarkts: Zutritt nur für Männer. Die vierundzwanzigstündige Öffnungszeit ermöglicht es einigen Gruppen von Männern, über Nacht in der Mitte des Ladens zu campieren, wenn sie das Gewünschte nicht finden. Die Größe dieser Abteilung könnte bis zu 100 Quadratkilometer betragen! Es ist interessant, die Techniken der Nahrungsmittelbeschaffung zu beobachten: Gruppen von fünf bis zwölf jungen und fitten Männern sehen ein Tier bereits auf große Distanz. Sie sind nicht so schnell wie ihre Beute, aber sie haben zwei Vorteile. Der erste ist, dass die frühen Menschen, nachdem sie gelernt hatten, auf zwei Füßen zu stehen und das Gleichgewicht zu halten, sich schnell zu den Lebewesen mit der effizientesten Fortbewegung entwickelten. Sie verloren ihre isolierenden Haare, als sie wärmendes Feuer und Kleidung entdeckten. Dadurch konnten sie sich sehr wirkungsvoll durch Schwitzen abkühlen, anders als die meisten Tiere, die zur Abkühlung auf das Hecheln angewiesen sind. Der Mensch benötigt weniger Energie pro Gewichtseinheit als jedes andere Säugetier, um Entfernungen zu überwinden.[6] Der zweite Vorteil, den unsere Jägergruppen hatten, war ihr erstaunliches Denkvermögen. Sie konnten in Teams arbeiten – kommunizieren, planen und lernen, wie man Tiere aufspürt und fängt. In der Frühzeit, als es noch keine ausgefeilten Waffen wie Pfeile und Speere gab, gingen die Jäger einfach auf Marathonjagd, behielten die Beute im Auge und erbeuteten sie schließlich mit ihrer überlegenen Kondition, bevor sie

sie mit schweren Steinen erschlugen (eine Technik, die als Ausdauerjagd bekannt ist).

Die Fleischabteilung ist rund um die Uhr geöffnet und enthält auch eine Reihe von Snacks, wie leckere Insekten, Früchte und Eier – ebenso wie den Honigbaum, aus dem die Bienen aber erst ausgeräuchert werden müssen, um sicher an den Honig zu gelangen.

### Zurück zum Lagerfeuer

Jeden Tag kehrten die Frauen am Nachmittag mit den gesammelten Lebensmitteln in ihr Lager zurück, die Männer üblicherweise am Abend. Es mag uns sexistisch vorkommen, dass es im Supermarkt der Jäger und Sammler getrennte Bereiche für Männer und Frauen gab. Das gibt es bei keiner anderen Spezies. Warum ist der Mensch so anders? Warum organisierten die frühen Menschen ihre männlichen und weiblichen Stammesmitglieder so, dass sie auf die Suche nach verschiedenen Nahrungsmitteln gingen? Die Antwort liegt wieder im Kochen. Die wichtigsten Grundnahrungsmittel waren Kohlenhydrate in Form von Wurzeln oder Knollen (Süßkartoffeln, Maniok) und Wildfleisch. Beide Nahrungsmittel mussten über einem Feuer zubereitet werden. Gekocht wurde am Abend, wobei das Feuer den ganzen Tag und die ganze Nacht über am Leben gehalten wurde. Bei allen anderen Tieren wird die Nahrung, nachdem sie erlegt oder aufgespürt wurde, von dem Tier, das sie gerissen hat, roh verzehrt (es sei denn, ein Muttertier, säugt gerade ihre Jungen). Bei den Menschen war die Nahrung roh nicht schmackhaft und musste daher zurück ins Lager gebracht und später gegessen werden. Das bedeutete, dass innerhalb von Familiengruppen die Nahrung unter Männern, Frauen und Kindern aufgeteilt werden konnte.

In keiner anderen Tiergruppe wird die Nahrung üblicherweise zwischen Männchen und Weibchen geteilt. Das ganze Konzept des gemeinsamen Kochens und Teilens bedeutete, dass die Mitglieder des Stammes, die mit größerer Wahrscheinlichkeit erfolgreiche Jäger sein würden, für diese Aufgabe eingesetzt werden konnten (junge, fitte Männer), und dass die Mitglieder, die bei der Jagd weniger erfolgreich sein würden, ihre Energie für das Sammeln pflanzlicher Nahrungsmittel verwenden konnten (Frauen, insbesondere, wenn sie ein Baby oder ein kleines Kind bei sich hatten). Am Abend kamen die Familien zusammen, um die Nahrung zu teilen und zu essen. Dies war für das Überleben des Stammes unerlässlich. Am Lagerfeuer wurden Ideen und Geschichten von einer Generation zur nächsten weitergegeben, so dass das neu erworbene Wissen auch von künftigen Generationen genutzt werden konnte. Somit war es nicht nur die Energie des Feuers, die ihnen biologisch half, Nahrung zu verdauen. Es war die soziale Struktur um das Feuer herum, sowie das Kochen und das Teilen von Essen unter den Familien, was den frühen Menschen half, Erfahrung weiterzugeben und sich weiter zu entwickeln.

Die Jagdgesellschaft konnte für lange Zeit unterwegs sein. Wenn sie ein Tier erlegt hatten, aßen sie oft den wertvollsten Teil des Tieres sofort roh, bevor sie den Rest zurück ins Lager trugen. Der nahrhafteste Teil des erlegten Tieres war die Leber. Eines der Merkmale der Jäger- und Sammlervölker (etwas, das wir verloren haben) war der Verzehr der Innereien eines Tieres, bevor sie sich dem Schlachtkörper zuwandten. Die Jäger und Sammler schätzten die Leber, die Nieren, die Eingeweide, das Knochenmark und das Gehirn eines Tieres mehr als das magere Fleisch, da diese Organe einen viel höheren Nährwert haben und mehr Energie enthalten als das Muskelgewebe.

### Die schmackhaften Innereien
Die Nahrungsqualität dieser Organe, von denen wir heute viele wegwerfen, ist außergewöhnlich – sie enthalten viele wichti-

ge Fette, Vitamine und Mineralien. Unsere Jäger-Sammler-Vorfahren schätzten einen Nährstoff mehr als alle anderen – sogar mehr als den Zucker im Honig: das Fett. Jedes Lebensmittel mit einem hohen Fettanteil wurde bevorzugt. Sie würden über die aktuellen Ratschläge der Experten lachen (wir werden später in diesem Buch noch näher darauf eingehen), dass Fett dick macht. Unsere Vorfahren wussten instinktiv, dass Fett unerlässlich war, um stark und gesund zu sein.

Wenn man sich den Fettgehalt der verschiedenen Tierorgane im Vergleich zu Tierfleisch ansieht, wird klar, warum sie sich zuerst für die Innereien entscheiden würden. Mageres Fleisch hat nur einen Fettgehalt von etwa 5 %, verglichen mit Nieren, die 15 % Fett enthalten, Darm (Kutteln) 18 %, Herz 25 % und Leber 30 %.[7] Und das Organ mit dem meisten Fett? Das Gehirn – bis zu 50 % des Hirngewebes besteht aus Fett. Es enthält einen hohen Anteil des uns bekannten (und heute sehr missverstandenen) Fettes, des Cholesterins. Neben den Organen des Tieres wurde das Fett unter der Haut und im Bauch geschätzt. Einer der nahrhaftesten Teile ist das Knochenmark. Es besteht zu 84 % aus Fett (bei allen Ausgrabungen von Höhlenmenschen gibt es Hinweise darauf, dass Tierknochen und Schädel zertrümmert wurden, um an diese Nährstoffe zu gelangen). Es gibt gute Belege dafür, dass Jäger in Notzeiten, die Knochen von Tieren, die von Raubtieren getötet worden waren, aufbrachen, um an diese wertvolle Energiequelle zu gelangen.

### Gemüse, Obst und Kohlenhydrate

Der Qualitätsunterschied der von unseren Vorfahren gesammelten und gejagten Nahrung im Vergleich zu den heutigen Lebensmittelgruppen ist offensichtlich. Das Gemüse, die Früchte und die Knollen waren alle wild gewachsen und hätten nicht unsere schrecklich verschwenderische Qualitätskontrolle in den Supermärkten durchlaufen müssen. In der heutigen Welt erreicht uns bis zu einem Drittel aller frischen Früchte nicht, weil sie nicht den Standards der Supermärkte entsprechen, entweder, weil sie nicht makellos aussehen oder Druckstellen haben oder einfach nicht frisch genug sind. Dies war nicht immer der Fall. Der frühe Mensch war an eine Vielzahl von Wildfrüchten, Beeren, grünen Trieben und Wurzelgemüse gewöhnt. Sie schmeckten vielleicht nicht so süß und reif wie die heutigen hybridisierten, gentechnisch veränderten, geruchlosen und perfekt aussehenden Äquivalente, aber die Vielfalt überstieg bei weitem das, was wir heute verzehren. In den gemäßigten

Zonen wurden über 100 verschiedene Arten von pflanzlichen Nahrungsmitteln verzehrt, in tropischen Klimazonen noch viel mehr. Die Kohlenhydratmenge, die unsere Vorfahren zu sich nahmen, war viel geringer als heute, und die Kohlenhydrate waren völlig unraffiniert. Sicherlich hatten die Kohlenhydrate nicht die zentrale Bedeutung als Nahrungsmittel wie für uns heute – stattdessen könnte es ein Stück knusprig gegrillte Wildschweinleber gegeben haben!

### Die paläolithische Ernährung

Wir lassen unsere Freunde, die Jäger und Sammler, jetzt erst einmal in Ruhe und schauen uns an, was mit ihnen im Laufe ihrer Entwicklung geschah. Doch bevor wir gehen, sollten wir uns einen Überblick über die Nahrung verschaffen, die sie tatsächlich zu sich nahmen. Daraus geht hervor, wie die echte paläolithische Ernährung aussah: viel, viel Fleisch, fette Innereien und Knochenmark, dazu ein paar unraffinierte Kohlenhydrate als Grundnahrungsmittel sowie saisonale Lebensmittel wie Früchte und Honig.

### Ausweitung der Nahrungsversorgung

Was geschah also, nachdem sich die Höhlenbewohner vor 150.000 Jahren zu Frühmenschen entwickelt hatten? Sie verbrachten viel Zeit damit, das zu tun, was sie am besten konnten – die Erde zu durchwandern und zu kolonisieren. Sie wurden zu geschickten Jägern und entwickelten Sprache und verwandtschaftliche Beziehungen.

Wenn es reichlich Nahrung gab, das Wetter gut war und sie sich an einem sicheren Ort befanden, können wir annehmen, dass es wie im Garten Eden war, ein Paradies auf Erden. Aber die Realität sah ganz anders aus. Aufgrund ihres besonderen Umganges mit der Nahrung hatten sie sich zu Menschen entwickelt. Nahrung war offensichtlich überlebenswichtig, aber auch das Kochen und Zubereiten von Speisen war entscheidend für ihre Fähigkeit, sich weiter zu entwickeln und „Mensch" zu werden. Das Problem war, dass die Nahrungsmittel nicht immer verfügbar waren. Lebensmittel waren saisonal. Unsere Vorfahren mussten je nach den Zugrichtungen der Tiere, von denen sie lebten, und je nach Wetterlage in verschiedene Gebiete wandern. Ständig mussten sie ihre Lager abbrechen und neu aufschlagen, um saisonale Nahrungsmittel zu finden.

Etwa 20.000 Jahre vor Christus fanden sie eine Lösung für das Problem einer verlässlichen Nahrungsmittelversorgung. In dem Teil der Welt, der heute Ägypten heißt, entdeckte der erste Bauer, der je

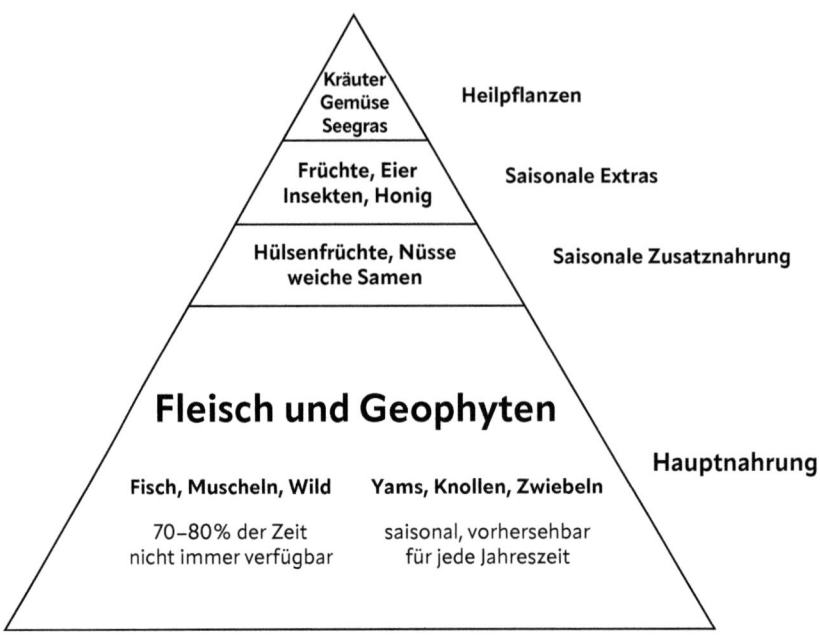

**Abb. 24**  *Die (hypothetische) Ernährungspyramide der Jäger-Sammler – Epoche*

*Quelle:* Nach M.Sisson (2012). The Primal Blueprint. London: Ebury Press

gelebt hat, dass einige Grassamen (insbesondere frühe Getreidearten wie Buchweizen und Dinkel) in den feuchten und fruchtbaren Boden der Region gepflanzt und angebaut werden konnten. Diese fundamentale Entwicklung bedeutete, dass die Nahrungsversorgung vorhersehbar und kontrollierbar wurde und die Jäger- und Sammlerclans nicht mehr ständig umziehen mussten, um Nahrung zu finden: Es war der Beginn des Agrarzeitalters. Sie beherrschten nicht nur den Anbau pflanzlicher Nahrung, sondern lernten auch, Tiere zu zähmen und zu domestizieren, so dass Herden von Rindern, Ziegen oder Schafen eine einfache, ganzjährige Fleischversorgung gewährleisten konnten.

Da sie nun endlich über eine stabile Nahrungsmittelversorgung verfügten, konnten unsere Vorfahren Wurzeln schlagen und dauerhafte Siedlungen errichten, die sich später zu Städten entwickelten. Der Ackerbau machte die Nahrungsmittelversorgung viel berechenbarer und effizienter. Eine kleine Anzahl von Bauern konnte viele Menschen mit Nahrungsmitteln versorgen. Die Landwirtschaft bedeutete, dass ein Großteil der Stadtbevölkerung im Gegensatz zu ihren nomadischen Vorfahren nicht mehr den ganzen Tag mit der Nahrungssuche verbringen musste. Sie hatten Zeit gewonnen für die Herstellung von Werkzeugen und später für die Entwicklung anderer zivilisatorischer Errungenschaften wie Wissenschaft und Bildung.

Landwirtschaft und Zivilisation – das klingt alles großartig – und der Umgang unserer Vorfahren mit der Nahrung entwickelte sich weiter – genau der Aspekt, der sie von den Schimpansen unterschieden hatte. Nachdem sie das Feuer entdeckt und gelernt hatten, Essen zu kochen, hatten sie nun die Kontrolle über ihre Nahrungsversorgung, und damit auch die Macht, ihr Gehirn zu nutzen.

Allerdings geschah etwas Ungewöhnliches mit dem Gesundheitszustand der Bevölkerung in den neuen Städten und Gemeinden. Obwohl sicher vor Raubtieren und Hungersnöten, wurden die Menschen im Zeitalter der aufkommenden Landwirtschaft schwächer und kleiner als ihre Vorfahren, die Jäger und Sammler. Viele waren schlecht ernährt, da sie sich nun von den begrenzten Nahrungsmitteln ernährten, die in der Landwirtschaft verfügbar waren, und nicht mehr von der

großen Vielfalt an Pflanzen und Tieren, die die Jäger und Sammler verzehrt hatten.

Die Gehirne der Menschen entwickelten sich weiter, als sie in der Lage waren, ihre eigenen Feldfrüchte zu ernten und ihr eigenes Vieh zu schlachten. Das landwirtschaftliche Zeitalter nahm zunehmend an Fahrt auf, gleichzeitig verbesserten sich die Kommunikation und der Transport zwischen den Städten. Tontöpfe wurden erfunden, um damit zu kochen, zu essen und Lebensmittel darin aufzubewahren. Die Töpferscheibe wurde von einem wissbegierigen Menschen entwickelt und diente als Vorlage für die Räder der ersten Karren, was eine Revolution im Transportwesen auslöste. Das Prinzip des Rades wurde viel später auch für den Bau von Mühlen verwendet, die oft von Flusswasser angetrieben wurden, um das Mahlen von Getreide zu erleichtern. Aus Eisen wurden nützliche landwirtschaftliche Geräte wie der Pflug hergestellt. Bewässerung, Dämme und Fruchtwechsel wurden entwickelt.

Als sich die Produktivität der Betriebe verbesserte, stellten die Landwirte fest, dass sie einen Überschuss an Nahrungsmitteln hatten. Mehr Lebensmittel, als sie brauchten, um ihre Familie und ihre Nachbarn zu ernähren. Sie begannen mit dem Handel und verkauften ihre Waren auf lokalen Märkten, wodurch sich das Angebot an Lebensmitteln erhöhte.

Mit den verbesserten Transportmöglichkeiten entwickelten sich die lokalen Märkte, die ein Gebiet im Umkreis von 10 Meilen (16 km) versorgten, bald zu nationalen Märkten. Händler wurden in den Handel zwischen lokalen Märkten einbezogen. Sie kauften Lebensmittel in großen Mengen auf einem Markt und verkauften sie gewinnbringend in einem entfernten Gebiet, in dem Bedarf bestand. Diese Entwicklung ist wichtig, denn sie läutete eine Entwicklung ein, die dazu führte, dass die Menschen nicht mehr nur Produkte aßen, die in ihrer Region angebaut wurden. Die Gewinne der Händler aus dem Handel mit Lebensmitteln und dem Transport waren gut, und die Menschen konnten aus einer Vielzahl von Lebensmitteln wählen, die zum Teil von weit herkamen. Aber der Geist war nun aus der Flasche – und die Ergebnisse dieser neuen Handelswirtschaft sollten unser Verhältnis zu unseren Lebensmitteln besiegeln, mit unerwarteten Folgen.

## EIN VIKTORIANISCHES MÄDCHEN WIRD ERWACHSEN

*Stellen Sie sich das London der viktorianischen Zeit vor, vielleicht um 1850. Viele Menschen sind aus den umliegenden Städten und Dörfern in die Stadt gekommen – arme Menschen, die davon träumen, ihr Glück zu machen, letztlich aber nur überleben wollen. Dreck, Lärm, Krankheiten und Verbrechen füllen die rattenverseuchten Straßen. Aber diese viktorianische Szene hat auch eine andere Seite.*

*In der exklusiven Arlington Street, mit Blick auf einen üppigen grünen Park, sitzt eine junge aristokratische Dame an ihrer Garderobe und trifft die letzten Vorbereitungen für ihre Volljährigkeitsfeier. Sie lächelt sich im Spiegel an und bewundert ihren Reichtum und ihren Status. Sie leuchtet vor Aufregung. Das Gemisch aus pulverisierten Eisenspänen, Wasser und Essig, mit dem sie ihre Zähne eingerieben hatte, hatte gewirkt: Sie waren schwarz geworden! Der Schuldige für diesen scheinbar unerklärlichen Mode-Fauxpas? Zucker.*

## Die unwiderstehliche Anziehungskraft von Zucker

Schwarze Zähne als Modeerscheinung? Das war ein Zeichen der evolutionären Achillesferse, die uns heimsucht. Hier wird viel in der Zeit zurück- und vorgesprungen, aber ich fürchte, wir müssen den ganzen Weg zurück in die alte Savanne gehen, um jetzt unsere Schwäche für Zucker zu erklären. Die sich entwickelnden Menschen, die immer wieder neue Gebiete zu erkunden hatten, mussten einen Sicherheitsmechanismus entwickeln, wenn sie neue Feldfrüchte oder Beeren zu sich nahmen. Sie mussten wissen, was nahrhaft und was giftig war. Deswegen entwickelten unsere Vorfahren Sensoren im Mund, die ihnen Hinweise darauf gaben, ob das Essen sicher und nahrhaft oder ob es giftig war. Diese Sensoren gibt es auch heute noch: Es sind die Geschmacksknospen auf unserer Zunge. Es gibt sechs Geschmacksrichtungen, die wir unterscheiden können: bitter, sauer, salzig, fett, eiweißhaltig (umami * genannt) und süß. Jedes Lebensmittel mit bitterem oder saurem Geschmack lässt uns vor dem Verzehr zurückschrecken. Lebensmittel, die hauptsächlich salzig, fettig oder eiweißhaltig schmecken, erhalten das Signal „OK". Aber jedes Lebensmittel, das die süßen Geschmacksknospen der Jäger und Sammler anregte, gab ihnen einen zusätzlichen „Kick".

Die Evolution hat unsere süßen Geschmacksknospen direkt mit dem Genussbereich unseres Gehirns verdrahtet. Bei einem starken Signal an unser Gehirn – wenn das süße Essen süß genug ist – passiert dasselbe, wie bei Einnahme von Morphin oder Heroin – vielleicht nicht eine große Dosis – aber das Signal ist dasselbe. Das Signal der Süße beruhigt unsere Gefühle und verbessert unsere Stimmung.

In der Frucht ist der süße Geschmack ein Signal der Pflanze an das Tier (oder uns), sie zu essen. Wenn die Frucht gegessen wird, werden ihre Samen weiterverbreitet. Süß schmeckende Lebensmittel enthalten natürlich Glukose, und wie wir wissen, ist der Betrieb unseres Gehirns energieaufwändig. Es braucht eine ständige Zufuhr von Glukose, um zu funktionieren – sonst fallen wir schnell ins Koma. Das erklärt, warum es in unserer Entwicklung wichtig war, süßen Lebensmitteln den Vorrang zu

---

* Umami wird seit den 1980er Jahren offiziell als eigenständige Geschmacksrichtung bezeichnet. Der Geschmack, oft als herzhaft und kräftig beschrieben, basiert auf Aminosäuren, die in hoher Anzahl schon in der Muttermilch vorkommen und signalisiert uns welche Nahrung besonders eiweißreich ist

geben, und warum wir auch heute noch so begierig danach sind.

In der Zeit der Jäger und Sammler waren süße Lebensmittel sehr schwer zu bekommen. Früchte waren saisonal, und so veranlasste die Vorliebe unserer Vorfahren für süße Lebensmittel sie zu weiten Wanderungen, um sie zu finden. Aber zu dieser Zeit hatten die Jäger und Sammler nur während der Sommermonate Zugang zu dem großartigen Geschmack. Das war, bis Landwirtschaft und Transport und unsere freundlichen Händler auf den Plan traten.

In den meisten Teilen der Welt bauten die Bauern je nach Klima ein Grundnahrungsmittel für ihre Bevölkerung an. In Nordafrika, dem Nahen Osten und Europa war dieses Grundnahrungsmittel Weizen, in Indien und China war es Reis und in Amerika war es ursprünglich Mais. Doch keines dieser frühen Nahrungsmittel verschaffte den frühen Menschen den „Rausch", nach dem sie sich sehnten, wenn sie süße Speisen zu sich nahmen.

Vor 10.000 Jahren bauten die Bauern in Indonesien erstmals eine Art kräftiges Gras an, dessen Stängel Zucker enthielt: Zuckerrohr. Die Menschen liebten es, auf dem Rohr zu kauen und zu saugen, um den süßen Saft freizusetzen. Zuckerrohrfarmen verbreiteten sich bald über ganz Asien. Doch im Gegensatz zu Weizen oder Reis, die den Nährstoff in den Samen enthielten und daher gelagert werden konnten, musste das Zuckerrohr bald nach der Ernte verzehrt werden, da es sonst verfault wäre. Dies bedeutete, dass der Handel mit Zuckerrohr nur auf lokaler Ebene möglich war. Um 300 n. Chr. kam es in Indien zu einem Durchbruch. Bauern entdeckten, dass sich aus dem ausgepressten oder zerkleinerten und in der Sonne getrockneten Zuckerrohrmark feste Zuckerkristalle bildeten, was bedeutete, dass Zucker zu einem transport- und handelstauglichen Rohstoff verarbeitet werden konnte. Er wurde zu einem wertvollen „Gewürz", das in der Küche und in der Medizin zur Behandlung von Krankheiten verwendet wurde (oder tatsächlich, um kranken Menschen durch die opiatähnliche Wirkung des Zuckers ein besseres Gefühl zu geben).

Im Nahen Osten wurden die Techniken zur Zuckerveredelung weiterentwickelt und der Zucker wurde zu einem festen Bestandteil der arabischen Kultur. Es wurden köstliche Süßigkeiten hergestellt, die sehr beliebt wurden. Die europäische Zivilisation kam erst viel später mit Zucker in Berührung. Der erste Kontakt mit Zuckerhändlern fand wahrscheinlich während der Kreuzzüge im elften und zwölften Jahrhundert statt. Französische, römische und englische Soldaten brachten das „süße

Salz" nach Europa und weckten damit das Interesse der Könige und anderer wohlhabender Bürger. Spanien, Zypern und Portugal (Madeira) begannen, ihren eigenen Zucker zu produzieren, aber der Preis blieb aufgrund der hohen Arbeitskosten für Anbau und Verarbeitung extrem hoch. Er blieb eine seltene und teure Delikatesse.

## Zucker und Sklaverei

Dann wird die Geschichte des Zuckers dunkler. Bei der Entdeckung der karibischen Inseln im späten fünfzehnten Jahrhundert stellten die ersten Entdecker fest, dass das Klima ideal für den Anbau von Zuckerrohr war. Innerhalb weniger Jahre wurde 1501 auf Kuba die erste karibische Zuckerplantage errichtet. Die Nachfrage nach Zucker in Europa war außerordentlich groß, und die Kaufleute sahen die Chance, ein großes Vermögen zu machen – doch sie brauchten dringend Arbeitskräfte für die arbeitsintensiven Plantagen und Zuckermühlen. Sie wandten sich dem Sklavenhandel zu, und schließlich wurden 10 Millionen Afrikaner gewaltsam verschleppt und zur Arbeit auf den Zuckerplantagen in der Karibik und in Brasilien gezwungen. Die Händler machten sich mit jeder Transaktion die Taschen voll – sie füllten Sklavenschiffe in Westafrika und verkauften die Sklaven an Plantagenbesitzer in der Karibik, beluden die Schiffe in der Karibik mit Zucker (und Rum) und verkauften ihn in Europa. Schließlich vervollständigten sie den Dreieckshandel, indem sie Waffen und Munition aus Europa transportierten und sie mit afrikanischen Kriegsherren gegen die Sklaven tauschten, die diese von benachbarten Völkern erbeutet hatten. Es wurde ein höchst profitables Geschäft mit dem Elend.

## Die Zuckerschwemme

In den 1700er und 1800er Jahren führte die Zuckerschwemme in der Karibik schließlich dazu, dass Zuckerprodukte für die Menschen im Westen viel leichter erhältlich waren. Für die Regierung, die die Einfuhr des „weißen Goldes" mit hohen Steuern belegte, war Zucker äußerst profitabel. Ein Pfund Zucker kostete 2 Shilling oder umgerechnet 50 englische Pfund in heutigem Geld.[*]

Für den einfachen Arbeiter wurde er zur Delikatesse, für die Aristokratie hingegen zum Grundnahrungsmittel. Der übermäßige Zuckerkonsum der viktorianischen

---

[*] Bis ins 20. Jahrhundert wurde Zucker in Form eines „Zuckerhuts" transportiert und verkauft – ein großer konischer Klumpen kristallinen Zuckers. Der Zuckerhut war wertvoll und lange haltbar: Man brauchte eine spezielle Zange, um Stücke von den festen Haufen abzubrechen.

Aristokratie führte zu einem Übermaß an Zahnverfall in dieser Gruppe. Das Vorhandensein schwarzer und verfaulter Zähne bei einer Person bedeutete, dass sie über die finanziellen Mittel verfügte, genug Zucker zu kaufen, um ihre Zähne verfaulen zu lassen – zu jener Zeit galt dies als erstrebenswertes Aussehen! Wenn man zu jung war, um verfaulte Zähne zu haben, war es natürlich Mode, dieses wohlhabende Aussehen zu imitieren, indem man sich die Zähne schwarz anmalte.

> Als sie aus dem Fenster in der Arlington Street auf den Park blickt, hat unsere junge Frau Mitleid mit den armen Leuten dort unten – mit denen, die es sich nicht leisten können, die Köstlichkeiten des Zuckers zu probieren, und schon gar nicht, ihre Zähne in einem modischen Schwarz zu färben. Aber sie sollte nicht zu viel Mitleid mit ihnen haben. Eines der verborgenen Geheimnisse der Armen im viktorianischen Zeitalter war, dass sie zufällig und nicht absichtlich in einem goldenen Zeitalter der Ernährung lebten.

### Die viktorianische Wunderdiät

Die durchschnittliche Lebenserwartung im viktorianischen England betrug einundvierzig Jahre. Die Säuglingssterblichkeit der Armen war jedoch erschreckend hoch und verzerrt die Statistiken über die durchschnittliche Lebenserwartung. In den armen Arbeitervierteln Englands lag die Säuglingssterblichkeit bei fast 25 %, in den Slums sogar bei 50 %. Die meisten Kinder starben an Infektionskrankheiten wie Ruhr, Cholera oder Typhus, was auf die schlechten hygienischen Verhältnisse zurückzuführen war.

Wenn man jedoch die Kindersterblichkeit aus den damaligen Gesundheitsstatistiken ausklammert, dann war die Lebenserwartung eines armen „Viktorianers", sofern er seinen fünften Geburtstag erreicht hatte, ähnlich hoch wie heute.[8] Auch ohne die Vorteile der modernen Medizin entsprach die viktorianische Lebenserwartung der unseren.

Die Gesundheit dieser armen viktorianischen Bevölkerung (die ihre frühe Kindheit überlebt hatte) war auf die einzigartige Ernährung der damaligen Zeit zurückzuführen. Lebensmittelknappheit gab es nicht. Frische Lebensmittel konnten relativ billig auf den Märkten gekauft werden und die Ernährung bestand aus Gemüse und Wurzeln, darunter Zwiebeln, Lauch, Karotten, Rote Bete, Rüben, Topinambur und große Büschel Brunnenkresse. Im Sommer waren Kirschen und Pflaumen leicht erhältlich, und im Herbst gab es Stachelbeeren und Äpfel im Überfluss. Getrocknete Früchte waren ein beliebter Leckerbissen für Kinder. Hülsenfrüchte wie Bohnen und Erbsen gab es in Hülle und Fülle, ebenso die köstlich gerösteten Kastanien im Winter.

Auf der Inselnation gab es reichlich Fisch, darunter gesalzene oder eingelegte Heringe, Aale und Schalentiere wie Muscheln. Fleisch wurde seltener verzehrt, aber wenn, dann alles, was ein Tier zu bieten hatte. Wie unsere Vorfahren in der Höhle kannten die Viktorianer die gesundheitlichen Vorteile von Knochenbrühe und genossen die Köstlichkeiten der Innereien: Herz, Nieren, Eingeweide (Kutteln, Fleck) und Lunge und vor allem das Gehirn. Das meiste Fleisch, das sie verzehrten, waren diese billigen Innereien, die reich waren an essenziellen Mikronährstoffen und gesättigten Fetten, insbesondere Cholesterin.

Die viktorianische Ernährung der Armen enthielt kaum Zucker und raffinierte Kohlenhydrate und war reich an frischem Gemüse, Fisch und den gesunden und nahrhaften Eigenschaften von Knochenmark und Innereien. Es wurde weniger geraucht als heute, und Bier wurde mit Wasser verdünnt, so dass auch der Alkoholkonsum geringer war (auf die Rolle des Alkohols wird später in diesem Buch eingegangen). Kombiniert man all dies mit einem aktiven Beruf, kann man bald so alt werden wie wir heute, auch ohne Zugang zu moderner Gesundheitsfürsorge. Die gesunde Ernährung in der Mitte des viktorianischen Zeitalters hielt jedoch nicht länger als eine Generation an. Um 1870 überschwemmte Rübenzucker aus Europa den Markt und unterbot die karibischen Zuckerrohrimporte. Der Zuckerpreis begann zu sinken, was bedeutete, dass die goldene Diät der Viktorianer unwiederbringlich zu Ende war.

## Die Nahrungsmittelbüchse der Pandora

Gerade als wir zufällig auf die perfekte, gesunde viktorianische Ernährung gekommen waren, kam es zu einer weiteren massiven Veränderung bei unseren Lebensmitteln. Im Zuge der industriellen Revolution wurden die landwirtschaftlichen Betriebe mechanisiert und damit rentabler, der Transport wurde effizienter, und

Lebensmittel wurden zu einem Geschäft. Zum ersten Mal in der Geschichte der Menschheit hatte die Bevölkerung nicht nur Zugang zu lokal erzeugten frischen Lebensmitteln, sondern auch zu solchen, die von weit herkamen, manchmal aus anderen Ländern oder sogar von anderen Kontinenten. Diese Lebensmittel mussten trotz der großen Entfernungen genießbar bleiben. Idealerweise sollten sie lange haltbar sein. Das bedeutete, dass sie bearbeitet werden mussten, um die Bestandteile zu extrahieren, die sie verderblich machten (in den meisten Lebensmitteln gehören dazu die „guten Omega-3-Fette" – wir werden später darauf eingehen).

Diese wurden dann durch Stoffe ersetzt, die als Konservierungsmittel wirkten (verschiedene der E-Nummern, die Sie heute auf Lebensmittelverpackungen sehen), sowie durch andere Zutaten, die das Lebensmittel schmackhafter machten (meist Kombinationen aus Zucker, Salz und Fett).

### Hybridisierung und Gentechnologie

Ein entscheidender Faktor für die Industrialisierung waren die Verfügbarkeit und die Kosten von Grundnahrungsmitteln. Weizen zum Beispiel hatte seit Beginn der Landwirtschaft in Ägypten einen langen Weg hinter sich. Der natürliche Weizen von damals hatte sich langsam verändert, zunächst durch Hybridisierungstechniken (bei denen zwei verschiedene Weizenstämme miteinander kombiniert wurden, um eine reichere Ernte zu erzielen), in jüngerer Zeit durch Gentechnologie. Wenn Sie heute vierzig Jahre oder älter sind und sich an einen Besuch auf dem Lande erinnern, als Sie Kind waren, werden Sie noch wissen, dass die Weizenfelder damals sehr hoch waren, in der Regel 1,20 Meter. Wenn Sie als Kind durch diese Felder liefen, konnten Sie wahrscheinlich nicht einmal über die Ähren hinwegsehen. Aber die Dinge haben sich in den letzten dreißig Jahren dramatisch verändert. Heute ist der Weizen auf den meisten Feldern der Welt eine Sorte, die gentechnisch so verändert wurde, dass sie widerstandsfähig und nicht zu hoch ist und große Knospen mit Weizenkeimen bildet. Diese Sorte wird als „Zwergweizen" bezeichnet. Wenn Sie heute durch ein ausgewachsenes Weizenfeld gehen – in England, Amerika, Asien und an den meisten anderen Orten – werden Sie feststellen, dass der Weizen nur noch 60 cm hoch ist. Die hohen, wogenden Weizenfelder von vor relativ kurzer Zeit sind verschwunden und werden wahrscheinlich nie mehr zurückkehren. Warum ist das wichtig?

Erstens, weil Zwergweizen für die Landwirte viel profitabler ist: Er garantiert eine größere Weizenmenge pro Acker auf Kosten der Qualität des Getreides. Die Geschichte wie sich der Weizen verändert hat, hört nicht bei den Hybridisierungsverfahren auf, um eine einzige starke weltweite Sorte zu erzeugen. Die Verarbeitung von Weizen hat sich gegenüber den Zeiten der Weizenmühlen, die malerisch an glitzernden Flüssen gelegen waren, dramatisch verändert. Diese Mühlen nutzten die Kraft des Wassers, um den Weizen zu spalten und zu mahlen. Dadurch ließ sich der Weizen leichter lagern, transportieren und kochen. Heute sind die alten Mühlen durch Hightech-Verarbeitungsanlagen ersetzt worden, in denen das Gute im Weizen, die äußere Hülle, entfernt wird und nur der süße innere Weizenkeim übrigbleibt.

Zweitens, weil das Mehl des Zwergweizens so stark verarbeitet ist, dass es sich innerhalb von dreißig Minuten nach dem Verzehr in unserem Blutkreislauf als reiner Zucker wiederfindet (wir werden in Kapitel 11 sehen, welche metabolischen Auswirkungen dies auf unseren Körper hat) – und dieses Mehl steckt in vielen unserer heutigen Lebensmittel – von Brot (weiß oder braun – da gibt es keinen großen Unterschied) bis hin zu Crackern und Nudeln.

Dies erklärt zum Teil, warum viele meiner Patienten, die ihr ganzes Leben lang mit ihrem Gewicht zu kämpfen hatten, sich als „Brotesser" bezeichnen. Sie sind süchtig nach der Reaktion ihres Körpers auf diese hoch raffinierten Nahrungsmittel, so wie manche Menschen süchtig sind nach dem Rausch, den sie durch Zucker bekommen, und wieder andere süchtig nach Opiaten – die Signalwege im Gehirn sind dieselben.

## Zusammenfassung

In diesem Kapitel haben wir gelernt, dass die Art und Weise, wie unsere Zellen Energie verarbeiten, und wie wir auf die ATP-Mikrobatterien angewiesen sind, den uralten biologischen Regeln folgt, die vor 4 Milliarden Jahren festgelegt wurden, als das zelluläre Leben begann. Erst über 3,5 Milliarden Jahre später beschleunigte sich die Entwicklung, als unsere einzelligen Vorfahren leistungsstarke bakterielle Mieter (die Mitochondrien) aufnahmen, die durch die Verwendung von Sauerstoff die Schnellaufladung unserer Mikro-ATP-Batterien ermöglichten. Diese Art von Energie wird von allen Tieren genutzt, auch von uns. Diese uralten Energieregeln sind tief in die Schichten unserer Evolutionsgeschichte eingebettet und sind dafür verantwortlich, dass die Energienutzung je nach Größe des Tieres festgelegt ist.

Der Mensch hätte sein großes, energieaufwendiges Gehirn nicht entwickeln können, ohne ein anderes Organ aus seinem begrenzten Energiebudget zu verkleinern. Wir haben gelernt, dass vor der Entwicklung des Homo sapiens der Homo erectus, unser nächster Verwandter, das Feuer gezähmt hatte. Vor allem aber hatten sie gelernt, das Feuer zu nutzen, um die Energie in der Nahrung aufzuspalten, damit sie leichter verdaut werden konnte – oder, wie wir es heute nennen, zu kochen. Die Energie, die dadurch eingespart wurde, dass der Verdauungsprozess der Nahrung bereits vor dem Verzehr begann, machte unser langes Verdauungssystem überflüssig. Im Laufe der Zeit entwickelten wir einen kürzeren Darm, und die dadurch eingesparte Energie stand für die Entwicklung eines größeren Gehirns zur Verfügung.

Wir verstehen nun, warum wir Menschen so fasziniert von Lebensmitteln sind und warum wir es lieben, sie zuzubereiten, zu kochen und mit ihnen zu experimentieren. Das Kochen definiert uns.

Im Laufe der Jahrtausende lernten wir, die Nahrung zu kontrollieren, indem wir die Landwirtschaft entwickelten und dann auf Märkten mit Lebensmitteln handel-

ten. In jüngerer Zeit entdeckten wir, wie man Lebensmittel so verarbeitet, dass sie für den Überseehandel aufbereitet werden konnten und zu einer Handelsware wurden. Zucker und Weizen wurden zu Grundnahrungsmitteln in unserer Ernährung.

Doch dann wurde ein letztes Kapitel in unserem Verhältnis zu den Lebensmitteln aufgeschlagen. Unsere natürliche Faszination für sie führte dazu, dass es uns nicht mehr ausreichte, ihre Herstellung zu kontrollieren. Wir wollten sie auch verstehen. In Kapitel 8 erfahren wir von den daraus resultierenden bedrückenden Folgen.

*Wenn wir morgens müde unsere Schale Frosties (fast 50 % Zucker) in uns hineinschaufeln, haben wir Menschen unser Nahrungsnirwana erreicht. Endlich haben wir eine Welt geschaffen, in der unser geliebter Zucker seinen Weg in unsere Nahrungskette gefunden hat. Das Gefühl der ruhigen Ekstase, wenn wir unser Müsli löffeln, ist der Höhepunkt unserer Entwicklung. Die Energie, die wir beim Zubereiten und Kochen von Lebensmitteln sparen, hat uns geholfen, uns zum Menschen zu entwickeln. Jetzt sind wir den nächsten unvermeidlichen Schritt gegangen und haben Lebensmittel verarbeitet und manipuliert, damit wir uns gut fühlen. Wir sind* der Meisterkoch. Der Meisterkoch hat gewonnen – Nirwana.

Doch als wir unsere Morgenzeitung aufschlagen und an unserem Tee nippen, fällt uns ein Bericht ins Auge. Neben der Werbung für Disneyland steht die Schlagzeile „WISSENSCHAFTLER ENTDECKEN NEUEN SUPER FOOD". Neugierig geworden, lesen wir weiter.

# Kapitel 8

# Die Wurzel des Übels

## Schlechte Ernährungswissenschaft und ihre Folgen

*„Wenn wir wüssten, was wir tun, würde man es nicht Forschung nennen, oder?"*

Albert Einstein

Die Hitze war unerträglich, die Menschenmassen waren gewaltig. Wir schlängelten uns die malerische Straße hinauf zu unserem nächsten Ziel. Familien mit sehr lauten, kleinen Kindern umringten und drängelten uns. Der gelegentliche Rammstoß eines Kinderwagens ließ uns zur Seite springen. Ich hatte erfolglos versucht, unser Transportproblem zu lösen, indem ich zur Leihstation für elektrische Buggys ging, aber mir wurde gesagt, dass ich nicht für einen solchen in Frage käme: Ich sei nicht „beleibt" genug. Ich sah neidisch zu, wie andere damit herumfuhren. Wir kämpften uns weiter.

Dies war eine geschlossene Gemeinschaft, in der alles vom Veranstalter kontrolliert wurde. Das Sicherheitspersonal scheuchte uns sicher über die Straßen, die Reinigungskräfte hielten die Straßen trotz des unordentlichen Gedränges makellos, und die Ladenbesitzer lächelten fröhlich.

Die Menschen kamen von nah und fern, um in diese Utopie einzutauchen. Es gab keine Kriminalität, keine Werbung und keine Politik. Es war eine Traumwelt, in die man seine Kinder für ein paar Tage bringen konnte.

Die Unterhaltung war darauf ausgerichtet, die Besucher in Angst und Schrecken zu versetzen. Das klingt vielleicht nach einer seltsamen Art, sich zu amüsieren, aber der nachfolgende Adrenalin- und Endorphin-Schub (körpereigenes Morphin) im Gehirn war es, der uns alle anlockte. Es war eine sichere Art der Gefahr. Wenn der Rausch nach dem einen Schrecken abflaute, gab es eine andere Möglichkeit, sich zu berauschen. Das war der Grund, warum die Kinder in Scharen hierherkamen. Die einzigen Lebensmittel, die es gab, waren Burger, Pommes und süße Limonaden. Jeder zweite Laden in der Straße war ein Süßwarenladen –

vollgestopft mit dieser wunderbaren Droge: Zucker.

Wir fanden eine Bank, auf der wir uns ausruhen konnten. Ich versuchte, mich zu entspannen, denn ich hatte Angst vor dem, was nun bevorstand. Ich öffnete die große Tüte mit den selbst gemischten Süßigkeiten und – die Ruhe überkam mich, als der Zucker mein Gehirn erreichte. Meine Kinder wollten umziehen und für immer hier leben.

Ich sah mir die Familien an, die an uns vorbeigingen. Mir fiel auf, dass an diesem Ort die meisten Menschen dick waren. Nur gelegentlich sahen wir eine Familie, die fit und gesund aussah. Eine Mutter war sowohl mit ihren Taschen als auch mit ihrem Bauchfett beladen; der bärenhafte Vater hielt sich, indem er einen Kinderwagen schob. Zwei dicke, überdrehte Kinder sprangen umher und kämpften, und im Schlepptau die Oma, königlich korpulent in ihrem prächtigen Elektrobuggy. Die meisten Familien hatten sich ihr Essen für den Tag zusammengesucht, indem sie sich für ein All-you-can-eat-Angebot angemeldet hatten. Sie hielten riesige Becher mit Coca-Cola und anderen Erfrischungsgetränken in der Hand. Nachfüllstationen standen bereit, so dass der Zuckerrausch den ganzen Tag über durch einen Strohhalm am Laufen gehalten werden konnte.

Vielleicht war dies die Art von Welt, auf die sich die Menschheit zubewegte? Meine Träumerei wurde von einer großen, beunruhigenden Gestalt unterbrochen, die bedrohlich auf uns zuging. Als sie sich uns näherte, erkannte ich ihre vertrauten Züge – Goofy war da. Nun war es an der Zeit, aufzustehen und zum Feenschloss zu gehen.

Bauen wir allmählich eine Welt wie einen Freizeitpark um uns herum auf? Eine Welt, in der es schwierig ist, an natürliche, frische Lebensmittel heranzukommen? Eine Welt, die auf dem lustvollen Genuss von Zucker und Fast Food aufbaut, in der aber Angst und Stress die Bewohner verfolgen und die letztlich zu einer unter Fettleibigkeit leidenden Bevölkerung führt?

Aus dem Geschichtsunterricht im vorigen Kapitel wissen wir, dass wir uns nicht zu den heutigen intelligenten Wesen hätten entwickeln können, wäre da nicht unser besonderes Verhältnis zur Nahrung und zum Kochen. Das Kochen und Zubereiten von Nahrung gab uns den Stoffwechselraum, um unsere Eingeweide zu verkleinern und die Kapazität unseres Gehirns zu vergrößern. Es ist vielleicht nur natürlich, dass wir unsere Beziehung zum Essen weiterentwickeln, indem wir immer mehr Möglichkeiten entdecken, Essen ge-

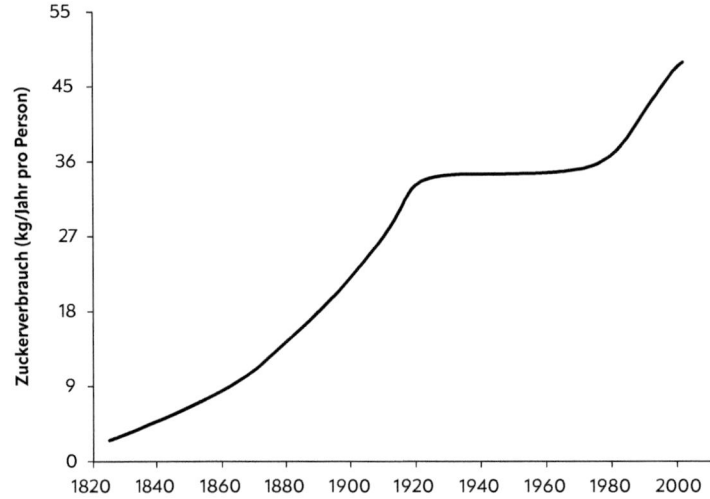

**Abb. 25** *Zuckerverbrauch zwischen 1822 und 2000*

*USDA-Diagramm, das den Anstieg des Zuckerverbrauchs von 1822 bis 2000 zeigt. Danach stabilisierte sich der Zuckerverbrauch bis in die 1980er Jahre (Gewichtsangabe hier in kg, im Original lbs)*

*Quelle:* US Department of Commerce and Labor, USDA Economic Research Service.

nussvoll zu gestalten. Als wir die Büchse der Pandora, gefüllt mit Zucker, öffneten und entdeckten, welchen Genuss er bereiten kann, war es nur eine Frage der Zeit, bis wir ihn für die gesamte Bevölkerung massenhaft herstellen würden.

Werfen wir einen Blick auf die Zahlen. Misst man den Zuckerkonsum pro Person seit den 1820er Jahren (dem goldenen Zeitalter der gesunden Ernährung), so war in den folgenden 100 Jahren ein langsamer und unaufhaltsamer Anstieg zu verzeichnen. Im Jahr 1820, lag der Verbrauch bei nur 2 ¼ kg pro Person und Jahr; bis 1920 war er auf 36 kg pro Jahr gestiegen.[1]

Diese Entwicklung fiel mit der zunehmenden Verfügbarkeit von Zucker zusammen, als neben Zuckerrohr auch Zuckerrüben verfügbar waren. Zucker wurde in dieser Zeit billiger, was die Lebensmittelhersteller dazu veranlasste, ihn in einer breiten Palette von Produkten zu verwenden. Ab 1920 stabilisierte sich der Zuckerverbrauch jedoch. Die Weltwirtschaftskrise und der Zweite Weltkrieg hatten bis in die 1950er Jahre hinein erhebliche Auswirkungen auf die Verfügbarkeit und Erschwinglichkeit von Zucker, doch danach blieb der Zuckerverbrauch noch weitere dreißig Jahre lang stabil. Es war, als hätten wir einen natürlichen Sättigungspunkt oder einen Höhepunkt des Verbrauchs erreicht.

Was dann geschah, war nicht vorhersehbar. In den 1980er Jahren, nachdem wir dreißig Jahre lang jedes Jahr ungefähr die gleiche Menge an Zucker verbraucht hatten, begannen wir plötzlich wieder mehr und mehr davon zu konsumieren. Die Preise für Zucker stiegen und verdoppelten sich im Durchschnitt in diesem Zeitraum, was jedoch den unaufhaltsamen Anstieg unseres Zuckerkonsums nicht aufhielt: von 36 kg pro Person und Jahr (1980) auf 45 kg (2005). Warum haben wir unsere Essgewohnheiten plötzlich wieder geändert?

## Die Fett – Forscher

*Das Publikum aus angesehenen Ärzten und Wissenschaftlern erhob sich und applaudierte dem berühmten Hauptredner. Er hatte eine Meisterleistung seiner Forschung abgeliefert. Er hatte die Auseinandersetzung mit seinem größten Rivalen gewonnen, ihn mit unwiderlegbaren Fakten geschlagen und seine fehlerhafte Logik entlarvt. Der Beifall der Menge erfüllte ihn mit Freude und Ekstase. Sein Lebenswerk hatte Früchte getragen. Die Gelder für seine Forschung würden fließen, sein Ruf als führender Wissenschaftler auf seinem Gebiet wäre für Jahre gesichert. Ruhm war gut, aber jetzt hatte er sich die beiden wichtigsten Preise gesichert – Macht und Einfluss.*

*Der Druck, die Auseinandersetzung zu gewinnen, war groß. Man musste ihm zu dieser Leistung gratulieren. Er war bei seinen Recherchen nicht unehrlich – das wäre unethisch gewesen und hätte ihn in Misskredit gebracht. Technisch gesehen war das, was er vorgelegt hatte, die Wahr-*

*heit. Aber er wusste sehr wohl, dass es nicht die ganze Wahrheit war. Die Fakten, die nicht zu seiner Theorie passten, hatte er der Einfachheit halber weggelassen.*

*Was er nicht erwartet hatte, war, dass seine Forschung Menschen schaden würde. Leider war das in diesem Fall so. Manchmal haben scheinbar gut gemeinte Forschungsideen, die „bewiesen" werden, unvorhersehbare Folgen, vor allem, wenn sich diese Ideen als falsch erweisen. Im Fall von Dr. Ancel Keys führten diese Folgen zu Krankheit, Elend und frühem Tod für Millionen von Menschen.*

In den 1950er Jahren kam es in den USA zu einem starken Anstieg von Herzerkrankungen. Immer mehr Menschen, vor allem Männer, erlagen Herzinfarkten oder litten unter Angina pectoris. Mit dem plötzlichen Herzinfarkt von Präsident Eisenhower im Jahr 1955 rückte das heraufziehende Gesundheitsproblem in den Mittelpunkt des Regierungsinteresses. Wissenschaftler vermuteten, dass es einen Zusammenhang zwischen der Zunahme von Herzkrankheiten und der Ernährung geben könnte. Und die beiden Hauptverdächtigen in der Ernährung waren Fett und Zucker.

Dr. John Yudkin war ein britischer Ernährungswissenschaftler, der davon überzeugt war, dass Zucker der Übeltäter ist. Seit 1957 haben seine Artikel und Forschungsarbeiten Zucker als Hauptursache nicht nur für Herz-Kreislauf-Erkrankungen, sondern auch für Karies, Fettleibigkeit und Diabetes genannt. Er veröffentlichte ein vernichtendes Buch über Zucker mit dem Titel *Pure, White and Deadly*. Darin schrieb er: „Wenn auch nur ein kleiner Bruchteil dessen, was bereits über die Auswirkungen von Zucker bekannt ist, in Bezug auf jeden anderen als Lebensmittelzusatz verwendeten Stoff aufgedeckt würde, würde diese Substanz sofort verboten werden."[2]

Seine Forschung stieß auf großes Interesse, und es sah so aus, als seien seine Argumente überzeugend genug, um die öffentliche Wahrnehmung der Bedeutung von Zucker zu verändern. Die Zuckerindustrie hatte jedoch die zunehmende negative Publicity zur Kenntnis genommen und beschlossen, zu handeln. Im Jahr 1967 spendete sie große Summen an drei prominente Harvard-Wissenschaftler,

deren Forschungen den Zucker entlasteten und die Schuld für Herzkrankheiten eindeutig auf Fett schoben. Die Wissenschaftler genossen hohes Ansehen, und ihre gemeinsame Arbeit wurde im *New England Journal of Medicine*, der damals angesehensten medizinischen Fachzeitschrift der USA, veröffentlicht.[3] Das Geld der Zuckerindustrie war gut angelegt: Die Veröffentlichung eines solchen Berichts in einer hoch angesehenen Fachzeitschrift konnte von der medizinischen Gemeinschaft nicht ignoriert werden, und die Ansichten und Meinungen der Wissenschaftler fanden Eingang in die allgemeine Bewertung der Gefahren von Fett für das Herz, insbesondere von Cholesterin.

Die Zuckerspenden wurden bis 2017 geheim gehalten, da die Wissenschaftler damals nicht offenlegen mussten, wer sie bezahlte, und Interessenkonflikte an der Tagesordnung waren.[4] Die meisten der Wissenschaftler sind nicht mehr unter uns, aber das Vermächtnis ihrer Arbeit war der erste Teil des Puzzles an Beweisen für die sogenannte „Diät-Herz-Hypothese". Die Theorie lautete, dass gesättigte Fette Herzkrankheiten verursachen. Es bedurfte noch einiger weiterer schlecht passender Teile in diesem Puzzle, bis der Beweis erbracht war – und unsere Ernährung für Generationen veränderte.

Ancel Keys war ein amerikanischer Epidemiologe, der für seine Ernährungsforschung hohe Anerkennung genoss (u. a. das Minnesota Starvation Experiment, ▸ Kapitel 1). Er hatte sich während eines Sabbatjahres in England davon überzeugt, dass die fettreiche Ernährung mit Fish and Chips oder Sonntagsbraten die Ursache für die hohe Zahl von Herzerkrankungen in Großbritannien war. Er ging davon aus, dass das in gesättigten oder tierischen Fetten enthaltene Cholesterin Atherosklerose* verursacht, die zu Herzkrankheiten führt. Er war ein weiterer angesehener Wissenschaftler, den die Zuckerindustrie um Unterstützung bat. Er enttäuschte seine Befürworter nicht. Sein erster Angriff auf die Theorie von John Yudkin bestand darin, Forschungsergebnisse hervorzuheben, die einen Zusammenhang von Zuckerkonsum und Rauchen herstellten. Diese Untersuchungen ergaben, dass mit steigendem Zigaretten-Konsum auch der Konsum zuckerhaltiger Getränke ansteigt – (wodurch Zucker als krankheitsverursachend entlastet wurde). Wie konnte Yudkins Theorie angesichts dieses Zusammenhangs zwischen Rauchen und Zucker

Bestand haben? Ancel Keys hielt sich mit seiner Kritik an seinem Erzfeind nicht zurück und versuchte bei jeder Gelegenheit, ihn in der wissenschaftlichen Presse oder auf Konferenzen zu demütigen und seine Forschungsergebnisse herunterzuspielen.

Im Rahmen seiner Forschung veröffentlichte Keys die Sieben-Länder-Studie.[5] Diese Studie untersuchte den Zusammenhang zwischen Herzkrankheiten und dem Fettgehalt der Ernährung in sieben verschiedenen Ländern. Bei der grafischen Darstellung der Beziehung zeigte sich eine signifikante Korrelation zwischen den beiden Faktoren. Diese Forschung schien unbestreitbar zu beweisen, dass eine fettreiche Ernährung Herzkrankheiten verursacht. Die beiden Länder mit dem geringsten Fettkonsum waren Italien und Japan, und in diesen Ländern traten auch die wenigsten Herzkrankheiten auf. Das Vereinigte Königreich (England und Wales) und die USA hatten den höchsten Fettkonsum und auch die höchsten Raten an Herzkrankheiten. Die Ergebnisse, die in einem Diagramm dargestellt wurden, waren überzeugend: Ein so hoher Grad an Korrelation zwischen der Menge an Fett, die eine Bevölkerung zu sich nimmt, und ihrem Grad an Herzkrankheiten bedeute-

---

\* Verhärtung und Verengung der Blutgefäße, auch der des Herzens

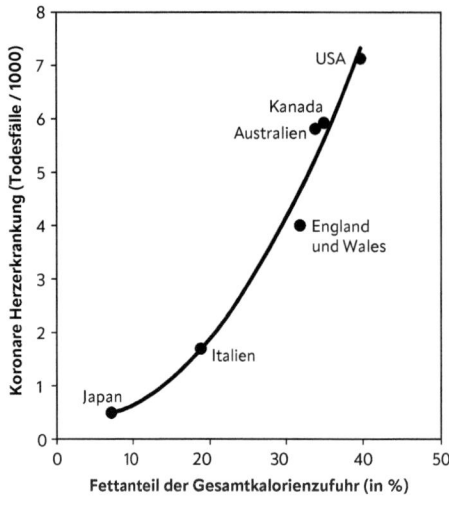 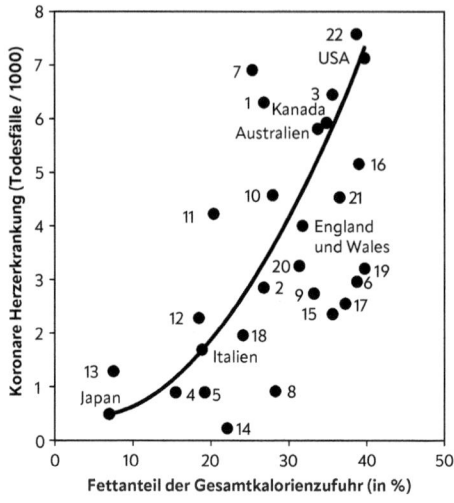

**Abb. 26** *Vergleich der Sieben-Länder-Studie mit den fünfzehn anderen Ländern. **Links:** zeigt die Korrelation von Gesamtfettkonsum in % des Gesamtkalorienverbrauchs und Sterblichkeit an koronarer Herzkrankheit in sieben Ländern. **Rechts:** zeigt dasselbe für alle zweiundzwanzig Länder, für die Daten verfügbar waren.*

*Quelle:* J. Yerushalmy und H. Hilleboe (1957). Fat in the diet and mortality from heart disease; a methodological note. N Y State J Med, 57 (14), Juli, 2346.

te, dass es einen direkten Zusammenhang geben musste.

Aus der Forschungsarbeit ging jedoch nicht hervor, dass Keys ursprünglich die Ernährungsgewohnheiten und Quoten von Herzkrankheiten in insgesamt zweiundzwanzig Ländern untersucht hatte, nicht nur in sieben. Ancel Keys hatte in seiner Studie nur Länder untersucht, von denen er annahm, dass sie seine Theorie bestätigen würden. So untersuchte er beispielsweise nicht zwei europäische Länder, deren Bevölkerung zwar viel gesättigte

Fette zu sich nahm, aber offenbar nicht unter hohen Raten von Herzkrankheiten litt – Frankreich und Deutschland. Diese Länder wurden nicht für die Untersuchung ausgewählt, obwohl sie zwei der größten Länder Europas sind. Die Niederländer aßen die gleiche Menge an Fett wie die Italiener, hatten aber eine doppelt so hohe Rate an Herzerkrankungen. Die Schweden aßen viel mehr Fett als die Australier, aber die Australier hatten eine doppelt so hohe Rate an Herzkrankheiten. Alle Länder, die nicht zu Keys' These passten, dass Nahrungsfett Herzkrankheiten verursacht, wurden ausgeschlossen.

Hätte es sich um die „Zweiundzwanzig-Länder-Studie" gehandelt, wäre man zu dem Schluss gekommen, dass kein signifikanter Zusammenhang zwischen Herzerkrankungen und gesättigten Fetten besteht.

### Wackelige Fundamente

Voreingenommenheit in der Forschung durch Unterlassung war in der wissenschaftlichen Gemeinschaft seit vielen Jahren weit verbreitet. Obwohl endlich damit begonnen wurde, dieses Problem anzugehen, hat dieses Erbe leider dazu geführt, dass ein Großteil unserer medizinischen Wissenschaft auf wackeligen und intendierten – also voreingenommenen Beweisen steht. Kombiniert man dies mit dem Einfluss, den die Pharma- und Lebensmittelindustrie auf die Wissenschaftler ausgeübt hat, erhält man nicht nur schlechte Forschung, sondern auch Forschung, die vom „Big Business" finanziert wurde und nicht immer denjenigen zugutekommt, denen sie zugutekommen sollte.

Ich möchte Ihnen ein Beispiel geben. Nehmen wir an, ich möchte den Umsatz eines Produktes steigern; es könnte ein Medikament oder ein Lebensmittel sein. Ich versuche, mehr von dem Produkt zu verkaufen, indem ich den Leuten erzähle, dass es gesundheitliche Vorteile hat.

Angenommen, ich will Milch verkaufen und ich will wissenschaftlich zweifelsfrei beweisen, dass man schneller laufen kann, wenn man fünf Jahre lang jeden Tag Milch trinkt. Zunächst gebe ich eine Studie in Auftrag und bitte einen Wissenschaftler, den ich bezahle, zwanzig junge Menschen zu rekrutieren. Er teilt sie in zwei zufällige Gruppen von je zehn Personen ein. Er misst, wie schnell sie 100 Meter laufen können. Dann bittet der Wissenschaftler die eine Gruppe, so weiterzumachen wie bisher und in fünf Jahren wiederzukommen (dies ist die Kontrollgruppe). Die andere Gruppe soll zusätzlich jeden Tag einen halben Liter Milch trinken. Nach fünf Jahren schickt der Wissenschaftler beide Gruppen von Freiwilligen wieder auf die Strecke, und misst, wie schnell jede Gruppe im Durchschnitt 100 Meter laufen kann. Als er die Ergebnisse analysiert, erlebt er jedoch eine böse Überraschung. Meine Theorie hat sich nicht bewahrheitet! Es gab keine Verbesserung der Laufzeiten in der Gruppe der Milchtrinker. Sie sind nicht schneller gelaufen.

Wissenschaftliche Fachzeitschriften werden nicht daran interessiert sein, dieses Experiment zu veröffentlichen, denn es hat nichts Interessantes gezeigt. Wie kann ich also meine Theorie beweisen? Nun, indem ich das Experiment zehnmal statt einmal durchführe – ja, zehn Gruppen mit jeweils zwanzig Freiwilligen, und zehn verschiedene Wissenschaftler werden bezahlt. Wenn wir die Ergebnisse analysieren, stellen wir fest, dass in zwei der Experimente ein Unterschied in der Zeit bestand, die die Milch trinkenden Läufer für die 100 Meter benötigten. Leider zeigte eines der beiden Experimente, dass der Milchkonsum zu einer Verlangsamung des Laufs führte – aber das andere Experiment zeigte, was ich wollte. In dieser Gruppe hatten die Probanden, die die Milch getrunken hatten, nach fünf Jahren eine viel schnellere Laufzeit. Ich bin rechtlich nicht verpflichtet, jedes einzelne Experiment zu veröffentlichen, das ich durchführe, vor allem nicht solche, die nichts zeigen. Aber ich habe jetzt eine Studie, die ein interessantes Ergebnis hat, und deshalb bitte ich den Wissenschaftler, sie in einer wissenschaftlichen Zeitschrift zu veröffentlichen. Die anderen neun Studien verwerfe ich. Wenn der Veröffentlichungstermin ansteht, gebe ich meinem Lieblingsjournalisten den Tipp, dass ein Artikel über Ernährung und Gesundheit veröffentlicht werden soll, der ihn interessieren könnte. Am nächsten Tag lautet die Schlagzeile in der Zeitung: „Milch trinken lässt Sie schneller laufen!"

Dieses hypothetische Beispiel zeigt, dass man, wenn man genügend Studien durchführt, zufällig auf eine stößt, deren Ergebnisse mit dem übereinstimmen, was man beweisen will. Die Milchindustrie, für die ich in diesem Fall arbeite, ist glücklich, denn die Menschen werden noch jahrelang literweise Milch trinken. Und der eigentliche Trick? Da es sich um eine fünfjährige Studie handelt, kann sie fünf Jahre lang nicht von einem anderen Labor widerlegt werden.

In der Vergangenheit mussten Wissenschaftler nicht offenlegen, für wen sie arbeiteten oder wer das Geld für ihre Experimente bereitstellte. Die Industrie, seien es Lebensmittel- oder Pharmakonzerne, konnte die Richtung der wissenschaftlichen Forschung bestimmen und durch vollkommen legale Strategien der Unterlassung oder der selektiven Analyse von Ergebnissen das Resultat zu ihren Gunsten beeinflussen.

Steht die Richtung der Forschung erst einmal fest, folgen ihr die Wissenschaftler – geleitet von noch mehr Geld aus der Industrie – oft auf völlig falschen Wegen. Schicht um Schicht fehlerhafter Forschung kann unser Verständnis für viele Bereiche der Medizin untermauern. Je mächtiger die

Industrie ist bzw. je mehr Geld sie zur Verfügung stellen kann, desto mehr Einfluss hat sie auf die wissenschaftliche Richtung und die „wissenschaftlichen Fakten".

Die Ernährungsforschung ist besonders anfällig für Verzerrungen und Fehler, es sei denn, sie ist Teil eines kontrollierten Experiments, bei dem die Probanden ständig beobachtet werden können. Die meisten Ernährungsforschungen sind epidemiologischer Natur, d. h. es wird nach Zusammenhängen zwischen der Lebensweise der Menschen und den Krankheiten, die sie entwickeln, gesucht. Leider lassen sich aus diesen Zusammenhängen nicht immer echte Ursachen ableiten. Oft sind andere Faktoren beteiligt, die nicht untersucht wurden. In der Sieben-Länder-Studie von Ancel Keys beispielsweise schien es einen Zusammenhang zwischen dem Fettkonsum der Bevölkerung eines Landes und Herzkrankheiten zu geben. Er ging jedoch nicht auf die Tatsache ein, dass die Länder mit der geringsten Fettaufnahme und der niedrigsten Rate an Herzkrankheiten, Japan und Italien, auch den geringsten Zuckerkonsum aufwiesen, während die Länder mit den höchsten gemeldeten Raten an Fettaufnahme und Herzkrankheiten, das Vereinigte Königreich (England und Wales) und die USA, einen hohen Zuckerkonsum hatten. Eine unabhängige Analyse der Studien von Keys, die einige Jahre nach ihrer Veröffentlichung durchgeführt wurde, ergab jedoch einen starken Zusammenhang zwischen einer bestimmten Lebensmittelart und Herzerkrankungen. Sie haben es erraten: Zucker.

Die ernährungsepidemiologische Forschung, die das Fundament unserer Ernährungsempfehlungen für eine gesunde Ernährung bildet, hat viele Schwachstellen. Die Essgewohnheiten werden durch notorisch ungenaue Fragebögen erfasst, und die Angabe von Krankheiten beruht oft auf Symptomen und nicht auf einer tatsächlichen Diagnose. Wenn man diese „losen Daten" einer selektiven statistischen Analyse unterzieht und die Ergebnisse verwirft, die einem nicht gefallen, dann kann praktisch alles zur Wahrheit werden. Und die „Wahrheit" wird von den größten Unterstützern der Industrie bestimmt.

## Die Diät-Herz-Kontroverse

Fettablagerungen in den Wänden der Blutgefäße wurden erstmals von dem berühmten deutschen Pathologen Rudolf Virchow im neunzehnten Jahrhundert beschrieben – er brachte diese Ablagerungen mit Herzerkrankungen in Verbindung. Etwa 1 von 500 Menschen leidet an einer Erbkrankheit, die zu einem sehr hohen Cholesterinspiegel im Blut führt (sogenannte familiäre Hypercholesterinämie). Der hohe Cholesterinspiegel im Blut führt schließlich zu hellgelben Fettablagerungen unter der Haut der Augenlider und Sehnen (Xanthelasmen genannt). Ärzte erkannten erstmals in den 1930er Jahren, dass Menschen mit diesen Anzeichen häufig sehr früh an einer Herzerkrankung starben (damals war es eine sehr seltene Erkrankung). Als 1934 der Cholesterinspiegel im Blut gemessen werden konnte, wurde der erste eindeutige Zusammenhang zwischen hohem Cholesterinspiegel und Herzkrankheiten hergestellt, allerdings nur bei Menschen, die an dieser sehr seltenen Erbkrankheit litten. In einer weiteren berühmten Studie wurden Kaninchen (die normalerweise Salatblätter essen) mit einer fettreichen Diät gefüttert und beobachtet, dass sie in ihren Arterien Atherosklerose (die Vorstufe von Herzproblemen) entwickelten. Andere Studien legten nahe, dass der Cholesterinspiegel im Blut bei manchen Menschen durch eine Ernährungsumstellung verändert werden kann. Bei einigen Menschen, die sich fettarm ernährten, sank der Cholesterinspiegel im Blut.

Dies war der historische Hintergrund für die Debatte um die Diät-Herz-Hypothese in den 1960er Jahren und danach. Es wurde angenommen, dass ein hoher Cholesterinspiegel eine Herzerkrankung verursacht (bei einer seltenen genetischen Erkrankung) und dass eine fettarme Ernährung den Cholesterinspiegel bei einigen Menschen senken kann, also müsste eine fettarme Ernährung das Risiko einer Herzerkrankung in der Bevölkerung senken können. Dies schien sich zu bestätigen, als Ancel Keys seine Sieben-Länder-Studie veröffentlichte, die einen engen Zusammenhang zwischen Cholesterin in der Nahrung und Herzkrankheiten herzustellen schien.[6]

Leider war die Sache für die Befürworter der Hypothese nicht so einfach. Sie gingen davon aus, dass der hohe Verzehr von gesättigten Fetten für den Anstieg der Herzkrankheiten in den 1950er Jahren verantwortlich war, obwohl der Verzehr von rotem Fleisch bereits seit einiger

Zeit rückläufig war.[7] Außerdem passte ihre Auffassung, dass Herzkrankheiten auf eine langsame Verengung der Herzarterien zurückzuführen sind, nicht zu dem plötzlichen Rückgang der Herzkrankheiten während des Zweiten Weltkriegs (als Lebensmittel, einschließlich Zucker, rationiert wurden). Wenn die Krankheit chronisch war, wie konnte sie dann so schnell zurückgehen? Letztendlich hatten die Epidemiologen zunächst nicht erkannt, dass ein Zusammenhang zwischen Herzerkrankungen und dem Rauchen, das in den 1960er Jahren einen Nachkriegshöchststand erreicht hatte, bestand.

In späteren Jahren zeigte sich, dass Cholesterin im Blut in vielen verschiedenen Formen vorkommt, je nachdem, wie es transportiert wird. Da es unlöslich ist, benötigt es ein Vehikel (Lipoprotein), um im Blut zu reisen. Eines der Vehikel, das HDL-Cholesterin (High Density Lipoprotein), schützte sehr gut vor Herzerkrankungen. Das andere, das Low-Density-Lipoprotein (LDL)-Cholesterin, galt als schädlich. Vor kurzem wurde jedoch entdeckt, dass LDL aus zwei weiteren Untertypen besteht: LDL Typ A, das klein und dicht ist, und LDL Typ B, das groß und schwimmfähig ist. LDL Typ B wird *nicht* mit Atherosklerose in Verbindung gebracht, da es zu groß ist, um in die Blutgefäßauskleidung zu gelangen und eine Entzündung zu verursachen. Gesättigte Fette in der Nahrung erhöhen zwar das LDL-Cholesterin, aber es handelt sich dabei um den harmlosen Subtyp B. Das kleine und dichte LDL-Cholesterin vom Typ A ist die Ursache für Atherosklerose und letztlich für Herzerkrankungen. Die neuesten Forschungsergebnisse deuten darauf hin, dass es nicht durch Fett und auch nicht durch Cholesterin, sondern durch Kohlenhydrate und Zucker erhöht wird[8] genau das, was Dr. John Yudkin in den 1950er Jahren gesagt hatte, bevor er von den Zuckerwissenschaftlern in Misskredit gebracht wurde.

(Weitere Informationen über die Cholesterinkontroverse und ihre Auswirkungen auf unsere Ernährungsgewohnheiten finden Sie in Anhang 1: Die Cholesterin-Debatte).

## ▬ Die neue Wissenschaft der Ernährungslehre

Die Debatte über Cholesterin in den 1950er Jahren und darüber hinaus wirkt sich noch heute auf unsere Lebensweise aus. So wie die Forscher auf dem Gebiet der Infektionskrankheiten traditionell epidemiologische Studien über die Umwelt durchgeführt hatten, um Infektionen zu verstehen und zu behandeln, betrachteten die Ernährungswissenschaftler nun die Nahrungsmittelversorgung der Bevölkerung als mögliche Ursache von Krankheiten. Es war eine neue Art, über Lebensmittel und Krankheiten nachzudenken: Es wurde ermittelt, welche einzelnen Bestandteile von Lebensmitteln zu welcher Krankheit beitragen.

Diesmal gab es eine Reihe von Interessengruppen: Politiker und ihre Lobbyisten, Lebensmittelhersteller (die die Lobbyisten bezahlten) und deren Gewinne, die Wissenschaftler und deren Finanzierung (die von der Lebensmittelindustrie bezahlt wurden) und schließlich die verwirrten Verbraucher (die die Gewinne für die Lebensmittelunternehmen erwirtschafteten). Der Mann oder die Frau auf der Straße musste nun abwägen, was am besten zu essen war in einer Zeit, in der die Auswahl an Lebensmitteln von einfacher, traditioneller, saisonaler Kost zu einem verwirrenden Angebot an konservierten, verarbeiteten und importierten Lebensmitteln übergegangen war. Wie wir noch sehen werden, hatte das Ergebnis der Debatten über „Fett oder Zucker" einen tiefgreifenden Einfluss auf die Art der Lebensmittel, die wir heute essen – und eine negative Auswirkung auf unsere Gesundheit und unseren Bauchumfang.

## Die Diät-Herz-Hypothese wird zur offiziellen Politik

Trotz der Studie von Ancel Keys, des Artikels im *New England Journal of Medicine* und mehrerer anderer epidemiologischer Studien, die einen Zusammenhang zwischen gesättigten Fettsäuren und Herzkrankheiten zeigten, gab es in der Wissenschaft immer noch Bedenken die Diät-Herz-Hypothese offiziell zu übernehmen, da die Beweislage dünn war. Viele britische Wissenschaftler waren davon nicht überzeugt. Sie untersuchten die Ergebnisse aus aussagekräftigeren Studien, so genannten kontrollierten Studien. In diesen Studien wurden Herzerkrankungen in zwei Gruppen nach mehrjähriger Beobachtung verglichen. Die eine Gruppe wurde auf eine Diät mit weniger gesättigten Fettsäuren gesetzt, während die andere Gruppe ihre normale Ernährung beibehielt. Viele dieser Versuche wurden an Tausenden von Menschen über viele Jahre hinweg durchgeführt. Aufgrund der Größe der Versuche waren sie recht genau und weniger anfällig für Fehler oder Verzerrungen. Die Ergebnisse zeigten, dass die Rate der Herzkrankheiten bei Menschen, die sich fettarm ernährten, nicht zurückging. Das einzige konsistente Ergebnis schien eine Tendenz zur Entwicklung von Krebs bei denjenigen zu sein, die sich fettarm ernährten. *The Lancet*, eine angesehene britische medizinische Fachzeitschrift, kommentierte damals die Kontroverse um die Diät und das Herz mit den Worten: „Die Heilung sollte nicht schlimmer sein als die Krankheit", und erinnerte Ärzte und Wissenschaftler an ihren hippokratischen Eid: „Primum nil nocere"*.⁹

In den späten 1960er Jahren wurde in den USA ein Sonderausschuss des Senats gebildet, der Leitlinien für die Ernährung herausgeben sollte. Sein Vorsitzender war Senator George McGovern. Ursprünglich hatte der Ausschuss die Aufgabe, die Regierung in Fragen der Unterernährung und deren Vermeidung zu beraten, doch in den 1970er Jahren richtete sich sein Blick auf die Rolle der Ernährung bei Krankheiten, insbesondere Herzkrankheiten. Nach vielen Debatten mit führenden Wissenschaftlern der damaligen Zeit, darunter Ancel Keys und John Yudkin, gab der Ausschuss 1977 die ersten nationalen Leitlinien für die Ernährung heraus. Die *„Dietary Goals for the United States"* (Ernährungsziele für die Vereinigten Staaten) unterstützten damit die Hypothese der herzgesunden Ernährung, auch wenn sie nicht bewiesen war; und obwohl viele Wissenschaftler den Beweisen skeptisch gegenüberstanden, wurde sie zur Regierungs- und nationalen Politik. Der McGovern-Bericht schlug vor, den Fettkonsum zu reduzieren, insbesondere bei gesättigten, cholesterinhaltigen Fettsäuren.

Der Bericht war ein entscheidender Moment für die öffentliche Gesundheit. Zum ersten Mal gab eine Regierung ihren Bürgern Ratschläge, was sie essen sollten. Die US-Ernährungsziele lauteten: Erhöhung des Kohlenhydratverbrauchs auf 55 bis 60 % der Energiezufuhr, Senkung des Fettverbrauchs von 40 % auf 30 % der Energiezufuhr, Senkung des Anteils gesättigter Fette auf 10 %, Senkung des Cholesterinverbrauchs auf 300 mg/Tag und Senkung des Zucker- und Salzverbrauchs.

Was ist mit den Herzkrankheiten geschehen? Von 1980 bis 2000 sank die Rate der Herzkrankheiten von etwa 250 pro 100.000 Einwohner auf 160 pro 100.000. Die Raten gehen bis heute weiter zurück. Die Befürworter der cholesterinarmen Ernährung (d. h. die meisten Menschen, die sich nicht mit der Forschung befasst haben) würden den Rückgang der Herzkrankheiten als Beweis dafür anführen,

---

\* Erstens: schade nicht

**Tab. 1** *Raucherquoten und Herzkrankheitsraten 1960–2000*

| | Raucherquote<br>*Zigaretten/Jahr* | Herzkrankheitsrate<br>*Ereignisse pro 100.000* |
|---|---|---|
| 1960 | 4.400 | 400 |
| 1964 | Bericht des Surgeon General über das Rauchen | |
| 1970 | 4.000 | 300 |
| 1977 | McGovern-Bericht – Ernährungsziele | |
| 1980 | 3.000 | 250 |
| 2000 | 2.000 | 160 |

*Quellen: **Für Raucherquoten:** CDC (2012). National Health and Nutrition Examination Survey, 2011–2012. CDC/NCHS.*
***Für die Raten von Herzkrankheiten:** C. S. Fox et al. (2004). Temporal trends in coronary heart disease mortality and sudden cardiac death from: die Framingham Heart Study. Circulation, 110 (S), August, 522–7.*

dass die Diät tatsächlich funktioniert und eine gute Maßnahme für die öffentliche Gesundheit ist. Aber wie bei der ursprünglichen epidemiologischen Studie von Ancel Keys könnten auch hier andere Faktoren eine Rolle gespielt haben, die die Verbesserung der Herzgesundheit bewirkten. Eine übersehene Tatsache war, dass zu dem Zeitpunkt, als der Mc-Govern-Bericht veröffentlicht wurde, die Zahl der Herzerkrankungen bereits zu sinken begann. Im Jahr 1960 waren es noch 400 Fälle (pro 100.000 Einwohner), 1970 waren es nur noch 300 Fälle.

1964 kam es zu einem bahnbrechenden Ereignis im Bereich der öffentlichen Gesundheit. Ein weiterer berühmter Bericht, diesmal vom Surgeon General in den USA, warnte die Menschen vor den tatsächlichen Gesundheitsgefahren des Rauchens.

Es mag sein, dass die Statistiken über das Zigarettenrauchen auch erklären, warum unsere Ernährungsumstellung mit einer Verbesserung der Herzgesundheit zusammenfiel, obwohl dies schon vor der Veröffentlichung der Ernährungsziele zu beobachten war.

Schauen wir uns an, wie sich die Raucherquoten im Vergleich zu denen der Herzkrankheiten entwickelte (Tab. 1).

Aber warum wurde so viel über Cholesterin geforscht? Warum ist die Diät-Herz-Hypothese für viele Wissenschaftler immer noch wichtig genug, um sie zu verteidigen? Die Forschung in diesem Bereich wird neuerdings nicht mehr von der Zuckerindustrie, sondern von Pharmaunternehmen finanziert. Die weltweit umsatzstärkste Medikamentenklasse sind derzeit die Statine. Diese Medikamente senken den Cholesterinspiegel, um das Risiko von Herzinfarkten zu verringern, und brachten 2010 weltweit 35 Milliarden Dollar ein. Die Forschungsrichtung für den Profit ist zweifellos immer noch Cholesterin. Die Pharmaindustrie würde große Gewinneinbußen erleiden, wenn die Diät-Herz-Hypothese widerlegt würde, und deshalb beschäftigt sie viele der besten Wissenschaftler und Spitzenlabors der Welt, um das bröckelnde Gebäude dieser fragilen Theorie zu stützen.

### Was geschah mit unseren Lebensmitteln nach der Empfehlung zur Senkung des Cholesterinspiegels?

Die Empfehlungen der Regierung spornten die Lebensmittelindustrie zum Handeln an. Sie waren sich bewusst, dass sich die Ernährungsgewohnheiten der Menschen nach dem McGovern-Bericht ändern würden, und passten ihre Produkte schnell an. Tatsächlich boten ihnen die Ernährungsrichtlinien die Möglichkeit, Lebensmittel als *offiziell gesund* gemäß den Regierungsrichtlinien zu vermarkten. Das kleine Problem war, dass Fette, insbesondere gesättigte Fette, einen großen Teil der Zutaten in den meisten verarbeiteten Lebensmitteln ausmachten. Sobald man den Fettgehalt der Lebensmittel reduzierte, wirkte sich dies negativ auf die Schmackhaftigkeit aus – im Grunde schmeckten sie wie Pappe. Aber man fand schnell eine Lösung: Man begann, das Fett durch Zucker zu ersetzen- durch das energiereiche Lebensmittel, das als Ursache von Herzkrankheiten entlastet worden war!

Neu gestaltete und „gesunde" verarbeitete Lebensmittel füllten die Regale für den anspruchsvollen Verbraucher, der kürzlich von Wissenschaftlern und Journalisten „aufgeklärt" worden war. „Cholesterinarme" und „fettarme" Etiketten drängelten sich um die erste Position. Die Produkte schmeckten auch ganz gut, wenn auch verdächtig süß. Es sah so aus, als ob Wissenschaftler und Politiker eine mutige und weise Entscheidung getroffen hätten, in das Essverhalten der Bevölkerung einzugreifen.

Im Jahr 1980 erreichten die Veränderungen in der Zusammensetzung unserer verarbeiteten Lebensmittel den Verbraucher, und der Zuckerkonsum, der dreißig Jahre lang konstant geblieben war, stieg wieder an. In den nächsten fünfundzwanzig Jahren sollte immer mehr und mehr Zucker konsumiert werden: von 36.3 kg pro Person im Jahr 1980 auf 45.4 kg pro Person im

Jahr 2005. Der McGovern-Bericht war in Kraft getreten.

Die Lebensmittelunternehmen mussten nicht nur den Gesamtfettgehalt ihrer Lebensmittel reduzieren (von 40 % auf 30 % der Gesamtkalorien), sondern auch den Anteil der cholesterinhaltigen gesättigten Fette verringern. In dem Bericht wurde empfohlen, die ungesunden gesättigten Fette durch so genannte gesunde mehrfach ungesättigte Öle zu ersetzen. Glücklicherweise waren pflanzliche Öle, die mehrfach ungesättigte Fettsäuren enthalten, billig und verfügbar. Dank der Fortschritte in der Gentechnik bei Raps in Kanada wurde Rapsöl (Can-ola ist die Abkürzung für Canada-Oil) neben Sojaöl zu einem neuen Grundnahrungsmittel.

Die meisten Ernährungswissenschaftler bekommen ein fanatisches Leuchten in den Augen, wenn sie die gesundheitlichen Vorteile von mehrfach ungesättigten Pflanzenölen erklären: wenig gesättigte Fette (die Diät-Herz-Hypothese lebt weiter), hoher Anteil an „guten Fetten". Wir verzehren heute große Mengen dieser Öle, die noch vor 100 Jahren als Brennmaterial für Laternen und Kerzen verwendet wurden. Was genau ist diese neue Art von Lebensmitteln, die dank des McGovern-Berichts in unsere Ernährung aufgenommen wurde?

Wenn Sie glauben, dass Pflanzenöle einfach durch Pressen von Pflanzensamen (Raps, Soja, Sonnenblumen) hergestellt werden, dann irren Sie sich. Olivenöl (ein natürliches und gesundes einfach ungesättigtes Fett) wird auf diese Weise hergestellt, wobei die einfache Extraktionstechnik auf die Tage der alten griechischen Zivilisation zurückgeht. Die Herstellung von Pflanzenölen ist etwas „industrieller". Man braucht vielleicht einen Abschluss in Chemie oder Kenntnisse in Erdöltechnik, um ihre Herstellung zu verstehen.

Die Samen von Ölsaaten werden in einem Dampfbad auf 180 °C erhitzt und gepresst, um das Öl zu trennen. Das Öl wird dann in ein weiteres Bad gegeben, diesmal nicht mit Dampf oder Wasser, sondern mit der Chemikalie Hexan (das Lösungsmittel, nach dem Klebstoffschnüffler süchtig sind), und erneut mit Dampf behandelt, um mehr Öl zu extrahieren. Der Brei wird dann in Zentrifugen gegeben, um das Öl von den verbleibenden Samenresten zu trennen, und es wird Phosphat hinzugefügt. Das Rohöl wird dann abgetrennt, muss aber weiter raffiniert werden, da es in diesem Stadium ranzig riecht. Um ein klares, geruchsfreies Öl zu erhalten, wird das Öl gebleicht und desodoriert. Das Bleichen erfordert, wie der Name schon

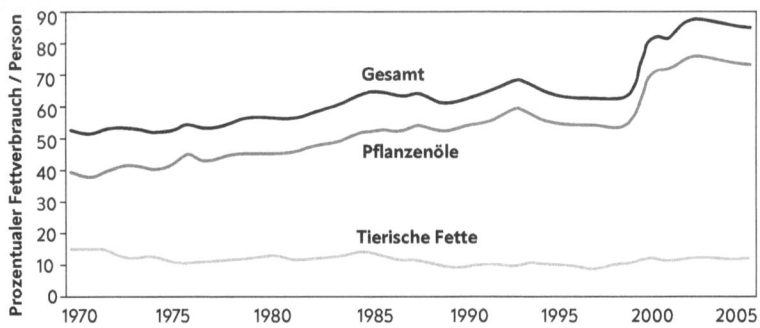

**Abb. 27**  *Konsum zugesetzter Fette und Öle zwischen 1970 und 2005*

*Zwischen 1970 und 2005 stieg der Verbrauch von zugesetzten Fetten und Ölen um 63 %.*

*Anmerkung:* Im Jahr 2000 gab es einen enormen Anstieg der Zahl der Firmen, die die Pflanzenölproduktion an das US Census Bureau meldeten.
*Quelle:* USDA, Economic Research Service, Food Availability (per capita) Data System.

sagt, den Einsatz von Bleichmitteln, um Verunreinigungen (wie Chloroform) aus dem Öl zu entfernen. Bei der Desodorierung wird heißer (500 °C) Dampf unter hohem Druck verwendet, um das Öl von schlechten Gerüchen zu befreien.

Die Herstellung unserer gesunden pflanzlichen Öle ist vergleichbar mit der Herstellung von Erdöl aller Art. Wie bei der Innovation der Zuckerherstellung gelang es dem menschlichen Erfindungsreichtum, eine neue Art von Lebensmittel herzustellen: ein scheinbar reines, gesundes Fett, das Lebensmitteln zugesetzt und zum Kochen verwendet werden konnte; ein Lebensmittel, das sich für die Lagerung und den Transport und den weltweiten Handel eignete; und ein Lebensmittel,

das aus zuvor ungenießbaren und manchmal giftigen Pflanzensamen gewonnen wurde. Wir hatten es wieder geschafft; der „Fortschritt" ging weiter.

Handelte es sich dabei wirklich um ein Lebensmittel – oder um eine künstlich hergestellte Chemikalie, die ohne erkennbare gesundheitliche Folgen für den Verzehr angepasst worden war? Pflanzenöle ähneln verdächtig den flüssigen Grill-Anzündern, die einem einen Schrecken einjagen können, wenn man zu viel auf den Grill gibt. Hat uns die Evolution so weit gebracht, dass wir unseren Fettkonsum mit Stoffen regeln, die so verändert werden können, dass sie ein Auto antreiben?

Es ist reines Wunschdenken, zu glauben, dass diese neuen Öle wirklich gesund sind.

Dennoch ist der Verbrauch von Pflanzenölen seit den 1970er Jahren sprunghaft angestiegen, was in jedem Jahrzehnt durch die Cholesterinangst begünstigt wurde (▸ Abb. 27). Tatsächlich hat die Beliebtheit von Pflanzenöl den Rückgang der tierischen Fette ausgeglichen und ist dafür verantwortlich, dass unsere Gesamtfettzufuhr seit 2000 gestiegen ist – das Gegenteil von dem, was in den ursprünglichen Leitlinien empfohlen wurde.

### Vom Regen in die Traufe

Pflanzenöle sind angeblich voll von der gesundheitsfördernden Omega-3-Fettsäure (wir werden die Fettsäuren in Kapitel 9 genauer betrachten). Das Problem mit den Omega-3-Fettsäuren ist jedoch, dass sie nicht haltbar sind und die Lebensmittel verderben und ranzig werden lassen (was eigentlich ein Zeichen dafür ist, dass es sich um Lebensmittel und nicht um einen künstlich hergestellten Lebensmittelersatz handelt). Das bedeutet, dass Pflanzenöle durch ein Verfahren namens Hydrierung behandelt werden müssen, um sicherzustellen, dass sie nicht zu viel Omega-3 enthalten, was ihre Haltbarkeit verkürzen würde.

Durch Hydrierung wird ein Teil der Omega-3-Fettsäuren aus den guten Fettsäuren in sehr gefährliche schlechte Fettsäuren, die sogenannten Transfette, umgewandelt. Transfette verursachen Herzkrankheiten. In der Tat sind sie sehr starke Gifte, die den Anteil der schlechten Cholesterinpartikel erhöhen – den LDL-Typ, kleine dichte Moleküle, die sich in die Arterien eingraben und Entzündungen und Atherosklerose verursachen können. Darüber hinaus verringern Transfette die Menge des guten HDL-Cholesterins in unserem Blut, was das Risiko noch weiter erhöht (weitere Informationen finden Sie in Anhang 1 über Cholesterin).

Damit schließt sich der Kreis in unserem Bestreben, das Risiko von Herzerkrankungen zu verringern – und wir stehen wieder am Ausgangspunkt: Indem wir die Verwendung von tierischen Fetten verringerten und pflanzliche Öle vermehrt konsumierten, erhöhten wir unbeabsichtigt die Transfette und damit unser Risiko für Herzkrankheiten. Die nachteiligen Auswirkungen dieser Veränderung auf die Herzkrankheiten in der Bevölkerung wurden epidemiologisch viele Jahre lang durch den Rückgang der Raucherquote und die Fortschritte bei der Behandlung des Blutdrucks überdeckt.

Transfette erschütterten die öffentliche Gesundheitsversorgung, als schließlich bekannt wurde, wie gefährlich sie sind. Die Regierungen haben nun die Lebensmittelhersteller dazu angehalten, die in Pflanzenölen enthaltenen Mengen zu verringern oder ganz zu eliminieren. Aufgrund der Eigenart von Pflanzenölen ranzig zu werden, wenn sie nicht hydriert wurden – werden Transfette jedoch immer vorhanden sein. Selbst wenn ein Pflanzenöl in der Pfanne oder im Ofen zu stark erhitzt wird, können diese unerwünschten Giftstoffe entstehen. Nach dem McGovern-Bericht wurden Schmalz und Butter, die traditionellen stabilen Fette (mit hohem Sättigungsgrad), die zum Backen verwendet wurden, durch eine feste Form von Pflanzenöl, das so genannte *Shortening**, ersetzt. Pflanzenöl ist bei Zimmertemperatur flüssig, und es gibt nur einen Weg, es zu verfestigen: Sie haben es erraten: mehr Hydrierung, d. h. mehr Transfette in allen Arten von verarbeiteten Lebensmitteln – Kuchen, Keksen, Crackern, Donuts, Torten und Margarine.

Wie viel Transfett ist also zu viel? Nach den neuen Richtlinien der US-amerikanischen Food and Drug Administration (FDA) sollte die Aufnahme nicht mehr als 1 % der Gesamtkalorien (20 Kalorien oder 2 g/Tag) betragen. Diese Menge kann in einer einzigen Portion Kuchen, Keksen oder Crackern enthalten sein.

### Hey, diese Seife sieht aus wie Schmalz!

Eines der faszinierendsten Kapitel in unserer Achterbahnfahrt durch die Geschichte der Lebensmittelverarbeitung ist die von Procter und Gamble. William Procter, ein britischer Kerzenhersteller, und James Gamble, ein irischer Seifenhersteller, waren durch die Schwestern, die sie heirateten, miteinander verwandt – und beide Familien ließen sich in Cincinnati nieder. Sie taten sich geschäftlich zusammen und kauften das Patent für eine neue Technik aus Europa, mit der Pflanzenöle von einer flüssigen in eine feste Form gebracht werden konnten. In der Überzeugung, dass dies ein großer Durchbruch in der Seifenherstellung sein würde, errichteten sie ein Labor und eine Fabrik, um mit der Produktion zu beginnen. Das Labor produzierte eine feste weiße Substanz, die als Seife hätte verwendet werden können, erinnerte in ihrem Aussehen aber auffallend an … Schmalz! Bis 1910 hatten sie ihr neues Produkt für den menschlichen Verzehr zugelassen. Das Produkt war das erste und original hydrierte Pflanzenöl mit dem Namen „Crisco". Innerhalb weniger Jahre, noch vor der Cholesterinangst, hielt es Einzug in jeden Haushalt – vollgestopft mit, Sie ahnen es, Transfetten.

---

* Festes, industriell hergestelltes Fett, sog. „gehärtetes Pflanzenfett" oder „teilweise gehärtetes Pflanzenfett", dazu zählt u. a. auch Margarine. Übliche Quellen sind Sojabohnen und Raps.

## — Wilde Mischung

Die meisten verarbeiteten Lebensmittel bestehen aus einer Kombination von Zucker und Fetten, vermischt mit einer Prise Salz. Häufig wird auch hochraffiniertes Mehl hinzugefügt. Das Gebräu wird mit Farb-, Aroma-, Emulgier- und Konservierungsstoffen veredelt, um den Geschmack von unverarbeiteten Lebensmitteln zu imitieren und die unangenehmen Eigenschaften zu verschleiern. Unterschiedliche Konsistenzen der verarbeiteten Lebensmittel, wie z. B. weich, kaubar oder knusprig, sorgen für einen zusätzlichen Genuss beim Verzehr. Verarbeitete Nahrungsmittel werden in Labors entwickelt und an Freiwilligen getestet, um herauszufinden, welche Kombination den „Sweet Spot" trifft. Je angenehmer und süchtig machender ein Lebensmittel ist, desto besser wird es sich verkaufen. Das ist ein Grundprinzip der Marktwirtschaft: Man muss versuchen, ein besseres Produkt als der Konkurrent zu haben.

Eine 2016 durchgeführte Umfrage zu den Essgewohnheiten von über 9.000 US-Bürgern ergab, dass satte 57 % der täglichen Kalorienzufuhr aus hochgradig verarbeiteten Lebensmitteln stammten und 90 % des zugesetzten Zuckers in der Ernährung auf diese Lebensmittel entfie-

len.[10] Verarbeitete Lebensmittel, Fertiggerichte sind ein riesengroßes Geschäft. Nestlé, einer der größten Lebensmittelkonzerne der Welt, hat einen Jahresumsatz von 91 Milliarden Dollar.

Leider müssen die langfristigen gesundheitlichen Folgen des Verzehrs von süchtig machenden, hochkalorischen Lebensmitteln von den Lebensmittelherstellern nicht berücksichtigt werden. Sie stellen das Produkt zur Verfügung, und es liegt an den Verbrauchern, ob sie es schaffen, nicht zu viel davon zu essen. Die Produkte klingen gesund, aber ihre Kennzeichnung kann verwirrend sein, z. B. „fettarm" (auf zuckerhaltigen Produkten) oder „ohne Zuckerzusatz" (auf fettreichen Produkten). Und die Nährwertkennzeichnung ist auf der Rückseite des Produkts versteckt und verdächtig schwer zu interpretieren. Ich finde es hilfreich, einen Taschenrechner und ein Mathematik-Abitur zu haben, aber die Etiketten sind trotzdem schwer zu entziffern. Wir haben also herrlich schmackhafte Lebensmittel mit bunten Etiketten, auf denen steht, dass sie gesund sind – und das alles zu relativ niedrigen Preisen. Und wir haben eine Verbrauchergruppe von sehr vulnerablen Personen. Diese gefährdeten Personen sind Sie und ich – der Mensch,

Homo sapiens. Dieselbe Spezies, die sich nur deshalb entwickeln konnte, weil sie gelernt hatte, Essen aus natürlichen Rohstoffen zuzubereiten, stellt jetzt ihre eigenen Arten von Lebensmitteln her – und wir lieben sie.

## Anpassung an unsere neue Umgebung

Zuerst beherrschten wir das Feuer, dann lernten wir, es zum Kochen zu verwenden. Der durch das Kochen gewonnene metabolische Spielraum ermöglichte die Entwicklung unserer großen Gehirne (▸ Kapitel 7). Jetzt haben wir unsere großen Gehirne genutzt, um eine ziemlich unnatürliche Nahrungsumgebung zu schaffen – und die freie Marktwirtschaft hat unsere industriell hergestellten Lebensmittel über die ganze Welt verbreitet. Unsere Intelligenz hat es uns auch ermöglicht, die Welt, in der wir leben, zugunsten einer Welt zu verändern, die bequemer und praktischer sein soll. Dies hat dazu geführt, dass in Städten Millionen von Menschen als Nachbarn zusammenleben, aber oft keine Gemeinschaft haben. Um zu überleben, müssen die Menschen heute nicht mehr umherziehen und manuelle Arbeit verrichten. Die Tages- und Nachtzeiten werden durch Lärm und künstliches Licht verwischt. Das Stressniveau kann hoch sein und das Schlafen schwierig. Überall um uns herum befinden sich Schadstoffe, an die wir nicht gewöhnt sind. Unsere Disney-Utopie mag nahe sein, aber ist es wirklich das, was wir brauchen?

Was hat unsere neue Umwelt uns beschert? Wir verfügen heute über fantastische Gesundheitssysteme und die Bedingungen, die unsere Vorfahren, die Jäger und Sammler, getötet haben, liegen hinter uns. Aber mit der Verbesserung unserer Gesundheitsversorgung haben wir auch immer mehr „Zivilisationskrankheiten" entwickelt. Unsere Gesundheitssysteme sind darauf ausgerichtet, diese neuen Krankheiten zu behandeln, von denen man annimmt, dass sie durch die Veränderungen unserer Umwelt und unserer Lebensbedingungen entstehen. Dazu gehören Herzkrankheiten, Bluthochdruck, Diabetes Typ 2, Depressionen und Krebs. Eine übergeordnete Bedingung trägt zu all diesen Krankheiten bei : die Adipositas.

**Tab. 2**  *Krankheiten und Todesursachen in prähistorischer Zeit und heute*

**Häufige Krankheiten und Todesursachen in nomadischen und modernen Gesellschaften**

| Jäger und Sammler | Moderne Menschen | |
|---|---|---|
| Infektion | Diabetes | |
| Unfall | Herzkrankheit | |
| Kindergeburt | Krebs | Fettleibigkeit |
| Hungersnot | Depression | |
| Raubtiere | | |

Vergleichen wir die Ernährungspyramiden dieser beiden Bevölkerungsgruppen: Jäger und Sammler essen hauptsächlich Fleisch und ein Grundnahrungsmittel aus Kohlenhydraten. Alle Lebensmittel sind naturbelassen und enthalten daher eine Fülle natürlicher Inhaltsstoffe (Vitamine, Mineralien und Phytonährstoffe).

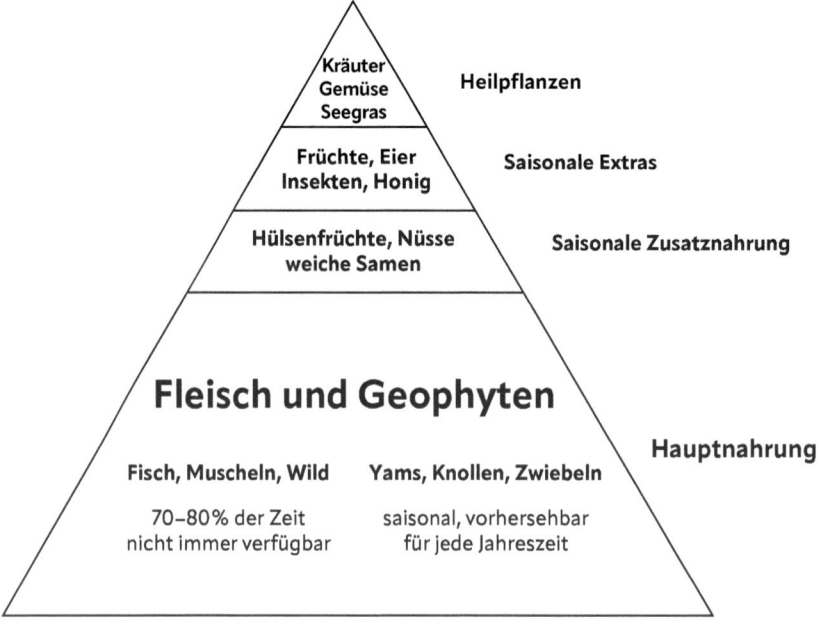

**Abb. 28**  *Ernährungspyramide der Jäger und Sammler*

*Quelle:* nach von M. Sisson (2012). The Primal Blueprint. London: Ebury Press

Die Organe der verzehrten Tiere, die Innereien, sind eine Hauptquelle für natürliche Fette – Cholesterin wird konsumiert, wie es in der Nahrung vorkommt.

Die moderne Ernährungspyramide zeigt, was wir nach dem Willen der Regierungen essen sollen. Leider müssen wir zur Kenntnis nehmen, dass die meisten unserer Kalorien aus industriell verarbeiteten Lebensmitteln kommen. Die Mehrheit der Menschen ist sich dieser Richtlinien bewusst, hält sich aber nicht wirklich an sie.

Wenn wir uns als Bevölkerung an die Leitlinien halten wollen, sollten wir den Wandel der Ernährungspyramide betrachten. Tierisches Fleisch, tierische Fette und die Innereien wurden von den besten gesundheits- und energiespendenden Nahrungsmitteln, die unsere nomadischen Vorfahren kannten und die breite Basis ihrer Nahrungspyramide bildeten, nun zu einem Nahrungsmittel herabgestuft, von dem es jetzt heißt, dass es Fettleibigkeit und Herzkrankheiten verursachen kann. Fleisch (Fleischprodukte) steht jetzt an

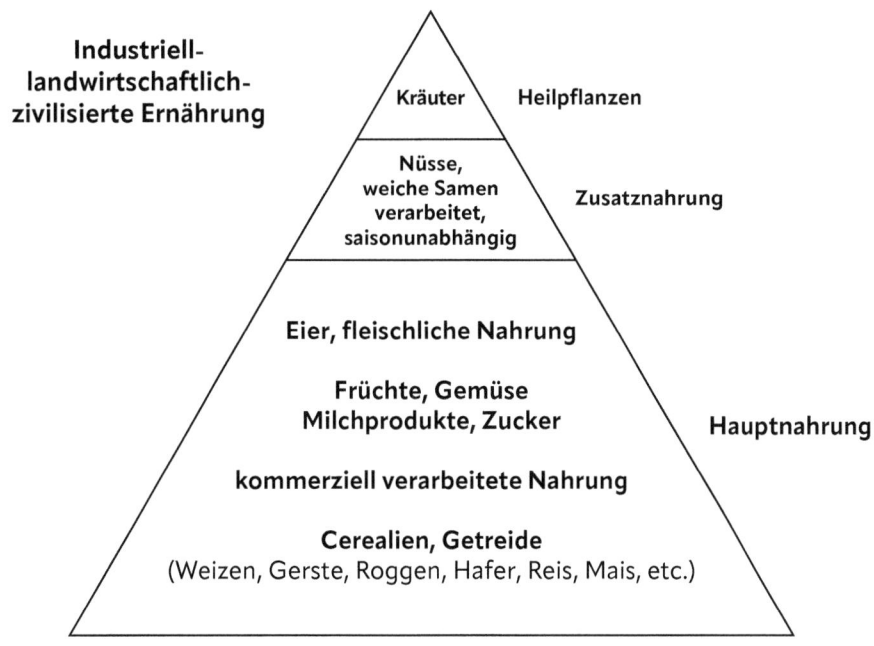

**Abb. 29** *Moderne Ernährungspyramide*

*Quelle:* in Anlehnung an USDA, 1992 „Food Guide Pyramid"

der Spitze der Ernährungspyramide – neben den ebenfalls als gefährlich geltenden Eiern. Das ist eine ziemliche Verschlechterung der Position. Statt Fleisch und Knollen (Süßkartoffeln, Maniok, Yamswurzel, Taro, Karotten, Schalotten, Ingwer usw.), bildet nun Getreide das Fundament der Ernährungspyramide des einundzwanzigsten Jahrhunderts. Es heißt, dass die Samen von Gräsern gesünder für uns sind und unser neues Grundnahrungsmittel sein sollten. Die Fette aus Fleisch- und Milchprodukten werden in den Leitlinien durch Pflanzenöle ersetzt – diese sind Teil der „kommerziell zubereiteten Lebensmittel". Gleich darüber, unter den Hauptnahrungsmitteln, befindet sich unser wunderbarer Zucker. (Abb. 29)

---

| Jäger-Sammler Grundnahrungsmittel | Neue Grundnahrungsmittel |
|---|---|
| Fleisch, inkl. fetthaltiger Innereien | Körner |
| Knollen, Zwiebeln | Pflanzenöle/Zucker |

---

Die Gegenüberstellung der Grundnahrungsmittel (Basis der Ernährungspyramiden) damals und heute: Welche Ernährungsweise ist gesund und welche verursacht Fettleibigkeit, Herzkrankheiten und eine ganze Reihe von Zivilisationskrankheiten? Entscheiden Sie selbst!

### Autsch!

Manchmal frage ich meine Medizinstudenten, wie sie einen Patienten behandeln würden, der Schmerzen in seinem Fuß hat, weil er auf einer Reißzwecke steht. Die meisten von ihnen werden eine Reihe von Schmerzmitteln aufzählen, die man verschreiben könnte, von Paracetamol über Ibuprofen bis hin zu Codein. Nur sehr selten gibt ein kluger Schüler die richtige Antwort – das sind die Schüler, von denen ich hoffe, dass sie in Zukunft eine Karriere im öffentlichen Gesundheitswesen machen werden. Die richtige Behandlung besteht darin, dem Patienten zu sagen, nicht mehr auf der Reißzwecke zu stehen. Wenn der richtige Ratschlag befolgt wird, sind keine Medikamente erforderlich.

Was ist in den letzten fünfzig Jahren aus unserer Volksgesundheit geworden? Wir beobachten einen Anstieg von Krebs und Herzkrankheiten – unseren beiden häufigsten Todesursachen. Sowohl die moderne Medizin als auch der technologische Fortschritt haben unseren Ansatz zur Behandlung dieser Krankheiten stark beeinflusst. Manche würden sogar sagen, dass wir auf dem besten Weg sind, viele Krebsarten zu besiegen. Wir können sie heute früher diagnostizieren und verfügen über eine Reihe verschiedener Behandlungsmöglichkeiten, von der Operation bis zur gezielten Radio- und Chemotherapie oder der neueren Immuntherapie. Auch die Behandlung von Herzkrankheiten hat Fortschritte gemacht: Stents und Bypass-Operationen am Herzen sind sicherer geworden. Schwere Fettleibigkeit betrifft ebenfalls viele Menschen, und wir haben die bariatrische Chirurgie entwickelt und sicherer gemacht, um diesen Zustand zu ändern. Das gesamte Gebäude der modernen Medizin, so scheint es, ist auf die Behandlung dieser Krankheiten der modernen Zivilisation ausgerichtet.

Man könnte jedoch argumentieren, dass wir ohne die Veränderungen in unserer Umwelt diese Krankheiten gar nicht erst entwickelt hätten und daher diese medizinischen Fortschritte nicht nötig gewesen wären. Unsere teuren Gesundheitssysteme wehren die Krankheiten ab, die durch die Veränderungen unseres Lebensstils verursacht werden. Infolgedessen ist die Lebenserwartung eines Mannes aus der Arbeiterklasse, der 2017 in Großbritannien lebt (73 Jahre), dieselbe wie die eines Mannes aus der Arbeiterklasse, der in der Mitte des viktorianischen Zeitalters lebte (wenn er als Kind älter als fünf Jahre wurde).[11] Unsere medizinischen Fortschritte wurden also durch unsere neuen „Lifestyle-Krankheiten" in Bezug auf die Lebenserwartung zunichtegemacht.

Enorme Mittel fließen in Forschung und Entwicklung, um die neuen Krankheiten zu besiegen, aber übersehen wir dabei nicht die eklatant offensichtliche Behandlung? Wie bei dem Patienten auf der Reißzwecke – Vorbeugen ist besser als Heilen. Wir haben große Fortschritte bei der Eindämmung des Rauchens erreicht und es gesellschaftlich inakzeptabler gemacht. Dies hat sich erheblich auf die Raten von Herzerkrankungen, Emphysemen und Lungenkrebs ausgewirkt. Andere „Zivilisationskrankheiten" beginnen jedoch wieder zuzunehmen, da wir mit einer weiteren Epidemie konfrontiert sind – der Fettleibigkeit –, die zu einer Zunahme von Diabetes, Herzkrankheiten und Krebs führt. Was sollten wir dagegen unternehmen? Weiterhin mehr Geld in die Forschung und Behandlung stecken, oder das Vernünftige tun – unsere Lektion aus der Geschichte lernen und die Ursache angehen?

## Die neue Weltepidemie

Fettleibigkeit ist jedoch kein völlig neues Phänomen, sondern betrifft manche Menschen schon seit Jahrtausenden. Die ersten menschlichen Skulpturen, die auf 30.000 Jahre v. Chr. datiert werden, stellen eine üppige Frau dar. Diese Tonfiguren, die nach der Gegend in Nordeuropa, in der sie zuerst entdeckt wurden, *Venus von Willendorf* genannt wurden, ähneln sich auffallend – sie zeigen eine fettleibige nackte Frau mit sehr großen Brüsten und Gesäß. Jede Frau, die das Glück hatte, in dieser Zeit so fettleibig zu werden, war viel fruchtbarer als andere Frauen. Ihr Gesäßfett war ein unübersehbarer Hinweis auf die Energiereserven, die eine Schwangerschaft auch in Zeiten des Nahrungsmangels durchhalten konnten: die perfekte Frau für jeden Mann, der eine Partnerin zur Familiengründung suchte. Aber Fettleibigkeit war in der Nomadenzeit äußerst selten, was wahrscheinlich auf eine seltene genetische Veranlagung zurückzuführen ist. Ich würde schätzen, dass weniger als 1 % der Menschen in dieser Zeit fettleibig waren.

Nachdem die Landwirtschaft vor 20.000 Jahren die Art und Weise der Ernährung verändert hatte, kam es zu einer sehr langsamen Zunahme der Adipositas. Diese erreichte in der Mitte des viktorianischen Zeitalters – vor der allgemeinen Verfügbarkeit von Zucker – mit einer Rate von 5 % der Bevölkerung ihren Höhepunkt. Mit der fortschreitenden Industrialisierung, der Verarbeitung von und dem Handel mit Lebensmitteln stieg die Adipositasrate in den nächsten hundert Jahren weiter langsam an und erreichte 1980 15 % der Bevölkerung.

In den 1980er Jahren kam es zu einem plötzlichen starken Anstieg der Zahl der Menschen, die an Adipositas erkrankten. Der Taillenumfang der westlichen Bevölkerung nahm plötzlich zu, und innerhalb einer einzigen Generation war Fettleibigkeit in vielen Ländern alltäglich geworden, wobei ein Viertel bis ein Drittel der Menschen betroffen war. Zahlen der WHO aus dem Jahr 2017 zeigen, dass sich die weltweiten Adipositasraten in diesem Zeitraum verdreifacht haben.

Der plötzliche Anstieg der Fettleibigkeit fiel mit dem Cholesterin-Experiment zusammen – einem Experiment, das an uns, den Menschen in den Industrieländern (und jetzt auch in den Entwicklungsländern), ohne ausreichenden Nachweis seiner Wirksamkeit durchgeführt wurde. Nach dem McGovern-Bericht wurde die

Auswahl unserer Lebensmittel, die zuvor von unserer Kultur und unserem familiären Hintergrund bestimmt worden war, von den Wissenschaftlern gekapert. Ab 1980 änderte sich die Zusammensetzung der Lebensmittel – sie enthielten nun mehr Zucker und Pflanzenöle und weniger gesättigte Fette.

Im 14. Jahrhundert fegte die Beulenpest über Europa und tötete die Hälfte der Bevölkerung; die Spanische Grippe von 1918/19 forderte in einem Jahr weltweit 50 bis 100 Millionen Todesopfer; AIDS hat bisher 25 Millionen Menschen das Leben gekostet. Heute gibt es weltweit über 650 Millionen Menschen, die an Adipositas leiden (WHO-Zahlen für 2018). In einigen Ländern des Nahen Ostens sind über 50 % der Frauen fettleibig. Ich vermute, dass wir in Zukunft in gleicher Weise über die Adipositas-Epidemie sprechen werden und darüber, wie ihre Nebenwirkungen – Diabetes, Herzkrankheiten und Krebs – zu Beginn des einundzwanzigsten Jahrhunderts auch in den wohlhabendsten Nationen Tod und Leid verursacht haben.

## Zusammenfassung

Lassen Sie uns rekapitulieren, wie wir in dieses Dilemma geraten sind. Warum wir, als intelligente Menschen, uns diese genusssüchtige, gefährlich ungesunde Welt geschaffen haben, in der wir jetzt leben. Im vorangegangenen Kapitel haben wir erfahren, wie unsere primitiven Vorfahren zunächst ihre Umwelt und ihre Nahrung veränderten, indem sie sich die Energie des Feuers zunutze machten. Dies gab ihnen den metabolischen Spielraum, größere Gehirne zu entwickeln. Ihre neu entwickelte Intelligenz stand in enger Beziehung zur Nahrung. Ackerbau, Handel und Verarbeitung entwickelten sich über Generationen hinweg, bis wir schließlich das Aufkommen verarbeiteter Lebensmittel erlebten, die in industriellem Maßstab in Fabriken hergestellt wurden, und wir sahen die Entstehung mächtiger Lebensmittelkonzerne. Aber das war noch nicht das Ende; unsere Nahrung sollte sich noch weiter verändern…

In diesem Kapitel haben wir erfahren, dass sich die Wissenschaftler seit den 1950er Jahren nicht einig sind, ob Zucker oder gesättigte Fette die Ursache für Herzkrankheiten sind. Am Ende half die finanzielle Macht der Zuckerindustrie diesen Kampf zu gewinnen. Das Ergebnis? Natürliche gesättigte Fette, vor allem Cholesterin, wurden als „ungesunde Nah-

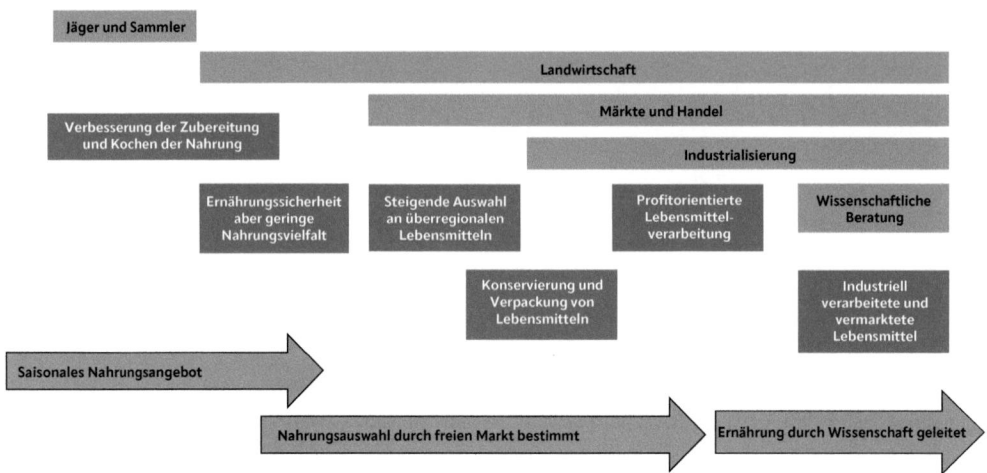

**Abb. 30**  *Die Entwicklung der menschlichen Ernährung*

rungsmittel" identifiziert und so zur Grundlage der „Diät-Herz-Hypothese", die durch zahlreiche von der Lebensmittel- und Pharmaindustrie gesponserte Forschungsarbeiten (erst Geld für Zucker, dann Geld für Statine) aufrechterhalten wird.

Der wissenschaftliche Kampf um Zucker und Fett gipfelte 1977 in den *„Dietary Goals for the United States" (Ernährungsziele für die Vereinigten Staaten),* der ersten staatlichen Empfehlung für die Bevölkerung, was sie essen sollte und was nicht. Das Ergebnis war ein Rückgang der gesättigten Fette und ein Anstieg der Zuckermenge in der Nahrung und eine explosionsartige Zunahme des Konsums von Pflanzenölen ab den 1980er Jahren, was zu einem plötzlichen Anstieg der Fettleibigkeit in der westlichen Bevölkerung führte.

So haben wir uns also unsere adipositas-fördernde Umgebung geschaffen. In den nächsten Kapiteln werden wir sehen, wie sich diese Umgebung auf unsere Gesundheit auswirkt und wie wir am besten ein neues, sichereres Lebensmittelumfeld schaffen können.

# Kapitel 9

# Der Omega-Code

*Ist Fettleibigkeit eine Mangelkrankheit?*

*„Neunzig Prozent der bekannten Krankheiten werden durch billige Lebensmittel verursacht. Du bist, was du isst"*

Victor Lindlahr, Ernährungswissenschaftler und Autor von *You are What You Eat*

An einem dunklen Wintermorgen in London, als ich gerade das Krankenhaus erreicht hatte, wurde ich von meinem Team dringend zu einer neuen Patientin auf der Station gerufen, die sie als „krank" bezeichneten. „Krank" ist in der Regel ein informeller medizinischer Jargon für eine nichts Gutes ahnend lassende Situation, und so machte ich mich schnell auf den Weg durch das Gewirr von Geräten, die die Krankenhausflure blockierten, wich herumliegenden Kabeln von Scannern und Frühstückswagen aus.

Als ich am Krankenbett ankam, wurde ich von meinem Team aus tüchtigen Assistenzärzten mit ihren Medizinstudenten im Schlepptau begrüßt. Eine Menschenmenge hatte sich um unsere neue Patientin versammelt. Ich stellte mich vor und setzte mich auf ihr Bett, um von ihr zu hören, was das Problem war. Sonia, unsere Patientin,

sah überhaupt nicht gut aus. Sie war eine indische Frau in ihren Dreißigern. Ihr massiger Körper schien aus großer Höhe auf das Bett geworfen worden zu sein. Ein Bein schwang über die Bettkante, das andere war angewinkelt; ihre Arme waren ausgestreckt und die Bettlaken um sie herum zerwühlt, als hätte sie es sich nicht bequem machen können. Sie trug noch kein Krankenhaushemd, und es sah so aus, als hätten die Krankenschwestern nach der Hälfte der Arbeit aufgegeben, ihr die normale Kleidung abzunehmen. Sonia sah sehr müde aus. Als ich versuchte, mit ihr zu sprechen, war sie zu schwach, um zu antworten: Es kam nur ein unverständliches Flüstern.

Ich sah mich am Bett nach Hinweisen um. Ein Rollstuhl deutete darauf hin, dass ihr Zustand am Abend zuvor bei ihrer Ankunft besser gewesen sein musste, aber nun sah es so aus, als könnte sie sich nicht einmal auf einen Stuhl setzen. Ihr Zustand verschlechterte sich rapide. Hinter dem Bett hing ein „Gute Besserung"-Ballon, der auf besorgte Verwandte schließen ließ. Mehrere Schüsseln mit Erbrochenem standen verstreut herum, die außer Speichel und Galle nicht viel enthielten. Ich überprüfte ihre Lebenszeichen. Sie hatte kein Fieber, ihr Puls war gleichmäßig und ihr Blutdruck war in Ordnung, was darauf hindeutet, dass sie wahrscheinlich keine Infektion oder innere Blutungen hatte. Ihre Atmung war normal, und als ich auf ihren Bauch drückte, war er nicht empfindlich – es gab keine Anzeichen einer Darmperforation oder eines Darmverschlusses.

Sonia wog 130 kg, informierte mich der Senior meines Teams. Sie hatte sich einen Monat zuvor einer Magenbypass-Operation unterzogen, und als sie aus dem Krankenhaus entlassen wurde, schien alles in Ordnung zu sein. Ihr Ehemann hatte dem Team mitgeteilt, dass sie eine Woche nach der Operation begonnen hatte, sich zu übergeben, und dass dies drei Wochen lang angehalten hatte. In den vorangegangenen achtundvierzig Stunden war sie schwächer geworden. Es war ein Rätsel: Alle routinemäßigen Bluttests, die wir bei ihr durchführten, waren normal, abgesehen von Anzeichen einer Dehydrierung. Aber die Assistenzärzte hatten ihr seit ihrer Einlieferung viel intravenöse Flüssigkeit verabreicht, was ihren Zustand hätte verbessern müssen, wenn es sich nur um einen Flüssigkeitsverlust gehandelt hätte. Doch sie war immer noch zu schwach, um sich zu bewegen oder zu sprechen. Sie starrte einfach ins Leere.

Sonia schien ungewöhnlich niedergeschlagen zu sein; sie wollte nicht sprechen und starrte uns nur an. Es war, als ob sie nach der Operation schwer depressiv geworden wäre. Einer der Medizinstudenten dachte, dass sie vielleicht eine akute Katatonie haben könnte – erstarrt vor Depression. Man schlug vor, den niedergelassenen Psychiater hinzuzuziehen, da es keine anderen Anhaltspunkte für ihr Verhalten gab.

Ich ordnete weitere Bluttests an und bat das Team, eine Infusion mit Nährstoffen zu veranlassen, die wir normalerweise Alkoholikern geben, die nach einem längeren Saufgelage eingeliefert werden.

Am nächsten Morgen traf ich das Team wieder an Sonias Bett. Wir hatten eine Diagnose. Ihr ging es besser – sie war zwar etwas verwirrt von der ganzen Aufregung, aber sie saß auf dem Stuhl neben dem Bett und las ihre Zeitschrift. Sie war an etwas erkrankt, was seit Hunderten von Jahren auf der Welt im Verborgenen schlummert. Damals hatte die Krankheit die armen Reisesser in den Tropen befallen. Ihre Ursache wurde erkannt und behandelt – seit der Zeit ruhte sie und wartete auf die richtigen Bedingungen, um zurückzukehren. Heutzutage ist sie so selten, dass sie in den Handbüchern der Medizinstudenten nur noch klein gedruckt wird: Sonia hatte Beriberi.

Ein Mangel an Thiamin (Vitamin B1) kann einen sehr schnell einholen. Wir speichern einen Vorrat dieses Vitamins für nur achtzehn Tage in unserem Körper. Betroffen sind vor allem Flüchtlinge, Hungerstreikende und Hungerkranke. Aber jetzt, mit dem Aufkommen dieser neuen Art von Chirurgie, die den Menschen beim Abnehmen hilft, ist sie wieder zurück. Denken Sie daran, dass nach einer bariatrischen Operation der hormonelle Drang zu essen wegfällt (wie in Kapitel 6 beschrieben), so dass ein Patient, der erbricht, keinen instinktiven Drang verspürt, sein System wieder aufzufüllen. Wenn sich der Mangel erst einmal festgesetzt hat, verursacht er Taubheit, Lähmung und psychiatrische Symptome – eine beängstigende Kombination. Bleibt er unerkannt, kann er schließlich zum Tod führen. In Sonias Fall enthielt der Vitamincocktail, den wir ihr verabreichten, glücklicherweise auch Thiamin, wodurch sich ihr Zustand sofort besserte. Sie erholte sich schnell und vollständig. Ihr Mann und ihre kleinen Söhne waren froh, sie wieder bei sich zu haben.

## ▬ Lektionen aus der Geschichte – Beriberi

Die Rückkehr einer uralten Krankheit in unserer modernen Welt und unsere Schwierigkeiten, mit ihr umzugehen, weckte mein Interesse. Beriberi war viele Jahrhunderte lang nicht als Mangelkrankheit erkannt worden – in dieser Zeit verloren Millionen von Menschen ihr Leben an dieser Krankheit. Bevor die wahre Ursache von Beriberi bekannt war, waren die Behandlungen unwirksam. Erst als Thiamin als essenzielles Vitamin isoliert wurde, konnte die Krankheit besiegt werden.

Zu jedem Zeitpunkt in der Geschichte von Beriberi, viele Jahre bevor die wahre Ursache entdeckt wurde, waren die Ärzte davon überzeugt, dass ihre jeweilige Behandlung die richtige sei, selbst wenn sie eindeutig unwirksam war. Ich habe mich gefragt, ob wir in der Zukunft auf unser heutiges Verständnis von Fettleibigkeit zurückblicken und ein ähnliches Muster erkennen könnten wie das Missverständnis und die falsche Behandlung von Beriberi-Patienten, bevor Vitamin B1 entdeckt wurde. Sicherlich scheinen unsere derzeitigen Ratschläge und Behandlungen nicht zu funktionieren, um die Adipositas-Krise zu beeinflussen, aber die Ärzte sind immer noch überzeugt, dass die derzeitigen Behandlungen die richtigen sind.

Wie die Adipositas trat auch die Beriberi erst dann als Volkskrankheit in Erscheinung, nachdem man begonnen hatte, Lebensmittel zu verarbeiten.[1] Es waren nur solche Bevölkerungen betroffen, die polierten Reis konsumierten, d. h. Reis, bei dem die äußere Schale (und der innere Keim) entfernt worden waren, um ihn besser lagern und transportieren zu können. Ärmere Dorfbewohner in Südostasien, die keinen Zugang zu Reismühlen hatten, waren vor der Krankheit geschützt. Sie verzehrten wilden Reis, der auf traditionelle Weise zubereitet wurde, indem man ihn in einer Schüssel zerstampfte und dann die zerbrochenen Schalen absiebte. Dieser Reis war perfekt, wenn er innerhalb von vierundzwanzig Stunden verzehrt wurde, aber er konnte nicht gelagert oder transportiert werden, weil das Öl im verbleibenden Keim schnell ranzig wird und Schimmel und Insektenbefall anzieht. Daher war er für den Handel und für die Versorgung einer großen Zahl von Menschen an abgelegenen Orten, z. B. von Armeen auf dem Vormarsch, unbrauchbar. Polierter Reis konnte viele Monate lang gelagert und somit verschifft und gehandelt werden. Neben seinem Lagervorteil gegenüber Wildreis hatte der polierte Reis noch eine weitere wünschenswerte Eigenschaft: Er schmeckte besser. Was die Menschen, die den polierten Reis verzehrten, jedoch nicht wussten, war, dass die entfernten Schalen- und Keimschichten ein für ihre Gesundheit wichtiges Element enthielten – Vitamin B1. Wenn polierter Reis den größten Teil ihrer Ernährung ausmachte, was bei vielen Bevölkerungsgruppen der Fall war, dann waren sie anfällig für die Entwicklung von Beriberi.

Beriberi wurde erstmals in alten chinesischen Manuskripten aus dem Jahr 2000 v. Chr. beschrieben. Der Name stammt aus dem Singhalesischen und bedeutet so viel wie „schwach-schwach". Römische Legionäre stellten fest, dass bei einem Ausbruch der Krankheit 30 % der Soldaten sterben konnten und sie eine größere Gefahr darstellte als jeder Feind. Es schien Gruppen von Menschen zu treffen, die eng zusammenlebten, insbesondere Soldaten, Seeleute und Gefangene. Frühe Beobachter der Krankheit stellten fest, dass die reiskonsumierenden Städte im Süden Chinas betroffen waren, während die von Weizen lebenden Völker im

Norden verschont blieben. Man vermutete daher einen Ernährungsmangel.

Diese Informationen standen jedoch den britischen Kolonialärzten und Wissenschaftlern nicht zur Verfügung, die entsandt wurden, um die Krankheit zu untersuchen, an der zahlreiche Untertanen des Königs im Fernen Osten starben. Sie kamen zu verschiedenen Zeiten in der Geschichte zu dem Schluss, dass die Krankheit auf Folgendes zurückzuführen sein könnte:

1. Ein Miasma, eine übel riechende Gaswolke
2. Ein infektiöser Erreger
3. Eine im Reis enthaltene Substanz.

### Missverständnisse und Verwirrung

Die Wissenschaftler und Forscher der Kolonialzeit glaubten zunächst, dass Beriberi durch ein Miasma verursacht wurde, eine Wolke übelriechender Luft, die von unhygienischen Verhältnissen und verfaulten Lebensmitteln herrührte. Sogar unsere geliebte Florence Nightingale vertrat diese Theorie und war für die Verbesserung der Luftqualität in den von ihr geleiteten Militärkrankenhäusern verantwortlich. Der Nebeneffekt der Säuberung der Krankenhäuser, so dass sie besser rochen, war, dass übertragbare Krankheiten besser kontrolliert werden konnten und weniger Menschen starben – was den Glauben an Miasmen als Ursache vieler Krankheiten bestärkte.

Da die Krankheit nur in einzelnen Städten und Dörfern ausbrach, vermuteten einige Wissenschaftler, dass sie durch einen infektiösen Erreger oder ein Toxin verursacht werden könnte. Andere stellten fest, dass nur reiskonsumierende Gebiete betroffen waren, und vermuteten als Ursache eine Art von Antivitamin, das im Reis enthalten ist. Wie bei vielen anderen Krankheiten dieser Zeit führte die schlechte wissenschaftliche Kommunikation zwischen den Ländern und Kulturen dazu, dass die Ärzte jahrelang falsche Theorien verbreiteten.

Selbst *innerhalb* der betroffenen Länder mangelte es an Konsens und Verständnis, was viele Menschen das Leben kostete. Im Jahr 1895 vermutete Kanehiro Takaki, ein Arzt der japanischen Marine, dass Eiweißmangel die Ursache der Beriberi sei. Er führte bei allen Seeleuten auf langen Reisen zusätzliche Proteinrationen ein (die zufällig genügend Vitamin B1 enthielten) und beobachtete, dass die Krankheit vollständig verschwand. Leider glaubten seine medizinischen Kollegen in der japanischen Armee nicht an seine Theorie und gingen weiterhin davon aus, dass Beriberi-Ausbrüche auf eine Infektionskrankheit zurückzuführen waren. Sie behielten die gleichen Rationen mit reichlich poliertem weißem Reis – und kaum etwas Anderem – bei und verschärften die Hygienevorschriften. Das Ergebnis? Zehn Jahre, nachdem die Beriberi-Krankheit in der japanischen Marine vollständig ausgerottet worden war, erkrankten 80.000 Soldaten der japanischen Armee an der Krankheit, von denen 8.000 im Krieg mit Russland 1904/5 ihr Leben verloren.[2]

Im Nachhinein gab es reichlich Beweise dafür, dass Beriberi durch eine Art von Nährstoffmangel verursacht wurde. Das Problem war nur, dass kein Wissenschaftler jemals alle Beweise zur gleichen Zeit an einem Ort zusammen hatte: Sie waren historisch bedingt uneinheitlich und verstreut. Den Durchbruch bei der Suche nach der wirklichen Ursache verdanken wir schlussendlich wieder einmal unserem alten wissenschaftlichen Freund und Begleiter – dem Glück.

### Der Durchbruch

In den 1890er Jahren hatten holländische Wissenschaftler in Ostindien (dem heutigen Indonesien) den Auftrag erhalten, eine infektiöse Ursache für Beriberi zu finden. Sie entnahmen Blut von Hennen in Käfigen, die an Beriberi erkrankt waren, und injizierten das Serum an nicht erkrankte Hühner in Käfigen. Die Hühner, denen das Serum gespritzt worden war, entwickelten sofort Symptome der Krankheit – was ihre Theorie bestätigte, dass Beriberi auf eine Infektion zurückzuführen ist. Da die Wissenschaftler jedoch sorgfältig waren, wollten sie ihre Ergebnisse noch einmal überprüfen. Sie wiederholten das Experiment, doch diesmal blieben die Hühner, denen „infiziertes" Beriberi-Blut gespritzt worden war, gesund. Nun waren sie ratlos. Warum sollte ein und dasselbe Experiment zu zwei gegensätzlichen Ergebnissen führen? Sie zerbrachen sich den Kopf und untersuchten, worin sich die beiden Experimente unterschieden. Die einzige Abweichung, die sie feststellen konnten, war, dass der Wärter, der die Hühnerställe betreute, gewechselt hatte. Als sie ihn befragten, stellten sie fest, dass der alte Aufseher seine Hühner mit poliertem Reis gefüttert hatte, während der neue Aufseher sie mit Wildreis fütterte! Damit war endlich bewiesen, dass die Beriberi durch etwas verursacht wurde, was in poliertem Reis fehlte. Innerhalb weniger Jahre isolierten Forschungsteams das Vitamin B1 in der Schale des Wildreises und reinigten es für die Behandlung. Die Beriberi, die Millionen von Menschen das Leben gekostet hatte, war endlich verstanden und geheilt worden.

## Skorbut, eine weitere Mangelkrankheit

Betrachten wir ein weiteres Beispiel für eine Mangelkrankheit, die ebenfalls jahrhundertelang missverstanden wurde und zu Leiden und unzähligen Todesfällen führte. Man nahm an, dass diese Krankheit auf folgende Ursachen zurückzuführen sei:

1. Schlechte Sitten und Unreinheit
2. Heimweh
3. Zu wenig Bewegung
4. Ein Miasma aus übelriechender, fauliger Luft (wieder)

Dieser Zustand kann zu Persönlichkeitsveränderungen, extremer Müdigkeit und Heißhungerattacken führen (nicht unähnlich den Symptomen, die bei Diäten auftreten). Es kommt zu geschwollenem und faulendem Zahnfleisch, zu Hautausschlägen und Wundheilungsstörungen. Schließlich kommt es zu Blindheit, Psychosen und inneren Blutungen mit schrecklichen Brechanfällen und Abgang von übelriechendem Blut.

Skorbut, verursacht durch einen Mangel an Vitamin C, war schon vor der Ära der Langstrecken-Seefahrt ein bekanntes Leiden.[3] „Landskorbut" war ein häufiges Leiden der Kreuzritter auf ihren Reisen durch die Wüsten des Nahen Ostens. Napoleons Armeen waren auf ihren langen Feldzügen ebenfalls betroffen, und Napoleons Leibarzt stellte fest, dass der Verzehr von Pferdefleisch seine Männer vor der Krankheit zu schützen schien. Das Fleisch war frisch und enthielt ausreichende Mengen an Vitamin C, um die Entstehung von Skorbut zu verhindern. Die napoleonischen Soldaten entwickelten eine Vorliebe für gesundes Pferdefleisch und aßen es auch nach ihrem Ausscheiden aus der Armee weiter – der Beginn einer französischen Tradition, die über Generationen weitergegeben wurde und bis heute andauert.

Die britische Marine hatte festgestellt, dass Skorbut mehr Seeleute tötete als jeder andere Feind. Von den 184.000 britischen Seeleuten, die 1756 am Siebenjährigen Krieg gegen Frankreich und Spanien teilgenommen hatten, verloren über 133.000 ihr Leben und starben auch an Krankheiten, wobei Skorbut die bei weitem häufigste Krankheit war. William Clowes, Schiffsarzt, schrieb, dass „ihr Zahnfleisch bis zu den Zahnwurzeln verfault und ihre Wangen hart und geschwollen waren … sie litten unter großen Schmerzen, mit vielen Rissen und rötlichen Flecken oder Punkten".

### Die Heilung – Elixier aus Vitriol?

Die Ursache von Skorbut – ein Mangel an frischem Obst und Gemüse (das Vitamin C enthält) – war den Seefahrern schon seit Jahrhunderten bekannt, aber die Medizin hatte dies nie akzeptiert. Stattdessen behandelte man die Krankheit mit kohlensäurehaltigen Getränken, die das Verdauungssystem anregen sollten. Diese Getränke bestanden aus einem „Vitriol-Elixier" – Schwefelsäure mit Gerstenwasser gemischt und mit Gewürzen versetzt, um den üblen Geschmack zu überdecken. Vorräte dieser Getränke befanden sich jahrelang an Bord eines jeden Schiffes der britischen Marine, obwohl sie als Heilmittel gegen Skorbut wirkungslos waren.

Das eigentliche Heilmittel wurde im Laufe der Jahrhunderte immer wieder gefunden und ging dann wieder verloren. Alle Seeleute wussten instinktiv, dass der Verzehr von frischem Obst und Gemüse vor der Krankheit schützt. Über Jahrhunderte hatten die Portugiesen in der Nähe ihrer Häfen Orangen- und Zitronenhaine gepflanzt, damit kranke Seeleute schnell wieder gesund werden konnten.

James Lind, ein junger schottischer Marinearzt, hatte auf seinen Reisen in die Karibik aus erster Hand Erfahrungen mit Skorbut gesammelt. Seine Beobachtungen vermittelten ihm eine umfassendere Sichtweise und ein besseres Verständnis der Krankheit als vielen Vertretern des medizinischen Establishments. Er schenkte zudem den Autoritäten keine Beachtung und verachtete die Dekadenz des medizinischen Wissens. Er war von der wahren Ursache des Skorbuts überzeugt und war enttäuscht, dass diese von den selbsternannten Experten nicht verstanden wurde.

### Die Versuche von James Lind

Im Jahr 1747 führte Lind die ersten kontrollierten klinischen Versuche durch, um die Behandlung von Skorbut zu bewerten. Zwölf Seeleute, die an Skorbut erkrankt waren, wurden nach dem Zufallsprinzip in Paare aufgeteilt, und jedes Paar erhielt eine andere Behandlung. Die angebotenen Behandlungen waren:

1. Vitriol-Elixier (die damalige Standardbehandlung)
2. Ein Liter Apfelwein pro Tag
3. Essig – zwei Esslöffel, dreimal am Tag
4. Eine Paste aus Knoblauch, Meerrettich, Balsam und Senfkörnern
5. Meerwasser! – Ein halber Liter pro Tag
6. Zwei Orangen und eine Zitrone pro Tag.

Innerhalb weniger Tage erholten sich die beiden Matrosen, die die Zitrusfrüchte erhielten, und konnten zu ihrem Dienst zurückkehren. 1753 veröffentlichte Lind seine Abhandlung über den Skorbut, in der er sein Experiment beschrieb.[4] In derselben Veröffentlichung schrieb er über den Stand des medizinischen Wissens: „Theorien wurden erfunden … je nach der Laune des jeweiligen Autors und der damals in Mode befindlichen Philosophie … Die gelehrte Unwissenheit des Zeitalters lag verborgen unter einem Schleier von nichtssagendem, unverständlichem Fachjargon". Er behielt Recht, denn es dauerte weitere vierzig Jahre, bis seine Theorien von der Admiralität in die Praxis umgesetzt wurden.

Obwohl die britische Marine Linds Theorien nur langsam umsetzte, war sie ihren Konkurrenten in anderen Ländern immer einen Schritt voraus und erlangte dadurch einen erheblichen militärischen Vorteil. Die Blockade der napoleonischen Schiffe in den französischen Häfen im Jahr 1804, bei der die Seeleute monatelang an Bord ihrer Schiffe bleiben mussten, wäre ohne den Kauf von 50.000 Gallonen Zitronensaft für ihre Seeleute durch die Royal Navy nicht möglich gewesen. Die Blockade verhinderte Napoleons großen Plan einer Seeinvasion in Großbritannien und veränderte den Lauf der Geschichte.

Im Jahr 1867 ordnete das Parlament an, dass alle Marineschiffe einen Vorrat an Limetten und Limettensaft mitführen müssen. Die Assoziation britischer Seeleute mit Limetten brachte den Spitznamen „Limeys" hervor. Dieser wird auch heute noch verwendet, um im Ausland lebende Briten zu bezeichnen, und ist eine Erinnerung an eine längst vergessene Krankheit.

## ▬ Könnte ein Nährstoff-Mangel Ursache der Fettleibigkeit sein?

Könnte, um in die heutige Zeit zurückzukehren, ein Nährstoffmangel ein Signal an unseren Körper sein, unseren Gewichts-Sollwert nach oben zu verschieben? Könnte ein Nährstoffmangel in unserer westlichen Ernährung von unserem Körper als Zeichen einer bevorstehenden Hungersnot oder eines langen, harten Winters fehlinterpretiert werden? Das wäre das Signal, zur Sicherheit etwas zusätzliches Fett anzusetzen. Wenn dies der Fall ist und die Adipositas bei manchen Menschen durch einen Mangelzustand ausgelöst würde, dann wäre sie vergleichbar mit den historischen Krankheiten Beriberi und Skorbut – jenen Mangelkrankheiten, die von Ärzten und Wissenschaftlern lange Zeit missverstanden wurden.

Ein Mangelzustand als Ursache für Fettleibigkeit würde zu der in Kapitel 1 erörterten Theorie der Gewichtsvorgaben passen. Diese besagt, dass das Unterbewusstsein (der Hypothalamus) für die Berechnung des für uns optimalen Gewichts verantwortlich ist. Es verwendet Daten aus unseren Genen und unserer Umwelt, um unseren individuellen Gewichts-Sollwert zu berechnen. Eine Veränderung in der Umwelt, z. B. ein Mangel an einem wichtigen Nahrungsmittel, kann den Sollwert nach oben verschieben. Sobald der Gewichts-Sollwert höher als das tatsächliche Gewicht der Person ist, sendet das Unterbewusstsein (Hypothalamus) starke Appetitsignale, indem es Heißhunger auslöst. Zusätzlich kommt es zu einer Verlangsamung des Stoffwechsels, die zu Lustlosigkeit und Müdigkeit führt. In der Folge kommt es zu Gewichtszunahme in Richtung des neuen Sollwerts. Das nächste, was Sie bemerken: Sie haben ständig Hunger, können nicht aufhören zu essen und Ihr Gewicht steigt.

Dies wäre eine völlig neue Sichtweise auf die Adipositas. Der unstillbare Hunger, gepaart mit Lustlosigkeit, würde nicht mehr als Ursache der Krankheit angesehen, sondern als deren Symptom – so wie die Müdigkeit von Skorbutkranken als Symptom und nicht als Ursache der Krankheit erkannt wurde, nachdem Vitamin C entdeckt worden war. Die Geschichte würde sich wiederholen. Aber was noch wichtiger ist: Wir hätten eine wirksame Strategie zur Behandlung der Adipositas.

**Was fehlt?**

Wenn wir nach einem Mangel fahnden, müssen wir drei Fragen beantworten:

1. Wann begann die Zunahme der Fettleibigkeit?
2. Was geschah zu dieser Zeit mit unserer Ernährung?
3. Was wurde entfernt oder ersetzt?

Die erste Frage ist leicht zu beantworten: Die Fettleibigkeitsraten begannen Mitte der 1980er Jahre drastisch zu steigen. Was geschah in dieser Zeit mit unseren Lebensmitteln? Es gab staatliche Richtlinien für gesunde Ernährung.

1977 wurde der McGovern-Bericht, *Dietary Goals for the United States* (▸ Kapitel 8), einer darauf vertrauenden Öffentlichkeit vorgestellt. Die Richtlinien wurden als Reaktion auf die dramatische Zunahme von Herzkrankheiten in der Nachkriegszeit erstellt. Obwohl viele Wissenschaftler anderer Ansicht waren ebnete die Diät-Herz-Hypothese den Weg für die Ernährungsrichtlinien. Gesättigte Fette wurden als Hauptursache für die Epidemie

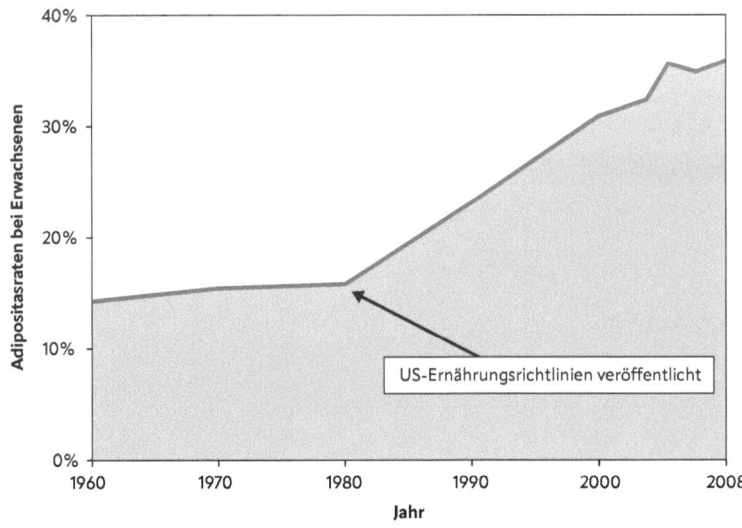

**Abb. 31** *Adipositas-raten in den USA 1960 – 2008*

*Quelle:* C. L. Ogden and M. D. Carroll (2008). Prevalence of Overweight, Obesity, and Extreme Obesity among Adults: United States, Trends 1960–1962 through 2007–2008. National Health and Nutrition Examination Survey (NHANES), June. National Center for Health Statistics.

von Herzkrankheiten verteufelt (und haben sich bis heute nicht erholt, siehe Anhang 1). Die Adipositas-Epidemie fiel also mit einer großen Veränderung der Ernährungsempfehlungen für die Bevölkerung zusammen. Wenn unsere Mangeltheorie zutrifft, dann muss zu diesem Zeitpunkt ein wesentliches Element der Ernährung entfernt oder ersetzt worden sein.

### „Gesunde" pflanzliche Öle kommen an die Macht

Eine der auffälligsten Veränderungen im Ernährungsverhalten war der Ersatz gesättigter Fette (Butter und Schmalz) durch Pflanzenöle wie Baumwollsamen-, Saflor-, Raps- und Sonnenblumenöl. Pflanzenöle wurden auch als schützend für das Herz

gepriesen. Sie senken nachweislich den Cholesterinspiegel im Blut, und dies, so die Annahme (wenn man der Diät-Herz-Hypothese folgt), würde das Risiko von Herzerkrankungen verringern. Der Verbrauch von Pflanzenöl stieg von 6.8 kg/Jahr im Jahr 1970 auf über 27 kg/Jahr im Jahr 2009, was einem Anstieg von 300 % entspricht (▶ Abb. 32).

Die „sicherere" Alternative zu Butter, eine halbfeste Mischung aus Pflanzenölen namens Margarine, war weiterhin gefragt. Flora, der Sponsor des Londoner Marathons, wurde zum Symbol für gesunde künstliche Lebensmittel.

Die Veränderung der Art der verzehrten Fette hatte jedoch auch eine Kehrseite. Obwohl die Menge der aufgenommenen

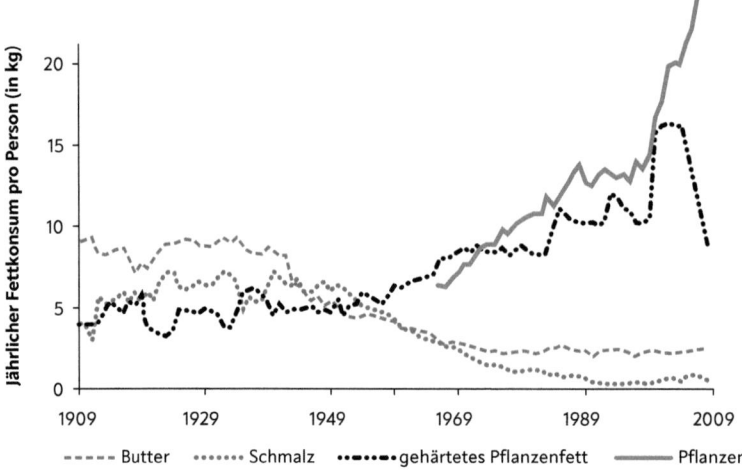

**Abb. 32** *Fettkonsum in den USA 1909–2009*

*Anmerkung:* Daten zum Verbrauch von Pflanzenöl ab Mitte der 1960er Jahre
*Quelle:* Daten des USDA Economic Research Service.

gesättigten Fettsäuren weiter zurückging, führte der erhöhte Verbrauch von Pflanzenölen, Backfetten (eine feste Form von Pflanzenöl, die zum Backen verwendet wird) und Margarine zu einem Anstieg der insgesamt konsumierten Fettmenge: ein Anstieg von 63 % zwischen 1970 und 2005.

### Ein Geschenk an die Weizen- und Maisbauern

Das Dokument mit den Ernährungszielen empfahl auch eine zweite entscheidende Änderung: den erhöhten Verzehr von Getreide, das als gesund für das Herz galt. Der Anstieg des Getreidekonsums kam dem US-Landwirtschaftsministerium entgegen, das über riesige Reserven an Weizen und Mais verfügte, die es zu verkaufen galt. Die westliche Öffentlichkeit befolgte diesen Rat, was dazu führte, dass der Weizenmehlverbrauch zwischen 1980 und 2000 von 52 kg auf 68 kg pro Person und Jahr anstieg. Die Richtlinien sahen vor, dass die Menschen Vollkornprodukte verzehren sollten, aber der Großteil des konsumierten Weizens war hoch raffiniert und hatte daher eine ähnliche Wirkung auf den Insulinspiegel der Menschen wie Haushaltszucker. Der Insulinspiegel spielt, wie wir weiter unten ausführlicher erörtern werden, auch eine wichtige Rolle bei der Festlegung unseres Sollgewichts.

Die Ernährungsrichtlinien förderten *nicht* das öffentliche Interesse an Hausmannskost; im Gegenteil, die Menschen waren zunehmend verwirrt darüber, was sie

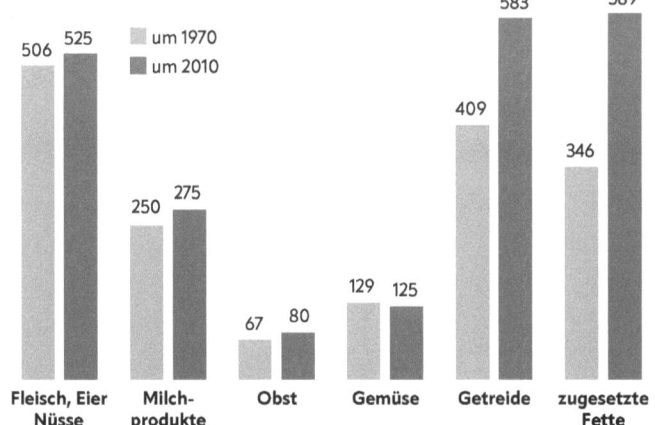

**Abb. 33** *Kalorienzufuhr nach Lebensmittelgruppen in den USA: 1970 und 2010*

*Tägliche Kalorienzufuhr nach Lebensmittelgruppen in den USA, vor Beginn der Adipositas-Krise (ca. 1970) und ca. 40 Jahre später*

*Quelle:* Statistiken des USDA Economic Research Service, Pew Research Center, Washington DC, USA.

essen sollten, und infolgedessen wurden immer mehr verarbeitete Lebensmittel verkauft – nicht selten mit beruhigenden Etiketten wie „cholesterinarm" oder „herzgesund". Der dramatische Anstieg des Verbrauchs von pflanzlichen Ölen und raffinierten Getreidesorten erfolgte hauptsächlich in Form dieser industriell verarbeiteten Lebensmittel. Die billigen Öl- und Getreiderohstoffe konnten mit beliebigen anderen Geschmacks-, Konservierungs- und Zusatzstoffen gemischt werden, um Kekse, Cracker, Kuchen, Suppen und Bratensoßen usw. herzustellen.

### Änderungen in der Ernährung kurz vor Beginn der Adipositasepidemie

Zusammenfassend begannen die Veränderungen in unserer Ernährung in den 1980er Jahren, kurz vor dem Zeitpunkt ab dem der Anstieg der Adipositasraten zu beobachten war. Diese Veränderungen waren:

• Vermehrt Pflanzenöl
• Vermehrt Getreide
• Vermehrt verarbeitete Lebensmittel

Ein Blick auf die Abbildung 33 verdeutlicht die großen Veränderungen in unserem Essverhalten. Der Verzehr von Fleisch, Eiern, Milchprodukten, Obst und Gemüse war ziemlich ähnlich. Der Anstieg des Zuckerkonsums war gering (30 kcal). Der Verbrauch von Getreide stieg jedoch um 170 kcal/Tag und der von zugesetzten Fetten aus Pflanzenölen um enorme 240 kcal/Tag.

## Woran mangelt es?

Unsere letzte Frage auf der Suche nach dem Mangel: Was ging unseren Lebensmitteln durch diese Veränderungen verloren?

Hat der dramatische Anstieg des Pflanzenölverbrauchs in Kombination mit den Techniken der Lebensmittelverarbeitung irgendwie zum Mikromangel eines für unsere Gesundheit unerlässlichen Nährstoffes geführt? Jüngste Forschungen über Lipide (Fette) deuten darauf hin, dass dies in der Tat der Fall sein könnte und dass diese Veränderungen nicht nur zu Fettleibigkeit, sondern auch zu anderen weit verbreiteten westlichen Krankheiten wie Herzkrankheiten, Autoimmunerkrankungen und Krebs beitragen könnten. Unser wissenschaftliches Verständnis der Funktion von Fetten in unserem Körper liegt weit hinter unserem Verständnis von Vitaminen zurück. Dieses faszinierende neue Forschungsgebiet versucht nun, den Zusammenhang zwischen der Art der Fette, die wir mit unserer Ernährung zu uns nehmen, und der Entwicklung westlicher Krankheiten, einschließlich Adipositas, zu ergründen.

Um den potenziellen Lipid- (Fett-) Mangel zu verstehen, der möglicherweise zur Adipositaskrise beiträgt, sollten wir einen kurzen Überblick über Fette und ihre Funktionen in unserem Körper gewinnen.

Neben der Energiespeicherung haben Fette viele andere lebenswichtige Funktionen. Unser Gehirn und unsere Nerven bestehen überwiegend aus Fetten; tatsächlich besteht das Gehirn zu 50 % aus Cholesterin – Fett ist für eine normale Nerven- und Gehirnfunktion unerlässlich. Unsere Hormone, die das Verhalten stark beeinflussen, werden ebenfalls aus Fetten hergestellt. Dazu gehören unsere Sexualhormone (Östrogen und Testosteron) und Stresshormone (Cortisol). Entzündungsprozesse, die die Reparatur von Geweben und die Bekämpfung von Infektionen koordinieren, werden durch Botenstoffe aus Fett gesteuert. Und schließlich, und das ist wahrscheinlich das Wichtigste, ist Fett wesentlicher Bestandteil der Zellmembranen eines jeden Organismus auf der Erde. Zellmembranen stellen die letzte Barriere zur Außenwelt dar und haben Kanalfunktion von der Außenwelt zum Zellkern, zu unserer DNA.

### Fette und ihre Eigenschaften

Es gibt drei verschiedene Arten von Fetten. Jedes Fettmolekül besteht aus einer Kette von Kohlenstoffatomen.

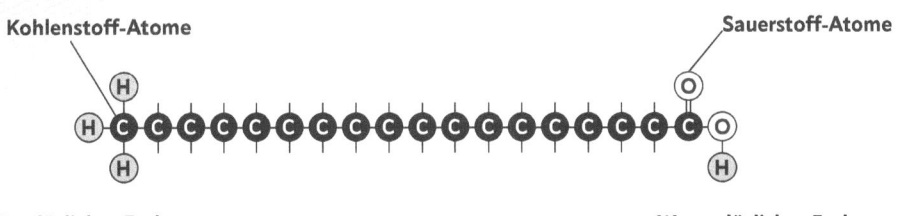

Kohlenstoff-Atome · Sauerstoff-Atome

Fettlösliches Ende
(Omega)

Wasserlösliches Ende
(Alpha)

**Abb. 34** *Aufbau der Fettmoleküle*

Jede der Kohlenstoff-Kohlenstoff-Bindungen in der Kette enthält die wertvolle Energie, die im Fett enthalten ist. Das eine Ende der Kohlenstoffkette wird vom Fett angezogen – dies wird als Omega-Ende bezeichnet. Das andere Ende der Kohlenstoffkette wird von Wasser angezogen – dies wird als Alpha-Ende bezeichnet. Diese Konfiguration, d. h. die Kohlenstoffkette mit einem fettliebenden und einem wasserliebenden Ende, wird als Fettsäure bezeichnet: In dieser Form liegt das Fett im Körper vor.

Stellen Sie sich das Fettmolekül wie eine lange Tafel bei einem mittelalterlichen Bankett vor, an deren gegenüberliegenden Enden der König und die Königin sitzen (mit jeweils unterschiedlicher Anziehungskraft).

Die Anzahl der „Gäste" am Esstisch bestimmt die Art der Fettsäure, zu der sie wird. Bei den Fettsäuren sind diese „Tischgäste" Wasserstoffatome. Wenn der Tisch voll besetzt mit „Gästen" und kein Platz mehr vorhanden ist, spricht man von einer gesättigten Fettsäure. Diese sind ziemlich starr und nicht biegsam. Sie sind auch sehr stabil und können übereinander gelegt leicht feste Strukturen bilden.

Gesättigte Fette sind aufgrund dieser Stabilität bei Zimmertemperatur fest. Beispiele für Lebensmittel, die viel gesättigtes Fett enthalten, sind: Butter, Schmalz, Käse, Palmöl, Kokosnussöl und tierische Fette. Ist an dem Esstisch noch ein einziger freier Platz, wird das Fett als einfach ungesättigtes Fett bezeichnet. Diese Art von Fett ist etwas flexibler als die starren Ketten der gesättigten Fette. Aus diesem Grund ist es bei Zimmertemperatur flüssig, wird aber im Kühlschrank fest. Beispiele sind: Oliven-, Erdnuss- und Avocadoöl.

Wenn am Esstisch noch mehrere Plätze frei sind, handelt es sich um mehrfach ungesättigte Fettsäuren. Diese sind viel biegsamer und flexibler als gesättigte oder einfach ungesättigte Fette und daher bei Zimmertemperatur und auch im Kühlschrank flüssig (man denke an Speiseöl).

## Die besonderen Fette

Es gibt zwei besondere Arten von mehrfach ungesättigten Fettsäuren. Diese werden als Omega-3- und Omega-6-Fettsäuren bezeichnet und unterscheiden sich von allen anderen Fettarten.

Die zuvor genannten anderen Fette, die gesättigten oder einfach-ungesättigten, können wir selbst in unserem Körper herstellen. Wir sind nicht auf sie in unserer Ernährung angewiesen. Wie wir wissen, ist das gesättigte Fett Cholesterin ein wesentlicher Bestandteil unseres Gehirns und unserer Zellwände und daher für unsere Gesundheit unerlässlich. Wenn wir cholesterinhaltige Lebensmittel vermeiden (wie manche Ernährungswissenschaftler raten), wird unser Körper selbst die Aufgabe übernehmen und es in der Leber selbst produzieren.

Die Omega-Fette sind einzigartig: Wir sind nicht in der Lage, diese Fette selbst herzustellen. Genau wie bei den Vitaminen sind wir auf den Verzehr von Lebensmitteln angewiesen, die sie enthalten. Sie werden daher als essenzielle Fettsäuren bezeichnet, weil sie ein unverzichtbarer Teil unserer Nahrung sind.

Omega-3 und Omega-6 mögen auf den ersten Blick ähnlich erscheinen, aber zum Verständnis der Wirkungsweise jedes dieser Fette im Körper möchte ich einige wichtige Unterschiede hervorheben.[5] Erstens hat Omega-3 einen viel kürzeren und flexibleren Kohlenstoffschwanz und bewegt sich schneller als Omega-6 und ändert seine Form viele Male pro Sekunde. Es macht daher jedes Gewebe, in dem es zu finden ist, viel flexibler, dynamischer und anpassungsfähiger. Dies ist eine sehr wichtige Eigenschaft von Omega-3 in unserem Körper. Zweitens wird Omega-3 viel schneller oxidiert als Omega-6. Das bedeutet, dass es sich leichter zersetzt, wenn es mit Sauerstoff in Berührung kommt. Denken Sie daran, was mit Lebensmitteln passiert, wenn sie unbeaufsichtigt herumliegen: Sie werden braun und zersetzen sich – das ist Oxidation. Frische Lebensmittel, die schnell verderben, wenn sie nicht

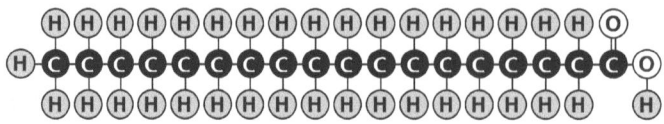

**Abb. 35** *Aufbau einer gesättigten Fettsäure*

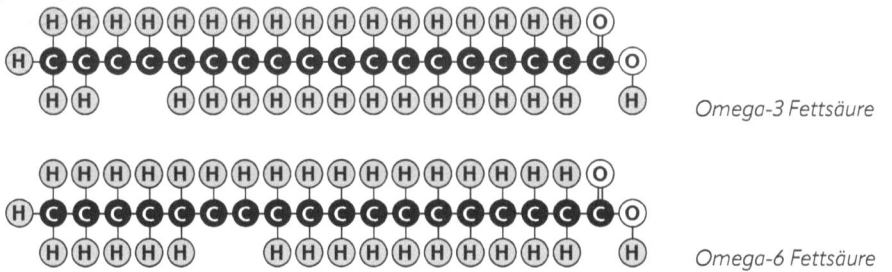

Omega-3 Fettsäure

Omega-6 Fettsäure

**Abb. 36**  *Aufbau der Omega-3. und Omega-6 Fettsäure*

verzehrt werden, haben in der Regel einen hohen Omega-3-Gehalt (z. B. Fisch).

Wir kennen nun diese beiden Fettarten, die wie die Vitamine in unserer Ernährung für die Erhaltung der Gesundheit unerlässlich sind. Könnte die Änderung der Fettarten, die wir heute zu uns nehmen – (die letztendlich auf die Ernährungsrichtlinien von 1977 zurückgehen und mit dem Beginn der Adipositas-Krise zusammenfielen) – zu einem Mangel an diesen essenziellen Fettsäuren geführt haben? Schauen wir uns an, wo sie in der Natur produziert werden.

**Tab. 3**  *Eigenschaften Omega-3 und Omega-6*

|  | OMEGA-3 | OMEGA-6 |
|---|---|---|
| *Kohlenstoffende* | locker, dynamisch, gut beweglich | langsamer und steifer |
| *Das Gewebe wird* | flexibler, anpassungsfähiger | weniger flexibel und anpassungsfähig |
| *Oxidation* | leicht zersetzbar | stabiler |

### Das Sonnenscheinfett: Omega-3

Wenn die Sonne auf unsere Wälder, Wiesen und Meere scheint, findet ein für alles Leben auf der Erde unerlässlicher Prozess statt. In den Zellen aller grünen Blätter, im Plankton und in den Algen, die im Meer schwimmen, befinden sich Strukturen, die Chloroplasten genannt werden. Chloroplasten sind das pflanzliche Äquivalent zu unseren eigenen zellulären Energiefabriken (den Mitochondrien). Sie können als die wichtigsten Strukturen auf der Erde angesehen werden. Sie nehmen die Energie des Sonnenlichts auf und wandeln sie in chemische Energie um. Diese Energie wird verwendet, um mehr und mehr komplexe Fette, Proteine und Kohlenhydrate zu produzieren, damit die Pflanze oder das Plankton wachsen und überleben kann. Die kostbare Energie, die diese Strukturen produzieren, bildet die Grundlage für die Nahrungsversorgung aller anderen Lebewesen auf der Erde, vom Vieh und den Fischen, die sie fressen, bis hin zu größeren Raubtieren – einschließlich uns.

Die gesamte biologische Energie auf der Erde stammt von den Chloroplasten. Aber sie produzieren noch etwas anderes, das für uns ebenfalls wichtig ist. Chloroplasten produzieren Omega-3. Und da es auf der Welt viele Wälder, weite Wiesen und Weiden und reichlich Algen gibt, die in unseren Ozeanen schwimmen, ist Omega-3 das am häufigsten vorkommende Fett der Welt. Sie hätten vermutlich nie gedacht, dass eine Portion Spinat oder Salat ein Fett enthält, das so reichlich vorhanden und so wichtig für unsere Gesundheit ist.

Omega-3 wird über die Nahrungskette weitergegeben, so dass jedes Lebewesen, das grüne Pflanzenstoffe zu sich nimmt, auch Omega-3 in seinen Zellen enthält. Fische, die außer Plankton keine große Nahrungsauswahl haben, enthalten daher große Mengen an Omega-3. Alle Tiere, die auf Weiden grasen, wie Schafe oder Kühe, haben ebenfalls einen hohen Omega-3-Gehalt in ihrem Körper. Ein Raubtier, das ein Tier verschlingt, das die grünen Blätter oder Gräser gefressen hat, nimmt die Omega-3-Fettsäuren ebenfalls in sein Gewebe auf. Am Ende der Nahrungskette steht der Mensch, und solange wir viel Omega-3-haltiges Gemüse oder Fische oder Rinder verzehren, die sich von Grünzeug ernährt haben, werden wir auch in unserem eigenen Körper reichlich Omega-3 haben.

### Das Herbstfett: Omega-6

Omega-6, die andere essenzielle Fettsäure, wird ebenfalls von Pflanzen gebildet, allerdings in ihren Samen und nicht in ihren grünen Blättern. Wie Omega-3 wird es über die Nahrungskette weitergegeben, so dass es in Tieren, die Samen verzehren, reichlich vorkommt – dementsprechend auch in den Tieren, die diese „Samenfresser" jagen.

Wie wirkten sich die Veränderungen unserer Lebensmittel zu Beginn der Adipositaskrise auf die essenziellen Fettsäuren in unserer Nahrung aus?

### Die Folge: Rascher Anstieg von Omega-6

Zur Erinnerung: In den amerikanischen Ernährungsrichtlinien wurde empfohlen, den Verzehr von gesättigten Fetten zu verringern und den Anteil von Getreide in der Ernährung zu erhöhen. Ein Großteil

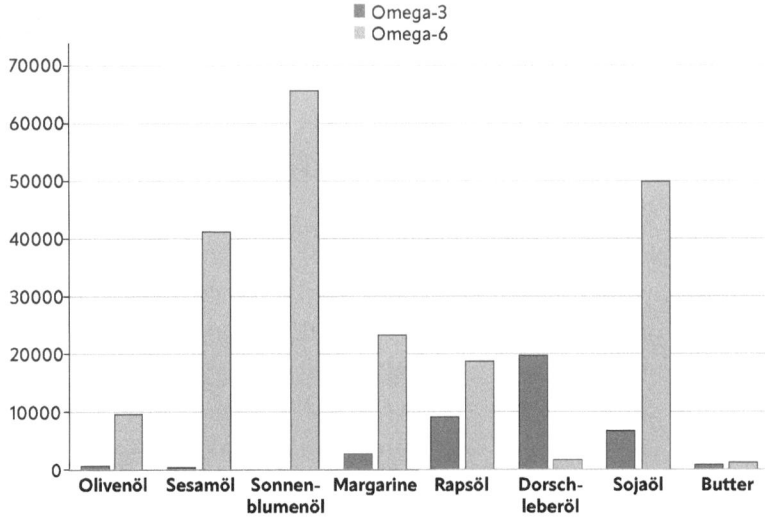

**Abb. 37**  *Omega-3- und Omega-6-Gehalt in Speiseölen und Fetten*

*Omega-3- (hellgrau) und Omega-6-Fettsäuren (dunkelgrau) und deren Gehalt in gängigen Speiseölen und Brotaufstrichen. Einheiten mg pro Esslöffel (14 g)*

*Quelle:* Daten mit freundlicher Genehmigung der USDA National Nutrient Database for Standard Reference: Nutrition Data; https://nutritiondata.self.com

der gesättigten Fette wurde durch pflanzliche Öle ersetzt, so dass die verzehrte Fettmenge insgesamt anstieg. Die Pflanzenöle, die die gesättigten Fette ersetzten, werden aus Samen hergestellt und enthalten daher reichlich Omega-6.

Sojabohnenöl macht heute 50 % der in den USA verbrauchten Pflanzenöle aus. Sie enthalten 54 Volumenprozent Omega-6-Fett, das sind 120 kcal pro Esslöffel. Es ist derzeit das am häufigsten verwendete Öl, das verarbeiteten Lebensmitteln zugesetzt wird.

Das Balkendiagramm (Abb. 37) bestätigt die beträchtlichen Mengen an Omega-6-Fettsäuren in den meisten Pflanzenölen im Vergleich zu Omega-3-Fettsäuren. Anders ist es bei Lebertran (von planktonfressenden Tieren) und Butter, die überwiegend natürliche, traditionelle gesättigte Fette und geringe Mengen an mehrfach ungesättigten Fettsäuren enthält.

Die Ernährungsempfehlungen, mehr Getreide (Samen) zu essen, führten ebenfalls zum Anstieg des Omega-6-Anteils in unserer Ernährung. Was ist mit industriell verarbeiteten Lebensmitteln? Wir wissen, dass solche Lebensmittel viele pflanzliche Öle und raffiniertes Getreide wie Weizen enthalten, so dass auch hier Omega-6 reichlich vorhanden ist. Die Ernährungsrichtlinien haben keineswegs zu einem Mangel an diesem Fett geführt, sondern vielmehr zu einem noch nie dagewesenen Anstieg des Omega-6-Gehalts in unserem Körper.

Für diejenigen, die immer noch an der *Diät-Herz-Hypothese* festhalten und sich dabei an die absenkende Wirkung von Omega-6 auf den Cholesterinspiegel im Blut erinnern, könnte es wie eine vorteilhafte Änderung unserer Ernährung aussehen. Testen wir es ...

In einer 2013 im angesehenen *British Medical Journal* veröffentlichten Studie wurde untersucht, was mit unserer Gesundheit geschieht, wenn wir gesättigte Fette durch Omega-6-Fette ersetzen. Der Grund für die Studie war, dass die Menschen in der westlichen Welt zu dieser Ernährungsumstellung ermutigt wurden, obwohl sie nicht ausreichend untersucht worden war. In der Studie wurden zwei Gruppen mit jeweils etwa 220 Männern verglichen, die vor kurzem Herzproble-

me hatten. Eine Gruppe sollte ihre normale Ernährung mit gesättigten Fetten beibehalten, die andere Gruppe sollte diese Fette durch Linolsäure – Distelöl (eine Art Samen) und Margarine (Omega-6) – ersetzen. Das Ergebnis? Der Ersatz von gesättigten Fetten durch Linolsäure in der Nahrung erhöhte allgemein die Sterblichkeitsrate, einschließlich Herzerkrankungen.[6] Trotz der eindeutigen Schlussfolgerungen dieser Studie (und vieler ähnlicher Studien) bleiben die uns gegebenen Ernährungsempfehlungen unverändert. Der NHS[*] empfiehlt nach wie vor Omega-6-Pflanzenöle anstelle von gesättigten Fetten.

Die Diät-Herz-Hypothese steht nach wie vor im Mittelpunkt dieser Ratschläge und scheint trotz der zunehmenden Beweise, die dagegensprechen, unverrückbar zu sein (▸ Anhang 1: Cholesterin).

Da die Menge an Omega-6 in unserer Ernährung explodiert ist, hat sich erwartungsgemäß auch die Menge an Omega-6 in unseren Geweben erhöht. Dr. Stephan Guyenet, Autor des Buches „The Hungry Brain", veranschaulicht dieses Phänomen mit einer Grafik (Abb. 38). Die Werte sind seit 1961 ausgehend von 8 % – wie bei anderen Primaten (Schimpansen) – auf 23 %

---

[*]   NHS= National Health Service, staatliches britisches Gesundheitssystem

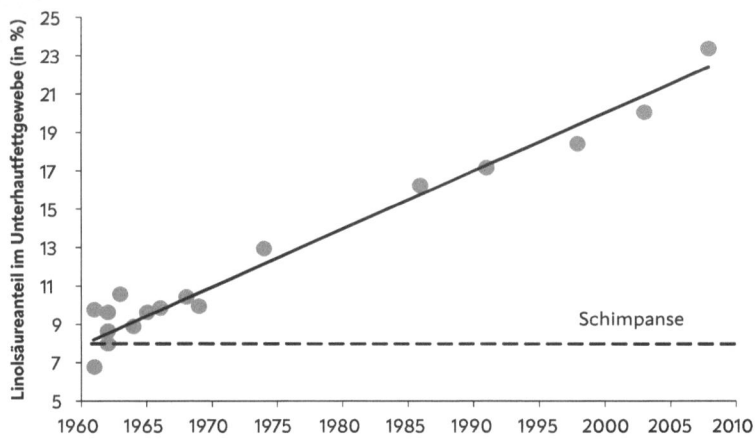

**Abb. 38** *Linolsäurekonzentration (Omega-6) im Unterhautfettgewebe*

*Anstieg des Linolsäuregehalts im Unterhautfettgewebe der US Bevölkerung, 1961–2008*

*Quelle:* S. Guyenet (2011), Seed oils and body fatness – A problematic revisit. Whole Health Source, 21. August.

im Jahr 2008 gestiegen – parallel zu dem steigenden Konsum von immer mehr pflanzlichen Ölen und Getreide.

### Omega-3 und die westliche Ernährung

Wenn Omega-6 in unserer Ernährung nach den 1980er Jahren reichlich vorhanden ist, wie haben sich dann diese Veränderungen auf Omega-3 ausgewirkt? In den Ernährungsrichtlinien wird empfohlen, die Aufnahme gesättigter Fettsäuren zu verringern. Wenn eine Bevölkerung den Verzehr von Weidetieren und Milchprodukten einschränkt, um ihren Cholesterinspiegel zu senken, wird damit auch eine wichtige Omega-3-Quelle wegfallen. Es ist bekannt, dass alle Tiere in Weidehaltung einen hohen Gehalt an Omega-3-Fettsäuren in ihrem Gewebe und in ihrer Milch aufweisen. Die Verringerung des Verzehrs von rotem Fleisch und Milchprodukten bedeutet also auch eine Verringerung der Gesamtmenge der aufgenommenen Omega-3-Fettsäuren.

### *Vieh wird mit billigem Getreide gefüttert*

Aber nicht nur der sinkende Fleischkonsum wirkt sich auf die Omega-3-Aufnahme aus, sondern auch die Qualität des Fleisches. Intensivere Haltungsbedingungen bedeuten, dass die meisten Rinder heute mit Getreide gefüttert werden, damit sie schneller wachsen (▸ Kapitel 2). Getreide enthält außerdem viel mehr

Energie pro Volumen- oder Gewichtsein-heit als Gras und Heu und kann länger ge-lagert werden (weil es nicht viel Omega-3 enthält), was es für große Betriebe beque-mer und kostengünstiger macht, ihr Vieh damit zu füttern.

### Die Futterqualität bestimmt die Nährstoffqualität des Fleisches

Mit Getreide gefütterte Rinder nehmen große Mengen an Omega-6-Fettsäuren aus dem Getreide auf und ihnen fehlen die Omega-3-Fettsäuren, die sie norma-lerweise aus Gras erhalten würden. Die-se Ernährungsumstellung spiegelt sich in der Nährstoffqualität ihres Fleisches wider (weniger Omega-3 und mehr Ome-ga-6). Fische sind nicht immun gegen diese Veränderung der Nährstoffqualität. Die meisten der heute in Supermärkten erhältlichen Fische stammen aus Fisch-farmen, und genau wie Rinder (und Men-schen) werden Fische größer, wenn sie mit Getreide statt mit ihrer natürlichen Nahrung (Plankton) gefüttert werden. Am Ende der Nahrungskette stehen die Menschen, die erschwingliches Fleisch aus Mastbetrieben und Fisch aus Fisch-farmen verzehren – und damit den Gehalt der wichtigen *Omega-Fettsäuren* in ihrem eigenen Gewebe von Omega-3 zu Ome-ga-6 verschieben.

### Wenn ein Lebensmittel haltbar ist, enthält es kein Omega-3

Wie wirkt sich die zunehmende Menge an Pflanzenöl und verarbeiteten Lebensmit-teln, die wir konsumieren, auf unsere Ome-ga-3-Aufnahme aus? Erinnern Sie sich an die Lebensmittel, die braun wurden und oxidierten, weil sie Omega-3 enthielten?

Verarbeitete Lebensmittel, d. h. Lebens-mittel, die in Fabriken (und nicht auf Bauernhöfen) hergestellt werden, müssen lange haltbar sein. Aber wir sollten wissen, dass bei allen Lebensmitteln mit einer an-gemessenen Haltbarkeitsdauer der größ-te Teil der Omega-3-Fettsäuren entfernt worden ist. Frische Lebensmittel enthalten Omega-3-Fettsäuren, weshalb sie schnell verderben, wenn sie nicht im Kühlschrank aufbewahrt werden. Das Gleiche gilt für pflanzliche Öle (aber nicht für Olivenöl): Man muss ihnen das Omega-3 entzie-hen, sonst werden sie schnell ranzig. Des-halb werden sie chemisch und thermisch behandelt (Hydrierungsprozess), um es zu entfernen. Das führt zwar zu der er-wünschten längeren Haltbarkeit – aber es entstehen dabei auch die kardiotoxischen Transfette. Alles im Interesse eines länger anhaltenden frischen Geschmacks und letztlich mit dem Ziel, dem Lebensmittel-unternehmen einen höheren Gewinn zu verschaffen.

Die Veränderungen in unserer Ernährung, die uns ursprünglich helfen sollten, weniger gesättigte Fettsäuren zu konsumieren, führten also in Wirklichkeit zu einer großen Verschiebung bei den Anteilen der beiden verzehrten essenziellen Fettsäuren. Die Menge an Omega-6-Fettsäuren stieg dramatisch an und die Menge an Omega-3-Fettsäuren nahm rapide ab.

## ▬ Veränderung des Verhältnisses von Omega-3 zu Omega-6

Im Idealfall und im Laufe unserer Geschichte lag das Verhältnis von Omega-3 zu Omega-6 in unserem Körper zwischen 1:1 und 1:4 (d. h. viermal mehr Omega-6 im Vergleich zu Omega-3). Wenn wir uns in die Zeit der Jäger und Sammler zurückversetzen, als alle Lebensmittel frisch waren und die Ernährung nicht auf Getreide oder pflanzlichen Ölen basierte, war dieses Verhältnis gegeben.

Auch Menschen, die heute in abgelegenen Gebieten der Welt leben und natürliche, selbst angebaute Lebensmittel verzehren, weisen diese Werte auf. Bei einer westlichen Ernährung werden jedoch, wie wir gesehen haben, viele Omega-3-Fettsäuren entfernt und große Mengen an Omega-6-Fettsäuren in verarbeiteten oder kommerziell hergestellten Lebensmitteln hinzugefügt. So steigt das Verhältnis von Omega-3 zu Omega-6 in einigen westlich geprägten Städten auf ein schwindelerregendes Verhältnis von 1 : 50.

Tab. 4   *Verhältnis von Omega-6/Omega-3 in unterschiedlichen Populationen, Stand 2004*

| Bevölkerung | ω6 / ω3 |
| --- | --- |
| Paläolithikum | 0,79 |
| Griechenland vor 1960 | 1,00–2,00 |
| Japan | 4,00 |
| Indien, ländlich | 5,0–6,1 |
| Vereinigtes Königreich und Nordeuropa | 15,00 |
| Vereinigte Staaten | 16,74 |
| Indien städtisch | 38–54 |

*Quelle:* A. P. Simopoulos (2004). Omega-6/Omega-3 essential fatty acid ratio and chronic diseases. Food Reviews International, 20 (1), 77–90

Tabelle 4 zeigt zusammenfassend die Veränderung der Omega-6/Omega-3 Relation im Laufe der Zeit sowie die Unterschiede zwischen den geografischen Regionen (Studie des Center for Genetics, Nutrition and Health in Washington, DC aus dem Jahr 2004).

### Wie wirkt sich die Veränderung auf unseren Körper aus?

Wir haben also einen neuen, modernen Mangel entdeckt, der bis vor kurzem noch nicht bekannt war. Dieser Mangel an einer essentiellen Fettsäure wird durch die industrielle Verarbeitung von Lebensmitteln und durch einen Mangel an frischen Lebensmitteln noch verschlimmert. Die Parallelen zum Vitamin-B1- und Vitamin-C-Mangel zeichnen sich ab. Wird uns der neu entdeckte Mangel helfen, die moderne Krankheit der Adipositas zu verstehen – so wie die Vitaminmängel als die wahren Ursachen von Beriberi und Skorbut aufgedeckt wurden?

### Die Omega-Brüder

Wir haben gelernt, dass die Omegas aus unterschiedlichen Pflanzenanteilen stammen: Omega-3 aus den grünen Blättern und Omega-6 aus den Samen. Wenn wir uns die Funktion der Omegas in unserem Körper ansehen, können wir auch feststellen, dass sie viele gegensätzliche Wirkungen haben. Sie sind wie zwei Brüder – von derselben Mutter, aber mit entgegengesetzten Persönlichkeiten. Der Omega-3-Bruder ist schnell und flexibel, mit einer heilenden, ausgleichenden Persönlichkeit, aber einer empfindlichen Konstitution. Der steifere Omega-6-Bruder ist viel robuster und stabiler, aber er ist langsam und neigt dazu, überall Unruhe zu stiften, wo er sich aufhält. Wie bei vielen Brüdern gibt es auch bei den Omega-Jungs große Rivalitäten. Sie konkurrieren ständig miteinander und kämpfen um ihren Lieblingsplatz: in unserer Zellwand und diese ist ein kritischer Bereich für unsere Gesundheit.

Stellen Sie sich vor, der kleine, freundliche, schnelle und flexible Bruder (Omega-3) trägt ein grünes (von den Blättern, aus denen er stammt) und der größere, stabilere und mürrischere Bruder (Omega-6) trägt ein braunes T-Shirt (von den Samen, aus denen er stammt). Stellen Sie sich nun vor, dass viele Paare von Omega-Brüdern, auf der Gartenmauer sitzen und sie bewachen. Unter normalen Umständen gäbe es eine gerade Anzahl von Brüdern mit grünen und braunen Hemden (ein Verhältnis von 1:1). Wenn Sie etwas über die Mauer in den nächsten Garten bringen wollen, gibt es viele freundliche, flexible Grüne, die beim Hin- und Herschieben helfen. Wenn eines Tages viele braun Gekleidete auftauchen und es nur wenige – zwei bis drei – von den grünen Brüdern gibt, würde die Mauer vor allem von den steifen und mürrischen braunen Brüdern bewacht. Es wäre schwierig, sie dazu zu bewegen, Dinge über die Mauer zum Nachbarn zu bringen, und außerdem könnte man, wenn man sich zu nahe an sie heranwagen sollte, von ihnen getreten oder, noch schlimmer, überfallen und verletzt werden.

Stellen Sie sich nun vor, dass diese Omega-Brüder in Miniaturform Ihre Zellwände bewachen und kontrollieren, was in die Zelle hinein- und was aus ihr herauskommt, und dass sie die Zelle auch gegen Gefahren verteidigen. Das ist die Funktion der Omega-Brüder: Sie spielen eine entscheidende Rolle für das Funktionieren unserer Zellwände und halten die Schlüssel für den Zutritt zu unseren Zellen und die Waffen zu ihrer Verteidigung bereit.

Wie wir bereits erwähnt haben, befinden sich die Omega-Brüder in einem ständigen Kampf um einen Platz an unseren Zellwänden: Der Platz ist begrenzt, und

einige finden keinen. Wenn mehr Omega-3 im Umlauf ist, befindet sich auch mehr davon in der Wand, und das Gleiche gilt für Omega-6. Das Verhältnis der Omega-3- und Omega-6-Fettsäuren in unseren Zellwänden spiegelt das Verhältnis von Omega-3- zu Omega-6 in unserer Nahrung wieder.

### Unsere Nahrung prägt unsere Zellwände

Wir wissen, dass der Anteil an Omega-3-Fettsäuren in unserer Ernährung in den letzten vierzig Jahren drastisch gesunken ist während der Anteil der Omega-6-Fettsäuren in unserer Ernährung sogar noch dramatischer gestiegen ist. Diese Veränderung des Verhältnisses der Omegas in unserer Ernährung spiegelt sich in einer entsprechenden Veränderung des Verhältnisses der Omega-Brüder in jeder einzelnen Zellwand unserer 30 Billionen Zellwände – 30 Billionen! Plötzlich haben unsere Zellwände ein Verhältnis von etwa 20 steifen, unfreundlichen Omega-6-Brüdern zu einem schnellen, freundlichen, flexiblen Omega-3-Bruder. Was könnte das für unsere Gesundheit bedeuten?

## Die Funktionen der Omega-Fettsäuren

Die (gegensätzlichen) Funktionen der Omega-Brüder umfassen drei Hauptbereiche:

1. Abwehr (Entzündung)
2. Durchlässigkeit der Zellwände (Insulinempfindlichkeit)
3. Botschaften (Stimmung und Appetit)

**Abwehr**

Omega-3- und Omega-6-Fettsäuren wirken bei ihrer entzündlichen Reaktion auf Infektionen oder Verletzungen gegensätzlich.

Omega-6-Fettsäuren werden in der Zellmembran abgebaut und setzen Faktoren frei, die eine Entzündung fördern:

- erhöhte Entzündungsreaktion
- Erhöhte Blutgerinnbarkeit

Omega-3-Fettsäuren zeigen eine entgegengesetzte Reaktion, wenn sie aus Zellmembranen freigesetzt werden. Sie wirken viel weniger entzündlich und verringern die Blutgerinnbarkeit. Ein Anstieg der Omega-6-Fettsäuren in der Zellwand im Vergleich zu den Omega-3-Fettsäuren führt also dazu, dass die Entzündungsreaktion auf einen bestimmten Reiz zunimmt: unser Immunsystem wird dadurch empfindlicher. Wenn das Verhältnis zwischen Omega-6- und Omega-3-Fettsäuren drastisch ansteigt, könnte dies unser Immunsystem überempfindlich machen.

Ein überempfindliches Immunsystem kann zur Entwicklung von Autoimmunkrankheiten führen (bei denen das Immunsystem durcheinandergerät und seine eigenen Zellen angreift). Dazu gehören: Arthritis, Allergien, Asthma und entzündliche Darmerkrankungen. Eine geringgradige Entzündung im Körper als Reaktion auf ein übermäßig aktiviertes Immunsystem kann das Krebsrisiko erhöhen. In Verbindung mit einer erhöhten Gerinnungsneigung des Blutes erhöht diese schwache Entzündung auch das Risiko von Herzkrankheiten.

Schließlich führt eine schwache Entzündungsaktivität im Körper zu einem Anstieg des TNF-alpha (das in Kapitel 5 besprochene Entzündungsmolekül). Wir wissen, dass TNF-alpha die Wirkung von Leptin blockiert. Leptinresistenz führt zu einem höheren Sollgewicht und – Sie ahnen es – zu Fettleibigkeit.

Die Verschiebung des Verhältnisses der essentiellen Fettsäuren im Blut zugunsten von Omega-6-Fettsäuren erhöht schlussendlich das Risiko für all die modernen Krankheiten, die selten waren, bevor industriell verarbeitete Lebensmittel und

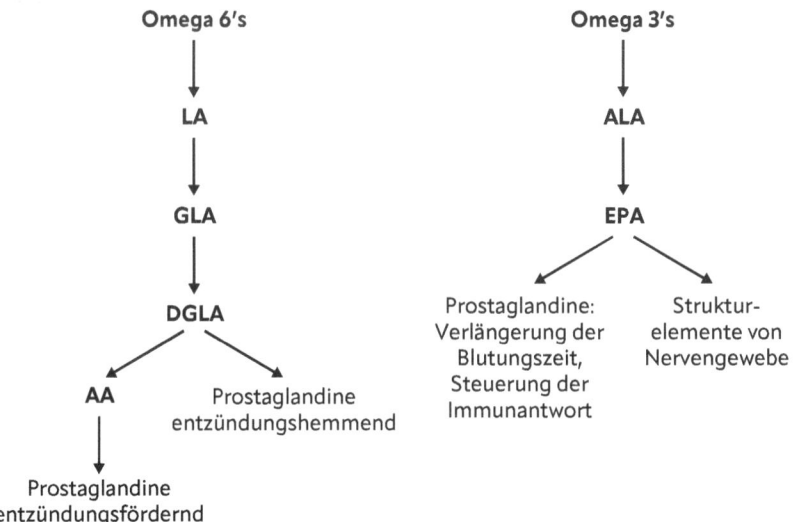

**Abb. 39**  *Die entzündungs-relevanten Anteile von Omega-3 und Omega-6*

Legende:
LA  –  Linolsäure
GLA  –  Gamma-Linolensäure
DGLA  –  Dihomo-Gamma-Linolensäure
AA  –  Arachidonsäure

ALA  –  Alpha-Linolensäure
EPA  –  Eicosapentaensäure
DHA  –  Docosahexaensäure

*Quelle:* In Anlehnung an W. E. Lands (1992). Biochemistry and physiology of n-3 fatty acids. FASEB J. 6 (8), May, 2530–36

Pflanzenöle buchstäblich Teil unseres Körpers wurden.

## Durchlässigkeit der Zellwand

Der verformbare, dynamische und schnell bewegliche Teil der Omega-3-Fettsäure erhöht die Flexibilität der Zellwand. Dadurch wird die Zellwand fließfähiger und anpassungsfähiger. Der Durchtritt von Elementen, wie z. B. Kalzium, durch die Zellwand erfolgt schneller, wenn mehr Omega-3 vorhanden ist. Die metabolische Anpassung und das Anpassungsvermögen werden erhöht. Die Wand reagiert auch empfindlicher auf hormonelle Botschaften von außen. Das Gegenteil ist der Fall, wenn ein hoher Anteil des steiferen Omega-6 in der Zellwand vorhanden ist. Anpassungsfähigkeit und Durchlässigkeit werden verringert. Der Stoffwechsel wird gehemmt. Die Zellmembran ist weniger empfindlich für hormonelle Botschaften.

Eine wichtige Veränderung in Zellwänden mit einem hohen Verhältnis von

Omega-6 zu Omega-3 ist eine *geringere* Empfindlichkeit der Zellwand gegenüber Insulin in den Muskeln und gegenüber Leptin im Gehirn. Ein höherer Insulinspiegel und eine Leptinresistenz erhöhen den Sollwert für das Gewicht und damit das Risiko für Adipositas.[7]

### Botschaften (Stimmung und Appetit)

Die Omega-6-Fettsäuren dienen als Vorläufer der Endocannabinoide, Signalmoleküle, die die Cannabinoidrezeptoren im Gehirn stimulieren. Das sind die gleichen Rezeptoren, die beim Rauchen von Cannabis, also Haschisch, aktiviert werden! Die Stimulierung der Cannabinoidrezeptoren führt zu einer gehobenen, glücklichen Stimmung. Wenn die Dosis der Endocannabinoide hoch genug ist, werden Sie wahrscheinlich auch euphorische Gefühle erleben. Wir wissen auch, dass etwa eine Stunde, nachdem das Gras die Cannabinoidrezeptoren stimuliert hat, der Appetit steigt und Nahrungssuche einsetzt. Wenn schließlich Nahrung aufgenommen wird, kommt es zu einem Wohlgefühl und verstärkt das süße Geschmacksempfinden.

Was passiert mit unserem Endocannabinoid-System, wenn das Verhältnis von Omega-6 zu Omega-3 durch die moderne westliche Ernährung massiv erhöht ist? Der Überschuss an Omega-6 produziert einen Überschuss an Endocannabinoid-Botenstoffen, und das System wird chronisch überstimuliert.[8] Das heißt nicht, dass jeder mit einem hohen Omega-6-zu-Omega-3-Verhältnis fröhlich und bekifft herumläuft – sondern, dass das Endocannabinoid-System über lange Zeiträume hinweg auf einem niedrigen Niveau stimuliert wird.

Betrachten wir die nachgewiesenen Auswirkungen eines hohen Verhältnisses von Omega-6 zu Omega-3 auf die Funktion des Endocannabinoid-Systems und damit auf unser Verhalten und unsere Gesundheit.[9]

- Die Aktivierung von CB1-Rezeptoren (Cannabis) führt zu erhöhtem Appetit und Kalorienverbrauch.*

---

* Bemerkenswert ist, dass eine der aufregendsten und wirksamsten medikamentösen Behandlungen von Fettleibigkeit vor zehn Jahren aufkam. Es handelte sich um ein Medikament namens Rimonobant, das die CBI-Rezeptoren (Cannabis) im Gehirn blockiert – dieselben Rezeptoren, die durch die aus Omega-6-Fettsäuren stammenden Endocannabinoide stimuliert werden. Viele meiner Patienten, die das Medikament einnahmen, berichteten von einer starken Gewichtsabnahme. Allerdings wurde Rimonobant nach nur einem Jahr wieder vom Markt genommen, da es Berichten zufolge zu Psychosen und sogar Selbstmord führen kann.

- Das Endocannabinoid-System ist am Energiehaushalt beteiligt, und eine Überstimulation dieses Systems führt zu Fettleibigkeit[10]
- Die Aktivierung des Systems intensiviert den süßen Geschmack und erhöht die Freisetzung von Genuss- und Belohnungsstoffen (Dopamin) im Gehirn. Das Essen schmeckt besser und macht mehr Freude.

Die Botschaft ist, dass die Omega-6-Brüder, diese rigiden und unfreundlichen Wandwächter, eine geheime Cannabis-Affinität haben. Je mehr Omega-6 in der Zellwand, desto mehr wird das appetit- und gewichtsregulierende System auf Gewichtszunahme getrimmt. Und die Gewichtszunahme wird zu einer angenehmen Erfahrung, weil das Omega-6 einen angenehmeren Geschmack und Belohnungsgefühle beim Essen hervorruft. Das vertraute Verlangen nach dem KFC*-Familien-Eimer kommt nicht aus dem Nichts: Es kommt von der vorherigen Erfahrung mit KFC, dessen Omega-6 immer noch die Zellen verstopft und Cannabinoide hervorbringt.

Eine weitere wichtige gesundheitliche Auswirkung der Veränderung des Verhältnisses der Omega-Fettsäuren zueinander ist der Effekt auf ihre Funktion im Gehirn. In diesem Buch ist es nicht möglich, darauf im Detail einzugehen, aber wir sollten uns Folgendes vor Augen halten:

- Ein hoher Anteil an Omega-3-Fettsäuren (25 %) ist normalerweise in den Zellmembranen des Gehirns vorhanden.
- Veränderungen in der Aufnahme von Omega-6 zu Omega-3 in der Nahrung ändern das Verhältnis im Gehirn.
- Ein schwerer Omega-3-Mangel kann Taubheit, Schwäche und verschwommenes Sehen verursachen.
- Niedrige Omega-3-Werte im Gehirn finden sich bei Multipler Sklerose, Makuladegeneration und der Huntington-Krankheit[11]
- Ein steigendes Verhältnis von Omega-6 zu Omega-3 wird in Verbindung gebracht mit: Alzheimer-Krankheit, Demenz, Angst- und Stimmungsstörungen, Selbstmord.

All diese Störungen treten in der westlichen Welt zunehmend häufiger auf.

John Stein, emeritierter Professor für Physiologie an der Universität Oxford, kommentierte den Anstieg des Verhältnisses von Omega-6- zu Omega-3-Fett-

---

\* Kentucky-Fried-Chicken

säuren mit den Worten: „Das menschliche Gehirn verändert sich in einer Weise, die ebenso gravierend ist wie der drohende Klimawandel".

## ▬ Omega-6 blockiert Omega-3

Als ob das nicht schon schlimm genug wäre, kann ein hoher Omega-6-Gehalt den Körper daran hindern, das pflanzliche Omega-3 in das aktivere Omega-3 umzuwandeln, das wir von Fisch und Tieren erhalten. Mit anderen Worten: Wenn die Ernährung bereits sehr viel Omega-6 enthält, spielt es keine Rolle, wie viel grünes Gemüse man isst – die Umwandlung in nützliches Omega-3 wird blockiert. Wir haben also ein überzeugendes Argument dafür, dass ein Mangel an einem essenziellen Nährstoff – Omega-3 – eine Ursache für Fettleibigkeit ist. Dazu gibt es:

- Epidemiologische Belege: Bevölkerungsgruppen mit einem niedrigen Verhältnis von Omega-6 zu Omega-3 leiden nicht unter Adipositas (z. B. Japaner und alle nicht-westlichen ländlichen Gemeinschaften), während diejenigen mit einem hohen Verhältnis von Omega-6 zu Omega-3 stets hohe Raten von Fettleibigkeit aufweisen.
- Forschung an Lipid- (Fett-) Zellmembranen: es wurden multiple Auswirkungen eines hohen Verhältnisses von Omega-6 zu Omega-3 auf den Stoffwechsel festgestellt, die zu einer Erhöhung des Sollgewichts führen.
- Die Aussagen der Patienten: es dauert Monate, bis sich das Verhältnis von Omega-6 zu Omega-3 ändert, und eine Diät hat keinen Einfluss auf dieses Verhältnis. Dies erklärt die erneute Gewichtszunahme nach einer Diät. Wenn Patienten in ein anderes Land ziehen, passt sich ihr Gewichts-Sollwert an die neue Ernährungsumgebung an. (Wie Sie genau das tun können, ohne das Land zu wechseln, werden wir im dritten Teil besprechen).

### Unsere neue Mangelkrankheit

So wie ein Mangel an Vitamin C in der Ernährung Skorbut verursacht und zu *Symptomen* wie extremer Müdigkeit, Persönlichkeitsveränderungen und Heißhunger führt, so *verursacht* das veränderte Omega-Fettsäure-Verhältnis in der westlichen Ernährung einen erhöhten Gewichts-Sollwert. Hunger und Müdigkeit sind dann die *Symptome* dieses Zustands und führen zu einer Gewichtszunahme und schließlich zur Erkrankung an Fettleibigkeit.

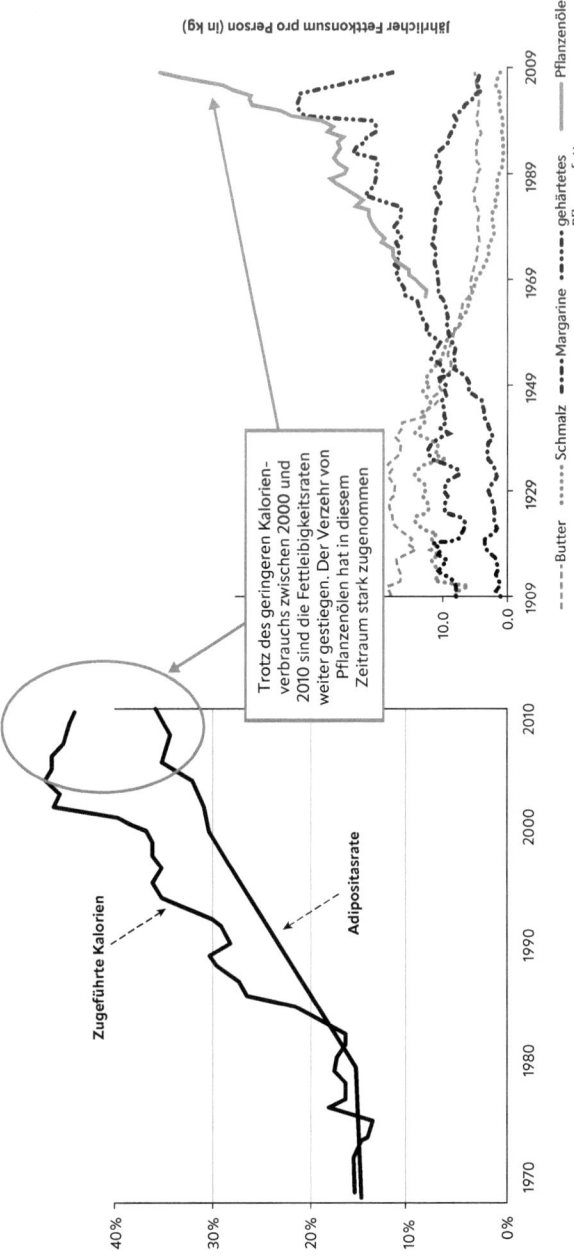

**Abb. 40** *Pflanzenölkonsum und Adipositasraten in den USA, 1970–2010*

*Anmerkung:* Trotz GERINGEREN Kalorienverbrauchs zwischen 2000 und 2010 sind die Adipositasraten weiter gestiegen. In diesem Zeitraum ist der Konsum von Pflanzenölen kontinuierlich stark angestiegen

*Quellen:*

- Für die verbrauchten Kalorien siehe: USDA Economic Research Service, loss-adjusted food disappearance
- für die Fettleibigkeitsraten siehe: C. L. Ogden and M. D. Carroll (2008). Prevalence of Overweight, Obesity, and Extreme Obesity among Adults: United States, Trends 1960–1962 through 2007–2008. National Health and Nutrition Examination Survey (NHANES), June. National Center for Health Statistics
- für zugesetzte Fette siehe Daten des USDA Economic Research Service.

227

## ▬ Der Winter naht – Evolutionäre Anpassung

Unser Gewichts-Sollwert ist eine programmierte Reaktion auf Informationen aus unseren Genen und Epigenen sowie auf unsere frühere und gegenwärtige Umwelt. Anhand dieser Daten bestimmt unser Körper eine angemessene Größe des „Treibstofftanks" (der Fettreserve), der uns helfen soll, in einer zukünftigen Umweltkatastrophe wie einer Hungersnot zu überleben. Wenn wir uns das so vorstellen, dann fungieren die Omega-Fettsäuren als Boten, die stellvertretend für die Natur uns über unsere zukünftige Umwelt informieren.

Beispiele aus der Natur können Aufschluss darüber geben, wie sich unser eigener Omega-Botschaftsdienst entwickelt hat und warum diese Botschaften unser Gewicht und unser Immunsystem verändern können. Denken Sie daran, dass Omega-3 aus Blättern und Omega-6 aus Samen und Nüssen stammt. In gemäßigten Klimazonen, die nicht zu den Tropen gehören, variiert der Gehalt an Omega-3- und Omega-6-Fettsäuren in der Nahrung mit dem Wechsel der Jahreszeiten. Im Frühjahr, wenn die Pflanzen zu sprießen beginnen, überwiegt Omega-3 in der Ernährung. Im Herbst, wenn die Blätter fallen, gibt es mehr Samen und Nüsse, so dass die Omega-6-Fettsäuren überwiegen. Über einen Zeitraum von Wochen und Monaten verändern sich die Zellwände eines Tieres im Einklang mit seiner Nahrungsumgebung. Das Verhältnis von Omega-6 zu Omega-3 ist im Frühjahr und Sommer niedriger und steigt dann im Herbst und Winter an.

Wie wirken sich diese jahreszeitlichen Zellveränderungen auf einige Tiere aus? Ihr Verhalten und ihre Biologie ändern sich, um sie auf den nahenden Winter vorzubereiten. Da die Kraft der Sonne im Herbst nachlässt, nimmt auch die Nahrungsenergie in der Umgebung ab. Die Tiere müssen sich auf ein abnehmendes Angebot an Nahrungsenergie in einer kalten Winterumgebung einstellen, die mehr Wärmeenergie zum Überleben benötigt. Ihr Stoffwechselhaushalt gerät unter Stress, da die Umweltsignale weniger Energiezufuhr und mehr Energieverbrauch vorhersagen. Vögel haben einen logischen Weg, damit umzugehen: Wenn ihnen die Energiegleichung nicht passt, fliegen sie nach Süden in Länder, in denen es reichlich Nahrungsenergie von der Sonne gibt. Aber was ist mit den Tieren, die an Land festsitzen und nicht in der Lage sind, über große Entfernungen zu wandern?

Wir wissen, dass der Braunbär einen unersättlichen Appetit entwickelt, wenn der Winter naht, und bis zu 30 % seines Körpergewichts zulegt – alles in Form von Fett –, das er während der langen Monate des Winterschlafs langsam verbrennt).[12] Es wird angenommen, dass der Gehalt an Omega-6- und Omega-3-Fettsäuren in der Nahrung und damit in den Zellmembranen der überwinternden Tiere als Auslöser für den Winterschlaf oder Torpor* [13] fungiert – mehr Omega-6-Fettsäuren führen zu einem Anstieg des Gewichts-Sollwerts, da sie sich auf die Wintermonate ohne Nahrung vorbereiten. Solange im Spätsommer und Herbst noch Nahrungsenergie zur Verfügung steht, frisst der Braunbär so lange, bis sein Fettdepot so voll ist, wie es der Gewichts-Sollwert für das Überleben im Winter vorgibt. Wenn die Kälte einsetzt, hat der Braunbär eine andere Überlebensstrategie: Er senkt seine Temperatur und damit seinen Grundumsatz, indem er Winterschlaf hält. Während der kalten Wintermonate verbraucht der Braunbär langsam seine Energiereserven, bevor er im Frühjahr durch Temperatursignale geweckt wird.

Ein weiteres Beispiel für Verhaltensänderungen als Reaktion auf Umweltsignale ist das Streifenhörnchen.[14] Wenn der Herbst naht, ändert sich das Nahrungsangebot (weniger Beeren und mehr Nüsse). Die Veränderung des Omega-Verhältnisses in den Zellwänden des Streifenhörnchens ist eines der Signale, die vermutlich den Appetit und die Gewichtszunahme anregen. Außerdem zeigt es ein Hortverhalten (das kennen Sie vielleicht), indem es Nüsse in seinem Bau lagert, um sie über den Winter zu bringen. Das Verhältnis von Omega-6 zu Omega-3 signalisiert auch, wann das Tier in einen Torpor gehen sollte.

Das Gelbbauch-Murmeltier, eine im kalten Kanada beheimatete Erdhörnchenart, verbringt acht Monate im Jahr im Winterschlaf. Es ernährt sich hauptsächlich von pflanzlichen Blättern, Gräsern, Nüssen, Eiern und Insekten. Wenn sein Omega-3-Gehalt im Labor künstlich erhöht wird, erhält es das Signal für den Winterschlaf nicht.[15] Dies deutet darauf hin, dass in der freien Natur eine Veränderung des Verhältnisses von Omega-3 zu Omega-6 den Beginn des Winterschlafs auslöst.

---

* Torpor beschreibt einen Zustand mit sehr niedrigem Energieverbrauch und niedriger Stoffwechselrate, das Tier bleibt aber bei Bewusstsein

## Winterfutter und Tierbiologie

Dies sind Beispiele für überwinternde Tiere, deren Omega-Profile untersucht wurden. Wir wissen, dass es andere umweltbedingte Auslöser gibt, die bei Wildtieren eine Winterschlafreaktion auslösen, z. B. Temperaturveränderungen, Umgebungslicht und Vitamin D, aber ich denke, es gibt überzeugende Argumente dafür, dass Veränderungen in der saisonalen Ernährung auch zu Veränderungen im Verhalten und in der Biologie von Tieren, einschließlich des Menschen, führen. Nach dieser Theorie sind die Veränderungen, die wir als Reaktion auf ein hohes Verhältnis von Omega-6- zu Omega-3-Fettsäuren beobachten, in Wirklichkeit ursprüngliche Schutzreaktionen gegen eine künftige raue Umwelt. Das scheint sinnvoll zu sein. Wenn der Winter naht, triggern die Omega-Fettsäuren einen stärkeren Appetit und signalisieren, dass wir dringend nach Nahrung suchen und diese reichlich zu uns nehmen müssen. Wir brauchen weniger durchlässige und stattdessen metabolisch stabilere Zellmembranen, um Stoffwechselverluste zu vermeiden. Wir entwickeln ein stärkeres Immunsystem zur Bekämpfung von Infektionen und zur Heilung von Geweben während des Winters. Einige Wissenschaftler vermuten, dass die Insulinresistenz, die bei einem erhöhten Verhältnis von Omega-6- zu Omega-3-Fettsäuren auftritt und zu einem höheren Blutzuckerspiegel führt, ein Überlebensmerkmal ist, das von alten Organismen geerbt wurde, um sich vor dem Erfrieren zu schützen (der Gefrierpunkt von Wasser sinkt, wenn ihm Zucker zugesetzt wird). Tatsächlich nutzen einige extreme Winterschläfer wie der Gelbschwanzfrosch (der tatsächlich einige Körperteile einfrieren kann) diese Strategie noch immer[16]

All diese biologischen Reaktionen, die möglicherweise Teil unseres alten evolutionären Gepäcks sind, wurden, falls vorhanden, entwickelt, um unser Überleben zu sichern. In diesem Fall ist eine der Hauptursachen für Fettleibigkeit nicht mangelnde Willenskraft oder Faulheit, sondern die entsprechende, schützende Reaktion der Gewichtszunahme auf eine Veränderung der Umwelt. Leider sind die derzeitigen Veränderungen in unserem Ernährungsumfeld extrem, und zwar nicht wegen der Jahreszeiten, sondern wegen unserer westlichen Ernährung. Keine natürliche Herbstsaison würde einen so großen Umschwung bei den Fettsäuren in Richtung Omega-6 und weg von Omega-3 bewirken, und kein natürlicher Herbst würde unendlich lange andauern.

Diese Theorie ist zwar unbewiesen, macht aber Sinn – sie passt zu allem, was wir über Fettleibigkeit gesehen und gehört haben. Sie erklärt alle unsere bisherigen Fehler und verdeutlicht, warum manche Behandlungen nur teilweise und manche überhaupt nicht funktionieren. Sie passt zu unserer Theorie des Gewichts-Sollwertes und erklärt genau, warum einige meiner Patienten immer wieder erfolglos versuchen, ihr Gewicht zu reduzieren. Sie unterstreicht aber auch, warum einige von ihnen – sehr selten – erfolgreich waren. Wir können verstehen, warum der Gewichts-Sollwert bei manchen Menschen nach oben oder unten driftet je nachdem, in welches Land sie umziehen und wie das Omega-Verhältnis der Lebensmittel in ihrer neuen Umgebung ist.

Aber diese Theorie erklärt nicht alle Fälle von Adipositas. Es gibt noch andere Faktoren in der Umwelt, die unseren Gewichts-Sollwert nach oben verändern. Dazu gehören unsere Gewohnheit, Naschereien zu essen, und der GI* unserer Lebensmittel, die beide zu einem chronischen Insulinanstieg und zu Fettleibigkeit führen können. Wir werden dies im nächsten Kapitel besprechen. In Kapitel 3

haben wir außerdem gelernt, dass wiederholte kalorienarme Diäten unseren Gewichts-Sollwert ebenfalls erhöhen, um uns vor künftiger Nahrungsmittelknappheit zu schützen. Es gibt auch die in Kapitel 5 beschriebene Untergruppe von Patienten, deren Adipositas extrem und unkontrollierbar geworden ist: Diese Menschen haben eine Leptinresistenz entwickelt, die selbst bei positiven Umwelt- und Ernährungsänderungen zu anhaltender Gewichtszunahme führt.

Im dritten Teil dieses Buches werden wir all diese Faktoren zusammenfassen und erörtern, wie wir unseren Gewichts-Sollwert optimieren können.

Als Wissenschaftler und Ärzte versäumen wir es manchmal, aus unseren Fehlern in der Vergangenheit zu lernen. Die Geschichte sollte uns gelehrt haben, dass unsere zukünftigen Kollegen in fünfzig, hundert oder zweihundert Jahren über unsere heutigen Überzeugungen und unser Missverständnis der größten Gesundheitskrise einer Generation amüsiert sein werden. Wie wir es bei Beriberi und Skorbut gesehen haben – die Antwort ist überall um uns herum. Wir müssen sie nur erkennen.

---

* GI = Glykämischer Index; Maß zur Bestimmung der Wirkung eines kohlehydratreichen Lebensmittels auf den Blutzuckerspiegel

# — Zusammenfassung

In diesem Kapitel haben wir gelernt, warum die Art der Fette, die wir essen, so wichtig für unsere Gesundheit und unser Gewicht ist. Wir haben erfahren, dass es zwei bestimmte Fette gibt – Omega-3 und Omega-6 –, die unser Organismus nicht selbst herstellen kann und die genau wie Vitamine, essentiell für unsere Ernährung sind (deshalb werden sie auch als essentielle Fettsäuren bezeichnet). Diese beiden Fette konkurrieren miteinander um den Platz an unseren Zellwänden. Das Verhältnis der beiden Omega-Fettsäuren hat tiefgreifende Auswirkungen auf unseren Stoffwechsel, unser Gewicht und das Ausmaß der Entzündung in unserem Körper.

Seit den 1980er Jahren empfehlen Wissenschaftler (und Regierungen), unseren Fettkonsum von natürlichen gesättigten Fetten auf mehrfach ungesättigte Pflanzenöle umzustellen. Pflanzenöle haben einen extrem hohen Anteil an Omega-6-Fettsäuren, die sie stabil und weniger anfällig für Oxydation (oder „Verderben") machen. Sie eignen sich daher für Lebensmittel, die lange haltbar sein müssen. Der Verbrauch von Samenölen (Sonnenblumen, Raps, Soja) hat sich innerhalb von drei Jahrzehnten verdreifacht. Der daraus resultierende übermäßige Verzehr von Omega-6-Fetten in der westlichen Ernährung wirkt sich unmittelbar auf die Zusammensetzung der Zellwandfette aus; das Verhältnis von Omega-6- zu Omega-3-Fettsäuren in der Nahrung einer Bevölkerung spiegelt sich auch in deren Zellwänden wider. Die Veränderung der Fettzufuhr in der westlichen Ernährung hat zu einem Anstieg des Verhältnisses von Omega-6 zu Omega-3 geführt: von einem natürlichen Wert von vier Omega-6 auf ein Omega-3 auf den heutigen Wert von bis zu *fünfzig* Omega-6 auf ein Omega-3!

Erhöhte zelluläre Omega-6-Werte führen zu einer Zunahme von Entzündungen (die zu einer Reihe von „Zivilisationskrankheiten" beitragen). Vermehrte Entzündungen (über TNF-alpha) führen zu einer schlechteren Funktion des Insulins und einer Abschwächung der Wirkung von Leptin (das von den Fettzellen produzierte Hormon, das uns schlank hält). Eine schlechtere Insulinfunktion bedeutet, dass mehr Insulin im Blut benötigt wird. Höhere Insulinspiegel führen ebenfalls zu einer Dämpfung des Leptinsignals. All diese Effekte führen zu einem Anstieg des Gewichts-Sollwerts und dann unweigerlich zu einer Gewichtszunahme.

Es gibt Hinweise darauf, dass die Nahrung, die Tiere vor dem Winterschlaf zu sich nehmen, als Auslöser für eine schnelle Gewichtszunahme dient. Das Signal kommt von der Verschiebung des Nahrungsangebots im Herbst/Winter hin zu Nüssen und Samen (Omega-6) und weg von Trieben und Blättern (Omega-3) – was das zelluläre Omega-6-zu-Omega-3-Verhältnis des Tieres beeinflusst und eine Gewichtszunahme auslöst. Gegen Ende dieses Kapitels haben wir darüber spekuliert, ob der Mensch eine ähnliche evolutionäre Reaktion auf „herbstliche" Nahrungsmittel zeigt. In der Tat hat die westliche Ernährung einen viel stärkeren Einfluss auf unser eigenes Omega-6-zu-Omega-3-Verhältnis, als dies bei einer Umstellung von Frühjahrs- auf Herbstnahrung der Fall ist. Hinzu kommt, dass die westliche Ernährung unabhängig von der Jahreszeit weitgehend gleichbleibt. Dies könnte ein dauerhaftes Signal zur Gewichtszunahme sein – und bei manchen Menschen stark zur Entwicklung von Fettleibigkeit beitragen.

Wie bei den Mangelkrankheiten der Vergangenheit – Beriberi und Skorbut – könnte ein relativer Mangel an Omega-3 im Vergleich zu Omega-6 ein wichtiger Auslöser für die heutige Gesundheitsepidemie – die Fettleibigkeit – sein.

# Kapitel 10

# Die Zucker-Achterbahn

*Glukose , Insulin und unser Gewichts-Sollwert*

*Haben Sie sich jemals gefragt, ob manche Sportler Drogen nehmen? Sie scheinen völlig gesund, sehen immer gut aus, und ihre Muskeln sind schier unermüdlich. Wie schaffen sie das? Sind es einfach nur gute Gene, gute Ernährung und hartes Training? Oder könnte es sein, dass sie sehr clever sind und eine Art von Medikament einnehmen, das bei den Dopingkontrollen kaum nachweisbar ist?*

Einem jüngsten Bericht zufolge nehmen bis zu 10 % der Bodybuilder ein solches Medikament ein.[1] Es wird verwendet, um die Aufnahme von Glukose aus dem Blut in die Muskeln zu fördern. Dies bedeutet, dass die Muskeln mehr Energie speichern und länger arbeiten können. Man vermutet auch, dass es vor Muskelabbau schützt. Wenn Sie mehr Energie in Ihren Muskeln speichern können als Ihre Konkurrenten, dann ist dies das richtige Mittel. Es gibt nur ein Problem: Wenn Sie es missbrauchen, kann es Sie innerhalb von Minuten töten.

Nur eine einzige Spitzensportlerin hat jemals eingestanden, diese Droge genommen zu haben. Aber die Tester haben sie nie erwischt – denn die Droge, um die es hier geht, wird innerhalb von Minuten aus dem Körper eliminiert und hinterlässt keine Spuren. Die Athletin Marion Jones war die schnellste Frau der Welt und ein Aushängeschild der amerikanischen Leichtathletik. Sie gab zu, dass sie – neben anderen Drogen – Insulin zur Leistungssteigerung nahm.

Insulin bewirkt, dass Blutzucker in den Zellen gespeichert wird, um ihn später zur Verfügung zu haben. Normalerweise wird es von der Bauchspeicheldrüse als Reaktion auf einen hohen Glukosespiegel im Blut produziert.* Allerdings können Sportler die Blutzuckeraufnahme in die Zellen erzwingen, indem sie über ein paar Stunden zusätzliches Insulin plus

---

* Nach dem Verzehr von Eiweiß wird auch Insulin produziert. Gleichzeitig mit der Insulinausschüttung stimuliert Eiweiß jedoch auch ein Hormon namens Glucagon. Glucagon hat die gegenteilige Wirkung wie Insulin, so dass Eiweiß insgesamt insulin-neutral bleibt.

zusätzlichen Zucker aufnehmen (ein Prozess, der als „hyper-insulinämische Klammer" bezeichnet wird). Dadurch werden die Muskeln dieser Athleten mit Glukose überfüllt, was ihnen einen Ausdauer- und Leistungsvorteil gegenüber Sportlern verschafft, die diese Technik nicht anwenden. Der Nachteil zeigt sich, wenn man nicht beachtet, dass man parallel zur Einnahme des Insulins unbedingt Zucker zuführen muss. Das Insulin schleust die gesamte verfügbare Blutglukose in die Zellen und es bleibt nichts mehr übrig, um das Gehirn des Sportlers zu versorgen. Der Sportler kann schnell in ein Koma fallen und sterben. Trotz dieses Risikos vermute ich, dass es hochkarätige Athleten gibt, die dieses Medikament unter Ausschluss der Öffentlichkeit einnehmen, weil sie wissen, dass sie nie erwischt werden und es ihnen einen Vorteil gegenüber ihren Konkurrenten verschafft.

Für Sportler ist Insulin ein großartiges Medikament, um Glukose in *die Muskelzellen* zu bringen. Aber wenn Sie nicht ständig trainieren, verfehlt es diese Wirkung. Anstatt in die Muskeln, drängt das Insulin die Glukose in Ihre Fettzellen – mit der Folge, dass Ihr Bauch nach einiger Zeit größer sein wird – nicht aber Ihre Muskeln.

Vor kurzem hatte ich einen Patienten, der seit Jahren gegen Diabetes und Fettleibig-

keit kämpfte. Er war erst fünfundzwanzig, litt aber seit seinem zehnten Lebensjahr an Diabetes. Als er zur Behandlung seiner Zuckerkrankheit auf Insulin umgestellt wurde, stellte er fest, dass er stark an Gewicht zulegte. Er schwankte zwischen 100 kg mit Insulin, bei guter Diabeteseinstellung, und 80 kg ohne Insulin, bei schlechter Diabeteseinstellung. Als er registrierte, dass seine Adipositas stark zunahm, stellte er die Behandlung seines Diabetes mit Insulin ein, und sein Gewicht sank. Aber mit seinem Weg zur Gewichtsabnahme tat es seinem Körper keinen Gefallen: Er entwickelte eine Retinopathie (Schädigung der Netzhaut), eine Komplikation bei schlecht eingestelltem Diabetes, die schließlich zur Erblindung führen kann.

Gewichtszunahme ist eine bekannte Nebenwirkung der Insulintherapie bei Diabetikern. Insulin zwingt das Blut, seine Energiereserven an die Fettzellen abzugeben. Wenn sich Insulin in unserem Blutkreislauf befindet, führt das Tor für die Energie nur in eine Richtung – in die Fettzellen, die keine Energie mehr abgeben können. Diese ist somit als Fett gefangen.

Wenn der Insulinspiegel in unserem Blut hoch ist, können wir davon ausgehen, dass unser Gewichts-Sollwert erhöht wird. Genau das passiert bei Diabetikern.

## Hoher Insulinspiegel = höherer Gewichts-Sollwert

## Niedrigerer Insulinspiegel = niedrigerer Gewichts-Sollwert

Wird das Insulin entzogen – wie bei meinem Patienten, der gegen Fettleibigkeit kämpfte – kommt es zu einer Gewichtsabnahme. Es gibt viele wissenschaftliche Studien, die bestätigen, dass eine Veränderung des Insulinspiegels zu einer Veränderung des Körpergewichts führt. Erhöht man den Insulinspiegel, nimmt man zu; senkt man ihn, nimmt man ab. Insulin verändert den Sollwert – nach oben oder unten – und in der Folge das Gewicht.

Eine interessante Studie aus San Diego, Kalifornien, bestätigte, dass Insulin Einfluss auf den Gewichts-Sollwert hat.[2] Das Gewicht von vierzehn Diabetikern wurde gemessen, als ihre Insulintherapie über einen Zeitraum von sechs Monaten langsam erhöht wurde, bis ihr Blutzucker gut eingestellt war. Es zeigte sich, dass die Probanden über 8 kg zunahmen. Als man jedoch analysierte, wie viel die Probanden während der Insulintherapie aßen, war die Überraschung groß: Trotz der Gewichtszunahme schienen die Probanden 300 kcal weniger pro Tag zu essen als vor der Insulinbehandlung. Wie wir in Kapitel 3 gelernt haben, bewirkt Insulin eine Fehlfunktion von Leptin, dem für unser Gewicht entscheidenden Hormon, das von unserem Fett produziert wird. Dies führt zu einer Leptinresistenz und einem hohen Gewichts-Sollwert. Die Stoffwechselwirkungen der Leptinresistenz (in diesem Fall verursacht durch einen hohen Insulinspiegel) sind die gleichen, wie wenn der Leptinspiegel durch eine Gewichtsabnahme aufgrund von Krankheit oder einer Hungersnot (oder einer Diät) reduziert worden wäre: ein niedrigerer Grundumsatz. Obwohl die Probanden weniger aßen, hatte sich ihr Stoffwechsel verlangsamt, was zu einer Gewichtszunahme führte – ein perfektes Beispiel dafür, wie Insulin den Sollwert nach oben verschiebt und den Grundumsatz absenkt. Fazit: Insulin wirkt sowohl direkt auf die Zellen, wodurch es die Energiespeicherung und die Gewichtszunahme fördert, als auch indirekt, indem es eine Leptinresistenz hervorruft, die zur Gewichtszunahme führt.

$$\text{Insulin} \Rightarrow \text{Leptinresistenz} \Rightarrow$$
$$\text{sinkender Grundumsatz} \Rightarrow \text{höherer Gewichts-Sollwert}$$

Was passiert, wenn wir einem Patienten ein Medikament zur Senkung des Insulinspiegels verabreichen? Wird sich dies positiv auf das Gewicht auswirken? Die Forschungsgruppe von Robert Lustig aus Tennessee untersuchte die Wirkung einer Senkung des Insulinspiegels bei fettleibigen Freiwilligen.[3] Sie bekamen eine Reihe von Injektionen mit Octreotid, das die Insulinsekretion der Bauchspeicheldrüse reduziert. Nach der Behandlung hatte die Gruppe Gewicht verloren (im Durchschnitt 3,5 kg). Darüber hinaus verbesserte sich ihre Insulinempfindlichkeit (die Wirksamkeit des Insulins). Die Gruppe berichtete, dass ihr Appetit durch die Behandlung verringert wurde.

$$\text{Sinkender Insulinspiegel} \Rightarrow \text{verringertes Gewicht}$$

### ■ Die Omega-Lebensmittel, die den Insulinspiegel beeinflussen

In Kapitel 9 haben wir gesehen, dass bestimmte Faktoren Einfluss darauf haben, ob Insulin besser oder schlechter wirkt. Einer dieser Faktoren ist das Verhältnis von Omega-3 zu Omega-6. Wenn sich zu viel rigides Omega-6 in der Zellmembran befindet (aufgrund von zu viel Pflanzenöl und Getreide in der Ernährung), kann das Insulin nicht richtig wirken. Sie müssen dann mehr davon produzieren, um die gleiche Wirkung zu erzielen. Omega-6 löst auch Entzündungen und die Produktion von TNF-alpha aus. Dies verringert ebenfalls die Wirksamkeit von Insulin an der Zellmembran (und verursacht außerdem eine Leptinresistenz) wie wir in Kapitel 5 gesehen haben. Die Fettsäuren in der westlichen Ernährung – die in Ölen und Fetten, einschließlich der vermeintlich herzgesunden Pflanzenöle, verwendet werden – führen also dazu, dass wir mehr Insulin benötigen und unser Gewicht ansteigt. Ein hoher Anteil an Omega-6-Fettsäuren in der Ernährung und die dadurch verursachte TNF-alpha-Entzündung führen indirekt dazu, dass die Zellen weniger empfänglich für Insulin sind, was bedeutet, dass mehr Insulin benötigt wird.

Westliche Ernährung ⇒ hohes Omega-6-zu-Omega-3-Verhältnis ⇒
Insulinresistenz ⇒ mehr Insulin ⇒ höheres Sollgewicht

Hohes Omega-6-zu-Omega-3-Verhältnis ⇒
Entzündung ⇒ Insulinresistenz ⇒ höheres Sollgewicht

**Ein Teelöffel Zucker ...**

Das Gehirn kann nicht ohne Zucker aus-kommen – es braucht die Glukose in unserem Blutkreislauf, um zu funktionieren.* Wir müssen einen optimalen Blutspiegel dieses wertvollen Gehirntreibstoffs aufrechterhalten: zu wenig und wir fallen ins Koma, zu viel und die Glukose verursacht entzündliche Schäden. Die tatsächliche Menge an Zucker in unserem Blut ist jedoch erstaunlich gering.

Im Durchschnitt haben die Menschen etwa 5 Liter Blut in ihrem Körper. Wie viel Zucker ist darin enthalten? Stellen Sie sich vor, Sie füllen einen Eimer mit 5 Litern Wasser. Wie viel Zucker müssen wir unserem Eimer Wasser hinzufügen, damit es die gleiche Süße wie unser Blut hat? Die Antwort mag Sie verblüffen: Wir müssen nur einen Teelöffel Zucker untermischen, um unseren optimalen Blutspiegel von 80 mg/dl zu erreichen. Wir haben große Zuckerreserven in unseren Muskeln und unserer Leber gespeichert, aber nur ein Teelöffel davon kreist im Blut durch den Körper. Unsere glukoseregulierenden Hormone, insbesondere Insulin, sind für die Aufrechterhaltung dieses Glukosespiegels in unserem Blut unerlässlich, um uns am Leben und gesund zu erhalten.

*Glukose ist das Endprodukt aller Kohlenhydrate*

Nach dem Verzehr von kohlenhydrathaltigen Lebensmitteln wird Glukose in den Blutkreislauf abgegeben. Die Bauchspeicheldrüse nimmt dies wahr und beginnt, Insulin auszuschütten. Die Aufgabe des Insulins besteht darin, den Blutzucker in unsere Zellen (vor allem in die Fettzellen) zu leiten. Wenn der Insulinspiegel hoch ist, schaltet der Körper in den Speichermodus: Das Insulin zwingt die Glukose aus dem Blut in die Fettzellen, wo sie in Triglyceride

---

* Es sei denn, wir befinden uns im Hungermodus. In diesem Fall bauen unsere Zellen Fett ab und bilden einen Glukoseersatz im Blut, die sogenannten Ketonkörper.

umgewandelt wird.* Sobald sich der Blutzuckerspiegel wieder auf den Wert von einem Teelöffel absenkt, verschwindet das Insulin – es wird nicht mehr benötigt.

Die Menge an Insulin, die die Bauchspeicheldrüse ausschüttet, ist proportional zur Menge an Glukose, die in den Blutkreislauf abgegeben wird. Sowohl die Menge an Glukose, die in unser Blut gelangt, als auch wie schnell der Blutzuckerspiegel ansteigt, hängen davon ab, was wir gegessen haben. Der Insulinspiegel wird also direkt von der Art der Nahrung beeinflusst, die wir zu uns nehmen. Lebensmittel oder Getränke mit einem hohen Zuckergehalt (z. B. Coca-Cola) führen zu einem starken Anstieg des Insulinspiegels. Lebensmittel mit komplexen Kohlenhydraten (z. B. eine Stange Sellerie), die vom Darm erst aufgespalten werden müssen, lassen ihre Glukose viel langsamer in den Körper eindringen und bewirken daher eine längere, aber weniger intensive Insulinausschüttung – ein Rinnsal.

Ein Teelöffel Zucker entspricht beispielsweise 4,2 g Zucker – dieselbe Menge, die in einem Achtel einer Dose Cola oder in vier Stangen Sellerie enthalten ist. Wenn wir einen Mundvoll Cola trinken, gelangt der Zucker innerhalb von Minuten in unser Blut und verursacht einen Anstieg des Blutzuckerspiegels (Verdoppelung der Menge); daher ist ein großer Insulinschub erforderlich, um dies zu bewältigen. Würden wir vier Stangen Sellerie essen, bräuchte unser Darm bis zu ein oder zwei Stunden, um die komplizierten Kohlenhydratketten, die im Sellerie enthalten sind, in Einfachzucker aufzuspalten. Daher würde der Blutzuckerspiegel extrem langsam ansteigen- dementsprechend würde das Insulin langsam ansteigen, um den Zucker zu verarbeiten. Die Gesamtmenge des Insulins, die zur Bewältigung des Cola-Zuckers ausgeschüttet wird, ist genau die gleiche wie die Gesamtmenge des Insulins, die zur Bewältigung des Selleries benötigt wird.

Denken Sie daran, dass die gesamte Insulinausschüttung über einen längeren Zeitraum in die Berechnung des Gewichts-Sollwerts einfließt: je höher die Insulinspitzen, desto höher der Sollwert. Bei den Kohlenhydraten kommt es bei der Berechnung des Insulins und des Sollwerts nicht auf die Art der Nahrung an, sondern auf die Gesamtmenge des Zuckers.

---

*  Hohe Triglyceridwerte werden mit dem Risiko von Herzerkrankungen in Verbindung gebracht. Ein hoher Zuckerkonsum verursacht die Produktion von Triglyceriden. Es wird nun zunehmend anerkannt, dass Zucker in der Ernährung – und nicht natürliche gesättigte Fette – das eigentliche Risiko für Herzkrankheiten darstellen ( ▸ Anhang 1).

## Hochs und Tiefs auf der Achterbahn

Um dies ein wenig zu erläutern: Zucker ist Zucker, ob er nun in Coca-Cola oder in Sellerie enthalten ist. Wenn jedoch die aufgenommene Nahrung (oder das Getränk) den Zucker zu schnell freigibt, und zudem eine enorme Menge an Zucker enthält, dann verursacht sie eine heftige Insulinausschüttung. Auf den starken Anstieg der Glukose, die in den Blutkreislauf gelangt, folgt ein starker Anstieg des Insulins. Das Insulin öffnet die Fettzellen, um den Zucker einzuschleusen, aber der Haken an der Sache ist, dass durch den kräftigen Insulinschub zu viel Glukose aus dem Blutkreislauf verschwindet, was zu einem Absinken des Blutzuckerspiegels führt. Das lässt im Gehirn, das für seine Funktionsfähigkeit auf Glukose angewiesen ist, die Alarmglocken klingeln. Der Alarm löst ein Gefühl der Angst und ein starkes Verlangen nach zuckerhaltigen Lebensmitteln aus. Das Gehirn schaltet in einen kritischen Überlebensmodus – „Besorge Zucker, und zwar schnell!", lautet die Botschaft. Wir können diese Warnmeldungen nicht ignorieren, sondern müssen darauf reagieren, und deshalb suchen wir Zucker, wo immer er ist. Glücklicherweise sind wir in der westlichen Welt von Zucker umgeben. Unglücklicherweise sind die meisten unserer Lebensmittel mit Zucker durchtränkt. Was das Gehirn will, ist weniger als ein Teelöffel Zucker, vielleicht ein halber Teelöffel; was es bekommt, ist wahrscheinlich ein fettarmer Blaubeermuffin (mit neun Teelöffeln Zucker). Der Zucker überschwemmt erneut den Blutkreislauf, das Insulin wird erneut in massiven Mengen ausgeschüttet, und der Kreislauf wiederholt sich.

Das ist die klassische Zucker-Achterbahn. Essen Sie ein stark raffiniertes, zuckerhaltiges Frühstück (gesüßte Cerealien und/oder Toast + Orangensaft) – und Sie werden kurz darauf einen Zuckerschub erleben. Bis zum Vormittag sinkt Ihr Blutzuckerspiegel aufgrund des starken reaktiven Insulinanstiegs, der den Zucker aus dem Blut in die Fettzellen treibt, wieder ab. Zu diesem Zeitpunkt – am Vormittag – bekommen Sie dieses schreckliche Verlangen nach mehr Zucker. Die Cafeteria ruft: „Zeit für einen Blaubeermuffin"! Wow, wieder oben auf – ein tolles Gefühl. Dann, vor dem Mittagessen: Oh – Schreck, der Adrenalinspiegel sinkt; wieder Unterzuckerung. Ab in den Supermarkt und eine Mahlzeit gekauft: Sandwich, Chips (Sie brauchen diese Endocannabinoide), eine Cola. Ja! Auf und ab, auf und ab – den ganzen Tag … Das ist der Nervenkitzel der Zucker-Achterbahn. Aber jetzt kommt eine neue Runde.

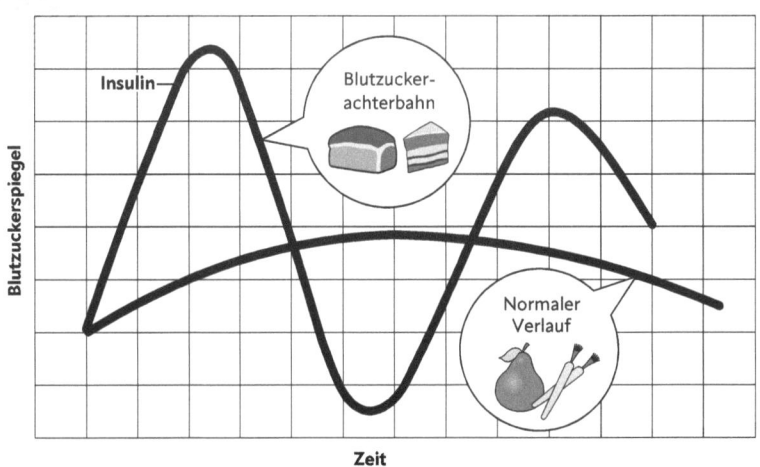

**Abb. 41**   *Die Blutzucker-Achterbahn*

*Quelle:* J. Brand-Miller et al. (2009). Glycaemic index, postprandial glycaemia, and the shape of the curve in healthy subjects: analysis of a database of more than 1,000 foods. AmJ Clin Nutr, 89 (1),January, 97–105.

Vor der Verabschiedung der Ernährungs-richtlinien der US-Regierung im Jahr 1977 (dem McGovern-Bericht) haben viele Menschen ein herzhaftes Frühstück mit Spiegeleiern und Speck oder Wurst zu sich genommen – das „Full English". Das reichte in der Regel aus, um den Vormit-tag zu überstehen, bis ein kleines Mittag-essen ins Auge gefasst wurde – es gab keinen aufregenden Rausch mit hohem Zuckergehalt und keinen anschließenden beängstigenden Absturz mit niedrigem Zuckergehalt. Aber dann wurde uns ge-sagt, dass die gesättigten Fette im engli-schen Frühstück uns umbringen würden und wir es deshalb nicht mehr essen soll-ten. Stattdessen aßen wir ein fettarmes Frühstück (mit vielen raffinierten Koh-lenhydraten) und bestiegen frühmorgens die Zuckerachterbahn.

*‚Der Snack für Zwischendurch – ohne den Appetit zu verderben'*

Nach der Veröffentlichung der Ernäh-rungsrichtlinien von 1977 bot sich der Lebensmittelindustrie eine neue Chan-ce. Die Menschen verzehrten neues „ge-sundes", fettarmes und zuckerreiches Frühstück, fühlten sich aber im Laufe des Vormittags nicht mehr so gut. Sie sehnten sich nach einem Vormittagssnack, aber es war nicht üblich, zwischen den Mahlzeiten zu naschen. Unsere wohlwollende Lebensmittelindustrie kam zur Rettung.

Die Lebensmittelindustrie erkannte das neue Bedürfnis der Menschen, morgens und nachmittags Zucker zu sich zu nehmen, und witterte eine Gelegenheit zum Geldverdienen, indem sie sich daran machte, unsere Essgewohnheiten zu ändern. Sie hatte bereits damit begonnen, die Lebensmittel, die wir aßen, zu verändern – und diese neue Art Lebensmittel erforderte, dass wir nun auch unsere Essgewohnheiten änderten. Die Einnahme von drei regelrechten Mahlzeiten pro Tag und die Akzeptanz, zwischen den Mahlzeiten normal zu pausieren, um einen gesunden Appetit zu entwickeln, mussten sich ändern, um der nun konsumierten Art von stark zuckerhaltigen Lebensmitteln gerecht zu werden.

Langsam begann die Werbung zu suggerieren, dass es eine gute Idee sei, Kindern einen Snack zwischen den Mahlzeiten zu gönnen, dass es gut für die Konzentration in der Schule sei und dass es ihnen nicht den Appetit verderbe. Es wurden neue, leichte und fluffige Schokoladensnacks entwickelt, und man versicherte uns, dass dies „ein Snack ist, den man zwischen den Mahlzeiten essen kann, ohne sich den Appetit zu verderben". Im Laufe der Jahre änderte sich unser Essverhalten unaufhaltsam, bis es normal war, einen Snack zwischen den Mahlzeiten zu sich zu nehmen – etwas, das vor den 1970er Jahren noch als ungewöhnlich angesehen worden wäre. Schließlich wurde das Naschen normal – sogar das Naschen in der Öffentlichkeit wurde als normales Verhalten angesehen. Unser Verhalten hatte sich geändert, und eine milliardenschwere Snack-Industrie war entstanden.

Die kumulative Wirkung der Zucker-Achterbahn besteht darin, dass wir viel mehr Glukose, viel mehr Zucker, zu uns nehmen, als wir uns normalerweise bei einer gesunden, ausgewogenen Ernährung wünschen würden. Durch den Verzehr von so vielen stark verarbeiteten Lebensmitteln und die neue Kultur, sich tagsüber mit Snacks zu versorgen, erhöhen wir die Gesamtmenge an Insulin, die zur Bewältigung dieser Glukosewellen erforderlich ist. Wie wir wissen, spiegelt sich die Gesamtmenge des benötigten Insulins in unserem Gewichts-Sollwert wider. Ist der Insulinspiegel über mehrere Wochen hinweg überdurchschnittlich hoch, erhöht sich der Sollwert, und eine Gewichtszunahme ist die Folge. Ein über mehrere Wochen hinweg unterdurchschnittlich niedriger Insulinspiegel senkt den Gewichts-Sollwert und führt zu einer mühelosen Gewichtsabnahme.

Es geht also nicht um die *Gesamtzahl der Kalorien*, die wir durch unser ständiges Naschen zu uns nehmen – wenn diese Kalorien als Teil einer Energiebilanz gezählt würden, kämen wir schnell auf 200 kg. Wir erinnern uns, dass der massive Anstieg der Kalorienzahl, die wir mit unseren zuckerhaltigen Snacks zu uns nehmen, durch das Hochfahren unserer metabolischen Nachbrenner verbrannt wird. Dies ist unsere normale metabolische Anpassung an übermäßiges Essen (wie in den Kapiteln 1 und 3 beschrieben). Der entscheidende Punkt, der dazu beiträgt, dass Menschen an Gewicht zunehmen, ist die *Wirkung von Insulin auf den Gewichts-Sollwert*. Insulin dämpft das Leptinsignal, und der Körper erhält die Botschaft, zusätzliche Energie zu speichern. Wenn der Insulinspiegel steigt, entsteht eine Leptinresistenz. Wenn unser Hauptgewichtskontroller, das Leptin, nicht wahrgenommen wird, steigt unser Sollwert und unser Gewicht folgt ihm.

Sobald wir unseren durchschnittlichen Insulinspiegel senken, sinkt unser Gewichts-Sollwert und damit auch unser Gewicht. Im dritten Teil werden wir uns ansehen, wie wir dies erreichen können, indem wir unsere Essgewohnheiten anpassen. Außerdem werden wir mit Hilfe meiner erfahrenen Ernährungspsychologin lernen, wie wir uns von unserer Zuckersucht befreien können.

## ▬ Wie wirkt sich Alkohol auf unser Sollgewicht aus?

Alkohol wird aus Zucker hergestellt. Diejenigen von uns, die regelmäßig trinken, werden von den Medien daran erinnert, wie viele Kalorien in unserem abendlichen Glas Wein enthalten sind. Man sagt uns, dass Alkohol 7 kcal pro Gramm enthält – viel mehr als die Energie in einem Gramm Kohlenhydrate oder Eiweiß (4 kcal) und fast so viel wie in einem Gramm Fett (9 kcal). Ein großes Glas Wein oder ein Pint Bier enthält über 200 kcal, genauso viel wie ein großes Stück Pizza. Mit ein paar Gläsern erreichen Sie bereits 20 % der empfohlenen täglichen Kalorienzufuhr. Wenn Sie in einem schönen Restaurant feiern und einen Aperitif trinken, gefolgt von ein paar Gläsern Wein, dann kann der Kaloriengehalt des Alkohols (600 kcal) höher sein als der des Essens.

Wir wissen, dass Alkohol viele schwere Krankheiten verursachen kann, von Leberzirrhose bis hin zu Herzkrankheiten und Krebs, aber inwieweit trägt unser Alkoholkonsum zu unserer Fettleibigkeitskrise bei?

Wenn wir die Kalorien zählen, sieht es düster aus. Bei Erwachsenen beträgt die durchschnittliche wöchentliche Kalorienzufuhr durch Alkohol im Vereinigten Königreich über 1800 kcal – genug, um ans Aufhören zu denken. In diesem Buch geht es jedoch nicht um das Zählen von Kalorien, sondern um die Frage, wie sich verschiedene Faktoren auf unseren Stoffwechsel auswirken. Schieben wir also erst einmal die schuldbewussten Gedanken darüber beiseite, wie viele Kalorien wir mit Alkohol zu uns nehmen, und denken wir darüber nach, wie er sich auf unser Gewicht auswirkt.

### Die Diät des trinkenden Mannes

In den 1960er Jahren wurde kurzzeitig eine interessante Diät populär. Das 1962 im Selbstverlag erschienene Buch *The Drinking Man's Diet* von Robert Cameron schlug vor, dass man überschüssiges Gewicht verliert, wenn man die aus Zucker und Stärke aufgenommenen Kalorien durch Alkohol ersetzt. Die Diät basierte auf der Beobachtung, dass viele Alkoholiker nicht zunehmen, obwohl sie große Mengen an Kalorien aus Alkohol zu sich nehmen. Wie verstoffwechseln oder verbrennen starke Trinker diese überschüssigen Kalorien? Diese Frage hat die

Ernährungswissenschaftler jahrelang beschäftigt.

1991 gaben Forscher des Mount Sinai in New York die Antwort auf dieses Rätsel.[4] Sie untersuchten eine Gruppe alkoholabhängiger Männer, deren Gewicht bei einer täglichen Nahrungszufuhr von 2.500 Kalorien stabil war. Als sie zu den 2.500 Kalorien aus der Nahrung 2.000 Kalorien Alkohol hinzufügten, stellten sie keine Gewichtszunahme fest. Die Alkoholiker waren irgendwie in der Lage, die im Alkohol enthaltenen überschüssigen Kalorien zu verbrennen und ihr Gewicht zu halten. Als die Forscher den Alkohol durch 2.000 Kalorien Schokolade ersetzten, nahmen die Probanden zu. Sie fanden heraus, dass bei starken Trinkern ein zellulärer Mechanismus in der Leber in der Lage zu sein schien, die Alkoholkalorien buchstäblich zu verbrennen, indem er eine erhöhte thermische Energie erzeugte (ähnlich wie die in Kapitel 3 beschriebene Thermogenese).* Spätere Forschungen zeigten, dass starke Trinker nicht nur die Alkoholkalorien in Wärme umwandeln, sondern auch ihren Grundumsatz erhöhen konnten, indem sie ihr sympathisches Nervensystem stimulierten (genau wie bei unseren Experimenten mit übermäßigem Essen

---

\* Dieser Prozess, der in der Leber stattfindet, wird als mikrosomales Ethanoloxidationssystem bezeichnet

in Kapitel 1), mit der Konsequenz einer schnelleren Herzfrequenz und eines höheren Blutdrucks – was alles dazu beitrug, Energie zu verbrauchen.[5]

Die meisten Ärzte werden feststellen, dass sich die Haut eines Patienten, der in letzter Zeit große Mengen Alkohol getrunken hat, heiß anfühlt, wenn sie ihn untersuchen. Kein Fieber, keine Temperatur – nur heiß. Die oben genannten Studien erklären dieses Phänomen. Bei starken Trinkern wird der Alkohol abgebaut und umgewandelt, und zwar nicht in chemische Energie, die im Körper genutzt oder gespeichert wird, sondern in Wärmeenergie, die über die Haut abgegeben wird. Dies ist der Grund dafür, dass ein starker Trinker während eines Alkoholrausches selbst bei Minusgraden keine Kälte spürt.

Wenn scheinbar ein Großteil der im Alkohol enthaltenen Kalorienenergie als Wärme verbrannt und bei Alkoholikern nicht gespeichert wird, was ist dann mit mäßigen Trinkern oder Gelegenheitstrinkern? Wie wird die Energie des Alkohols bei den meisten von uns verarbeitet?

Die Energie des Alkohols selbst kann im Körper nicht auf die gleiche Weise gespeichert werden wie Fett oder Kohlenhydrate. Der Körper behandelt ihn wie ein Gift, indem er ihn zunächst in eine Chemikalie namens Acetaldehyd (das den Kater verursacht) und dann in Acetat (den Hauptbestandteil des Essigs) zerlegt, bevor er schließlich in Kohlendioxid und Wasser umgewandelt wird. Während des Abbaus von Alkohol werden kleine Partikel von Nicotinamid-Adenin-Dinukleotid (NADH) freigesetzt. Diese Teilchen enthalten die Energie, um die ATP-Mikrobatterien (die in Kapitel 7 besprochen wurden) in unseren Leberzellen aufzuladen. Beim Alkoholabbau wird also Energie erzeugt, die aber nicht direkt gespeichert wird, sondern sofort verbraucht werden muss. Die Leberzellen haben plötzlich jede Menge aufgeladene ATP-Batterien – viel Energie – an Bord. In der Zeit, in der der Alkohol abgebaut wird* verbraucht die Leber diese besondere Energie – so dass sie ihre normale Energiequelle, das Fett, nicht nutzen muss. Infolgedessen beginnt sich Fett in den Leberzellen anzusammeln, es kommt zu einer sogenannten Fettleber.

Wir wissen also, dass eine Nebenwirkung des Alkoholkonsums das Risiko einer Fettleber birgt, aber was ist mit unserem Gewicht und unserer Taille? Große Studien über die Auswirkungen von Alkohol auf das Gewicht sind widersprüchlich.[6] Einige

---

* 0,1–0,15 gr Alkohol pro Kilogramm Körpergewicht in der Stunde (ca. 0,13 Promille). Das entspricht bei einem 80 kg schweren Mann ungefähr der in einem kleinen Glas Bier (0,2 l) enthaltenen Alkoholmenge.

zeigen eine Gewichtszunahme, andere, dass Alkohol überhaupt keine Auswirkungen auf das Körpergewicht hat. Bei einer Studie sah man, dass Frauen an Gewicht an Gewicht verloren, als sie mit dem Alkohol-Konsum begannen.[7]

Wenn Alkohol zu einer erheblichen Gewichtszunahme führt, würden wir erwarten, dass die Länder mit dem höchsten Pro-Kopf-Konsum von Alkohol auch in unserer Adipositas-Rangliste ganz oben stehen würden. Die baltischen Staaten, Russland und die osteuropäischen Länder belegen die ersten 10 Plätze in unserer Alkohol-Rangliste; Frankreich und Südkorea erscheinen weiter unten. Die Adipositas-Rangliste wird dagegen von den pazifischen Inseln und den *nicht trinkenden* Staaten des Nahen Ostens – Kuwait, VAE, Katar, Bahrain und Saudi-Arabien – dominiert. Keines der Länder, die in der Alkohol-Rangliste unter den ersten 20 zu finden sind, steht an der Spitze der Adipositas-Rangliste, und die Adipositas-Rangliste wird von Ländern dominiert, die keinen Alkohol trinken. Auf dieser Grundlage scheint es keinen zwingenden Zusammenhang zwischen Alkohol und Gewicht zu geben.

### Bierbauch

Diese Erkenntnis passt nicht zu der alltäglichen Beobachtung, dass Menschen (vor allem Männer), die einen Großteil ihres Lebens in der Kneipe verbringen, einen „Bierbauch" entwickeln, eine übermäßige Ansammlung von Fett um die Taille. Eine Erklärung dafür könnte die Wirkung des Alkohols auf das Steroidhormon Cortisol sein. Man weiß, dass Alkohol die Produktion von Cortisol erhöht.[8] Cortisol wird normalerweise als Reaktion auf chronischen Stress produziert. Bei Patienten mit dem so genannten Cushing-Syndrom, bei dem ständig ein Überschuss an Cortisol produziert wird, oder bei Patienten, die langfristig Steroidtabletten gegen Arthritis oder andere entzündliche Erkrankungen einnehmen, kommt es zu Veränderungen in der Fettverteilung am Körper. Dazu gehören vermehrtes Bauchfett (in Lehrbüchern zum Cushing-Syndrom als „Stammfettsucht" bezeichnet), ein rundes Gesicht (Mondgesicht) und dünnere Arme und Beine. Da regelmäßige starke Trinker ihren Cortisolspiegel erhöhen, entwickeln auch sie schließlich ein ähnliches Aussehen wie Patienten mit Cushing-Syndrom – einen großen „Bierbauch".

### Alkohol, Insulin und Appetit

Interessanterweise kann Alkohol die Funktion des Insulins verbessern und es effizienter machen. Dies hat jedoch den Nebeneffekt, dass der Blutzuckerspiegel bei Alkoholkonsum sinken kann. Das Gehirn spürt dies und sagt uns, dass wir essen sollen, was zu dem nächtlichen Verlangen nach einem Döner oder dem frühmorgendlichen Verlangen nach einem Braten führt.

Alkohol kann aufgrund seiner Wirkung auf den Blutzuckerspiegel (und Cortisol) dazu führen, dass wir mehr essen. Die Kalorien des Alkohols selbst werden von unserem Körper sehr ineffizient verwertet, aber Alkohol steigert unseren Appetit, sodass wir kalorienreiche Nahrungsmittel zu uns nehmen. Wenn die zusätzliche Nahrung, die wir zu uns nehmen, viel Zucker, Weizen oder pflanzliche Öle enthält (d. h. westliche Nahrung), dann erhöhen diese Nahrungsmittel bei regelmäßigem Verzehr den Sollwert.

## Alkohol und unser Gewicht

Wenn Alkohol dazu führt, dass wir mehr essen, warum tauchen dann die Länder mit dem höchsten Alkoholkonsum nicht in den Ranglisten für Fettleibigkeit auf? Die Antwort liegt in der Qualität und der Art der Lebensmittel, die diesen Bevölkerungen zur Verfügung stehen. Die Menschen in den baltischen Ländern, in Osteuropa, Russland, Frankreich und Südkorea haben sich noch nicht vollständig auf hochverarbeitete westliche Lebensmittel eingestellt.

Selbst wenn sie infolge ihres Alkoholkonsums zu viel essen, dann sind es Lebensmittel, die den Gewichts-Sollwert nicht erhöhen. Daher wird das Gewicht nicht zum Problem.

Wenn die im Alkohol enthaltenen Kalorien nicht gespeichert werden, wie lässt sich dann die häufige Beobachtung erklären, dass Menschen Gewicht verlieren, wenn sie mit dem Trinken aufhören? In der Regel handelt es sich dabei um Menschen, die vor dem Aufhören ziemlich viel getrunken haben. Wenn sie mit dem Alkoholkonsum aufhören, normalisiert sich ihr Appetit, und ihr Essverhalten verbessert sich. In Verbindung mit einem Rückgang des Cortisolspiegels führt dies zu einer Verringerung des Sollgewichts und damit zu einer Gewichtsabnahme.

## Ist der Verzicht auf Alkohol gut für die Gewichtsabnahme?

Wir wissen heute, dass die Kalorien in unserem Glas Wein oder Wodka mit Tonic vom Körper sehr ineffizient genutzt werden. Obwohl Alkohol 7 kcal/Gramm enthält, liefert er viel weniger Energie als Kohlenhydrate mit 4 kcal/Gramm – daher auch die Trinkerdiät und ihre kurze Popularität. Die im Alkohol enthaltene Energie wird freigesetzt, weil unser Körper versucht, diese giftige Substanz abzubauen.

Selbst bei mäßigen Trinkern geht ein Teil dieser Energie durch Thermogenese und Wärmeabgabe verloren. Die restliche Energie, die beim Abbau von Alkohol entsteht, kann die Leber antreiben. Dies führt zu einer moderaten Energieeinsparung und zur Einlagerung von Fett, das normalerweise verbraucht worden wäre.

Bei mäßigen oder starken Trinkern könnte eine eventuelle Gewichtszunahme infolge des Alkoholkonsums auf den gesteigerten Appetit zurückzuführen sein, der zu einer schlechten Auswahl der Lebensmittel führt. Sobald sich die Ernährung verschlechtert und mehr industriell verarbeitete westliche Lebensmittel verzehrt werden, steigt der Gewichts-Soll-wert. Darüber hinaus haben diese Trinker einen höheren Cortisolspiegel, was dazu führt, dass sich das Fett in ihrem Körper auf den Bauchraum verteilt. Wenn sich diese Veränderungen auf Ihr Gewicht ausgewirkt haben, können Sie durch eine deutliche Verringerung Ihres Alkoholkonsums oder durch einen vollständigen Verzicht auf Alkohol Ihren Gewichts-Sollwert und Ihr Gewicht senken. Wenn Sie nur gelegentlich oder wenig Alkohol trinken und qualitativ gute Lebensmittel auswählen, nachdem der Alkohol Sie zum Essen auffordert, dann ist es unwahrscheinlich, dass er einen signifikanten Einfluss auf Ihr Sollgewicht hat.

## Zusammenfassung

In diesem Kapitel haben wir uns mit der Wirkung von Insulin auf unser Gewicht beschäftigt. Wir haben gelernt, dass dieses Hormon, wenn es zur Behandlung von Diabetes eingesetzt wird, automatisch zu einer Gewichtszunahme führt. Wenn es abgesetzt wird, kommt es zu einer Gewichtsabnahme.

Insulin wird von der Bauchspeicheldrüse ausgeschüttet, wenn wir zu viel Zucker (oder raffinierte Kohlenhydrate wie Weizen) zu uns nehmen. Unser Blutzuckerspiegel steigt dann an, was zu einer starken Insulinreaktion führt. Die hohe Insulinkonzentration veranlasst die Zellen, zu viel Zucker aus dem Blut aufzunehmen, was zu einem zu niedrigen Blutzuckerspiegel führt, der wiederum ein starkes Verlangen nach mehr Zucker auslöst. Diese „Zucker-Achterbahn" – schwankende Blutzuckerspiegel im Laufe des Tages – erhöht unseren durchschnittlichen täglichen Insulinspiegel. Genau wie bei einer Insulinbehandlung führt dies zu einer Gewichtszunahme.

Die Richtlinien der US-Regierung zur Verringerung der gesättigten Fette in unserer Ernährung haben viele Lebensmittelhersteller dazu veranlasst, die Zuckermenge in ihren Zutaten zu erhöhen, um ihre Lebensmittel schmackhaft zu halten. Das Ergebnis ist ein Anstieg des Zuckerkonsums in der Bevölkerung um 20 % seit 1980. Darüber hinaus haben die empfohlenen Ernährungsumstellungen, wie im vorangegangenen Kapitel erläutert, zu einem sprunghaften Anstieg des Verbrauchs von Pflanzenöl geführt und einen Anstieg des Omega-6-Gehalts in unseren Zellen bewirkt. Das Ergebnis ist eine Verringerung der Wirksamkeit von Insulin, so dass jetzt noch mehr Insulin benötigt wird.

Die jüngsten Veränderungen in unserer Ernährung und unsere neue Kultur des Naschens haben ebenfalls zu einem viel höheren durchschnittlichen Insulinspiegel geführt – und damit zu einem höheren Sollgewicht im Großteil der Bevölkerung. Änderungen des individuellen Insulinprofils können durch Änderungen der Ernährungsgewohnheiten erreicht werden. Eine Senkung des Insulinspiegels durch Ernährungsumstellung führt zu einer Gewichtsabnahme. Im dritten Teil dieses Buches finden Sie eine Anleitung, wie Sie dies erreichen können.

# Kapitel 11

# Das französische Paradox

*Gesättigte Fette, Ernährungsberatung und Esskultur*

In den letzten vierzig Jahren haben uns die Ernährungswissenschaftler zwei Dinge über Fett gesagt:

1. Fett macht Sie fett.
2. Gesättigtes Fett verursacht Herzkrankheiten.

Inzwischen mehren sich die Beweise, dass diese beiden Säulen der Ernährungsberatung auf wackligen Beinen stehen (▸ Anhang 1). Wie uns die Franzosen, die Massai und die Inuit gezeigt haben, macht Fett nicht dick.

Fett hat zwei Probleme in der öffentlichen Wahrnehmung. Das erste ist seine Energieeffizienz; es enthält mehr Energie (Kalorien) pro Gewichtseinheit als Kohlenhydrate und Eiweiß. Man ging daher davon aus, dass die Menschen bei fettem Essen mehr Kalorien zu sich nehmen, und dass das Sättigungsgefühl, das uns vom Essen abhält, von der Menge der verzehrten Nahrung abhängt. Dies ist jedoch eine überholte Sichtweise – es sei denn, Sie befinden sich gerade in der Essens-Challenge-Show im amerikanischen Fernsehen,

*Man v. Food*. Tatsächlich wissen wir heute, dass Fett eine viel unmittelbarere und intensivere Sättigungsreaktion hervorruft als Kohlenhydrate. Der Verzehr von Fett löst einen starken Anstieg der in Kapitel 4 besprochenen Sättigungshormone aus [Peptid-YY (PYY), GLP-1]; diese Hormone wirken dann auf unser Gewichtskontrollzentrum (im Hypothalamus), um uns vom Essen abzuhalte.[1] Untersuchungen haben ergeben, dass hochkalorisch gefütterte Ratten nicht plötzlich mehr Kalorien zu sich nehmen. Sie kontrollieren ihr Gewicht durch die aufgenommenen Kalorien und nicht durch die aufgenommene Nahrungsmenge.[2] Das zweite Problem ist sein unglücklicher Name – FETT. Hätte sich ein Marketingfachmann diesen Namen ausgedacht, wäre er sicher schon lange seinen Job los. Wenn man Lebensmittel nach ihrer Wirkung auf den Körper benennen würde, dann müsste man Zucker wohl als „Fett" bezeichnen. Vielleicht könnte man Fett als „Kraft" oder „Vitalität" deklarieren.

Die Ernährungswissenschaft, die gesättigte Fette verteufelt, ist eine relativ neue

Spezialität. Leider haben die Ratschläge der Ernährungswissenschaftler mehr geschadet als genützt.* Ein Großteil der Forschung basiert auf unzureichenden Daten (Fragebögen zur nachträglichen Erfassung der Ernährung sind notorisch ungenau) und wird zudem von der Lebensmittelindustrie gesponsert (Der Interessenkonflikt ist hier offensichtlich).

## Das französische Paradox

In Westeuropa gibt es heute ein großartiges Beispiel für eine Bevölkerung, deren Gewicht anscheinend nicht so stark oder so schnell angestiegen ist wie bei ihren unmittelbaren Nachbarn. In Frankreich werden mehr gesättigte Fette (und mehr Wein) konsumiert als in den Nachbarländern, und doch ist das Land irgendwie vom Schlimmsten verschont geblieben, sowohl von der Epidemie der Herzkrankheiten als auch von der Adipositaskrise. Wie kann das sein? Die Lebensmittel- und Ernährungswissenschaftler haben darauf keine Antwort. Sie haben es das *französische Paradox* genannt, weil sie es nicht erklären können. Aber das mag daran liegen, dass ihre Denkweise über Fettleibigkeit und gesättigte Fette fehlerhaft ist.

Die Franzosen sind stolz auf ihre nationale Esskultur. Sie wird zwar durch die Verbreitung anderer industriell bearbeiteter Lebensmittel untergraben, aber man versucht, sich zu behaupten. Trotz ihres Zugangs zu „westlichem" Essen konsumieren die Franzosen hauptsächlich frische Zutaten. Sie kochen selbst und sie verwenden gesättigte Fette, da diese Teil ihrer traditionellen Ernährung sind – aber sie haben keine „Snack-Kultur". Sie sind stolz auf ihre Küche. Wenn man ein herzhaftes Frühstück, Mittag- und Abendessen genossen hat – mit Fetten, die satt machen, und ohne leere Kohlenhydrate – hat man nicht das Bedürfnis zwischendurch zu naschen. Das ist der Grund, warum die Franzosen schlanker bleiben als die Bevölkerung im

---

* Der amerikanische Journalist Michael Pollan hat in seinem Buch „In Defence of Food: An Eater's Manifesto" (2008) den Begriff „Nutritionism" verwendet, um die Ideologie des wissenschaftlichen Lebensmittelreduktionismus zu beschreiben. Dieser versucht, Lebensmittel zu erfassen, indem er sie in ihre Bestandteile – Kohlenhydrate, Fette, Vitamine, Mineralien usw. – zerlegt, und dann diese Bestandteile daraufhin untersucht, welche gut und welche schlecht sind. Die Ernährungslehre ignoriert die Esskultur und geht davon aus, dass die Ernährungswissenschaft uns die perfekten Ernährungsempfehlungen geben kann. Leider sind die meisten Ratschläge heute kontraproduktiv für die menschliche Gesundheit

übrigen Europa und in den USA – durch den Verzehr frischer, nicht industriell verarbeiteter Lebensmittel (besseres Omega-Verhältnis), weniger Kohlenhydrate und mehr Fett (besseres Insulinprofil) und das Fehlen einer Snack-Kultur (ebenfalls Verbesserung des Insulinprofils). Vor einigen Jahren hat die französische Regierung eine Obergrenze für die wöchentliche Arbeitszeit von 35 Stunden eingeführt; außerdem wurden Vorschriften erlassen, die den Mitarbeitern das „Recht geben, die Verbindung zu trennen" – also ab einer bestimmten Uhrzeit keine Arbeits-E-Mails mehr zu empfangen. Darüber hinaus ziehen die Franzosen vielleicht eine frühe Nacht mit ihren Liebsten oder ein Treffen auf einer Terrasse oder in einem Bistro zum Plaudern vor (was ihren Cortisol- und Melatoninspiegel verbessert), anstatt stundenlang zu pendeln und dann Netflix zu schauen. Das Endergebnis? Ein viel niedrigeres Gewicht und, als Bonus, eine verbesserte Lebensqualität. Wenn Sie sich richtig ernähren, Naschereien vermeiden und ein Leben mit weniger Stress führen, brauchen Sie keine Kalorien zu zählen – Ihr Sollwert wird sich in einem gesunden Bereich bewegen und Ihr Stoffwechsel wird ihn halten.

Die Franzosen ignorierten den Rat der amerikanischen Ernährungswissenschaftler, das Cholesterin aus ihrer Ernährung zu streichen. Sie genossen weiterhin Käse, Steak und Sahne, während der Rest der westlichen Welt auf Pflanzenöle, raffinierten Weizen und Zucker umstieg – und dick wurde. Es gibt andere Kulturen, die den Rat der Amerikaner wahrscheinlich nicht beherzigt oder gehört haben: zum Beispiel das Volk der Massai in Kenia, das sich nur von Fleisch, Blut und Milch ernährt und trotz seiner extrem fettreichen Ernährung gesund und sehr schlank bleibt. Und die Inuit in Grönland, die immer noch große Mengen an Robben- und Walfleisch und Blubber, also fast reines Fett, verzehren, haben ebenfalls keine Krise von Fettleibigkeit und Herzkrankheiten.

## ▬ Tradition und Esskultur

Die Ernährungskultur spielt eine entscheidende Rolle für die Gesundheit einer Bevölkerung. Von rohem Fisch und Reis in Japan bis zu Gemüse und Nudeln in Indonesien, von Salaten, Nudeln und Olivenöl in Süditalien bis zu Steak und Rotwein in Frankreich, von Wildfleisch und Knollen der tansanischen Hadza bis zu den scharfen Currys und Dal in Indien – die Esskulturen sind sehr unterschiedlich. Nicht nur *was* die Menschen in den verschiedenen Ländern essen, sondern auch *wie* sie essen (Stäbchen, Hände, Löffel oder Messer und Gabel) unterscheidet sich. Aber alle Esskulturen haben zwei wichtige Merkmale gemeinsam, die im Westen allmählich verloren gehen:

Erstens entwickeln sich Esskulturen über viele Generationen hinweg; sie sind untrennbar mit lokalen Traditionen verbunden, und vor allem fördern sie die soziale Interaktion (durch gemeinsames Zubereiten, Kochen und Essen). Als die westliche Welt sich die Ernährungswissenschaft zu eigen machte, warf sie Generationen angesammelter Ernährungsweisheiten über Bord. Die Esskultur ist für die Gesundheit viel wichtiger als die einzelnen Bestandteile der verzehrten Lebensmittel. Sie ist ein wesentlicher Faktor für eine glücklichere, aktivere und zufriedenere Bevölkerung – alles Umstände, die von den Lebensmittelreduktionisten ignoriert werden. Diese konzentrieren sich auf die Vorteile/Gefahren einzelner Nährstoffe (z. B. Kohlenhydrate oder Fette oder Vitamine) um dann raffinierte und angereicherte, stark verarbeitete Lebensmittel durchwinken zu können.

Die zweite Gemeinsamkeit zwischen den verschiedenen Esskulturen ist die Notwendigkeit, frische und lokale Zutaten zu kochen. Per Definition bedeutet lokale Esskultur, dass lokal angebaute Lebensmittel geerntet, zubereitet und gekocht werden – also Lebensmittel, die nicht von weit her importiert (und daher nicht konserviert) werden. Einer der Vorteile von frisch geernteten, lokal angebauten Lebensmitteln ist die Saisonalität. Die Art der verfügbaren Lebensmittel hängt von der Jahreszeit ab, ob es Frühling, Sommer, Herbst oder Winter ist. Saisonale Lebensmittel sorgen für Abwechslung in der Ernährung. Wenn wir uns an den Sommerblättern satt gegessen haben, ist die wärmende Winterbohnensuppe besonders reizvoll. Saisonale Lebensmittel sind auch mit unseren saisonalen Traditionen verknüpft: Halloween (Kürbis), Weihnachten (Pastinaken, Rosenkohl und Kohlrüben), Diwali * oder Erntedank (Herbst- und Winterfeste). Die Esskultur bietet zu jeder Jahreszeit eine Vielzahl gesunder lokaler Lebensmittel. Frische Produkte aus der Region, die traditionell

---

\* hinduistisches Lichterfest

und mit Liebe zubereitet und mit Familie und Freunden gegessen werden – das ist wahre Esskultur, und das ist es, was wir mit unseren fabrikmäßig hergestellten, von der Industrie vermarkteten Lebensmitteln und unserer Ernährungsideologie zu ignorieren begonnen haben. Ihre Urgroßmutter hätte nicht gewusst, was ein „Superfood" ist, aber sie hätte Ihnen beigebracht, wie man ein Steak und eine Nierenpastete zubereitet – so wie ihre Mutter es ihr beigebracht hatte.

# Kapitel 12

# Das Wunder-Diät-Buch

*Warum Diäten nicht weiterhelfen*

**Ambulante Klinik für bariatrische Chirurgie, London, 2015**

*Weight Watchers, Slimming World, die Atkins-Diät, die South-Beach-Diät, LighterLife, die Rosemary-Conley-Diät, die Dukan-Diät, die Rot-Grün-Diät, die Kohlsuppendiät ... Mein Stift bewegte sich schnell über die Seite mit den Notizen und versuchte, mit der Liste der Diäten Schritt zu halten, die Frau Thompson ausprobiert hatte. „Und der ganze Rest, ich kann mich nicht mehr an alle erinnern", beendete sie. Ich schaute auf. „Möchten Sie wissen, warum sie bei Ihnen nicht funktioniert haben?"*

## ▬ Die neue Wunderdiät

Eine großartige Möglichkeit, Geld zu verdienen, besteht darin, ein Diät-Buch herauszugeben. Alles, was man dazu braucht, ist ein neuer Blickwinkel auf die Kalorienbeschränkung – etwas, das bisher noch nicht versucht wurde. Etwas, von dem die Leute wirklich glauben werden, dass es die Lösung ihrer Probleme ist. Fügen Sie Erfahrungsberichte von zufriedenen Diätwilligen ein; wenn möglich, erwähnen Sie, wie die Diät deren Leben verändert hat. Eine Empfehlung von C-Prominenten ist sehr hilfreich. Der nächste Schritt besteht darin, einen Auszug aus dem neuen Diät-Buch in einer Boulevardzeitung abzudrucken und dann einen Auftritt im Tagesfernsehen zu arrangieren, um die Wunderentdeckung zu erklären.

So verkauft sich ein „Wunderdiätbuch" nach dem ersten Medienrummel:

*Phase 1*: Das Diät-Buch inspiriert seine Leser zu der neuen `Erfolgs´- Diät. Die Leser folgen der Diät, die eine Einschränkung der Kalorien beinhaltet. Und siehe da: Sie nehmen ab, in der Regel zwischen 3 und 7 kg in den ersten Wochen! Und das ist das Geheimnis: 3 bis 7 kg Gewichtsabnahme sorgen dafür, dass der Gewichtsverlust bei der Arbeit auffällt. Die Freunde im

Büro werden aufmerksam, und die Leser werden ihnen von dem neuen Wunderdiätbuch erzählen, das sie endlich gerettet hat.

*Phase 2:* Zehn der Büroangestellten kaufen sich das Buch und nehmen ebenfalls ab. Sie erzählen all ihren Freunden, Verwandten und Nachbarn davon.

*Phase 3*: Das Interesse breitet sich wie ein dubioses Schneeballsystem aus und führt dazu, dass in den sozialen Medien über das Buch geplaudert wird (in dieser Phase könnte es viral gehen!) und Hunderte weiterer Exemplare verkauft werden.

*Phase 4:* Einige Monate nach der Markteinführung kommt die ruhige Phase. Die Buchverkäufe halten sich vielleicht noch eine Weile, aber das Gerede und das Interesse an der Diät ebbt ab. Jeder, und damit meine ich wirklich jeder, hat begonnen, das Gewicht, das er verloren hat, wieder zuzunehmen. Glücklicherweise äußert sich keiner derjenigen, die zugenommen haben, sehr lautstark darüber. Niemand von ihnen ärgert sich über das Buch, denn sie geben *ihrer* mangelnden Willenskraft die Schuld.

*Phase 5:* In dieser Phase *wiegen die meisten Leser mehr als vor dem Kauf des Bu-*

*ches.* Das hält sie aber nicht davon ab, nach dem nächsten Wunderdiätbuch zu suchen (diese erscheinen normalerweise alle sechs bis zwölf Monate). Schließlich hat die Diät ja funktioniert – nur nicht lange. Es war eine Kurzzeit-Wunderdiät.

*Phase 6:* Stellen Sie sich vor, die Autoren des Diätbuchs kehren aus ihrem neuen Strandhaus in der Karibik (das sie mit den Einnahmen aus dem Buch gekauft haben) ins kühle England zurück. Sie bemerken das neue Bestseller-Wunderdiätbuch eines anderen Autors in der Lifestyle-Abteilung der örtlichen Buchhandlung... und entdecken ihr Buch, das ziemlich weit unten in den Regalen versteckt ist ... mit einem „Zwei-für-den-Preis-von-Einem" Aufkleber.

Für jedes englische Pfund, das mit jedem verkauften Buch verdient wurde, tragen die Leser mindestens ebenso viele zusätzliche Pfunde Fett mit sich herum. Das Gewicht, das sie verloren haben, ist zurück – und noch mehr. Das ist das „perfekte Verbrechen", denn die bedauernswerten Leser werden denken, dass es ihre Schuld ist, dass sie das zusätzliche Gewicht zugelegt haben. Sie wissen nicht, dass es sich um eine normale metabolische Folge einer Diät handelt: Der Gewichts-Sollwert wird langfristig erhöht, wenn eine kalorienarme Diät zu einem Gewichtsverlust führt.

Der Grund für die vielen Diätbücher, liegt darin, dass keines von ihnen den Hauptverantwortlichen für unser Gewicht berücksichtigt: den Gewichts-Sollwert. Das ist der Grund, warum keines der Diätbücher langfristig funktioniert und warum es so viele erfolglose Wunderdiätbücher gibt, die die Lifestyle-Abteilungen der Buchläden überfluten. Ihr Gewicht wird immer wieder zu seinem vorbestimmten Sollwert zurückkehren.

Wenn ich meine Patienten frage, mit welcher Diät sie am meisten abgenommen haben, gewinnt LighterLife in den meisten Fällen den Preis. Diese extrem kalorienarme Nahrungsersatzdiät führt zu einem hervorragenden kurzfristigen Gewichtsverlust – allerdings berichteten mir ausnahmslos ALLE meine Patienten, dass sie innerhalb weniger Monate nach Beendigung der Diät „all ihr Gewicht und noch viel mehr" wieder zugenommen hatten. Dies bestätigt nur die Schlussfolgerung, zu der wir weiter oben gelangt sind: Je extremer die Diät, desto extremer wird die Stoffwechsel- und Appetitreaktion sein – der Gewichts-Sollwert gewinnt immer.

Diese Ergebnisse passen zu unserer Sollwert-Theorie der Gewichtsregulierung.

Wenn die Nahrung jederzeit knapp werden könnte, werden die Signale für unser Verhalten bei der Nahrungssuche und unser Wunsch nach kalorienreichen Lebensmitteln nach oben geschraubt und halten sich dort. Diäten sind in der Regel von kurzer Dauer – „Ich bin *momentan* auf Diät". Da wir Anhänger der einfachen rein/raus-Energiebilanz sind, glauben wir, dass wir nach einigen Wochen mit negativer Energiebilanz und Gewichtsverlust die Diät beenden können, sobald wir unser Idealgewicht erreicht haben. Dies ist der Grundgedanke aller Diät-, Ernährungs- und Sportpläne – es handelt sich um kurzfristige, schnelle Lösungen, um das Gewicht zu reduzieren. Da diese kalorienarmen Diäten unangenehme Nebenwirkungen haben können, lassen sie sich nicht auf Dauer durchhalten. Wir nehmen uns vor, dass wir nach Beendigung der Diät einige unserer früheren schlechten Ernährungsgewohnheiten einschränken – vielleicht essen wir weniger Fast Food als zuvor – und wir geloben, weiterhin Mitglied im Fitnessstudio zu sein. Wir glauben, dass wir auf diese Weise das Gewicht halten können.

## Wie kalorienreduzierte Diäten den Stoffwechsel beeinträchtigen

Was uns nicht bewusst ist, ist die Tatsache, dass wir durch eine Diät unseren

Körper verändert haben. Nachdem wir durch eine Diät 5, 10 oder 20 kg abgenommen haben, sind wir biologisch gesehen ein anderer Mensch. Wir haben uns an unsere neue kalorienarme Umgebung angepasst und den Stoffwechsel verlangsamt – unser Körper kann nicht zwischen einer freiwilligen Diät und einer Lebensmittelknappheit oder Hungersnot unterscheiden.

Je mehr Gewicht wir durch kalorienreduzierte Diäten verloren haben, desto langsamer wird unser Stoffwechsel und unser Grundumsatz sinkt und unsere Appetithormone schreien immer lauter, dass wir bei Starbucks vorbeischauen sollen. Unser neuer, stoffwechselmäßig hyper-effizienter und hyper-hungriger Körper wird den Gewichtsverlust *nicht aufrechterhalten*, wenn wir unserem ursprünglichen Erhaltungsplan folgen. Der Verzicht auf Fast Food und der ein- oder zweimalige Besuch des Fitnessstudios pro Woche reichen nicht mehr. Um den Gewichtsverlust aufrechtzuerhalten, müssen wir viel aggressiver mit unserer „rein/raus-Energie-Gleichung" umgehen: Wir reduzieren die Kalorienzufuhr immer weiter und peitschen unsere armen Körper im Fitnessstudio noch härter. Je länger wir darum kämpfen, das Gewicht zu halten, desto heftiger wird der Körper uns daran hindern, denn wir kämpfen gegen unseren Gewichts-Sollwert.

Unsere Gewichtskontrolle erfolgt unbewusst – genau wie unsere Atmung. Wir müssen uns nicht ermahnen, zu atmen, und wir sollten uns nicht bewusst um unser Gewicht sorgen müssen, vorausgesetzt unser Körper ist mit seiner Umgebung zufrieden. Genauso wie wir unsere unterbewusste Kontrolle über die Atmung kurzfristig außer Kraft setzen können, indem wir den Atem anhalten, können wir auch unseren Gewichts-Sollwert vorübergehend außer Kraft setzen, indem wir eine Diät machen. Aber wenn der Körper merkt, dass wir uns von den idealen Bedingungen entfernen, wird er eingreifen, um das Verhalten zu ändern. Je länger man den Atem anhält, desto unangenehmer wird das Gefühl. Schließlich schreien Sie innerlich nach Befreiung; Sie wissen, dass Sie nicht gewinnen können. Sie atmen wieder – und die Qual ist vorbei.

Ein ähnlicher Schutzmechanismus kommt bei einer Diät zum Tragen. Wenn Sie schließlich wieder bei Starbucks eintreten und den beruhigenden Duft von Kaffee riechen – und den Mokka und den glasierten Donut „Snack" (710 kcal) bestellen – können Sie wieder aufatmen- und der Sollwert hat einen weiteren Kampf gegen Ihren bewussten Willen gewonnen.

**Warum nicht die Diät überspringen und direkt zur Erhaltungsphase übergehen?**

Ihr ursprünglicher Plan war es, mit der Wunderdiät abzunehmen und dann, nachdem Sie das Gewicht verloren hatten, etwas vernünftiger mit Ihren Essgewohnheiten und der Teilnahme am Fitnessstudio umzugehen. Aber was wäre passiert, wenn Sie die Diät übersprungen und direkt mit der Änderung Ihrer Lebensweise begonnen hätten? Vielleicht waren Sie vorher faul und haben zweimal in der Woche Fast Food gegessen, anstatt eine Mahlzeit zu kochen. Vielleicht waren Sie so müde, dass Sie nur selten ins Fitnessstudio gegangen sind.

Sie haben also beschlossen, keine Diät zu machen, sondern stattdessen besser zu kochen und ein paar Mal pro Woche Sport zu treiben. Beachten Sie, dass diese Veränderung nichts mit Kalorienzählen zu tun hat. Sie ändern lediglich ein paar Gewohnheiten zum Besseren. Das Ergebnis wäre *kein* dramatischer Gewichtsverlust; wahrscheinlich kein Gewichtsverlust über Wochen oder Monate (wenn Sie mit Gewichten trainieren, könnten Sie sogar etwas an Gewicht zunehmen, weil Sie mehr Muskelmasse entwickeln). Wenn Sie jedoch mit Ihren verbesserten Ernährungs- und Bewegungsgewohnheiten weitermachen, könnte die Botschaft nach einigen Monaten zu Ihrem Gewichts-Sollwert durchdringen. Ihr Sollwert würde sinken und vielleicht wären Sie viele Monate später 4 bis 5 kg leichter. Nach einem Jahr könnte sich Ihr Gewicht bei 10 kg weniger einpendeln. Aber im Gegensatz zu einer Gewichtsabnahme durch eine Diät wäre Ihr Körper mit dieser Gewichtsabnahme zufrieden. Ihr tatsächliches Gewicht würde mit Ihrem Sollgewicht übereinstimmen, so dass Sie weder Heißhunger noch einen niedrigen Grundumsatz entwickeln würden. Weil Sie fitter sind, würde Ihr Stoffwechsel zunehmen, und mit der Zeit würde Ihnen alles leichter und leichter fallen. Ihr Körper würde sich bei diesem Gewicht wohlfühlen.

Dies ist ein Beispiel für Gewichtsabnahme durch Senkung des Sollgewichts. Der einzige Weg zu einer erfolgreichen und dauerhaften Gewichtsabnahme ist die Änderung Ihrer Gewohnheiten und Ihres Umfelds (z. B. zu Fuß zur Arbeit gehen, einen Sportkurs besuchen oder mehrmals pro Woche ins Fitnessstudio gehen) und somit die Änderung der Signale, die Sie an Ihr Gewichtskontrollzentrum senden. Wenn Sie mit jemandem sprechen, der abgenommen hat und – was noch wichtiger ist – seinen Gewichtsverlust über einen langen Zeitraum hinweg halten konnte, werden Sie feststellen, dass er dies durch die Änderung seiner täglichen Gewohnheiten und die damit verbundene Senkung seines Gewichts-Sollwerts erreicht hat. Im dritten Teil dieses Buches werden wir praktische Möglichkeiten zur Senkung des Gewichts-Sollwerts erörtern.

### ▬ Neue Diät oder neues Leben?

Wenn wir zwei Personen vergleichen, die 10 kg abgenommen haben – die eine durch kalorienreduzierte Diät und die andere infolge Senkung ihres Sollgewichts durch Änderung des Lebensstils – sehen wir zwei unterschiedliche Personen.

Wer eine kalorienreduzierte Diät macht, erreicht das Abnehmziel vielleicht viel schneller als jemand, der seinen Lebensstil ändert. Aber das Sollgewicht ändert sich nicht, tatsächlich könnte es wegen der Diät sogar etwas höher sein. Es würde für den Diätwilligen immer schwieriger werden, den Gewichtsverlust im Laufe der Zeit zu halten. Im Gegensatz dazu hätte derjenige, der seinen Lebensstil ändert, einen Sollwert, der seinem Gewicht entspricht. Die Gewichtsabnahme würde erheblich länger dauern, aber sie wäre nachhaltig – und könnte mit der Zeit sogar leichter werden, da sich Fitness und Stoffwechsel verbessern.

Was ist mit den gängigen Diäten? Wie könnten sie unseren Gewichts-Sollwert beeinflussen?

**Tab. 5**  *Gewichtsverlust durch Diät oder durch Sollwert-Änderung*

|  | 10 kg Gewichtsverlust | |
|---|---|---|
|  | **Durch Diät** | **Durch Sollwert** |
| **Stoffwechselrate** | Verringert | Erhöht |
| **Appetit** | Erhöht | Normal! |
| **Sättigung** | Verringert | Normal |
| **Müdigkeit** | Ja | Nein |
| **Lebensqualität** | Schlecht | Gut |
| *Langfristiges Ergebnis* | Wiedererlangung des Gewichts auf einem höheren Niveau als vor der Diät | Anhaltende Gewichtsabnahme |

### Kalorienarme Diäten

LighterLife, der Cambridge Weight Plan und die SlimFast-Diät sind Beispiele für sehr kalorienarme Diäten (600–1.200 kcal/Tag). Bei diesen Diäten werden in der Regel Ersatzmahlzeiten in Form von Shakes, Suppen und kalorienarmen Snacks (die Sie von der Firma kaufen müssen) verwendet, so dass sie auf lange Sicht nicht durchzuhalten sind, wenn Sie eine gute Lebensqualität haben wollen (also essen zu können). Wir haben die Stoffwechselveränderungen erörtert, die nach kalorienarmen Diäten auftreten. Langfristig erhöhen sie den Sollwert, d. h. wenn Sie die Diät beenden, nehmen Sie das gesamte verlorene Gewicht wieder zu und dann noch mehr, bis der neue Sollwert erreicht ist.

### Fettarme Diäten

Das Programm von Slimming World basiert auf einer fettarmen Ernährung. Sie schränkt die Menge der Lebensmittel, die Sie essen können, nicht ein, sondern rät Ihnen, fettreiche Lebensmittel durch fettärmere, sättigende Lebensmittel zu ersetzen. Sie basiert auf der falschen Annahme, dass Fett dick macht (▸ Kapitel 11), und teilt die Lebensmittel in drei Kategorien ein: Freie Lebensmittel, Gesunde Extras und Syns. „Freie Lebensmittel" sind, wie der Name schon sagt, in unbegrenzten Mengen frei zu essen. Dazu gehören Gemüse, mageres Fleisch und Obst. Dazu gehören aber auch unbegrenzt Kohlenhydrate in Form von Nudeln und Reis. Sie empfehlen begrenzte Mengen an „gesunden Extras", darunter Milchprodukte sowie Getreide und Brot. Die „Syns" sind Leckerbissen wie Kekse und Schokolade. Täglich können zwischen fünf und fünfzehn Syns eingenommen werden.

Der Vorteil der Slimming-World-Diät bezüglich des Gewichts-Sollwertes liegt darin, dass sie zum Kochen zu Hause und zum Verzehr natürlicherer Lebensmittel angeregt werden. Der Nachteil besteht darin, dass die Menschen möglicherweise zu einem viel höheren Kohlenhydratgehalt der verzehrten Lebensmittel übergehen, was sich nachteilig auf ihr Insulinprofil auswirkt. Alles in allem reduzieren Diätwillige, die mit der Slimming-World-Diät Erfolg haben, wahrscheinlich den Anteil an hochraffinierten Kohlenhydraten (die in den Syns enthalten sind), und dies trägt dazu bei, das Zielgewicht etwas zu senken.

### Kohlenhydratarme Diäten

Die Atkins-, Paläo- und Dukan-Diäten basieren auf einer kohlenhydratarmen Ernährung. Sobald die Kohlenhydratzufuhr auf unter 20 Gramm pro Tag reduziert wird, tritt ein Prozess namens Ketogenese ein.

Es gibt viele prominente Befürworter der ketogenen Diät, wie LeBron James, Kim Kardashian und Halle Berry. Ich halte sie für eine wirksame Methode zur Gewichtsreduzierung, aber sie hat einen Haken: sehr unangenehme Nebenwirkungen, die von pochenden Kopfschmerzen über enorme Schwäche, Verstopfung, Übelkeit und Erbrechen (zumindest hat man keinen Hunger) bis hin zu grippeähnlichen Symptomen reichen. Das Ziel der ketogenen Diät ist es, dem Körper Kohlenhydrate zu entziehen, damit er seine eigenen Vorräte aufbraucht. Indem Sie keine Nahrung zu sich nehmen, die in Glukose aufgespalten werden kann, zwingen Sie Ihren Körper dazu, die in der Leber gespeicherten Reserven zu nutzen.

Bisher haben wir uns auf Fett als Hauptenergiespeicher im Körper konzentriert. In Kapitel 1 haben wir erwähnt, dass auch die Leber als Energiespeicher fungiert. In Zeiten des Hungerns (oder einer Diät) oder einfach in Zeiten, in denen wir viel Energie verbrauchen und wenig aufnehmen (z. B. beim Marathonlauf), ist der erste Ort, an dem der Körper leicht und schnell Energie findet, die Leber. Dort haben wir einen Energievorrat für zwei bis drei Tage. Wie bereits erwähnt, muss die in der Leber ge-

speicherte Glukose von Wasser umgeben sein, weshalb sie im Vergleich zu Fett eine ziemlich schwere Energiequelle darstellt. Der anfängliche Gewichtsverlust bei einer kalorienreduzierten Diät beruht auf diesen Glukosespeichern in der Leber. In dem Maße, wie diese Energie verbraucht wird, geht auch das Wasser in der Leber verloren, das benötigt wird, um sie zu halten. Das Ergebnis? Initial ein deutlicher Gewichtsverlust – aber nichts davon ist Fett.

Um die beiden Energiequellen Fett und Leber zu verstehen, kann man sich den menschlichen Körper wie ein Hybridauto vorstellen. Das Hybridauto fährt die meiste Zeit mit seiner Batterie (im menschlichen Körper ist es die Leber), aber wenn die Ladung zur Neige geht, schaltet es zur Energieversorgung auf den Benzintank um. In ähnlicher Weise sind wir bei unseren täglichen Aktivitäten auf unsere Hauptenergiequelle, die Leber angewiesen. Wenn der Energievorrat in der Leber zur Neige geht, sind wir gezwungen, auf die andere Energiequelle, unser Fett (den Benzintank), auszuweichen. Die Befürworter der ketogenen Diät „fahren" ihre hybriden Energiekörper mit einer leeren Batterie – der Leber. Wenn die Leber „leer" ist, läuft der gesamte Motor (der menschliche Körper) weniger effizient und es ist daher leichter, den Tank zur Neige zu fahren (und Gewicht zu verlieren).

Die ketogene Diät hat jedoch einen weiteren großen Nachteil: Sie müssen sich lebenslang an diese Diät halten, wenn Sie Ihren Gewichtsverlust bewahren wollen. Dies kann angesichts der extremen Nebenwirkungen schwierig sein, und auch wegen des Problems, entsprechend nahrhafte, aber weitgehend kohlenhydratfreie, Lebensmittel überall zu bekommen. Wenn die Batterie (Leberglukose) des ketogenen Diätetikers leer ist und er Fett „verbrennt", spürt er das, weil sein Gehirn gezwungen ist, eine Art von Brennstoff, die sogenannten Ketonkörper, für seine Energie zu verwenden. Viele Anhänger dieser Diät sagen, dass sie sich durch diesen alternativen Gehirnbrennstoff wacher fühlen und klarer denken können. Schnelles und klares Denken wäre vermutlich ein evolutionärer Überlebensvorteil für unsere Vorfahren gewesen, als sie sich in einer Umgebung befanden, in der Nahrung knapp war.

Die ketogene Diät ist in Bezug auf ihre Nebenwirkungen und die Schwierigkeit, die richtigen Lebensmittel zu finden, so extrem, dass ihre Befürworter sehr rigoros sein müssen. Vermutlich gewöhnen sie sich an den Leerlauf und lieben den Kick, den sie dadurch bekommen. Ich persönlich würde niemandem dazu raten. Wie bei den meisten Diäten, die wir in diesem Buch behandelt haben, würden Sie, wenn Sie auf diese Weise viel Gewicht verloren haben und dann wieder zu einer normalen Ernährung zurückkehren, das gesamte verlorene Gewicht zurückgewinnen … und mehr.

## Intervallfasten

Beliebte Beispiele für intermittierendes Fasten sind die 5 : 2-Diät und die 16/8-Diät. Bei der 5 : 2-Diät wird an fünf Tagen der Woche normal gegessen und an zwei nicht aufeinanderfolgenden Tagen die Kalorienzufuhr auf 500 oder 600 kcal begrenzt. Bei der 16/8-Diät wird empfohlen, nur während eines Zeitfensters von acht Stunden am Tag zu essen und in den restlichen sechzehn Stunden nur Tee, Kaffee und Wasser zu trinken. Dies lässt sich leicht bewerkstelligen, indem man entweder das Frühstück oder eine späte Abendmahlzeit auslässt. Bei beiden Diäten wird empfohlen, gesunde Lebensmittel zu verzehren und verarbeitete Lebensmittel bzw. Fast-Food zu vermeiden.

Im Gegensatz zu vielen anderen Diäten ist das Intervallfasten, genau wie die kohlenhydratarme Diät, nach wie vor beliebt – was bedeutet, dass es bei einigen Menschen wahrscheinlich funktioniert.

Die altmodische, konventionelle Denkweise geht davon aus, dass durch langes Fasten oder das Weglassen von Mahlzeiten die Anzahl der verbrauchten Kalorien verringert wird und somit durch die Gleichung *Energiezufuhr minus Energieabfuhr* Gewicht verloren geht. Heute wissen wir jedoch, dass eine dauerhafte Gewichtsabnahme nicht durch eine einfache Kalorienbeschränkung erreicht werden kann. Wie funktioniert diese Diät also? Durch die Verringerung der Essensmöglichkeiten und die gleichzeitige Aufforderung an die Diätteilnehmer, verarbeitete Lebensmittel und Junkfood zu meiden, werden sowohl das Insulinprofil als auch das Omega-Verhältnis des Diätteilnehmers verbessert und somit das Sollgewicht reduziert.

### Vegetarische und vegane Ernährung

Viele Befürworter vegetarischer und veganer Ernährung tun dies aus Sorge um die Umwelt und den Tierschutz, aber kann man damit zuverlässig Gewicht verlieren? Zwei der Hauptursachen für einen erhöhten Sollwert (und damit eine Gewichtszunahme), die in diesem Buch erörtert werden, sind ein unnatürlich hohes Insulinprofil und ein relativer Mangel an essenziellen Omega-3-Fettsäuren im Vergleich zu Omega-6-Fettsäuren in unserer Nahrung. Wir wissen, dass einige Nomadenvölker, wie die Massai, Fleisch, Blut und Milch verzehren – eine fleischbasierte Ernährung. Sie haben weder Zucker, Kohlenhydrate noch künstliche Öle in ihrer Ernährung und vermeiden daher Gewichtszunahme und Fettleibigkeit. Was ist mit dem Gegenteil der fleischbasierten Ernährung? Wie wirkt sich der Verzicht auf tierische Produkte auf diese Risiken aus?

Die meisten Vegetarier und Veganer meiden viele Arten von verarbeiteten Lebensmitteln, weil sie tierische Produkte enthalten. Dies wirkt sich sowohl auf die Menge an Zucker als auch auf die Menge an Omega-6-Ölen, die sie zu sich nehmen, positiv aus. Die meisten werden sich jedoch nicht bewusst sein, dass das Frittieren von Lebensmitteln in pflanzlichen Ölen und der Verzehr von Nüssen und Samen (die alle einen hohen Omega-6-Gehalt aufweisen) sich nachteilig auf ihr Omega-Profil auswirkt, zumal eine wertvolle Omega-3-Quelle, nämlich Fisch, von ihrer Ernährung ausgeschlossen wird. Eine Falle, insbesondere für Veganer (die keine Kalorien aus Milchprodukten zu sich nehmen), besteht darin, ihren Konsum von Brot, Nudeln und Reis zu erhöhen, um ihren täglichen Energiebedarf zu decken. Dies wirkt sich nachteilig auf ihr Insulinprofil und letztlich auf ihr Gewicht aus.

Meiner Erfahrung nach achten die meisten Veganer und Vegetarier viel mehr auf die Qualität der Lebensmittel, die sie essen, und neigen überwiegend dazu, ihr Essen selbst zuzubereiten -sie meiden eher verarbeitete Lebensmittel und Fast Food. Wenn sie den Konsum von zu viel Zucker oder raffinierten Kohlenhydraten (Weizen) umgehen, wird ihr Sollwert und damit ihr Gewicht sinken.

# Kapitel 13

# Äußere Einflüsse

*Lebensereignisse, Hormone, Geographie und Ihr Gewicht*

Viele meiner Patienten (wenn sie nicht bereits als Kind fettleibig waren) beschreiben einen bestimmten Zeitpunkt in ihrem Leben, von dem an sie zunahmen. Davor mussten sie nicht einmal über Gewichtsregulierung nachdenken – es regelte sich einfach von selbst. Dann geschah etwas, eine Veränderung in ihrem Leben, die zu einer unkontrollierten Gewichtszunahme führte. Zu den Lebensereignissen, die zu einer Gewichtszunahme führen können, gehören in der Regel:

1. Auszug von Zuhause
2. Aufs College gehen
3. Heiraten
4. Nachtschichten einlegen
5. Einen neuen Job anfangen
6. Umzug in ein anderes Land

Sobald man merkt, dass man zugenommen hat, versucht man, etwas dagegen zu tun. Man folgt dem Rat des Arztes oder Ernährungsberaters und macht eine kalorienarme Diät (und kauft vielleicht das aktuelle „Wunderdiät"-Buch). Nach vor-

übergehendem Gewichtsverlust steigt der Sollwert schließlich nach oben. Dann fangen die Probleme erst richtig an. Vielleicht entwickelt man nach weiteren zehn oder zwanzig Jahren wiederholter Diäten und immer weiter steigender Sollwerte eine Leptinresistenz (Kapitel 5), die zu einer ausgewachsenen, unkontrollierbaren Adipositas führt. Dies ist der ausgetretene Pfad zur Klinik für Adipositaschirurgie, dem viele meiner Patienten gefolgt sind.

Wir wissen aus den Kapiteln 3 und 12, warum Diäten zu einem höheren Gewichts-Sollwert führen: Wir vermitteln unserem Körper, dass er sich auf zukünftige Hungersnöte vorbereiten soll. Aber warum führen auch die anderen Lebensereignisse, die die Patienten beschreiben, zu einem Anstieg ihrer Set-Points?

Schauen wir einmal auf diese häufigen Lebensereignisse und was sich in der Umgebung ändert, um eine plötzliche Verschiebung des Gewichts-Sollwerts und damit eine Gewichtszunahme auszulösen. Sobald wir verstehen, was diesen Anstieg des Sollwerts auslöst, sind wir in unserem

Bestreben, ihn zu kontrollieren, einen Schritt weiter.

## Neue Horizonte

Betrachten wir zunächst den Weggang von zu Hause und den Gang zur Universität. Warum sollte unter diesen Umständen ein größerer „Treibstofftank" erforderlich sein? Stellen wir uns vor, wie im Laufe der Entwicklungsgeschichte junge Erwachsene ihren Stamm/das Elternhaus verlassen haben, um ins Ungewisse aufzubrechen – in die Wildnis, wo die Nahrungsbeschaffung weniger sicher ist. Es wäre unter diesen Umständen ganz natürlich, dass der Körper in Zeiten der Ungewissheit einen größeren Kraftstofftank braucht. Die Erhöhung des Gewichts-Sollwerts wird in diesem Fall wahrscheinlich durch das Stresshormon Cortisol hervorgerufen. Diese Stresshormone werden heute von Jugendlichen produziert, wenn sie das Elternhaus verlassen, um sich in die unbekannte Welt der Universität zu begeben.[1] Wenn Cortisol als Medikament zur Behandlung von Entzündungen eingesetzt wird, kann als eine Nebenwirkung eine heftige Appetitsteigerung mit entsprechendem Essverhalten beobachtet werden (es kann auch leicht manisch machen – was das Verhalten vieler Studienanfänger erklären würde). Ein gesteigerter Appetit hat Gewichtszunahme zur Folge. Eine Erhöhung des Gewichts-Sollwertes, ausgelöst durch einen erhöhten Cortisolspiegel, erklärt die bei Studienanfängern häufig zu beobachtende Gewichtszunahme von bis zu 5,5 kg.[2]

---

Stress ⇒ höherer Cortisolspiegel ⇒ HÖHERER GEWICHTS-SOLLWERT

---

## Heirat und Hunger

Was ist mit der Heirat? Warum sollte dies sowohl bei Frauen als auch bei Männern in den ersten zwei Jahren zu einer erheblichen Gewichtszunahme führen, im Vergleich zu denjenigen, die nicht heiraten?[3] Ist dies auch auf Stress zurückzuführen?

Obwohl Beziehungen und die Ehe durchaus mit Stress verbunden sein können, ist die deutliche Gewichtszunahme nach der Heirat nicht darauf zurückzuführen. Tatsächlich haben Studien gezeigt, dass glücklich verheiratete Paare deutlich weniger des Stresshormons Cortisol aufweisen als Alleinstehende.[4]

Die Ehe ist jedoch oft ein Vorläufer für die Gründung einer Familie, und bei frisch verheirateten Paaren ist die Wahrscheinlichkeit, dass sie in den ersten Jahren nach der Heirat ein Kind bekommen, größer als bei Paaren, die in Gemeinschaft zusammenleben. Für viele Paare, ob sie es nun bewusst wissen oder unbewusst spüren, ist die Heirat also das Signal, mit der Vorbereitung des Familiennests zu beginnen. In der heutigen Zeit wird ein Paar praktische und finanzielle Pläne machen. Sie entscheiden sich vielleicht für ein Haus mit freien Kapazitäten für den Fall, dass sich ein Baby ankündigt, und sie werden finanzielle Reserven für diese Möglichkeit haben – viele Paare verschieben ihre Hochzeit, bis diese praktischen Dinge geregelt sind. Sie werden auch eine Haus- und Lebensversicherung abgeschlossen haben, um sich gegen unvorhergesehene Ereignisse abzusichern.

Allerdings hatten wir nicht immer den Luxus einer garantierten Versorgung mit Unterkünften und Nahrungsmitteln – diese Veränderungen des modernen Wohlstands verstehen unsere Gene nicht. Während des größten Teils der Menschheitsgeschichte hatten unsere nomadischen Vorfahren nur eine einzige Versicherungspolice zur Verfügung – die „Versicherung" ihres Körpers gegen Hungersnöte. Aus evolutionärer Sicht ist es sinnvoll, wenn der Gewichts-Sollwert des Mannes und der Frau ansteigt, wenn ein Baby erwartet wird, denn unter biologischen Aspekten werden beide Elternteile im Falle einer Schwangerschaft mehr Energiereserven benötigen: die Frau, um die Schwangerschaft auch in Zeiten von Nahrungsknappheit sicher durchzustehen, der Mann, um die junge Familie zu schützen und zu ernähren.

Bei Frauen würden die zusätzlichen Energiereserven (Fettdepots) eine künftige Schwangerschaft gegen Nahrungsmittelknappheit absichern. Das zusätzliche Gewicht würde auch ihre Fruchtbarkeit verbessern. Aus männlicher Sicht kann die Tatsache, dass eine weibliche Partnerin das eigene Baby austrägt, auch einige neue Herausforderungen mit sich bringen, die für die meisten Säugetiere, insbesondere Schimpansen und andere Primaten wie uns, typisch sind. Wenn Sie Zeit damit verbringen müssen, Ihr Revier zu sichern und möglicherweise andere Männchen von Ihrer Partnerin abzuschrecken, könnte das bedeuten, dass Sie während der Ausübung Ihrer Wächterpflichten auf Nahrung verzichten müssen. Die einzige sinnvolle Versicherung dagegen wäre eine präventive Gewichtszunahme – ein größerer „Treibstofftank" könnte erforderlich sein, um Ihre neue Familie zu schützen und zu versorgen. Die Mechanismen, die zu einer Gewichtszunahme führen, sind unklar; wir wissen jedoch, dass nach der Heirat der Testosteronspiegel der Männer sinkt und der Östrogenspiegel der Frauen steigt.[5] Das niedrigere Testosteron des Mannes trägt zur Stabilität der Familie bei. Der höhere Östrogenspiegel der Frau erhöht die Fruchtbarkeit, führt aber auch zu einer Zunahme der Fettspeicherung, insbesondere an den Hüften und Brüsten.[6]

Nach der Heirat, wenn die jeweiligen Gewichtsvorgaben des Paares steigen (in Vorbereitung auf eine Familie), steuert dies ihr Verhalten und führt zu gesteigertem Appetit, Nahrungssuche und Vorratshaltung sowie zu einem langsameren Stoffwechsel, der die Gewichtszunahme unterstützt. Die Erklärung, dass die Gewichtszunahme nach der Heirat darauf zurückzuführen ist, dass die Paare „glücklich" sind und „losgelassen" haben, ist wahrscheinlich nicht zutreffend: Sie sind biologisch darauf programmiert, an Gewicht zuzunehmen.[*]

Heirat ⇒ niedrigeres Testosteron (Männer) ⇒
HÖHERER GEWICHTS-SOLLWERT

Heirat ⇒ höheres Östrogen (Frauen) ⇒
HÖHERER GEWICHTS-SOLLWERT

## Nachtschwestern

Als ich Assistenzarzt war, verbrachte ich nachts viel Zeit auf der Station. Ich erinnere mich gerne an die Stille des Krankenhauses um 3 Uhr morgens, an die Gespräche und das Lachen der freundlichen Nachtschwestern. Eines der Dinge, an die ich mich bei den Nachtschwestern erinnere, ist ihre Körperfülle. Im Durchschnitt schienen sie etwa 14 kg schwerer zu sein als die Krankenschwestern, die tagsüber arbeiteten. Als junger Assistent nahm ich an, dass sie sich vielleicht deshalb für ein ruhigeres Leben als Nachtschwester entschieden hatten, weil sie übergewichtig oder fettleibig waren. Erst als ich anfing, in mei-

---

[*] Manche Menschen beschreiben, dass sie an Gewicht zunehmen, wenn sie ihre wahre Liebe treffen und mit ihr zusammenziehen. Diese Lebensveränderung löst die gleiche biologische Nestbaureaktion aus wie die Ehe – der Set-Point braucht keinen Trauschein!

nen Kliniken mit fettleibigen Patienten zu sprechen, wurde mir klar, dass die Arbeit in der Nachtschicht tatsächlich die Ursache für die Gewichtszunahme war.

Es ist inzwischen erwiesen, dass Menschen, die in Nachtschichten arbeiten, ein erhöhtes Risiko für Herzkrankheiten, Diabetes und auch für Fettleibigkeit haben. Eine kürzlich durchgeführte Studie untersuchte die biologischen Veränderungen bei Freiwilligen, die den gleichen Schlafstörungen ausgesetzt wurden wie Nachtschichtarbeiter. Dabei zeigte sich, dass sie einen verminderten Leptinspiegel aufwiesen, das Hormon, das für die Steuerung des Körpergewichts verantwortlich ist.[7] Normalerweise sinkt der Leptinspiegel, wenn wir eine Diät machen; dies führt dann zu gesteigertem Appetit und verringertem Grundumsatz, um den Körper vor weiterem Gewichtsverlust zu schützen. Bei den Probanden, deren Schlafgewohnheiten sich in der Nachtschicht änderten, gab es jedoch keine vorangegangene Kalorienrestriktion oder Gewichtsabnahme, die den niedrigeren Leptinspiegel hätte auslösen können. Die Ursache für den Leptinabfall war lediglich eine Störung des Schlafverhaltens. Der niedrigere Leptinspiegel wirkte also nicht auf die Wiederherstellung des verlorenen Gewichts, sondern stimulierte die Gewichtszunahme durch Erhöhung des Sollwerts. Darüber hinaus stellten die Wissenschaftler fest, dass die Nachtschicht-Experimente zu einem Anstieg der Insulin- *und* Cortisolwerte führten. Das gleiche Stresshormon, das bei Studienanfängern zu einer Gewichtszunahme führen kann, war bei Nachtschichtarbeitern massiv erhöht.

Nachtschichtarbeit ⇒ niedrigeres Leptin ⇒
höheres Insulin (Leptinresistenz) + höheres Cortisol ⇒
HOHER GEWICHTS-SOLLWERT

Ich habe mehrere Patienten, die herausfordernde Jobs in multinationalen Unternehmen angenommen haben. Diese Jobs erhöhten nicht nur den Stress in ihrem Leben, sondern brachten auch regelmäßige Langstreckenflüge und damit wiederholte Unterbrechungen ihres Schlafverhaltens mit sich. Genau wie bei den Nachtschwestern entsprach die Erhöhung des Gewichts-Sollwerts dem Zeitpunkt, an dem sie ihren neuen, anspruchsvollen Job antraten.

*Das dritte Auge*

Was sind die Ursachen für die tiefgreifenden Stoffwechselveränderungen, die mit Schlafstörungen einhergehen? Warum steigt das Gewicht bei Nachtarbeitern oder Geschäftsleuten, die im Jet-Set unterwegs sind? Es ist seit langem bekannt, dass das Hormon Melatonin, das als Reaktion auf das schwindende Licht und die Dunkelheit ausgeschüttet wird, für unseren Tag-Nacht-Zyklus verantwortlich ist. Es steuert, dass tagaktive Tiere nachts schläfrig werden und bei Sonnenaufgang aufwachen. In letzter Zeit ist deutlicher geworden, dass Melatonin nicht nur an unserer Schläfrigkeit oder unserem Wachsein beteiligt ist, sondern auch an unserem Stoffwechsel.

Melatonin wird von der Zirbeldrüse (so genannt, weil sie einem kleinen, 5 mm großen Kiefernzapfen ähnelt) produziert, die sich direkt hinter unseren Augen befindet. Die Zirbeldrüse ist im Grunde ein Lichtsinnesorgan, das durch Nervenimpulse mit den Augen verbunden ist. Wenn die Drüse einen Mangel an Umgebungslicht feststellt, schüttet sie Melatonin aus. Dies ist unser Schläfrigkeitshormon, unser „drittes Auge", das wahrnimmt, wenn das Licht schwächer wird, und unseren Körper auf den Schlaf vorbereitet. Unsere Zirbeldrüse macht also das Licht (oder den Lichtmangel) zu einem wichtigen neurobiologischen Faktor.

Es gibt immer mehr Belege dafür, dass Melatonin nicht nur die Schläfrigkeit fördert, sondern auch wichtige Stoffwechseleffekte hat, einschließlich einer erhöhten Sensitivität gegenüber Leptin und einer Abnahme des Cortisolspiegels.[8] Wenn wir empfindlich auf Leptin reagieren, sollte sich unser Gewichts-Sollwert stabilisieren. Wenn jedoch die Stimulierung der Zirbeldrüse abnimmt, weil wir die Nacht durcharbeiten und tagsüber zu schlafen versuchen (Mangel an Dunkelheit), sinkt der Melatoninspiegel. Ein erniedrigter Melatoninspiegel führt zu einer geringeren Leptinempfindlichkeit und – Sie ahnen es – zu einem höheren Sollgewicht.

---

Vermindertes Melatonin ⇒ Leptinresistenz + höheres Cortisol ⇒
HÖHERER GEWICHTS-SOLLWERT

---

Die Wirkung der Zirbeldrüse und die Wirkung von Melatonin auf Leptin, Cortisol und den Stoffwechsel werden noch erforscht. Einige Wissenschaftler haben spekuliert, dass *fehlende* Dunkelheit in unseren neonbeleuchteten Städten einen tiefgreifenden Einfluss auf den Stoffwechsel der dort lebenden Menschen haben könnte – und dass Melatoninmangel zu Diabetes und Fettleibigkeit beiträgt.

### Der Reisepass zum neuen Gewicht

Das letzte, aber immer häufiger vorkommende Lebensereignis, das zu einer plötzlichen Gewichtszunahme führen kann (und das ich bei Patienten erlebe, die vorher nie Probleme mit ihrem Gewicht hatten), ist die Migration. Heute verfügen wir über die Möglichkeit des „Fliegens", was es der Spezies „Mensch" ermöglicht, große Distanzen zu überwinden und sich an Orten niederzulassen, die weit von ihrem Zuhause entfernt sind. Im Gegensatz zu Vögeln, deren Entscheidung zur Migration von den Jahreszeiten diktiert wird, beruht die Entscheidung des Menschen zur Migration jedoch eher auf wirtschaftlichen oder familiären Umständen. Ein Vogel fliegt in eine Umgebung, die für seine zukünftige Gesundheit geeignet ist – er fliegt immer in Richtung Sommer.

Ein Umzug in ein anderes Land wirkt sich eindeutig auf die Umweltindikatoren aus, nach denen das Gehirn sucht, um die sicherste Menge an Energiereserven für die Zukunft zu berechnen. Ziehen Sie in eine Umgebung, in der eine Hungersnot oder eine Nahrungsmittelknappheit häufiger vorkommen wird? Gibt es Anzeichen dafür, dass ein langer Winter bevorsteht?

Ich habe viele Patienten gesehen, die aus Asien oder Afrika ins Vereinigte Königreich eingewandert waren und ab dann an Gewicht zunahmen. Einige von ihnen nahmen sofort zu, andere erst nach einigen Monaten oder Jahren. Die Gewichtsveränderung begann in der Regel, als sie von ihren traditionellen Lebensmitteln auf eine eher westliche Ernährung umstellten. Viele Patienten, die aus dem Vereinigten Königreich in die USA einreisten, nahmen ebenfalls an Gewicht zu: In der Regel stieg ihr Gewicht an und pendelte sich dann auf ihr neues „amerikanisches Gewicht" ein. Interessanterweise pendelte sich das Gewicht der Patienten, die aus den USA zurück ins Vereinigte Königreich reisten, wieder auf ihr „britisches Gewicht" ein. Amerikaner, die nach Dubai auswandern, verlieren an Gewicht, während Briten, die aus beruflichen Gründen nach Dubai reisen, an Gewicht zunehmen. Und selbst innerhalb eines Landes kann es zu plötzlichen Gewichtsveränderungen kommen: Inder, die früher auf dem Land gelebt haben und dann aus beruflichen Gründen in die Stadt gezogen sind, klagen über Gewichtszunahme.

In den meisten Fällen besteht bei Menschen, die in eine Umgebung mit westlicher Ernährung ziehen, die Gefahr, dass sich ihr Sollgewicht erhöht. Interessant finde ich, dass es eine Hierarchie in den Gebieten zu geben scheint, in denen westliche Nahrung verfügbar ist (wahrscheinlich bestimmt durch das Omega-Profil der Nahrung eines Landes). Amerika steht an der Spitze: Menschen, die dorthin auswandern, nehmen zu, und Menschen, die das Land verlassen, nehmen ab. An zweiter Stelle stehen die Vereinigten Arabischen Emirate, gefolgt von den nordeuropäischen Ländern, dann Südeuropa und schließlich Großstädte in den Entwicklungsländern wie Mumbai oder Delhi.

In Kapitel 9 haben wir festgestellt, dass die meisten Bevölkerungsgruppen, die sich westlich ernähren, einen erheblichen Mangel an der essenziellen Fettsäure Omega-3 und einen massiven Überschuss an Omega-6-Fettsäure aufweisen. Das liegt vor allem daran, dass Fast Food und alle industriell verarbeiteten Lebensmittel wenig Omega-3 und viel Omega-6 enthalten. Eine Bevölkerung, die diesen Nahrungsmitteln ausgesetzt ist, entwickelt Zellmembranveränderungen, die die Verhältnisse dieser Fettsäuren in der Nahrung widerspiegeln. Diese Veränderungen können bei Menschen, die genetisch dafür anfällig sind (die Labradore, nicht die Windhunde*), den Gewichts-Sollwert erhöhen und zu einer Gewichtszunahme führen.[9] Bei anderen Menschen führen die Zellmembranveränderungen, die die westliche Ernährung hervorruft, zwar nicht zu einer Gewichtszunahme, können aber andere moderne Krankheiten wie Arthritis und Herzerkrankungen auslösen.

Das Konzept, dass das Omega-3 zu Omega-6 Verhältnis der landesüblichen Nahrung im selben Verhältnis in den Zellmembranen der Bevölkerung widergespiegelt wird, passt zu den Erfahrungen der Patienten. Sie berichten, dass sich ihr Gewicht bei einem Umzug in ein anderes Land entsprechend ihrer Exposition gegenüber der westlichen Ernährung ändert. Obwohl die Menschen in Europa, den USA und den Vereinigten Arabischen Emiraten alle eine „westliche Ernährung" zu sich nehmen, unterscheidet sich die

---

* Labradore haben eine genetische Mutation, die sie für Adipositas anfällig macht- Windhunde nicht. Gibt man beiden verarbeitetes Hundefutter (aus dem die Omega-3-Fettsäuren herausgenommen wurden), so wird der Labrador unweigerlich übergewichtig, während der Windhund so viel fressen kann, wie er will, und nicht übermäßig zunimmt. Diese Unterschiede in der genetischen Anfälligkeit für Fettleibigkeit sind beim Menschen ebenso dramatisch.

Zusammensetzung der Ernährung: In den USA beispielsweise stammen 70 % der aufgenommenen Kalorien aus industriell verarbeiteten Lebensmitteln.[10] Wer schon einmal durch die USA gereist ist, weiß, wie schwierig es ist, sich gesund zu ernähren. Im Vereinigten Königreich sind 50 % der verzehrten Lebensmittel verarbeitet. In anderen Teilen Europas ist der Anteil geringer: 46 % in Deutschland, 35 % in Österreich, 20 % in der Slowakei und 13 % in Griechenland und Italien.[11]

In dem Maße, wie der Einwanderer die Omega-Fettsäuren aus der Nahrung des neuen Landes und damit dessen Verhältnis von Omega-6 zu Omega-3 in seinen Körper aufnimmt, ändert sich das Omega-Verhältnis in seinen Zellwänden.

Wenn die Lebensmittel im neuen Land ein höheres Omega-6- zu Omega-3-Verhältnis aufweisen (d. h. mehr verarbeitete Lebensmittel und Fast Food als im Herkunftsland), steigt der Sollwert für das Gewicht des Einwanderers. Ist das Verhältnis von Omega-6 zu Omega-3 im neuen Land niedriger als im Herkunftsland (weniger verarbeitete Lebensmittel), sinkt das Sollgewicht der Person. Unsere Patienten beschreiben, dass sich ihr Gewicht entweder nach oben oder nach unten bewegt, je nach der Qualität der westlichen Lebensmittel in ihrer neuen Umgebung. Es dauert in der Regel mehrere Monate, bis sich die Ernährungsumstellung im Zellstoffwechsel verankert hat.

---

Zunehmender Anteil von verarbeiteten Lebensmitteln in der Nahrung
⇒ hohes Omega-6-zu-Omega-3-Verhältnis
⇒ hohes Omega-6-zu-Omega-3-Verhältnis in der Zellmembran
⇒ höhere Insulinresistenz + mehr Leptinresistenz
⇒ HÖHERER GEWICHTS-SOLLWERT

---

### Das Mikrobiom und Gewichtsabnahme

Wenn unsere äußere Umgebung einen so großen Einfluss auf unser Gewicht hat, wie steht es dann mit unserem inneren Milieu? In letzter Zeit hat das Mikrobiom, die Milliarden von Bakterien (sowie Pilze und Viren), die unseren Darm besiedeln, großes Interesse geweckt. Könnte dies einen Einfluss darauf haben, ob wir leicht an Gewicht zu- oder abnehmen?

Seit 2014 wurden in wissenschaftlichen Fachzeitschriften zahlreiche Artikel veröffentlicht, die Veränderungen in der Zusammensetzung unserer Darmbakterien mit Fettleibigkeit in Verbindung bringen. Die Erforschung des Mikrobioms ist jedoch sehr neu, und wir müssen uns dieser neuen Wissenschaft vorsichtig und unvoreingenommen nähern. Welch tiefgreifenden Einfluss unsere Darmbakterien auf unsere Gesundheit haben können, bemerken wir, wenn wir einen Anfall von Gastroenteritis erleiden. Der Zusammenhang zwischen einem einzelnen Bakterium (z. B. E. coli) und den Symptomen einer Gastroenteritis ist offensichtlich. Aber was ist, wenn wir die Beziehung zwischen den relativen Populationen von 1.000 verschiedenen Bakterienarten in unseren Därmen untersuchen und sie mit Fettleibigkeit in Verbindung bringen würden? Plötzlich haben wir ein großes Gewirr von Bakteriendaten und eine Ergebnisgröße (unser Gewicht), die nicht binär ist (es gibt keine endgültige Antwort wie bei den Symptomen der Gastroenteritis). Wenn man dann noch bedenkt, dass viele Studien aufgrund von Verunreinigungen in Misskredit geraten sind, wird es langsam unübersichtlich.

Darüber hinaus werden die Darmbakterien durch die Art der Ernährung beeinflusst, die wir zu uns nehmen. Wenn wir uns „typisch westlich" und ballaststoffarm ernähren, ist das Mikrobiom im Darm weniger vielfältig. Um also zu der Schlussfolgerung zu gelangen, dass Veränderungen der Darmbakterien zu Fettleibigkeit führen, muss man die beiden Tatsachen, dass eine westliche Ernährung Fettleibigkeit verursacht und dass eine westliche Ernährung Veränderungen der Darmbakterien verursacht, irgendwie voneinander trennen. Eine unmögliche Aufgabe!

Warum also hat sich so viel wissenschaftliches und mediales Interesse auf einen möglichen Zusammenhang zwischen dem Mikrobiom und Adipositas konzentriert? Ein Besuch in einem Bioladen kann hier Klarheit schaffen. Große Abteilungen dieser Läden sind heute dem Verkauf von Probiotika gewidmet – Kapseln, die Bakterien enthalten, von denen Wissenschaftler sagen, dass es sich um gute Bakterien handelt. Im Jahr 2016 wurde die Probiotikabranche auf 4 Milliarden Dollar geschätzt. Bis 2022 wird der Mikrobiom-Markt, der Forschung und Entwicklung sowie Behandlungen in Form von Probiotika, Präbiotika und medizinischen Lebensmitteln umfasst, voraussichtlich 6,9 Milliarden Dollar wert sein. Dieser neue Wirtschaftszweig, der durch selbstfinanzierte Forschung und das Interesse unserer wissbegierigen Medien angeheizt wird, wächst jährlich um mehr als 9 %.

Ich bin mir sicher, dass das Mikrobiom in Zukunft eine wichtige Rolle für das Verständnis vieler Krankheiten spielen wird, aber derzeit gibt es keine verlässlichen Beweise dafür, dass es einen direkten ursächlichen Einfluss auf unser Gewicht hat.

## ▬ Der einzige Weg, Gewicht zu verlieren: Den Sollwert senken

Ich hoffe, es ist jetzt klar, dass eine dauerhafte Gewichtsabnahme nur durch eine lebenslange Umstellung der Ernährung und des Lebensstils erreicht werden kann – durch Änderungen, die Ihren Gewichts-Sollwert senken und Ihnen eine bessere Lebensqualität verschaffen.

Jetzt, da Sie die Grundprinzipien des Gewichts-Sollwerts verstehen (wie er als Reaktion auf Signale aus Ihrer Ernährung und Ihrer Umwelt steigt oder sinkt), können wir uns darauf konzentrieren, die zu Ihnen passenden Veränderungen zu planen.

Im letzten Teil dieses Buches werden wir genauer untersuchen, *wie* Sie Ihren Gewichts-Sollwert durch Veränderungen senken können, die diese drei Punkte betreffen:

1. Ihr Umfeld und Ihre psychische Gesundheit
2. Ihre Lebensmittel und Essgewohnheiten
3. Ihre Aktivität und Ihr Lebensstil.

In diesem Buch haben wir besprochen, wie Zucker und stark raffinierte Kohlenhydrate (wie Brot und Nudeln) uns ein gutes Gefühl geben. Wir sind so verdrahtet, dass Zucker uns ein ähnlich euphorisches Gefühl vermittelt wie einem Drogensüchtigen nach einem Schuss. Aus diesem Grund leiden viele Menschen an einer Art Sucht nach dem lust- und genussvollen Gefühl, das uns zucker- und weizenhaltige Lebensmittel vermitteln. Diese Sucht kann schwer zu überwinden sein. Aus diesem Grund habe ich einen Abschnitt über psychologische Techniken aufgenommen, die Ihnen helfen können. Sie kommen von einer auf die Behandlung adipöser Patienten spezialisierten Psychologin.

# Teil III

# Der Weg zu
# einem gesünderen Gewicht

*Das Geheimnis der dauerhaften Gewichtsabnahme*

# Kapitel 14

# Vorbereitung zum Selbermachen

*Haus und Geist arrangieren*

*Einer meiner größten Albträume ist das Heimwerken. Obwohl ich Chirurg bin und daher gut mit meinen Händen umgehen kann, habe ich selbst mit den einfachsten Heimwerkerarbeiten große Schwierigkeiten. Ein Wochenendausflug zu IKEA bringt mich ins Schwitzen. Im Laden sehen die Möbel skandinavisch, stilvoll und einfach aus, aber sobald ich den Fehler mache, sie zu kaufen – und den Inhalt der Kiste ausleere (Hunderte von verschiedenen Nägeln, Schrauben und Unterlegscheiben; Dutzende von verschiedenen Formen und Größen von Holz) – fällt mir ein, weshalb ich diesen Ort – trotz der leckeren Fleischklößchen – lieber meide. Nach mehreren Stunden auf den Knien und in unterschiedlichsten verdrehten Stellungen, um Schrauben an lästigen Stellen zu befestigen, stelle*

*ich fest, dass ich die Anleitung nicht richtig gelesen habe – und muss von vorne anfangen … Wenn ich schließlich den neuen Schrank aufgebaut habe sind noch einige Schrauben übrig, die eigentlich hätten verwendet werden müssen. Die Funktion dieser Schrauben zeigt sich ein paar Jahre später, wenn sich die Schranktür löst … und in dem Moment, in dem ich versuche, sie wieder zu befestigen … fällt ein Bein ab.*

*Aber meine Heimwerker-Katastrophen zeigen die einfachen Fehler, die ich immer wieder mache: die Anleitungen nicht richtig lesen, sich keine Zeit für die Vorbereitung zu nehmen, in Eile zu sein und vor allem unrealistische Erwartungen zu haben (z. B. zu glauben, dass man einen komplexen Schrank schnell zusammenbauen kann).*

## ▬ Vorbereitungen auf das Zurücksetzen

In diesem Kapitel befassen wir uns mit den notwendigen Vorbereitungen für die Änderung Ihres Gewichts-Sollwerts. Wie bei jeder komplexen `Do-it-yourself´- Heim-

werkerarbeit besteht die Gefahr, dass sie scheitert oder mit einer Enttäuschung endet, wenn Sie sich nicht auf die bevorstehende Aufgabe vorbereiten. Das Ziel besteht darin, kleine Teile Ihrer Umgebung und auch Ihre Lebensgewohnheiten zu verändern. Diese Veränderungen werden von Ihrem Gewichtskontrollzentrum – und Ihrem Gewichts-Sollwert – wahrgenommen und Ihr Gewicht wird sinken. Was Sie brauchen:

1. Realistische Erwartungen
2. Verständnis dafür, wie Sie das Problem lösen können
3. Vorbereitung der häuslichen Umgebung
4. Zeit

### Realistische Erwartungen

Ein wesentlicher Teil der Vorbereitung auf das Abnehmen und das langfristige Halten des Gewichts besteht darin, realistische Erwartungen zu haben. Der Erfolg Ihrer Bemühungen um eine Gewichtsabnahme wird davon abhängen, wie ehrlich Sie zu sich selbst sind, was Ihr erreichbares Ziel betrifft.

Wenn Sie als Erwachsener stark zugenommen haben, ist es unwahrscheinlich, dass Sie selbst bei optimaler Umstellung Ihres Lebensstils das Gewicht erreichen können, das Sie mit 18 Jahren hatten, da Ihr Körper biologisch anders beschaffen ist. Wenn Ihre Adipositasgene sehr ausgeprägt sind, wenn Sie aus einer „dicken"

Familie stammen, dann ist es ebenfalls unwahrscheinlich, dass Sie schlank werden. Die Erwartung, *etwas* Gewicht zu verlieren und gesünder und glücklicher zu sein, ist viel leichter zu erfüllen.

Wie wir gelernt haben, unterscheiden sich die Menschen, wenn es darum geht, in einer bestimmten Umgebung an Gewicht zuzunehmen. Das Gleiche gilt, wenn wir Gewohnheiten und Veränderungen in unserem Umfeld einführen, die unseren Gewichts-Sollwert senken werden. Wenn Sie diese Veränderungen vornehmen, sollten Sie Ihre Erwartung nicht nur auf das Abnehmen fokussieren, sondern, was ebenso wichtig ist, auch auf die viel gesündere Lebensweise und auf ein längeres und glücklicheres Leben. Versuchen Sie, sich auf Ihre Gesundheit und Ihr Glück genauso zu konzentrieren wie auf Ihre verbesserte Taille, wenn Sie sich Ihr zukünftiges Leben vorstellen. Seien Sie nicht frustriert, wenn Sie Ihr Gewichtsziel nicht erreichen. Es kann sein, dass es unrealistisch war. Oder vielleicht hatten Sie zu wenig Zeit eingeplant, in der die Veränderungen sich an Ihrem Körper auswirken konnten.

Im Gegensatz zu einer kurzfristigen Diät baut dieses Programm eine Dynamik auf und wird mit der Zeit immer effektiver, da Sie sich einen Lebensstil zu eigen machen, der zu Ihnen passt und Ihren Körper vor den Gefahren der Umwelt schützt.

Manche Patienten kommen jedoch mit unrealistischen Erwartungen zu mir, um sich einer bariatrischen Operation zu unterziehen. Vielleicht wiegen sie 120 kg, aber sie sagen, dass sie nur glücklich sind, wenn sie ihr Gewicht auf 60 kg reduzieren können – sie wollen schlank sein, obwohl sie mittleren Alters sind und in ihrem Leben noch nie auch nur annähernd schlank waren. Wenn Sie sich der Operation unterziehen, erkläre ich ihnen, dass ihr Gewicht auf 80–85 kg zurückgesetzt wird – nicht auf 60 kg. Wenn sie mit unrealistischen Erwartungen in die Operation gehen, werden sie, selbst wenn sie die erwarteten 80 kg erreichen, enttäuscht sein und den Eingriff möglicherweise als Fehlschlag ansehen. Realistische und offene Erwartungen sind also der Schlüssel zum Erfolg.

### Verstehen, wie man das Problem beheben kann

Wenn Sie ernsthaft abnehmen wollen, sollten Sie nicht gleich zu diesem Teil des Buches übergehen und mit dem Programm beginnen. Zunächst müssen Sie verstehen, wie Ihr Gewicht kontrolliert wird und wie Ihr Körper mit Ihrer Umgebung interagiert, damit das Programm funktioniert. Es ist von entscheidender Bedeutung, das Konzept des Gewichts-Sollwerts zu verstehen – dies wird der Schlüssel zu Ihrem Erfolg sein. Genauso wie Sie die Gebrauchsanweisung studieren und verstehen müssen, bevor Sie ein kompliziertes Möbelstück bauen – sonst könnte es in Frustration enden – müssen Sie auch dieses neue Konzept der Gewichtsregulierung verstehen, bevor Sie mit dem Programm beginnen. Wenn Sie das Gefühl haben, dass es Ihnen noch nicht klar ist, gehen Sie zu den Teilen eins und zwei zurück, um Ihr Verständnis für das Problem und die Lösung aufzufrischen.

### Bereiten Sie Ihr häusliches Umfeld vor

Wenn Menschen von einem Land in ein anderes ziehen, wird das Muster der Nahrungszusammensetzung dieses Landes in ihren Körper eingeprägt. Selbst wenn wir versuchen, uns relativ gesund zu ernähren, werden die Lebensmittel und die Esskultur des Landes immer noch vorherrschen. Der Hauptzweck dieses Buches besteht darin, Sie in die Lage zu versetzen, Ihren Gewichtsverlust aufrechtzuerhalten, indem Sie Ihren Gewichts-Sollwert senken. Dies ist nur möglich, wenn die Signale, die Sie aus der Umwelt empfangen, geändert werden.

Niemand will ernsthaft dem eigenen Körper die geballte Erfahrung der westlichen Ernährungsweise zumuten, denn diese schadet ihm und löst das metabolische Chaos aus. Das Ergebnis sind Übergewicht und Fettleibigkeit.

Wenn Sie nachhaltig abnehmen wollen, können Sie sich nicht auf industriell hergestellte oder verarbeitete Lebensmittel verlassen – sie enthalten zu viel Zucker, Weizen und Pflanzenöl. Der sicherste Weg, gute und gesunde Lebensmittel zu essen, ist, frische Zutaten zu kaufen und sie zu kochen. Dies ist ein sehr wichtiger Punkt. Der Erfolg wird sich nur einstellen, wenn Sie wissen, welche Lebensmittel Sie essen sollten. Und das geht nur, wenn das Essen gut schmeckt und man sich darauf freut, es zu essen – und Kochen ist der beste Weg, das zu erreichen.

### Denken Sie daran: Sie selbst sind der Küchenchef

Auch wenn Sie noch nie gekocht haben, ist es nicht zu spät, es zu lernen. Es wird Ihr Leben bereichern: Abnehmen ohne Entbehrungen, nur mit gutem Essen. Wenn Sie nicht gut kochen können, sollten Sie in Erwägung ziehen, Unterricht zu nehmen oder von einem Freund oder Verwandten zu lernen. Eine andere Möglichkeit ist es, online kostenlose Kochkurse zu besuchen – Jamie Oliver ist immer mit einer Ladung frischer, gesunder Zutaten

zur Stelle, um Sie zu unterrichten. Eine weitere Möglichkeit, Ihre Kochkünste zu verbessern, ist ein Abonnement bei einem Lebensmittel-Lieferdienst. Dieser liefert eine Kiste mit frischen Zutaten direkt an Ihre Haustür. Die Box enthält oft auch einfache Anleitungen zur Zubereitung der Speisen – und am Ende haben Sie ein sättigendes und nahrhaftes Essen in Restaurantqualität. Für eine Familie kann dies auch eine soziale Aktivität sein: Sie können abwechselnd Ihre Mahlzeit auswählen und zubereiten.

Kochen sollte ein schönes Erlebnis sein – erinnern Sie sich daran, dass es das ist, was uns in erster Linie zu Menschen gemacht hat. Wenn Sie erst einmal verschiedene Arten des Kochens erlernt haben, werden Sie vielleicht feststellen, dass es zu einem der Höhepunkte Ihres Tages wird – die Tätigkeiten und die Konzentration, die das Kochen erfordert, werden Sie auf natürliche Weise entspannen. Nach einer Weile wird das Kochen Ihr Leben bereichern und vielleicht sogar zu etwas, das Sie an die nächste Generation weitergeben können.

Um beim Kochen Spaß zu haben empfehle ich Ihnen, zusätzlich zu einer Grundausstattung an Töpfen, Pfannen und Geschirr in ein neues Messerset, einen altmodischen Messerschärfer, ein stabiles Schneidebrett und einen Mixer zu investieren. Möglicherweise müssen Sie Ihren Kühlschrank ausräumen und ihn (und den Gefrierschrank) mit frischen Lebensmitteln auffüllen. Hören Sie Musik und genießen Sie das entspannende Erlebnis – Ihr Geist wird sich auf Ihr Essen (und die Musik) konzentrieren und alle Sorgen und Probleme werden verschwinden; außerdem können Sie Familie und Freunden Ihre neu erworbenen Fähigkeiten zeigen.

### Weg mit der Waage

Die anderen Vorbereitungen, die Sie treffen müssen, bevor Sie loslegen, betreffen die häusliche Umgebung, insbesondere das Wohn- und Schlafzimmer. Ein Teil unseres Plans wird Sie dazu ermutigen, mehr zu schlafen, und dazu sollten Sie in der Stunde vor dem Schlafengehen die Beleuchtung im Haus verringern. Vielleicht können Sie Ihre Glühbirnen auf niedrige Wattzahlen umstellen. Investieren Sie in Tischlampen oder besorgen Sie sich Dimmschalter. Suchen Sie sich ein Buch aus, das Ihnen beim Entspannen im Bett hilft.

Ach ja, und noch eine letzte Veränderung in Ihrem häuslichen Umfeld: Werfen Sie bitte Ihre Waage weg! Die Gewichtsabnahme und die Gesundheit werden kommen; setzen Sie sich nicht unter Druck, lassen Sie sich nicht stressen und erliegen Sie nicht der Versuchung es zu erzwingen!

### Reduzieren Sie Stress in der Familie oder am Arbeitsplatz

Wir haben erfahren, dass unser Umfeld Auswirkungen auf unser Gewicht haben kann. Äußerer Stress und Ängste in unserem Leben können auch unseren Cortisolspiegel beeinflussen. Dies wiederum beeinflusst, wo unser Körper seinen Gewichts-Sollwert einstellt – wie groß der „Treibstofftank" sein muss. Wenn Sie übermäßig gestresst sind, verhält sich Ihr Stoffwechsel wie der eines leidenden Tieres – die Cortisol-Botschaft bedeutet, dass Sie Ihre Energiespeicher nicht so leicht aufgeben werden.

Möglicherweise gibt es in Ihrem Leben Faktoren, die Sie nur schwer kontrollieren können, die Ihnen aber übermäßig viel Stress bereiten und sich daher auf Ihren Cortisolspiegel und Ihr Gewicht auswirken (erhöhtes Cortisol ⇒ erhöhter Sollwert). Bevor Sie mit dem Programm beginnen, sollten Sie eine Bestandsaufnahme machen und überlegen, welche Faktoren das sein könnten. Haben Sie einen Job, der besonders stressig ist? Gibt es Familien- oder Beziehungsprobleme, die zu Hause Stress verursachen? Ist der Weg zur Arbeit zu lang? Machen Sie sich ständig Sorgen um Ihr Geld? Diese Faktoren sind genauso wichtig wie Ihre Ernährung. Wenn Sie diese Probleme nicht angehen, wird es für Sie schwieriger, Ihren Sollwert zu senken. Denken Sie daran, dass Schlaf, Bewegung, Musik, Massage, Tanzen und Lachen den Cortisolspiegel senken können, wenn alles andere versagt.

## Zeit zu Beginnen

Sie sind fast bereit. Sie haben realistische Erwartungen, dass Sie viel gesünder und schlanker werden; Sie haben dieses Buch gelesen und wissen, wie Sie Ihr Gewicht regulieren können, und Sie haben Ihre Küche und Ihr Zuhause vorbereitet. Die letzte – und vielleicht wichtigste – Zutat ist *Ihre Zeit*. Wenn Sie Ihren Lebensstil ändern wollen, müssen Sie sich die Zeit nehmen, gute, frische Lebensmittel einzukaufen und sie zu kochen, und Sie müssen sich die Zeit nehmen, aktiv zu sein und sich auszuruhen.

Wenn Sie sich die Zeit nehmen können, sich um sich selbst zu kümmern, dann wird alles leichter sein. Denken Sie daran, dass Sie sich einen neuen Körper und ein neues Leben aufbauen; Sie müssen Zeit investieren, um diese Aufgabe richtig zu bewältigen. Wenn Sie beruflich stark eingespannt sind oder viele familiäre oder andere Verpflichtungen haben, müssen Sie sich zurücknehmen und eine Bestandsaufnahme Ihres Lebens machen. Überlegen Sie, wie Sie diese wertvolle Zeit gewinnen können. Es kann sein, dass Sie Ihre derzeitige Freizeit damit verbringen, gedankenlos Netflix zu schauen oder durch die sozialen Medien zu scrollen. Denken Sie ernsthaft über Ihren Lebensstil und Ihre tägliche Routine nach, um diese Zeit zu finden – nur Sie können das tun. Ich vermute, dass Sie eine bis zwei Stunden pro Tag zusätzlich finden müssen, indem Sie derzeitige unproduktive Aktivitäten aufgeben oder einschränken.

## Es wird nur funktionieren, wenn es Ihnen Spaß macht

Der entscheidende Teil zur Senkung Ihres Sollgewichts liegt in den Veränderungen der Ernährung und des Lebensstils, die in den nächsten beiden Kapiteln beschrieben werden. Wenn diese Veränderungen Ihr Leben verbessern und Sie dadurch glücklicher werden, dann werden Sie wahrscheinlich damit weitermachen – mit dem Bonus, dass Sie Ihr Gewicht dauerhaft zurückgesetzt haben. Dies ist der gegenteilige Ansatz zu den kurzfristigen Diäten, die auch deswegen nicht nachhaltig sind, weil die für die Gewichtsabnahme notwendigen Veränderungen dazu führen, dass Sie sich unerfüllt, unglücklich und hungrig fühlen.

### Bereiten Sie Ihren Geist vor

Eine der wichtigsten Änderungen, die Sie vornehmen müssen, um Ihr Sollgewicht zu reduzieren, ist die Normalisierung Ihres Insulinprofils, d. h. keine Zuckerspitzen mehr. Wir werden dies im nächsten Kapitel ausführlicher behandeln. Aber Sie müssen mental auf diese Änderung Ihrer Essgewohnheiten vorbereitet sein. Wie wir bereits gelernt haben, stimulieren Zucker und stark raffinierte Kohlenhydrate (wie Mehl) direkt die Belohnungszentren in Ihrem Gehirn. Dies führt zu einem Anstieg des Hormons Dopamin im Gehirn, das uns ein gutes Gefühl vermittelt. Es wird natürlicherweise nach dem Verzehr von zuckerhaltigen Lebensmitteln und nach dem Sex ausgeschüttet. Es nutzt jedoch denselben Signalweg wie Drogen beispielsweise Alkohol, Nikotin, Kokain oder sogar Heroin. Da der Belohnungseffekt so stark ist, können wir süchtig werden und uns von der Substanz abhängig machen, die diese Gefühle auslöst – ob es nun Drogen, Sex … oder Zucker ist. Vielleicht sind Sie teilweise oder vollständig zuckersüchtig. In jedem Fall kann es sein, dass Sie, wenn Sie Ihren Zuckerkonsum einschränken, einen „kalten Entzug" machen. Es kann sein, dass Sie Kopf- und Muskelschmerzen, Müdigkeit und schlechten Schlaf haben – bis Sie Ihr extremes Verlangen nach Zucker befriedigen können, um die Entzugserscheinungen zu stoppen und wieder einen Schuss Dopamin zu bekommen.

Auf diese kurzfristigen Nebenwirkungen Ihrer Ernährungsumstellung müssen Sie mental vorbereitet sein. Genau wie die Vorbereitungen, die Sie in Ihrem häuslichen Umfeld treffen, müssen Sie auch Ihren Geist auf die bevorstehenden Veränderungen vorbereiten. Sie müssen sich an eine gesündere Ernährungsweise gewöhnen – aber wegen der Dopaminspitzen, die uns Zucker beschert, und wegen des Suchtpotenzials dieser belohnenden Gefühle brauchen Sie vielleicht zusätzliche Hilfe.

Ein klinischer Psychologe gehört unbedingt zum Team der bariatrischen Chirurgie. Die meisten Patienten mit schwerer Adipositas haben eine Sucht nach Zucker und zuckerhaltigen Lebensmitteln entwickelt und leiden infolgedessen auch an einer Leptinresistenz, so dass ihr Gehirn ständig Hungersignale empfängt (▸ Kapitel 5). Das ist der Grund, warum die meisten dieser Patienten, gesteuert durch ihre Hormone, unter „Fressattacken"* leiden, während derer sie exzessiv und meist

---

*   im Fachjargon spricht man von „Binge eating", einer Essstörung mit periodischen Essanfällen

heimlich essen. Gleichzeitig spüren sie Kontrollverlust und werden von Schuldgefühlen gequält. Ihre Probleme werden noch dadurch verschärft, dass sie mit hoher Wahrscheinlichkeit regelrecht abhängig von Zucker werden – bedingt durch die Natur dieser Heisshungerattacken mit dem Zwang, so viele energieliefernde Lebensmittel wie möglich zu konsumieren. Der Psychologe spielt eine wichtige Rolle, wenn es darum geht, fettleibige Patienten bei der mentalen Umstellung nach einer bariatrischen Operation zu unterstützen, wenn plötzlich kein Zucker mehr auf dem Speiseplan steht.

## Ein Leitfaden für Achtsamkeit und bewusstes Essen

Meine Freundin und Kollegin Jackie Doyle, leitende klinische Psychologin in meiner Abteilung am University College London Hospital (UCLH), hat einige nützliche Ratschläge zusammengestellt, wie man sich mental auf die Ernährungsumstellung vorbereiten kann und wie sich diese Umstellungen auf einen selbst auswirken könnten – und dazu auch einige praktische Bewältigungsstrategien vorgeschlagen.

### ABSCHNITT 1: ACHTSAMKEITSMEDITATION

*Der beste Weg, den ich kenne, um Stress zu bewältigen, ist die Achtsamkeitsmeditation. Zahlreiche Studien haben gezeigt, dass die Einübung von Achtsamkeit das emotionale Wohlbefinden und die Lebensqualität verbessert. Es gibt auch immer mehr Hinweise darauf, dass sie eine direkte biologische Wirkung auf Stresshormone wie Cortisol haben kann.*

*Achtsamkeit ermöglicht es uns, ganz präsent zu sein, uns bewusst zu machen, wo wir sind, was wir tun und wie wir fühlen und denken. Sie steht im Gegensatz zu dem vermutlich uns allen vertrauten Zustand, auf Autopilot zu funktionieren. Heute Morgen saß ich an meinem Schreibtisch und stellte fest, dass der Presslufthammer auf der Straße draußen aufgehört hatte. Die plötzliche Stille war für mich eine echte Erleichterung. Das war sonderbar, weil ich mir über die Auswirkungen dieses Lärms auf meine Konzentrationsfähigkeit nicht wirklich bewusst gewesen war. Bei uns allen können Empfin-*

dungen, Emotionen und Gedankenprozesse im Hintergrund ablaufen, ohne dass wir es wirklich bemerken, während wir unserem täglichen Leben nachgehen. Haben Sie zum Beispiel schon einmal erlebt, dass Sie sich plötzlich über etwas geärgert haben, aber später das Gefühl hatten, dass Sie überreagiert haben? Auch diese `Reaktionen aus heiterem Himmel´ treten oft auf, weil wir uns der `Hintergrundgeschichte´ nicht bewusst sind, einer ganzen Reihe von körperlichen Empfindungen, Emotionen und Erzählungen, die im Hintergrund unserer Erfahrung ablaufen. Mit Achtsamkeit können wir uns dieser Hintergrunderfahrungen bewusster werden und dadurch lernen, mit Schwierigkeiten geschickter umzugehen, anstatt mit Autopilot zu reagieren.

Erschrecken Sie bitte nicht: Meditieren lernen bedeutet nicht, sich in die Berge Tibets zu begeben, und Sie müssen nicht einmal Ihren inneren Buddhisten aktivieren (es sei denn, Sie wollen es). Es gibt viele Möglichkeiten, Achtsamkeit zu lernen, in persönlichen Kursen oder online, durch Bücher oder Computerapps. Professor Mark Williams, kürzlich pensionierter Professor für klinische Psychologie an der Universität Oxford, hat eine Reihe von Ressourcen entwickelt, die unter dem Titel „Finding Peace in a Frantic World" (Frieden finden in einer hektischen Welt) zusammengefasst sind. Weitere Informationen dazu finden Sie unter https://franticworld.com

## ABSCHNITT 2: BEWUSSTES ESSEN

Es gibt so viele Mythen und Missverständnisse über Ernährung und Gewichtsregulierung. Oft sind meine Patienten stark verunsichert, was und wie sie essen sollen. Die Forschung hat gezeigt, dass Babys, die Zugang zu einer breiten Palette unverarbeiteter Lebensmittel haben, sich über einen Zeitraum von etwa einer Woche ausgewogen ernähren. Aus einer Vielzahl von Gründen scheinen wir jedoch diese natürliche Intuition für das Essen verloren zu haben.

Essen ist zu einem der Dinge geworden, die wir sehr gedankenlos tun. Es ist heute ein Merkmal der westlichen Kultur, unterwegs zu essen, am Schreibtisch oder vor dem Fernseher. Es ist so weit gekommen, dass viele Menschen sagen, sie fühlten sich unwohl, wenn sie alleine essen und nicht gleichzeitig etwas Anderes tun, z. B. auf ihr Handy *schauen oder lesen. Einer der Nachteile dabei ist, dass uns wertvolle Informationen über unsere Essgewohnheiten entgehen.*

*Zu meiner klinischen Tätigkeit gehört auch die Anleitung von Gruppen oder die Durchführung von Seminaren zum „Bewussten Essen". Zu einem bestimmten Zeitpunkt verteile ich ein kleines Stück Schokolade, das die Teilnehmer probieren können. Das wird häufig mit Gelächter, Überraschung und Angst aufgenommen. Die Leute sind oft schockiert, dass ich sie zum Schokoladenessen auffordere, genießen dann aber das „unanständige" Element dieser Übung. Manche Menschen weigern sich jedoch, die Schokolade zu nehmen, weil sie befürchten, dass dadurch neuen Heißhungerattacken Tür und Tor geöffnet werden.*

*Im Folgenden finden Sie eine kurze Übung, die Sie allein durchführen können. Wenn Sie dies zu Hause ausprobieren, empfehle ich Ihnen, eine Schokolade zu wählen, die Sie mögen, schon einmal gegessen haben und die Sie gerne wieder genießen würden. Wenn es sich jedoch sicherer anfühlt, ein anderes Lebensmittel zu wählen, ist das auch in Ordnung. Das Wichtigste ist, das Experiment auszuprobieren und nicht nur darüber zu lesen.*

## ▬ *ÜBUNG ZUM ACHTSAMEN ESSEN*

*Setzen Sie sich zunächst hin, am besten an einen Ort, an dem Sie fünf Minuten lang nicht gestört werden können. Legen Sie die ausgepackte Schokolade vor sich hin. Beginnen Sie damit, die Schokolade wirklich so zu betrachten, als ob Sie sie noch nie gesehen hätten. Was fällt Ihnen auf? Ist sie so, wie Sie sie erwartet haben? Achten Sie nun darauf, was in Ihrem Körper vor sich geht. Vielleicht merken Sie, dass Ihr Herz schneller schlägt oder Ihnen das Wasser im Mund zusammenläuft?*

*Nehmen Sie die Schokolade und riechen Sie daran. Was bemerken Sie jetzt? Riecht sie so, wie erwartet? Riecht sie auf jeder Seite der Nase gleich? Achten Sie wieder darauf, was in Ihrem Körper vor sich geht und welche Gedanken Sie vielleicht haben. Fragen Sie sich, wie sehr Sie diese Schokolade auf einer Skala von 1–10 haben möchten (10 = ich möchte die Schokolade sehr, sehr, sehr gerne!). Nehmen Sie nun einen kleinen Bissen der Schokolade und lassen Sie ihn auf Ihrer Zunge ruhen, ohne zu* kauen, und legen Sie den Rest der Schokolade für einen Moment weg. Beginnen Sie langsam zu kauen und nehmen Sie dabei alle Empfindungen in Ihrem Mund, Ihrem Magen und dem restlichen Körper wahr, bevor Sie schlucken. Achten Sie während des Schluckens auf die Empfindungen, die auftreten, wenn die Schokolade Ihren Rachen und die Speiseröhre hinunter in den Magen gleitet. Sobald die Schokolade weg ist, achten Sie darauf, was in Ihrem restlichen Körper passiert und welche Gedanken Sie haben. Wie zufriedenstellend war die Schokolade auf einer Skala von 1–10 (10 = extreme Zufriedenheit)? Wie sehr wünschen Sie sich auf einer Skala von 1–10 mehr von der Schokolade?

Wiederholen Sie nun diese Abfolge. Nehmen Sie einen kleinen Bissen, lassen Sie ihn auf der Zunge liegen, ohne zu kauen, und legen Sie den Rest der Schokolade für einen Moment beiseite. Beginnen Sie langsam zu kauen und nehmen Sie alle Empfindungen in Ihrem Mund wahr, bevor Sie schlucken. Achten Sie beim Schlucken auf die Empfindungen, wenn die Schokolade die Kehle hinunter in den Magen geht. Sobald die Schokolade weg ist, achten Sie darauf, was im restlichen Körper passiert und welche Gedanken Sie haben.

Wie zufriedenstellend war die Schokolade dieses Mal auf einer Skala von 1 bis 10 (10 = extreme Zufriedenheit). Wie sehr wünschen Sie sich auf einer Skala von 1 bis 10 mehr von der Schokolade?

Zum Schluss wiederholen Sie den Vorgang ein letztes Mal. Nehmen Sie noch einmal einen kleinen Bissen und lassen Sie ihn auf der Zunge liegen, ohne zu kauen, und legen Sie den Rest der Schokolade einen Moment lang hin. Beginnen Sie langsam zu kauen und nehmen Sie alle Empfindungen in Ihrem Mund wahr, bevor Sie schlucken. Versuchen Sie, während des Schluckens auf die Empfindungen zu achten, wenn die Schokolade den Rachen hinunter in den Magen geht. Sobald die Schokolade weg ist, achten Sie wieder darauf, was im restlichen Körper passiert und welche Gedanken Sie haben. Wie zufriedenstellend war die Schokolade dieses Mal auf einer Skala von 1 bis 10 (10 = extreme Zufriedenheit). Wie sehr wünschen Sie sich auf einer Skala von 1 bis 10 mehr von der Schokolade?

Nachdem Sie diese Übung durchgeführt haben, denken Sie darüber nach, was Ihnen aufgefallen ist. Wie könnten diese Entdeckungen Ihnen helfen, für sich selbst zu sorgen?

Diese Übung ist oft ein echter Augenöffner. Manche Menschen stellen fest, dass sie die Schokolade gar nicht so sehr mögen, wie sie dachten. Sie roch komisch oder schmeckte zu süß oder sie mochten das Gefühl im hinteren Teil der Kehle nicht. Andere sagen, dass die Erfahrung des langsamen Essens ihnen mit drei kleinen Bissen genauso viel Befriedigung verschafft hat wie mit einer ganzen Tafel Schokolade. Das mag verrückt klingen, aber es lohnt sich wirklich, es auszuprobieren. Andere sagen, dass die Übung ihr Verlangen weckt, mehr Schokolade zu essen. In diesem Fall ermutige ich sie, dies zu tun, aber wiederum auf diese langsame, achtsame Art und Weise, und zu beobachten, was ihnen auffällt. Die meisten Menschen stellen fest, dass sie mit viel weniger als einer üblichen Portionsgröße zufrieden sind.

Es wäre schade, wenn die Leserinnen und Leser sich auf dieses neue Abenteuer einlassen und dabei die Freude, die Essen mit sich bringt, verpassen. Oder wenn sie nicht merken, dass das Essen, was sie früher als Genuss wahrgenommen haben, in Wahrheit keiner ist. Um es mit den Worten von Jan Chozen Bays, amerikanischer Kinderarzt und Experte für Achtsamkeit, zu sagen: „Achtsamkeit ist das beste Gewürz".

## ABSCHNITT 3: BEWÄLTIGUNG VON HEISSHUNGER

Viele Menschen berichten, dass sie, wenn sie anfangen, sich gesund zu ernähren, weniger Heißhunger haben. Essen ist jedoch nicht nur eine Reaktion auf körperlichen Hunger oder eine Folge hormoneller Veränderungen im Körper. Es gibt Zeiten, in denen bestimmte Lebensmittel nach uns zu rufen scheinen! Die für die Kinder oder Enkelkinder gekauften Kekse strahlen aus dem Schrank und rufen uns zu: „Komm und hol mich". Die Schokolade im Kühlschrank sendet Gedanken wie „eine tut nicht weh", „du hast dir eine Belohnung verdient, du hattest einen harten Tag".

Es ist wichtig, die Intensität dieses Verlangens nicht zu unterschätzen. Ich bitte die Menschen gerne, zu beschreiben, wie sich ihr Körper anfühlt, wenn sie von einem intensiven Verlangen erfasst werden. Sie sagen, dass sie sich gereizt, aufgeregt und erschöpft fühlen; manche sagen, es sei, als ob es sie überall juckt. Noch wichtiger ist, dass man in diesem Zustand nur sehr schwer den aufdringlichen Süßigkeiten widerstehen kann. Dies ist in der Tat ein Beispiel für die autonome Stressreaktion, bei der der Körper erregt und handlungsbereit ist und die Denkfähigkeit eingeschränkt wird. Dies ist eine wichtige physiologische Reaktion in Zeiten der Gefahr, aber nicht so nützlich, wenn dieses System im Zusammenhang mit dem Essen eingeschaltet wird. Wenn dies eine regelmäßige Erfahrung ist, sollte man sich einen Handlungsplan zurechtlegen, bevor das Verlangen auftritt, damit er umgesetzt werden kann, wenn es auftritt. Es gibt eine Reihe von Möglichkeiten, wie Menschen mit Heißhunger umgehen können.

**Bewegen Sie sich** – wie bereits erwähnt, sind Heißhungerattacken mit einer Menge körperlicher Unruhe verbunden. Bewegung kann diese zusätzliche Energie effektiv „verbrennen". Einige meiner Klienten drehen die Musik laut auf, tanzen, marschieren auf der Stelle oder nehmen an anderen intensiven körperlichen Aktivitäten teil. Es geht nicht nur um Ablenkung, sondern darum, diese zusätzliche Energie effektiv zu kanalisieren.

**Surfen auf der Welle** – was hochkommt, muss auch wieder runterkommen! Die Menschen glauben oft, dass der Drang oder das Verlangen einfach immer stärker wird. Wenn wir uns jedoch wirklich beobachten, wenn das Verlangen auftaucht, stellen wir häufig fest, dass es an Intensität zunimmt und dann etwas geschieht und das Verlangen verschwindet (bis sich der Zyklus möglicherweise wiederholt). Ich lasse die Leute gern ein Selbstcoaching-Mantra aufschreiben, eine Aussage, die für sie überzeugend klingt, etwas, das sie sich selbst sagen möchten, wenn der Heißhunger kommt, z. B. „Keine Panik, das geht vorbei", und sie sollen dieses Mantra jedes Mal anwenden, wenn sie das Gefühl haben, auf eine Art und Weise zu essen, die ihren eigentlichen Zielen widerspricht. Wichtig ist dabei, dass dieses Mantra im Voraus vorbereitet wird, da unsere Fähigkeit, im entscheidenden Moment „klar zu denken", etwas beeinträchtigt sein kann.

**Ganz wichtig: Atmen …!!!** Heißhunger entsteht aus einem hochenergetischen, angespannten Zustand, den wir senken können, indem wir uns einfach daran erinnern, bewusst zu atmen. Ich habe unten eine Übung für eine dreiteilige Atempause hinzugefügt, die uns, wenn wir sie über einen längeren Zeitraum anwenden, helfen kann, geschickter auf alle Arten von Schwierigkeiten und unangenehmen Erfahrungen zu reagieren.

## WIE KANN ACHTSAMES ATMEN HELFEN?

Die Atmung bietet eine Möglichkeit, aus dem Autopilot-Modus herauszutreten und sich wieder mit dem gegenwärtigen Moment zu verbinden. Das Ziel ist nicht unbedingt, sich zu entspannen; Sie werden vielleicht feststellen, dass Sie weder am Anfang noch am Ende entspannt sind. Wenn Sie sich jedoch diesen Freiraum gönnen, kann es Ihnen bei der Entscheidung helfen, wie Sie überlegt auf Schwierigkeiten oder Unbehagen reagieren, die möglicherweise auftreten. Die drei Teile sind wie folgt:

### 1. Achtsamkeit

Setzen Sie sich zunächst bequem hin, stellen Sie die Füße fest auf den Boden und schließen Sie, wenn möglich, die Augen. Nehmen Sie zunächst das Gefühl wahr, vom Stuhl gehalten zu werden, sowie die Berührungs- und Druckpunkte. Fragen Sie sich nun: „Was erlebe ich gerade, welche Gedanken gehen mir durch den Kopf (Pause), welche Emotionen oder Gefühle sind da (Pause) und welche körperlichen Empfindungen sind da (Pause)? Sie müssen nichts verändern, sondern nur registrieren, was Sie gerade fühlen, auch wenn es Ihnen nicht gefällt.

### 2. Sammlung

Richten Sie Ihre Aufmerksamkeit auf die Stelle, an der Sie am deutlichsten spüren, wie der Atem in Ihren Körper ein- und ausströmt. Versuchen Sie, jedem Einatmen und jedem Ausatmen, die aufeinander folgen, Ihre volle Aufmerksamkeit zu schenken. Diese Konzentration auf den Atem bringt Sie in die Gegenwart und hilft Ihnen, sich auf einen Zustand der Bewusstheit und Stille einzustimmen. (Sie können sich entscheiden, eine bestimmte Anzahl von Atemzügen zu zählen, wobei jedes Ein- Ausatmen als eine Zählung gilt.)

### 3. Ausdehnung

Wenden Sie nun Ihre Aufmerksamkeit ab vom Atem und bringen Sie den gesamten Körper in Ihr Bewusstsein. Achten Sie darauf, ob es möglich ist, den ganzen Körper von den Fußsohlen bis zum Scheitel zu spüren und zu halten, einschließlich der Arme und Hände, des Rumpfes, des Kopfes, des Halses und des Gesichts.[1]

Einen Audio-Download der dreiminütigen Atempause finden Sie unter https://franticworld.com.

Natürlich braucht es Zeit, um neue Gewohnheiten zu entwickeln. Anfangs mag es sich so anfühlen, als würde man versuchen, mit der nicht dominanten Hand zu schreiben oder einen Juckreiz zu ignorieren, anstatt sich zu kratzen. Mit der Zeit funktionieren diese Techniken jedoch und es lohnt sich, sie auszuprobieren!

Dr. Jacqueline Doyle ist die leitende klinische Psychologin des UCLH Centre for Weight Management, Metabolic and Endocrine Surgery, University College London Hospitals NHS Trust, London, und Direktorin von Living Well Psychology Ltd.

# Kapitel 15

# Mehr Essen, mehr Ruhe

*Senkung von Insulin und Cortisol*

Es mag widersprüchlich klingen, dass mehr zu essen und sich weniger zu bewegen zu einer Gewichtsabnahme führen soll. Würde man nicht eher eine Gewichtszunahme erwarten – so wie es die Gleichung vermuten lässt, die besagt, dass von der aufgenommenen Energie die abgegebene Energie abgezogen werden muss, um Gewicht zu verlieren?

Aber wie wir gelernt haben, liegen Energiezufuhr und Energieabgabe (die aufgenommene Nahrungsmenge, und die verbrauchte Energiemenge) außerhalb unserer bewussten langfristigen Kontrolle.

Aus den Berichten von Diätetikerinnen und Diätetikern wissen wir, dass weniger essen (durch Diäten) und mehr bewegen (durch hartes Training im Fitnessstudio) tatsächlich zu einem kurzfristigen Gewichtsverlust führen. Darauf folgt jedoch rasch eine metabolische Anpassung des Körpers (Verlangsamung des Stoffwechsels und Anstieg der Hungerhormone) und eine Gewichtszunahme auf ein oft höheres Gewicht als vor der Diät. Dem

Körper wurde quasi vorgegeben, ein höheres Sollgewicht einzustellen.

Wir werden also etwas Anderes versuchen. Anstatt eine Diät zu machen, werden wir die Umweltsignale, die unser Körper empfängt, verändern. Diese Signale werden Ihren Gewichts-Sollwert auf ein niedrigeres Niveau zurücksetzen, und dann werden die hormonellen und metabolischen Signale dazu führen, dass Sie Gewicht verlieren (in Richtung des gesenkten Sollwerts). Infolgedessen werden Sie eine natürliche Abnahme Ihres Appetits und eine natürliche Zunahme Ihres Stoffwechsels feststellen, wodurch Sie sich energiegeladener und lebendiger fühlen.

Das Programm, das ich Ihnen jetzt vorstelle, enthält eine einfache Schritt-für-Schritt-Anleitung zur Senkung des Sollwerts. Jeder Schritt wird Ihnen helfen, Ihren Sollwert allmählich zu senken. Es ist wie bei einem Langstreckenlauf: Die ersten Schritte sind recht einfach, der mittlere Abschnitt ist angenehm, aber die letzten Schritte können schwieriger sein. Jeder Mensch hat unterschiedliche Ziele bei der Gewichtsregulierung – die einen wollen 5 kg abnehmen, die anderen vielleicht 20 kg. Und jeder Mensch hat unterschiedliche Gene, was bedeutet, dass die Gewichtsabnahme für einige schwieriger ist als für andere.

Wenn Sie Ihr Zielgewicht vor dem Ende des Kurses erreichen (z. B. nach nur ein oder zwei Schritten), können Sie dort aufhören, wenn Sie wollen – Sie müssen nicht das ganze Rennen laufen. Aber dies ist wirklich ein lebenslanger Plan. Die Schritte sollten in Ihre tägliche Routine, Ihre normale Lebensweise integriert werden. Nur so können Sie nicht nur abnehmen, sondern das Gewicht auch dauerhaft halten.

## SCHRITT 1 – MEHR ESSEN

Der erste Schritt konzentriert sich auf die Senkung Ihres durchschnittlichen täglichen Insulinspiegels Gleichzeitig können Sie aber auch richtig gut essen. Wie wir in Kapitel 10 gelernt haben, treibt der Insulinspiegel Ihren Gewichts-Sollwert nach oben oder unten. Wir haben auch gelernt, dass der Insulinspiegel durch die Art der Lebensmittel, die wir essen, gesteuert wird. Die Hauptverursacher der Insulinspitzen in unserer heutigen westlichen Ernährung sind Zucker, Weizen und Mais. Wir werden diese durch natürlichere Lebensmittel ersetzen, die unseren Stoffwechsel weniger belasten.

In diesem Teil unseres Plans werden wir unseren Körper mit vielen schmackhaften und nahrhaften Lebensmitteln verwöhnen. Diese werden nicht nur eine großartige Quelle für zusätzliche Vitamine liefern (insbesondere B-Vitamine, die den Stoffwechsel optimieren), sondern auch den Cortisolspiegel unseres Körpers absenken. Wir werden unseren Körper nicht durch irgendeine Art von Kalorienrestriktion schocken.

Dieser Teil des Plans soll Ihnen helfen, sich von jeglicher Sucht nach zuckerhaltigen Lebensmitteln zu befreien und Sie gleichzeitig zu ermutigen, gute und leckere Gerichte zu kochen. Wir möchten, dass dies zu Ihrer neuen Routine wird, bevor Sie mit dem Rest des Kurses fortfahren.

Die einfachen Anweisungen für diesen Schritt lauten:

1. Essen Sie drei Mahlzeiten pro Tag
2. Frühstücken Sie fett-/proteinreich und kohlenhydratarm
3. Kochen/bereiten Sie Ihr eigenes Essen

4. Vermeiden Sie Zucker, Weizen, Mais und Fruchtsäfte
5. Naschen Sie bei Bedarf

### Entrümpeln der Speisekammer

Die letzte Vorbereitung für diesen Schritt unseres Programms besteht darin, sicherzustellen, dass Sie aus Ihren Vorratsschränken und dem Kühlschrank die Lebensmittel entfernen, die Sie meiden werden – einschließlich zuckerhaltiger Snacks – und die Schränke mit nährstoffreicheren Alternativen auffüllen. Es sollte kein Brot mehr im Haus sein; den Brotkasten können Sie wahrscheinlich entfernen, da Sie ihn nicht mehr brauchen werden. Vielleicht stellen Sie einen Mixer (für Suppe) an seine Stelle.

Alle Lebensmittel, die Weizen enthalten, sollten wegfallen – dazu gehören auch Kekse, Kuchen und viele Arten von verarbeiteten Lebensmitteln. Zuckerhaltige Snacks und Süßigkeiten sollten nicht verfügbar sein. Ersetzen Sie die „Süßigkeiten"-Box durch eine sichtbare Schale mit frischem Obst. Abgepackte Fruchtsäfte und Trockenfrüchte sollten ebenfalls vermieden werden, da sie eine plötzliche Zuckerbombe auslösen.

Halten Sie gesunde Snacks im Kühlschrank bereit: Fleisch, Käse, gekochte Eier, Joghurt, Vollfettmilch. Vegane Optionen wären Hummus oder Salsa-Dips; geschnittenes Gemüse, Avocados, Reiskuchen, gebackene Gemüsechips und getrocknete Kokosnuss oder sogar dunkle (zuckerfreie) Schokolade. Frisches Obst ist in Ordnung, aber beschränken Sie sich auf maximal zwei Stück Obst pro Tag. Halten Sie ein Buch mit Rezepten und Kochnotizen bereit. Denken Sie daran, dass Sie eine Vielzahl von Gerichten kochen werden. Stellen Sie also sicher, dass Sie eine große Auswahl an Gewürzen in der Küche haben und dass Kräuterpflanzen auf der Fensterbank wachsen und verfügbar sind. Es ist wichtig, diese Veränderungen in Ihrer Küche vorzunehmen. Wenn Sie ungesunde Lebensmittel im Haus haben, ist es wahrscheinlicher, dass Sie diese auch essen werden.

Wenn Sie mit Kindern zusammenleben, sollten Sie sie in diese neue Ernährungsumgebung einbeziehen. Sie können sie nicht zwingen, außerhalb des Hauses hausgemachte Speisen zu essen, aber wenn sie sehen, dass Sie glücklicher, gesünder und schlanker aussehen, werden sie sich vielleicht langsam umstellen.

### „Frühstücken wie ein Kaiser ..."

In dieser Phase geht es darum, die Glukoseschwankungen im Blut auszugleichen – es ist also wichtig, diesen Prozess morgens zu beginnen. Wir wissen, dass ein kohlenhydratreiches Frühstück im Laufe des Vormittags zu einem Abfall des Blutzuckerspiegels führt, der Sie dazu bringt, mehr Zucker und Kohlenhydrate zu sich zu nehmen. Ein kohlenhydratreiches und fettarmes Frühstück setzt Sie auf diese Zucker-Achterbahn, die im Tagesverlauf zu einem hohen durchschnittlichen Insulinspiegel führt und Ihren Gewichts-Sollwert in die Höhe treibt. Wir wollen dies umkehren.

In diesem ersten Schritt des Programms möchte ich, dass Sie die Art von fettarmem, vermeintlich gesundem Frühstück vermeiden, das uns die Ernährungsexperten in den letzten dreißig Jahren empfohlen haben. Vermeiden Sie Toast, zucker-, weizen- oder maishaltige Frühstücksflocken, Joghurt mit viel Zucker (wenn er als „fettarm" gekennzeichnet ist, bedeutet das „viel Zucker") und vermeiden Sie Orangensaft (oder andere Fruchtsäfte). Ein traditionelles komplettes englisches Frühstück,* oder sogar Avocado, Lachs und Eier, ist gut, wenn Sie Zeit haben. Die einzige Bedingung ist, dass Sie *kein* Brot zu den Eiern, dem Speck, der Wurst und der Tomate essen. Es mag ungewöhnlich erscheinen, am ersten Morgen Ihrer neuen Ernährungsweise ein „Full English" zu essen. Aber Sie werden sehen, dass es diesmal anders sein wird (vielleicht nehmen Sie sogar ein wenig zu, bis sich Ihr Körper an den niedrigeren Insulinspiegel gewöhnt und sich auf den neuen, niedrigeren Sollwert einstellt).

Andere akzeptable kohlenhydratarme, aber fett- und proteinreiche Frühstücke sind Eier (gekocht, gebraten, pochiert oder als Rührei), ein kontinentales kaltes Frühstück mit Fleisch, Käse, Joghurt und Oliven, jede Art von Fisch oder Vollmilch, Haferflockenbrei (mit Salz oder etwas Honig für den Geschmack). Auf frisches Obst sollten Sie wegen seines natürlichen Zuckergehalts am besten verzichten – heben Sie es für später auf, wenn Sie einen Snack brauchen. Trinken Sie Wasser, Milch, Tee oder Kaffee (ein vollfetter Milchkaffee ist auch in Ordnung).

Sie werden feststellen, dass Sie nach dieser Art von Frühstück gut für den Tag

---

* Haben Sie keine Angst vor Cholesterin oder gesättigten Fetten – wir haben die unzulängliche Forschung in diesem Bereich in Kapitel 8 ausführlich besprochen. Natürliche gesättigte Fette (keine künstlichen mehrfach ungesättigten Pflanzenöle) machen nicht dick und bergen ein geringeres Risiko für Herzkrankheiten als Zucker. Der Ersatz dieser Fette in unserer Ernährung durch Öle und Zucker in den 1980er Jahren hat die derzeitige Fettleibigkeitsepidemie ausgelöst. Ein zusätzlicher wissenschaftlicher Abschnitt über Cholesterin befindet sich in Anhang 1 dieses Buches

gerüstet sind. Sie werden sich nicht nach Kohlenhydrat-Snacks am Vormittag sehnen und mittags keinen Heißhunger verspüren.

### Mittagessen in der Lebensmittel-Einöde

Die Auswahl des Mittagessens kann schwierig sein, vor allem, wenn Sie in einer Stadt arbeiten. Denken Sie daran, dass wir trotz der überquellenden Lebensmittelgeschäfte in unseren Städten in einer regelrechten „Lebensmittelwüste" leben. Lebensmittel, die keinen zugesetzten Zucker oder Weizen enthalten, sind oft schwer zu finden; auf vielen Lebensmitteletiketten steht „fettarm" (viel Zucker) oder „ohne Zuckerzusatz" (viel Fruchtzucker). Wenn Sie Ihr Mittagessen nicht selbst gekocht oder zubereitet haben, könnten Sie von diesen Lebensmitteln oder sogar von verlockendem Fast Food in Versuchung geführt werden. Aus diesem Grund versucht dieser Teil des Plans, Sie in die Routine zu bringen, Ihr Mittagessen zu planen und mitzunehmen, wenn Sie unterwegs sind.

Am einfachsten ist es, wenn Sie Ihr Mittagessen am Vortag zubereiten. Das kann eine hausgemachte Suppe sein, ein Kichererbsen- oder Nudelsalat, gebratener Reis mit Blumenkohl, Pilzen, Fleisch oder Fisch usw. Es gibt unzählige Möglichkeiten, die nur etwas Überlegung und Fantasie erfordern: Gewöhnen Sie sich daran, frisches Gemüse, Milchprodukte, Fleisch oder Fisch zu verwenden, um ein leckeres und nahrhaftes Mittagessen zuzubereiten. Wenn Sie Fleisch essen, kann ein im Voraus gebratenes Stück Fleisch vom Rind oder Lamm für viele Mahlzeiten sorgen.

### Abendmahlzeit

In Ihrer neu gewonnenen Zeit werden Sie Spaß daran haben, das Abendessen zuzubereiten. Sie können jede beliebige Zutat verwenden, solange sie nicht zu viel Weizen, Zucker oder Mais enthält – Kartoffeln und Reis sind in Ordnung. Dieser Teil des Programms zielt nicht darauf ab, Ihnen Kohlenhydrate vorzuenthalten oder Sie in einen Zustand zu versetzen, in dem der Grundumsatz sinkt. Wenn Sie vor diesem Programm üblicherweise ein Dessert am Ende Ihrer Mahlzeit gegessen haben, sollten Sie überlegen, ob Sie dieses nicht durch eine Vorspeise wie eine hausgemachte Suppe ersetzen.

Wenn Sie mit Ihrer Familie zusammenleben, versuchen Sie, sie an den Tisch zu bekommen, um das Essen zu teilen. Am besten ist es, die Speisen in die Mitte des Tisches zu stellen, damit man sich selbst bedienen und bei Bedarf mehr nehmen kann. Genießen Sie Ihr Essen, lassen Sie es sich schmecken. Versuchen Sie, die Mahlzeiten zu dem zu machen, was sie sein sollten und was sie früher einmal waren: angenehme, gesellige Anlässe und ein wesentlicher Bestandteil Ihres Lebens.

## — SCHRITT 2 – MEHR SCHLAFEN

Das klingt nach einem einfachen Schritt. Sie sagen sich vielleicht: „Das ist kein Problem", aber wir wollen, dass Sie die *Qualität* Ihrer Ruhezeiten verbessern, und das ist vielleicht nicht so einfach, wie es scheint.

Wir alle verfallen in unserer Freizeit in sinnlose Gewohnheiten. Eine der häufigsten ist es, vor dem Fernseher zu sitzen, ihn einzuschalten und sich selbst auszuschalten. Ich bin in dieser Hinsicht genauso schuldig wie jeder andere nach einem stressigen, arbeitsreichen Tag. Berichten zufolge beträgt die durchschnittliche tägliche Fernsehzeit im Vereinigten Königreich drei Stunden und zwölf Minuten.* Die gesamte „audiovisuelle" Bildschirmzeit wird auf fünf Stunden geschätzt, und mit dem Aufkommen von On-Demand-Kanälen wie Netflix und YouTube könnte die Zeit, die wir abends vor dem Bildschirm verbringen, sogar noch länger werden.

Das Problem mit unserer unproduktiven Bildschirmzeit ist, dass sie sich auf unsere Schlafzeit auswirken kann. Und wenn wir einen hellen Bildschirm gerade erst ausgeschaltet haben, wenn wir es endlich ins Bett schaffen, kann dies das Einschlafen erschweren. Wie wir in Kapitel 13 erfahren haben, spürt unser „drittes Auge", die Zirbeldrüse, wenn das Licht schwächer wird und regt die Ausschüttung des Schlafhormons Melatonin an. Man nimmt an, dass ein Melatoninmangel bei Nachtschichtarbeitern eine Erklärung für deren Gewichtszunahme ist. Dieser Mangel hat auch eine ausgeprägte Wirkung auf den hohen Cortisolspiegel und die Leptinresistenz, was zu einem Anstieg des Sollgewichts führt.

Schlafmangel führt nachweislich auch zu einem Anstieg von Ghrelin (dem Appetithormon). Man ist nicht nur leptinresistent und hat einen trägen Stoffwechsel, sondern auch einen stärkeren Appetit und Heißhunger auf energiereiche Lebensmittel. In Studien, in denen Gruppen von Personen mit 4 bzw. 8 Stunden Schlaf verglichen wurden, verbrauchte die Per-

---

* Ofcom Media Nations 2019 report for the UK, veröffentlicht am 7. August 2019.

sonen mit Schlafmangel 300 kcal mehr Energie auf als diejenigen, die gut geschlafen hatten. In ähnlichen Experimenten hat sich gezeigt, dass Schlafmangel zu einem Anstieg des durchschnittlichen Blutzuckerspiegels und damit zu Prädiabetes führen kann.[1]

Aus evolutionärer Sicht könnte Schlafentzug schon vor langer Zeit bei Wanderungen zu verschiedenen Jagdgebieten eine Rolle gespielt haben. Es ist zu vermuten, dass der Stoffwechsel in dieser Zeit angekurbelt wurde und so den Antrieb zur Nahrungssuche steigerte. Das hat geholfen, diese Zeiten zu überleben. Leider reagieren wir auch heute immer noch mit diesen Stoffwechselreaktionen auf den Schlafentzug, und das führt zu einem Anstieg unseres Sollgewichts. Im Laufe der Evolution blieb unser Körper immer noch so ‚verdrahtet‘, dass er auf den freiwilligen Schlafentzug durch übertriebenen Fernsehkonsum genauso reagiert wie auf den erzwungenen Schlafentzug während einer langen und anstrengenden Wanderung – nämlich mit gesteigertem Appetit, erhöhtem Blutzucker, erhöhter Insulinresistenz – und schließlich mit Gewichtszunahme.

Im Verlauf von Schritt 2 werden wir versuchen, diese Veränderungen rückgängig zu machen und unser Wissen über die Funktionsweise des Körpers zu nutzen, um auf intelligente Weise abzunehmen. Wir werden versuchen, mehr zu schlafen und dadurch unseren Sollwert und unser Gewicht zu senken.

Zunächst müssen wir unsere abendlichen Entspannungs- und Schlafgewohnheiten ändern. Aber denken Sie daran, dass Sie diese Änderung der Gewohnheiten nur dann aufrechterhalten können, wenn es für Sie angenehmer und entspannender wird. Einer der entscheidenden Faktoren, um schläfrig zu werden, ist die Stimulierung der Melatoninausschüttung – und der beste Weg, dies zu erreichen, ist die Reduzierung der Umgebungsbeleuchtung in Ihrem Zuhause im Laufe des Abends.

Wir wissen, dass in Gegenden der Welt, in denen es kein elektrisches Licht gibt, das Melatonin bei Sonnenuntergang zu wirken beginnt und die Menschen dann innerhalb von zwei Stunden einschlafen (in ländlichen afrikanischen Dörfern beginnt die Schlafenszeit um 21.00 Uhr und endet um 5.00 Uhr beim ersten Tageslicht). Damit Sie besser einschlafen können, sollten Sie versuchen, die Routine zu entwickeln, ab zwei Stunden vor dem Schlafengehen langsam das Licht zu dimmen (und Bildschirmarbeit zu vermeiden) – so wie es wäre, wenn Sie näher an der Natur lebten, wo Ihre Zirbeldrüse automatisch den Einbruch der Dunkelheit wahrnehmen würde.

Als Vorbereitung für diesen Schritt sollten Sie Glühbirnen mit geringer Wattzahl, niedrige Tischlampen und vielleicht sogar Dimmschalter installiert haben. Sie können diesen Schritt noch ursprünglicher – und damit wahrscheinlich noch effektiver – gestalten, indem Sie für einen Teil Ihrer Beleuchtung (vorsichtig!) unparfümierte Kerzen verwenden. Nach ein oder zwei Stunden niedriger Beleuchtung werden Sie sich schläfrig fühlen.

Manchmal kann es schwierig sein, sich an eine frühere Schlafenszeit zu gewöhnen. Ein entspannendes heißes Bad, leise Musik und etwas Kräutertee können helfen. Wenn Sie früher die Angewohnheit hatten (oder es bisher nie getan haben), im Bett zu lesen, nehmen Sie es wieder auf. Bücher können Sie in eine andere Welt entführen, und das Lesen hat oft eine schlaffördernde Wirkung.

Auch wenn Sie nicht sofort einschlafen, machen Sie sich keine Sorgen. Genießen Sie es einfach, Ihren Körper zu entspannen, und versuchen Sie, schöne Gedanken und angenehme Erinnerungen zu haben. Der Schlaf wird kommen und Sie werden sich erfrischt fühlen, so dass Sie den kommenden Tag genießen können, wenn Sie aufwachen.

Diese neuen Gewohnheiten sollten Teil Ihrer täglichen Routine werden. Natürlich wird es Zeiten geben, in denen Sie bis spät in die Nacht unterwegs sind, aber versuchen Sie, sich wieder an Ihre Routine zu gewöhnen und freuen Sie sich auf Ihre Nachtruhe. Mit der Zeit wird sich eine Erhöhung Ihrer Schlafdauer auf etwa acht Stunden pro Tag positiv auf Ihre Stimmung, Ihre Gesundheit und Ihren Stoffwechsel auswirken – und Ihr Sollwert wird sinken. Sie werden auf natürliche Weise abnehmen.

# Kapitel 16

# Ihre persönliche „blaue Zone"

*Zell- und Muskelstoffwechsel verbessern*

## — SCHRITT 3 – RESET DER ZELLEN

In seinem Buch *The Blue Zones* (2008) hat Dan Buettner fünf Gebiete oder Zonen auf der Welt identifiziert, in denen die Menschen am längsten leben. Er besuchte diese Gebiete und untersuchte den Lebensstil und die Gewohnheiten der dort lebenden Menschen, um das Geheimnis ihrer Gesundheit zu ergründen. Er stellte mehrere Faktoren fest, die allen Gebieten gemeinsam waren, und kam zu dem Schluss, dass diese Eigenschaften für die bemerkenswerte Fitness der dort lebenden Menschen verantwortlich waren.

Zu den von ihm identifizierten Merkmalen gehören:

- pflanzliche Ernährung, mäßige
- aber nicht übermäßige körperliche Aktivität
- wenig Stress und familiäre Gemeinschaften mit guter sozialer Interaktion.

Die blauen Zonen befinden sich in Okinawa (Japan), Nicoya (Costa Rica), Sardinien (Italien), Ikaria (Griechenland) und Loma Linda (Kalifornien). Wenn Sie sich diese Orte auf der Karte ansehen, haben sie noch etwas Anderes gemeinsam – sie liegen alle an der Küste mit leichtem Zugang zu Fisch und Meeresfrüchten für den Speiseplan. Bei genauerem Hinsehen hatten diese gesunden Gemeinden keine Probleme mit Fettleibigkeit. Ich vermute, dass bei einem Verzehr von so viel Fisch- und Gemüse und dem Fehlen von raffinierten Pflanzenölen das Verhältnis von Omega-3 zu Omega-6 in der Bevölkerung normal ist (1 : 1 bis 1 : 4), anders als bei dem erhöhten Vorkommen von Omega-6 in der westlichen Ernährung. Dies trägt zur Gesundheit der Küstenbewohner bei. Die Zellwände der Menschen in diesen Gebieten (das betrifft jede Zelle eines jeden Bewohners, der dort eine Zeit lang gelebt hat) werden durch die Lebensmittel beeinflusst, die vor Ort angebaut und gefangen werden. Bei einem solch gesunden Verhältnis der Fettsäuren zueinander verringert sich das Auftreten von entzündlichen Krankheiten westlicher Art. Das könnte die Langlebig-

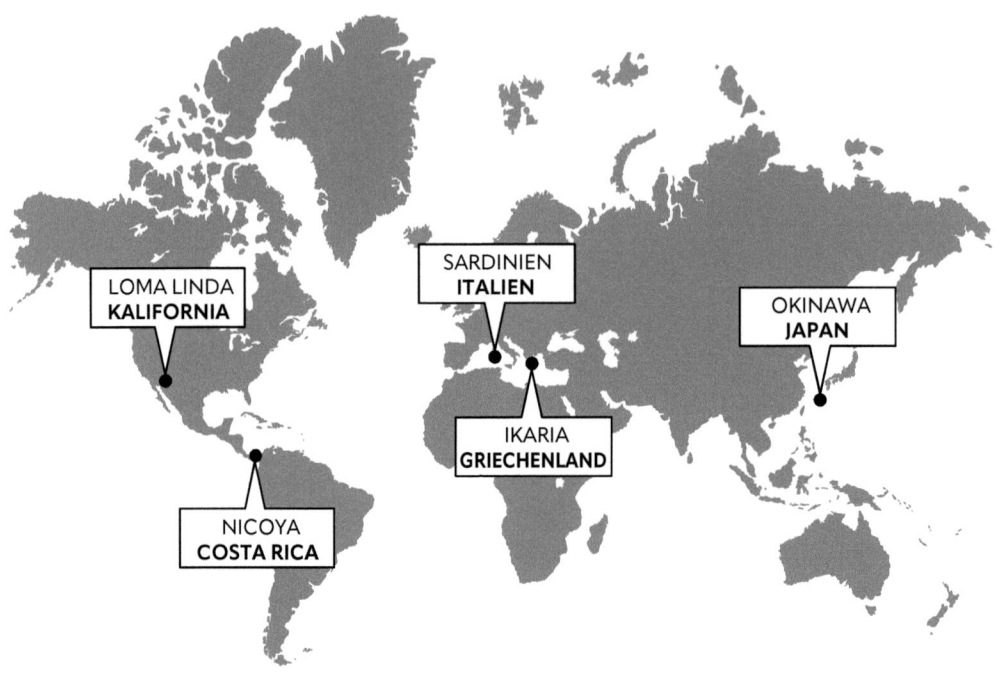

**Abb. 42**   *Die fünf ursprünglichen „Blauen Zonen"*

*Quelle:* Angelehnt an eine Idee aus Dan Buettner (2008), The Blue Zones. National Geographic

keit der Bevölkerung und auch das Fehlen von Fettleibigkeit erklären.

In Schritt 3 dieses Programms werden wir versuchen, das Nahrungsumfeld der blauen Zonen zu imitieren, und dabei sollten wir versuchen, unser eigenes zelluläres Omega-3-zu-Omega-6-Verhältnis wieder auf den Normalwert zu bringen. Dies wird zu einer Senkung des Gewichts-Sollwerts führen, da das Insulin effizienter zu arbeiten beginnt (daher benötigen Sie weniger davon) und das Gehirn wird Leptin wieder wahrnehmen, was bedeutet, dass die Nachricht, dass Sie möglicherweise zu viel Gewicht tragen, endlich zum Gewichtskontrollzentrum in Ihrem Gehirn (dem Hypothalamus) durchdringt. Dies führt zu einer mühelosen Steigerung Ihres Stoffwechsels und einer natürlichen Verringerung Ihres Appetits – und damit zu einer Gewichtsabnahme bis zu Ihrem neuen Sollwert. Ein weiterer Vorteil ist, dass Sie einen signifikanten (oder verbesserten) Schutz gegen alle entzündlichen Krankheiten des westlichen Typs haben werden.

Wenn Sie die Schritte 1 und 2 befolgt haben, haben Sie bereits auf Zucker und stark raffinierte Kohlenhydrate (wie Weizen) verzichtet und schlafen jetzt acht Stunden am Tag. Das Verhältnis zwischen Omega-3- und Omega-6-Fettsäuren in Ihrem Körper ist jedoch wahrscheinlich erheblich aus dem Gleichgewicht geraten, mit einem massiven Überschuss an entzündungs- und fettleibigkeitsfördernden Omega-6-Fettsäuren. Ihr derzeitiges Verhältnis liegt wahrscheinlich in der Größenordnung von 1:15 bis 1:20, vielleicht sogar darüber. In diesem Schritt werden wir versuchen, das Gleichgewicht wiederherzustellen, indem wir Lebensmittel mit einem natürlichen Verhältnis der Omega-Fettsäuren zueinander zu uns nehmen. Das wird zur Folge haben, dass die Zellen unseres Körpers das Omega-Muster der von nun an von uns konsumierten Nahrung übernehmen.

### Die unentbehrlichen Fette

Zur Erinnerung: In der Natur gibt es zwei Fette, die wir in unserem Körper nicht selbst herstellen können – deshalb nennt man sie essenzielle Fettsäuren. Diese beiden Fette haben einen großen Einfluss auf Stoffwechsel und das Entzündungs-

geschehen in unseren Zellwänden. Wenn wir sie nicht in unserer Ernährung haben, werden wir sehr krank. Sie sind das fettige Äquivalent der Vitamine.

Wenn wir über das Verhältnis von Omega-3- zu Omega-6-Fettsäuren in unserem Körper sprechen, müssen wir bedenken, dass diese beiden Fettsäuren, die flexiblen, leicht oxidierbaren Omega-3-Fettsäuren und die festeren, beständigeren Omega-6-Fettsäuren, miteinander um den Platz an den Zellwänden konkurrieren. Das ist von entscheidender Bedeutung: Wenn eine der beiden Fettsäuren im Übermaß in den Körper gelangt, verdrängt sie die andere Omega-Fettsäure und die Zusammensetzung der Zellwand verändert sich, selbst wenn der Verzehr der anderen Fettsäure ausreichend zu sein scheint.

Stellen Sie sich vor, die Zellwände in Ihrem Körper seien wie die Wände eines Zimmers, das Sie streichen wollen. Sie möchten die Wand in einem himmelblauen Farbton streichen, der zu der Farbe des Ikea-Schranks passt, den Sie gerade zusammengebaut haben. Dazu müssen Sie genau das richtige Verhältnis von blauer und weißer Farbe zusammenmischen – die endgültige Farbe hängt vom Verhältnis der beiden Farben ab, die Sie verwenden. Zu viel blaue Farbe macht die Wand zu dunkel und entspricht nicht dem gewünschten

Himmelblau. Stellen Sie sich die Fettsäuren Omega-3 und Omega-6 wie unterschiedliche Farben auf Ihren Zellwänden vor. Wenn Sie zu viel von der einen oder der anderen Fettsäure haben, ist die Farbe nicht mehr die Richtige. Im Moment haben Sie einen dramatischen Überschuss an Omega-6 in Ihren Zellwänden, der die „Farbe" von Omega-3 übertönt. Die starre und entzündungsfördernde Omega-6-Fettsäure ist von der konsumierten Nahrung auf Ihre Zellwände übergegangen und hat ihnen dadurch einen für die optimale Gesundheit unpassenden „Anstrich" verpasst.

Dieser Teil unseres Ernährungsplans zielt darauf ab, das Gleichgewicht wiederherzustellen. Wie bei der Farbe müssen wir unserem Körper die richtigen Mengen der einzelnen Omegas zuführen. Wir müssen Lebensmittel zu uns nehmen, die unsere Zellen mit genau der richtigen Omega-Farbe zum Leuchten bringen, um unseren Stoffwechsel anzuregen, unseren allgemeinen Gesundheitszustand zu verbessern und unser Sollgewicht noch weiter zu senken.

## Sonnenschein-Lebensmittel

Es ist relativ einfach, den Omega-3 – oder Omega-6 – Gehalt in Lebensmitteln abzuschätzen. Wie wir in Kapitel 9 gesehen haben, kommt Omega-3 in den Chloroplasten vor, den zellulären Kraftwerken in Pflanzenblättern (und Algen), die Sonnenlicht in biologische Energie umwandeln. Es ist eine Botschaft an unseren Körper, dass der Sommer da ist und dass es reichlich Nahrung gibt. Alle Lebensmittel, die grüne Blätter enthalten, haben also einen hohen Omega-3-Gehalt. Tiere (oder Fische), die sich von Blättern (oder Algen) ernähren, weisen ebenfalls hohe Omega-3-Werte auf.

Omega-6-haltige Lebensmittel – auf die Sie achten und die Sie reduzieren sollten – sind die Herbstlebensmittel, die einen langsameren Stoffwechsel und eine Gewichtszunahme vor dem Winter verursachen können. Omega-6 ist in Nüssen und Samen (einschließlich aller Körner) enthalten.

Wir haben in Kapitel 9 gelernt, dass eine übermäßige, aber künstliche Menge an Omega-6-Fettsäuren in Form von Pflanzenölen in unsere Nahrung gelangt ist. Dies fiel zeitlich mit den Empfehlungen der Regierung zusammen, gesättigte Fette zu reduzieren. Sie werden aus leicht anbaubaren Saatgutpflanzen gewonnen (Sonnenblumenkerne, Raps usw.). Sie sind keine natürlichen Lebensmittel, denn sie müssen auf ähnliche Weise wie Rohöl raffiniert werden, um nicht zu schnell zu verderben. Trotzdem wurden sie aufgrund fragwürdiger ernährungswissenschaftlicher Untersuchungen als gesund eingestuft und sind nun in unserer Lebensmittelversorgung fest verankert.*

Es geht hier nicht nur um die große Flasche Speiseöl in Ihrer Küche, die riesige Mengen an Omega-6-Fettsäuren enthält, die Sie schon bald konsumieren und die Ihren Stoffwechsel und die Entzündungsprozesse durcheinanderbringen werden. Nein, diese Art von Ölen ist in den meisten industriell verarbeiteten Lebensmitteln enthalten – von Margarine, frittierten (Pommes frites, Donuts) und gebackenen Lebensmitteln bis hin zu Snacks (z. B. Chips) und Pflanzenfett. Das Schöne an Omega-6-Öl ist aus Sicht der Lebensmittelindustrie, dass es relativ stabil ist, so kann es Lebensmitteln zugesetzt werden, die über weite Strecken transportiert werden müssen und in den Regalen der Geschäfte monatelang auf den Verkauf warten. Omega-3-Fettsäuren hingegen müssen aus diesen Lebensmitteln entfernt werden, da sie die Lebensmittel zu schnell verderben lassen (was die Gewinne der Lebensmittelhersteller beeinträchtigt).

Der Grund für das massive Missverhältnis zwischen Omega-3- und Omega-6-Fettsäuren in der westlichen Bevölkerung liegt also nicht in einem plötzlichen Mangel an Omega-3-haltigen Lebensmitteln (wie Fisch). Das Problem ist der massive Überschuss an Omega-6 in unserer Ernährung – in Form von Pflanzenölen und verarbeiteten Lebensmitteln. Viele Gesundheitsexperten schlagen vor, dass wir unseren Konsum von Omega-3-Lebensmitteln erhöhen sollten, um das Problem zu lösen, aber diese Logik ist unzutreffend. Bei einer so großen Menge von Omega-6-Fettsäuren, wie wir sie derzeit aufnehmen, wird eine leichte Erhöhung der Omega-3-Fettsäuren nur minimale Auswirkungen haben – das Verhältnis bleibt unausgewogen.

### Ein Spritzer Maisöl

Um die Menge an Omega-6 in diesen Ölen zu verdeutlichen, betrachten wir eine durchschnittliche Portion (2 Esslöffel) Maisöl, das zum Braten verwendet wird. Diese enthält 14.000 mg (14 Gramm) Omega-6 und nur 300 mg Omega-3. Wenn wir eine große Portion (150 Gramm) Atlantischen Lachs (eines der Lebensmittel mit dem höchsten Omega-3-Gehalt) zu uns nehmen, nehmen wir 3.000 mg

---

* Es gibt nur eine einzige Studie, die darauf hindeutet, dass Pflanzenöle das Risiko von Herzkrankheiten senken. Diese Studie wird oft auf Lebensmitteletiketten zitiert – aber eine Vielzahl weiterer Studien haben keine schützende Wirkung gefunden.

Omega-3 und nur wenig Omega-6 auf. Jedes Mal, wenn wir Lebensmittel mit Maisöl anbraten, müssten wir also vier große Portionen Omega-3-reichen Lachs essen, um die Menge an Omega-6 im Öl auszugleichen. Alternativ könnten wir auch Omega-3-Kapseln (normalerweise 500 mg pro Kapsel) aus der Apotheke nehmen – und zwar achtundzwanzig Stück! Jetzt wird klar, wie unausgewogen das Verhältnis von Omega-3 zu Omega-6 Fettsäuren ist, wenn wir Lebensmittel verzehren, die Pflanzenöle enthalten.

Es gibt eine einfache Möglichkeit, das Verhältnis von Omega-3- zu Omega-6-Fettsäuren auszugleichen (einfacher als sich mit Fisch- oder Lebertran-Kapseln zu ernähren), und zwar durch den Austausch von Pflanzenöl. Natürliche Butter (gesättigte Fette) oder natives Olivenöl (einfach ungesättigte Fette) enthalten viel weniger Omega-6 als Pflanzenöle. Für den Anfang würde ich also empfehlen, beim Braten und Backen diese traditionellen Alternativen zu verwenden.

„Was ist mit Rapsöl?", werden Sie vielleicht fragen. Auf dem Etikett der Flasche steht, dass es einen hohen Omega-3-Gehalt hat. Wenn man sich die Menge an Omega-3-Fettsäuren in einem Esslöffel dieses Öls ansieht (1.200 mg Omega-3 und 2.600 mg Omega-6), ist das Verhältnis von 1:2 gar nicht so schlecht. Es enthält auf jeden Fall eine ordentliche Menge an Omega-3. Das Problem entsteht, wenn man mit diesem Öl brät. Bei den hohen Temperaturen, die zum Braten erforderlich sind, wird das meiste Omega-3 abgebaut und ist nicht mehr zu gebrauchen – die gesundheitsbezogenen Omega-3-Angaben auf solchen Flaschen sind also nur ein Marketing-Trick, um Sie zum Kauf zu überreden.

## — Regel 1

Verwenden Sie Butter und Olivenöl anstelle von Pflanzenöl zum Braten und Backen.

- Entfernen Sie Pflanzenöl aus Ihrem Haushalt
- Kaufen Sie Butter und Olivenöl.*

Pflanzliche Öle verstecken sich in großen Mengen in vielen anderen Lebensmitteln, die in der westlichen Ernährung üblich sind. Denken Sie daran, dass die Cannabinoide in Omega-6-haltigen Lebensmitteln auch leicht süchtig machen können,

---

* Das Olivenöl sollte in einer Dose gekauft werden oder, wenn es in einer Glasflasche ist, in einem dunklen Schrank aufbewahrt werden, da Sonnenlicht die gesunden Antioxidantien im Öl abbaut

so dass Sie möglicherweise die psychologischen Tricks anwenden müssen, die wir in Kapitel 14 beschrieben haben, um sich von diesen Lebensmitteln zu befreien.

## — *Regel 2*

Essen Sie keine Lebensmittel, die Pflanzenöl enthalten oder mit Pflanzenöl zubereitet wurden:

- Fast Food
- Chips, frittierte Snacks, Gesundheitsriegel
- Fertige Kochsaucen
- Margarinen und fettige Brotaufstriche.

Fast Food aus dem Supermarkt wird in Omega-6-Fettsäuren frittiert, gebraten oder gekocht und enthält daher große Mengen davon. Beispiele hierfür sind (bezogen auf eine Portionsgröße):

- KFC-Hühnchen (13.500 mg)
- Burger King Zwiebelringe (10.500 mg)
- Burger King Double Whopper mit Käse (10.300 mg)
- Domino's Pizza (ca. 3.000 mg/Scheibe)
- Pommes frites (ca. 4.000 mg)
- Soßen, z. B. McDonald's Creamy Ranch Sauce (10.700 mg pro ½ Oz. = 10.7 gr/ 14 gr)

Man könnte meinen, dass ein Thunfischsandwich von Subway eine einigermaßen gesunde Omega-3-zu-Omega-6-Wahl wäre. Leider steht es mit 14.000 mg pro Portion an der Spitze der Omega-6-haltigen Schnellgerichte (für die Mayonnaise im Thunfischsalat werden Pflanzenöle verwendet).

Und es sind nicht nur die offensichtlichen Fast-Food-Läden auf der Straße, vor denen Sie sich in Acht nehmen sollten. Viele Lieferdienste oder Schnellrestaurants, wie indische und chinesische Restaurants, verwenden große Mengen an Pflanzenölen in ihren Speisen und Soßen.

Auch Snacks können große Mengen an Omega-6 enthalten, z. B. Kartoffelchips (8.900 mg), Tortilla-Chips (8.800 mg) und Müsliriegel (4.600 mg). Besonders ungesund sind Mikrowellen-Popcorn (22.000 mg) und aus getrockneten Kartoffeln hergestellte Chips (18.000 mg).

In den Supermärkten gibt es inzwischen viele fertige Kochsaucen zu kaufen. Sie machen das Kochen einer köstlichen Mahlzeit einfach – braten Sie das Fleisch und fügen Sie die Soße hinzu, und schon haben Sie eine Mahlzeit. Aber auch hier ist Vorsicht geboten, denn sie enthalten reichlich Pflanzenöle – und damit Omega-6-Fettsäuren. Deshalb ist es viel besser, wenn Sie lernen, Lebensmittel aus gesunden Zutaten selbst zuzubereiten. Soßen kann man zu Hause mit Butter, Milch, Olivenöl usw. herstellen. Zugegeben, man kann sie nicht sechs Monate lang im Regal aufbewahren, aber das liegt daran, dass es sich um echte Lebensmittel mit frischen, gesunden Zutaten handelt. Denken Sie daran, dass frische Lebensmittel nur wenige Tage haltbar sind, während Lebensmittel mit Omega-6-Fettsäuren Monate überdauern. Daran erkennen Sie den Unterschied.

## — *Regel 3*

Vermeiden Sie Lebensmittel mit sehr hohem Omega-6-Gehalt:

### *Wurstwaren und Fleischersatzprodukte*
Weitere Lebensmittel, die einen hohen Omega-6-Gehalt aufweisen, sind gepökeltes Fleisch und Tofu.
  Zum Beispiel:
- Hühnerwurst (5.900 mg in jedem Stück)
- Frankfurter Würstchen (2.100 mg)
- Salami (3.600 mg/100g)
- Tofu (gebraten, 10.000 mg pro 100 g).

### *Nüsse*
Besonders hervorzuheben sind Nüsse und getrocknete Samen sowie Lebensmittel, die überwiegend aus Nüssen und Samen bestehen und als „gesunde" Snack-Riegel verkauft werden. Der Omega-6-Gehalt von 50 Gramm (entspricht einer kleinen Packung) der folgenden Nüsse beträgt:
- Sonnenblumenkerne (18.000 mg)
- Mandeln (6.500 mg)
- Cashewnüsse (4.200 mg)
- Erdnüsse (geröstet, 8.500 mg)

Walnüsse werden in der Presse regelmäßig als hervorragende Quelle für Omega-3-Fettsäuren angepriesen. Sie enthalten in der Tat eine Menge: 50 Gramm Walnüsse enthalten etwa 4.500 mg gesundes Omega-3 (doppelt so viel wie ein Lachsfilet). Allerdings gibt es einen Haken (der in Gesundheitsartikeln meist übersehen wird). Walnüsse enthalten auch gewaltige 19.000 mg Omega-6-Fettsäuren (pro 50-Gramm-Portion). Die großen Mengen an gesundem Omega-3, die Walnüsse enthalten, werden also durch den enorm hohen Omega-6 Anteil relativiert.

## Regel 4

Wählen Sie Fleisch und Fisch mit einem höheren Omega-3-Gehalt:

- Rindfleisch aus Weidehaltung (achten Sie auf das Etikett) und Lammfleisch (in der Regel zu 100 % aus Weidehaltung)
- Fisch aus Leinenfang oder Hochsee (in Fischzuchten besteht ihre Nahrung aus Getreide und sie haben einen höheren Omega-6-Gehalt)
- Fischkonserven (in Salzlake, nicht in Öl: sehr gesundes Omega-3-Profil)
- Vermeiden Sie mit Getreide gemästete Hühner

Omega-3 stammt von grünblättrigen Pflanzen (und Grünalgen im Meer) und allen Tieren, die Blätter und Gras fressen oder von Fischen, die sich von Algen ernähren. Denken Sie daran, dass viele landwirtschaftliche Betriebe ihr Vieh mit einer unnatürlichen, Omega-6-haltigen Getreidenahrung füttern, um es zu mäs-

ten (das funktioniert sowohl bei Tieren als auch bei Menschen). Das Fleisch der Tiere aus diesen Betrieben enthält wenig Omega-3 und viel Omega-6 (genau wie wir Menschen, siehe Abb. 38). Daher sollte man Fleisch aus diesen Betrieben möglichst meiden. Leider sind Mastbetriebe, die ihr Vieh mit Getreide füttern, heute die Norm, und die Suche nach Fleisch von Tieren aus reiner Weidehaltung wird nicht leicht sein. Fast alle Hühner- und Schweinefleischsorten und das meiste Rindfleisch stammen von Tieren aus Mastbetrieben – versuchen Sie, dies zu vermeiden. Schafe werden im Allgemeinen noch auf der Weide gehalten und ihr Fleisch ist daher die bessere Wahl.

Auch Fischfarmen sind weit verbreitet. Wie bei Landtieren hat auch Lachs, der mit Getreide gefüttert wurde, ein viel schlechteres Omega-3-zu-Omega-6-Verhältnis als Fische aus der freien Natur.

## Regel 5

Essen Sie so viel frisches Gemüse und Milchprodukte, wie Sie möchten.
Gemüse und Milchprodukte haben einen geringen Gehalt an Omega-Fettsäuren

und ihr Verhältnis ist in der Regel gesund, also können Sie diese Lebensmittel ohne Einschränkungen genießen.

## Zusammenfassung

Um das Verhältnis von Omega-3 zu Omega-6 zu optimieren, sollten Sie einige einfache Regeln beachten. Essen Sie viel Grünzeug, viel Fisch und Fleisch von Tieren, die Grünzeug gefressen haben; Sie können auch Milchprodukte verwenden (und ja, auch Butter ist in Ordnung). Verzichten Sie auf raffiniertes Pflanzenöl, Samen (einschließlich Getreide) und verarbeitete Lebensmittel. Da die guten Lebensmittel meist nur für kurze Zeit frisch sind, müssen Sie regelmäßig einkaufen und kochen.

Michael Pollan schlägt in seinem großartigen Buch *In Defence of Food* einige einfache Regeln vor, an die man sich beim Einkaufen erinnern sollte:

1.  Kaufen Sie nichts, was Ihre Urgroßmutter nicht als Lebensmittel erkannt hätte
2.  Kaufen Sie keine Lebensmittel, die nicht verderben
3.  Kaufen Sie keine verpackten Lebensmittel – vor allem, wenn sie mehr als fünf Zutaten enthalten oder als gesund angepriesen werden: „fettarm", „ohne Zuckerzusatz" oder „cholesterinarm" sind typische gesundheitsbezogene Angaben, bei denen Sie vorsichtig sein sollten.

### Die Diät des Gemüsehändlers, Metzgers und Fischhändlers

Meine einfache Ernährungsregel lautet, dass Sie versuchen sollten, alle Ihre Lebensmittel beim Gemüsehändler (der traditionell nur Obst und Gemüse verkauft), beim Metzger (der neben Frischfleisch auch Molkereiprodukte anbietet) und beim Fischhändler oder an der Fischtheke zu kaufen. Wenn Sie sich überwiegend von frischem Gemüse, Fleisch, Fisch und Milchprodukten ernähren und diese selbst zubereiten (ohne Pflanzenöl), sind Sie auf dem besten Weg, Ihren Zellstoffwechsel zu verbessern.

## SCHRITT 4 – MUSKELN ERHALTEN

Kann regelmäßige Bewegung Ihren Sollwert und damit Ihr Gewicht senken?

Diejenigen, die sich an die Gleichung Energiezufuhr/Energieabfuhr halten, sehen Bewegung als genauso wichtig an wie die Kalorienzufuhr – für sie geht es nur ums Zählen. Das ist der Grund, warum die Fitnessstudiobranche so ein großes

Geschäft ist. Wir wissen jedoch, dass die Stoffwechselanpassung* bezogen auf die tägliche Kalorienbilanz leistungsfähiger sein kann als jede Mitgliedschaft im Fitnessstudio. Wenn Ihr Körper sein Gewicht nicht verändern will, wird er sich an die Bewegung anpassen und in den Energiesparmodus wechseln. Außerdem wissen wir, dass Ihr Körper Ihnen bei zu starker körperlicher Betätigung wahrscheinlich befehlen wird, Energie zu tanken, indem er die Produktion von Appetithormonen erhöht. Aus diesem Grund gibt es in den meisten Fitnessstudios eine Saft- oder Snackbar.

### Jäger gegen Büroangestellte

In einer berühmten Studie wurde der Energieverbrauch von Jäger- und Sammlerstämmen in Tansania (den Hadza) mit dem von westlichen Stadtbewohnern (in New York und London) verglichen, wobei die genaueste Methode zur Messung des Energieverbrauchs, das so genannte doppelt markierte Wasser**, verwendet wurde.[2]

Wir wissen, dass Jäger und Sammler einen großen Teil ihres Tages aktiv verbrachten – sie gingen oder liefen –, während der durchschnittliche Stadtbewohner den Tag überwiegend sitzend verbringt – vielleicht einen kurzen Spaziergang vom Auto oder vom Bahnhof zum Büro macht. Als die Wissenschaftler den Gesamtenergieverbrauch über einen Zeitraum von dreißig Tagen verglichen, stellten sie fest, dass es keinen Unterschied gab! Die Hadza-Jäger und die Stadtbewohner verbrauchten die gleiche Menge an Energie, obwohl der eine aktiv und der andere überwiegend sitzend tätig war.*** Die Forscher kamen zu dem Schluss, dass der Stoffwechsel der Hadza in der Ruhephase übermäßig effizient war und sie dadurch nachts viel weniger Energie verbrauchten als die Stadtbewohner. Was die Wissenschaftler nicht berücksichtigten, war die Tatsache, dass die Stadtbewohner wahrscheinlich den ganzen Tag über einen gesteigerten Stoffwechsel hatten, um die übermäßige Nahrungsaufnahme zu kompensieren.

---

* Stoffwechselanpassung ist die Verringerung oder Erhöhung unseres Grundumsatzes als Reaktion auf eine Diät oder übermäßiges Essen – wie in den Kapiteln 1 und 3 im ersten Teil besprochen.

** Wasser, bei dem Sauerstoff- und Wasserstoffatome durch die selteneren, schwereren Isotope ausgetauscht werden. Die Zeitspanne, bis die Isotope im Urin nachweisbar ist, gibt Ausschluss über den Zellstoffwechsel.

*** Dabei wurde die relative Größe der Hadza-Jäger und der Stadtbewohner berücksichtigt. Tatsächlich verbrauchten die Jäger und Sammler weniger Energie als die Stadtbewohner, weil sie kleiner waren.

Meine Hypothese (wie in Kapitel 3 erläutert) ist, dass weitere Forschungen ergeben hätten, dass die Stadtbewohner einen gesteigerten Grundumsatz hatten – sie verbrannten ihre überschüssigen Kalorien durch ein aktiviertes sympathisches Nervensystem (was zu hohem Blutdruck führt) und durch adaptive Thermogenese (was zu Energieabgabe durch Schwitzen führt).

Die Botschaft der Studie lautete, dass körperliche Aktivität dadurch kompensiert wird, dass der Körper darum kämpft, sein Sollgewicht beizubehalten. Dabei ist es egal, ob es sich um eine metabolische Hypereffizienz bei aktiven Menschen handelt, die nicht zu viel essen, oder um eine metabolische Ineffizienz bei Menschen, die sich kaum bewegen und zu viel essen: Entscheidend ist immer der Sollwert.

### Der gestresste, 'hypertensive', übergewichtige New Yorker

Die Forschungsstudie bestätigte einen erwarteten Unterschied zwischen den beiden untersuchten Bevölkerungsgruppen – ihr Körpervolumen. Beim Vergleich zwischen den schlanken Hadza und den fetten New Yorkern geht es nicht um eine Berechnung der insgesamt aufgenommenen Kalorien im Vergleich zu den insgesamt durch Bewegung verbrauchten

Kalorien – das wäre viel zu einfach. Nein, der New Yorker war Umweltsignalen ausgesetzt, die seinen Sollwert erhöht haben. Wir wissen, dass die Restaurants in New York zu den besten der Welt gehören, aber es ist die Qualität des Essens und nicht die Gesamtzahl der aufgenommenen Kalorien, die den Sollwert bestimmt. Der New Yorker ist einem großen Angebot und großen Mengen an verarbeiteten Lebensmitteln und Fast Food ausgesetzt, mit der Folge einer erheblichen Störung des Verhältnisses von Omega-3 zu Omega-6 in den Zellmembranen sowie eines chronisch hohen Insulinbedarfes. Der Stress des Stadtlebens und vielleicht die Störung des Melatoninspiegels aufgrund der schlechten Tag-Nacht-Differenzierung bedingen weitere Faktoren, die den Sollwert immer weiter in die Höhe treiben.

### Wie funktioniert Bewegung?

Wir haben also ein Dilemma. Der aktive Hadza-Stamm verbrauchte nicht mehr Energie als die sitzenden New Yorker. Wenn regelmäßiger Sport durch Stoffwechselanpassung kompensiert wird, wenn er uns in der Ruhephase effizienter macht und wir deshalb nicht mehr Kalorien verbrauchen, wie funktioniert er dann?

Ich denke, wir können sicher sagen, dass Sport zu einer Gewichtsabnahme führt (sonst wären Fitnessstudios nicht so beliebt). Jedoch nicht über die einfache Gleichung Energiezufuhr/Energieabfuhr, die sich die meisten Menschen vorstellen. Sondern weil die Bewegung selbst dazu führt, dass unser Gewichts-Sollwert sinkt. Erst wenn dies geschieht, gibt der Körper diese Energie ab (wahrscheinlich im Fitnessstudio) und das Gewicht nimmt ab. Regelmäßiges anstrengendes Training führt zu zwei wesentlichen Veränderungen, die sich auf unseren Gewichts-Sollwert auswirken:

1. Verringertes Cortisol (das Stresshormon)
2. Verbesserte Insulinempfindlichkeit (was zu einem niedrigeren Insulinspiegel führt).

Wir können dies wie folgt zusammenfassen:

1. Bewegung ⇒ senkt Cortisol ⇒ senkt den Sollwert
2. Bewegung ⇒ steigert Insulinempfindlichkeit ⇒ senkt Insulin ⇒ senkt den Sollwert

Der niedrigere Sollwert veranlasst den Körper dann, Gewicht zu verlieren.

Bei der Bedeutung von Bewegung geht es also nicht um die verbrauchten Kalorien, sondern darum, wie die Aktivität Ihren Stoffwechsel verbessert, indem sie Ihren Cortisolspiegel senkt und die Insulinempfindlichkeit optimiert. Bewegung kann einen größeren Einfluss auf das Gewicht haben, wenn Sie in Ihrem Zeitplan die Zeit finden, wie ein Sportler zu trainieren. Wenn Sie an den meisten Tagen in der Woche zwei Stunden am Tag intensiv trainieren und dabei 1.000 kcal pro Tag verbrauchen, dann ist das etwas, das der Stoffwechsel des Körpers nicht ignorieren kann. Die meisten Menschen können dies jedoch nicht in ihren Tagesablauf einbauen.

Einer der weiteren großen Vorteile von Sport ist, dass er das „gute Cholesterin", HDL, deutlich erhöht. Dieses übertrumpft alle anderen Arten von schlechtem Cholesterin und verringert Ihr Risiko für Herzkrankheiten erheblich.

*Aktivitätsregeln*
• Wählen Sie eine Aktivität, die Ihnen Spaß macht
• Wählen Sie eine Aktivität, die für Sie praktisch ist
• Bewegen Sie sich zwei- bis dreimal pro Woche mindestens zwanzig Minuten lang
• Bewegen Sie sich so, dass Sie ins Schwitzen kommen (das ist wichtig, damit es funktioniert)
• Vermeiden Sie Ausdauertraining.

Es ist wichtig, dass die Aktivität Ihnen wirklich Spaß macht – nicht jeder geht gern ins Fitnessstudio. Ich persönlich bin etwas eingeschüchtert von den muskulösen Männern, die nackt durch die Umkleidekabine stolzieren und über meinen (nicht so muskulösen) Körper kichern, und ich kann mir vorstellen, dass sich auch viele andere Menschen in dieser Umgebung unwohl fühlen. Suchen Sie sich eine Aktivität, auf die Sie sich freuen und die Ihnen wirklich Spaß macht, eine Aktivität, die Ihr Leben bereichern kann. Vielleicht Schwimmen, Yoga, Tennis oder Squash? Wenn Sie keine Zeit haben und früher gerne Rad gefahren sind, dann fahren Sie gelegentlich mit dem Rad zur Arbeit und zurück. Wenn Sie Mannschaftssportarten bevorzugen, gibt es neben Fußball noch viele andere Ballsportarten. Vielleicht gehen Sie einfach nur gerne spazieren, und ein flotter Spaziergang mit etwas Steigung kann eine gute und angenehme Bewegung an der frischen Luft sein; oder Sie möchten vielleicht joggen (oder sogar spazierengehen und joggen). Wenn Sie nicht sehr gut im Sport sind, sollten Sie sich nach Kursen oder einem Verein umsehen und etwas Neues ausprobieren. Sie können sich auch ein Rudergerät oder ein Laufband zu Hause anschaffen und beim Sport fernsehen oder Musik hören. Das Wichtigste ist, dass es Ihnen Spaß macht, sonst hören Sie nach einer Weile auf. Denken Sie auch daran, dass es beim Sport nicht darum geht, Kalorien zu zählen – wir sollten Sport treiben, um unseren Stoffwechsel zu verbessern, unseren Insulin- und Cortisolspiegel zu senken und den Muskeltonus zu steigern. Die Gesundheit der Muskeln ist, wie wir gleich sehen werden, für unsere Gewichtsregulierung von entscheidender Bedeutung.

**Die Muskulatur fit halten**
Neben einer Verbesserung des Stoffwechsels führt Bewegung zu einer gesunden Muskulatur. Es gibt einige Gesellschaften auf der Welt, vor allem im Nahen Osten, in denen eine extrem sitzende Lebensweise, insbesondere bei Frauen, fast erwartet wird – es ist die kulturelle Norm. Wenn von Ihnen keine Hausarbeit erwartet wird und es unschicklich ist, lange Strecken zu Fuß zurückzulegen (außer im Einkaufszentrum), dann schrumpft mit der Zeit Ihre Muskelmasse und Sie entwickeln einen Zustand, der Sarkopenie genannt wird (d. h. kleine, verkümmerte Muskeln). Wie wir in Kapitel 3 herausgefunden haben, verbrennen wir durch metabolische Anpassungen in unseren Muskeln buchstäblich die überschüssigen Kalorien, die wir verbrauchen (dies ist als Thermogenese bekannt). Wenn also die Muskelmasse schrumpft, ist

unsere Fähigkeit, überschüssige Kalorien zu verbrennen, beeinträchtigt. Kombiniert man eine geringe Muskelmasse mit größeren Kalorienmengen (z. B. durch den Verzehr von zuckerhaltigen Snacks), kann dies nur eines zur Folge haben: eine erhebliche und schnelle Gewichtszunahme. Dies ist der Grund, warum die Fettleibigkeitsrate bei Frauen aus dem Nahen Osten mittlerweile bei fast 50 % liegt.

Die wichtigste Botschaft, die Sie sich merken sollten, lautet: Erhalten Sie Muskelkraft und Muskelmasse. Halten Sie Ihr wichtiges Muskelorgan gesund. Wenn Sie abends ein „Stubenhocker" sind, machen Sie sich keine Sorgen, solange Sie vor Ihrer Auszeit eine kurze, intensive, muskuläre Aktivität durchführen. Wenn Sie keine Zeit oder keine Lust haben, ins Fitnessstudio zu gehen, versuchen Sie es mit einer „7-Minuten Workout" App. Sie sorgt für eine rundum gesunde Muskulatur – und verschafft Ihnen etwas Zeit für sich.

## SCHRITT 5 – INSULIN SENKEN

Wir sind nun beim letzten Schritt zur Optimierung Ihres Gewichts angelangt. Wenn Sie es bis zu diesem Punkt geschafft haben, herzlichen Glückwunsch! Ich hoffe, dass Sie Ihr neues, viel gesünderes Leben genießen. Bis jetzt haben Sie auf Zucker und hochraffinierte Kohlenhydrate verzichtet, Ihren Schlaf verbessert, Ihre Zellgesundheit optimiert und eine körperliche Aktivität gefunden, die Ihnen Spaß macht. Im letzten Teil des Programms geht es darum, Ihre Kohlenhydratzufuhr noch etwas weiter zu reduzieren und damit Ihren Insulinbedarf zu senken – wie wir inzwischen wissen, wird dies Ihr Sollgewicht reduzieren.

Es gibt verschiedene Arten von kohlenhydratarmen Diäten, von der extremen ketogenen Diät (▸ Kapitel 12) bis hin zur gemäßigten „Niedrig-GI-Diät". Wir werden uns für etwas dazwischen entscheiden – etwas, das effektiv ist, aber auch als Teil einer normalen Ernährungsroutine durchgehalten werden kann.

### Sprint oder Langstrecke

Wahrscheinlich haben Sie schon einmal den Begriff glykämischer Index (GI) gehört. Er wird verwendet, um die Geschwindigkeit zu beschreiben, mit der ein Lebensmittel seine Kohlenhydratenergie an den Blutkreislauf abgibt. Je höher der GI eines Lebensmittels ist, desto schneller setzt es seine Zuckerenergie frei. Er wird verwendet, um Lebensmittel zu identifizieren, die den in Kapitel 10 beschriebenen plötzlichen Insulinschub verursachen, und ist die Grundlage für die Low-GI-Diät. Bei dieser Diät werden die Teilnehmer aufgefordert, Lebensmittel mit einem hohen glykämischen Index zu meiden und nur Lebensmittel zu wählen, die ihre Glukose langsam abgeben. Da diese Diät die Blutzuckerschwankungen normalisiert, ist sie besonders für Diabetiker geeignet, die Insulin benötigen. Zu den Lebensmitteln mit niedrigem glykämischen Index, die Sie während der Low-GI-Diät essen sollten, gehören Grapefruit (GI von 25), Kirschen (22), Äpfel (28) und Süßkartoffeln (40).

Zu den Lebensmitteln, die Sie bei einer Diät mit niedrigem GI vermeiden sollten, gehören weiße Kartoffeln (85), Weißbrot (70), Wassermelone (72) und Karotten (47).

Aber der glykämische Index sagt nicht alles über die Lebensmittel aus, die Sie essen.

Bedenken Sie folgende Frage: Wer würde bei einem Rennen zwischen dem Sprinter Usain Bolt[*] und dem Langstreckenläufer Mo Farah[**] gewinnen? Stellen Sie sich vor, die beiden treten im Flutlicht des Londoner Olympiastadions gegen-

einander an und der Starter hebt gerade die Pistole, um den Starschuss abzufeuern. Viele Menschen würden diese Frage wahrscheinlich nicht zu Ende denken und automatisch sagen: „Usain natürlich", aber sie gehen davon aus, dass das Rennen über eine kurze Distanz geht und antworten eigentlich auf die Frage: „Wer ist der Schnellste?" Aber wenn nach dem Startschuss der blitzschnelle Bolt einen extrem großen Vorsprung heraussprintet, die Ziellinie jedoch nicht erscheint … dann hat der Läufer mit der größeren Ausdauer eine Chance. Wenn die Muskeln von Usain Bolt zu verkrampfen beginnen, kann man sich vorstellen, dass Mo Farah an ihm vorbeigleitet – und der MoBot wird gewinnen.

**Die glykämische Last**

Genauso wie Läufer nicht nur über ihre Geschwindigkeit definiert werden sollten, sollte auch ein Lebensmittel nicht nur über seinen glykämischen Index definiert werden. Wichtig ist nicht nur die Geschwindigkeit, mit der das Lebensmittel Glukose in den Blutkreislauf abgibt, sondern die Gesamtmenge an Glukose, die freigesetzt wird. Meiner Meinung nach ist die glykämische Last (GL) viel wichtiger für

---

[*]    Usain Bolt, erfolgreichster Sprinter, 8 olympische Goldmedaillen, 11 Weltmeistertitel

[**]   Mo Farah, britischer Langstreckenläufer, 2012 und 2016 olympisches Gold über 5.000 und 10.000m, mehrere Welt- und Europameistertitel

die Vorhersage des Gesamtinsulinspiegels als der glykämische Index.

Die glykämische Last gibt die gesamte Wirkung an, die eine Lebensmittelportion auf Ihren Blutzuckerspiegel hat (nicht nur die Geschwindigkeit). Eine Einheit der glykämischen Last hat die gleiche Wirkung wie die Aufnahme von einem Gramm Glukose (4 kcal). Die glykämische Last wird durch die verzehrte Portion beeinflusst, d. h. die Verdoppelung einer Portion verdoppelt die glykämische Last. Wenn wir uns beispielsweise an das Prinzip der Ernährung mit niedrigem glykämischen Index halten, werden wir feststellen, dass Wassermelone schnell Glukose freisetzt.

Mit einem glykämischen Index (GI) von 72 sprintet sie nur so ins Blut, während ein fettarmer Joghurt viel langsamer ist (GI von 33). Aber das Lebensmitteläquivalent des „Langstreckenläufers" hat viel mehr Energie gespeichert. Die glykämische Last (GL) des Joghurts liegt bei 16 pro Becher, während ein Stück Wassermelone nur eine GL von 8 hat, also nur halb so viel. Langfristig erhöht ein Becher Joghurt den Insulinspiegel also um das Doppelte im Vergleich zu einer Tasse Wassermelone, obwohl die Wassermelone einen viel höheren glykämischen Index hat.

Hier sind einige Beispiele für die glykämische Last gängiger Lebensmittel:

Tab. 6 *Glykämische Last gängiger Lebensmittel*

| Grundnahrungsmittel | Obst und Gemüse | Fleisch u. Molkereiprodukte |
|---|---|---|
| Weiße Kartoffel 29 | Orange 4 | Rindfleisch 0 |
| Süßkartoffel 20 | Apfel 5 | Huhn 0 |
| Weißer Reis 24 | Banane 10 | Eier 0 |
| Wildreis 16 | Weintrauben 9 | Milch 9 |
| Weißbrot 16 | Grüne Bohnen 4 | Käse 1 |
| Schwarzbrot 10 | Tomate 2 | Hülsenfrüchte |
| Nudeln aus Reis 21 | Spinat 2 | Bohnen 12 |
| Reisnudeln 21 | Mohrrüben 2 | Kichererbsen 20 |

Hinweis zu den Portionsgrößen: Kartoffeln (groß), Reis, Nudeln (150g Portion), Brot (2 Scheiben), Obst (1 Stück), Weintrauben (1 Handvoll), Gemüse (1 mittlere Tasse), Milch (250ml), Käse (1/2 Tasse, gewürfelt), Hülsenfrüchte (1/2 Dose, 200g).
*Quelle:* USDA National Nutrient Database for Standard Reference, April 2018.

Im Anhang 2 finden Sie ausführliche Tabellen mit der glykämischen Last verschiedener Lebensmittel. Sie werden sehen, dass Fleisch, Fisch, Eier und Käse eine GL von Null haben und dass die meisten Obst- und Gemüsesorten eine niedrige GL haben. Unser Blutzucker stammt hauptsächlich aus unseren kohlenhydrathaltigen Grundnahrungsmitteln (Kartoffeln, Nudeln, Reis und Teigwaren). Ich möchte nicht, dass Sie auf diese Grundnahrungsmittel verzichten und anfangen, danach zu gieren oder gar die unangenehmen Nebenwirkungen der ketogenen Diät zu entwickeln – aber ich denke, dass es für Ihr Insulinprofil und damit für Ihr Sollgewicht (und letztlich Ihr Gewicht) von Vorteil ist, wenn Sie langsam versuchen, die Gesamtmenge an Glukose, die täglich in Ihren Blutkreislauf gelangt, zu reduzieren. Das können Sie erreichen, indem Sie Ihre glykämische Gesamtbelastung reduzieren. Wie ich in diesem Buch erklärt habe, kommt es nicht auf die Gesamtzahl der Kalorien an, die Sie zu sich nehmen, sondern auf die Qualität der Lebensmittel. Wenn Sie Ihre Portionen an Grundnahrungsmitteln reduzieren, sollten Sie dies durch den Verzehr von Gemüse mit niedrigem glykämischen Index sowie eiweiß- und fettreichen Lebensmitteln ausgleichen.

*Messung der täglichen glykämischen Last*

Bevor Sie versuchen, Ihre glykämische Last zu reduzieren, sollten Sie Ihren aktuellen Wert messen. Sie können die Menge an Kohlenhydraten, die Sie täglich zu sich nehmen, mit Hilfe einer App auf Ihrem Smartphone wie MyFitnessPal berechnen. Möglicherweise müssen Sie in eine Küchenwaage investieren (falls Sie das noch nicht getan haben), um eine Vorstellung von der Größe Ihrer Portionen nach Gewicht zu bekommen. Die App kann dann die GL jedes einzelnen Lebensmittels berechnen und die tägliche Gesamtzahl zusammenzählen.

*150, 100, 80 oder 60 Gramm?*

Die meisten Menschen, die keine Diät machen, nehmen mehr als 300 Gramm Kohlenhydrate pro Tag zu sich: Das entspricht einer glykämischen Gesamtbelastung von über 300. Ich denke, dass ein guter Richtwert für Ihre glykämische Last 150 pro Tag sein sollte. Das dürfte leicht zu erreichen sein, zumal Sie bereits beim Frühstück auf nennenswerte Kohlenhydrate verzichten. Sobald Sie sich der kohlenhydratreichen Lebensmittel in Ihrer Ernährung bewusster geworden sind, sollte der nächste Schritt darin bestehen, Ihre tägliche GL auf 100 zu senken. Überstürzen Sie dies nicht. Es ist viel besser, langsame, geplante

Änderungen über Wochen hinweg vorzunehmen als innerhalb weniger Tage.

Das endgültige Ziel könnte bei 80 liegen, aber das hängt davon ab, wie Ihr Körper auf die Veränderungen reagiert und wie Sie sich fühlen, ob Sie mit den Veränderungen gut zurechtkommen und die gesundheitlichen Vorteile genießen können. Denken Sie daran: Wenn Ihnen ein Teil des Programms keinen Spaß macht, ist es sehr viel unwahrscheinlicher, dass er Teil Ihrer täglichen Routine und damit Teil von Ihnen wird.

### Keine Keto-Kur

Das Ziel unseres Plans ist es, Ihren Insulinspiegel zu senken, indem Sie Ihre gesamte Kohlenhydratzufuhr reduzieren. Wir wollen jedoch nicht, dass Ihre Kohlenhydratzufuhr so weit sinkt, dass Ihre Leber keine Reserven mehr hat und Sie eine Ketose entwickeln. Dies kann passieren, wenn Sie gleichzeitig Sport treiben und Ihre tägliche Kohlenhydratzufuhr reduzieren. Wenn Sie sich besonders schwach fühlen oder Symptome einer Keto -Grippe wie Kopfschmerzen, Übelkeit oder Erbrechen verspüren, kann es sein, dass Sie die Kohlenhydratreserven Ihrer Leber erschöpft haben (Ihr „Akku" ist leer). Sie sollten sich darüber im Klaren sein, dass Sport Ihrer Leber Kohlenhydrate entziehen und Sie in die Ketose bringen kann, wenn Sie die Kohlenhydrate nicht ersetzen.

Und hier ist die gute Nachricht: Die durch den Sport verbrannten Kohlenhydrate können Sie zu Ihrem Tagesbedarf hinzufügen. Bei den meisten moderaten sportlichen Aktivitäten wie Joggen, Training im Fitnessstudio oder Fußball- und Tennisspielen werden pro halbstündiger Einheit 250–350 kcal verbrannt. Diese Energie entstammt der Leber: 300 kcal entsprechen 75 Gramm Kohlenhydraten, was dem Äquivalent einer extragroßen Ofenkartoffel, einer Portion Reis und einer Banane entspricht – und das alles zusätzlich zu Ihrem täglichen GL-Ziel. Das klingt gut und vielleicht ist es die Mühe wert… und auf jeden Fall besser als ein einziger Snickers-Riegel (270 kcal).

### Endspurt

Ich hoffe, dass Ihnen die einzelnen Schritte dieses Programms gefallen haben und dass Sie den Diät-Krieg endlich gewinnen – ein für alle Mal. Die Verbesserungen, die jeder dieser Schritte an der Funktionsweise Ihres Körpers bewirkt, können unterschiedlich sein und Wochen oder sogar Monate dauern. Aber wenn Sie die in diesem Buch beschriebene Art zu essen und zu leben beibehalten, werden sich diese Veränderungen bald in Ihrem Körper verankern. Schließlich wird Ihr Körper die Art, wie Sie leben, widerspiegeln. Ihr Gewichts-Sollwert wird dauerhaft niedriger sein, was eine einfache, nahtlose Gewichtsregulierung und eine langfristige Verbesserung Ihrer metabolischen Gesundheit bedeutet.

# Epilog

*Warum essen wir zu viel?*

Als mein hilfsbereiter Lektor bei Penguin vorschlug, dieses Buch *Why We Eat (Too Much)* zu nennen, musste ich zunächst darüber nachdenken. Ein passenderer Name für das Buch wäre so etwas wie „Warum speichern manche von uns zu viel Energie (und andere nicht)" gewesen, aber das war eindeutig zu langatmig und hätte weder die Aufmerksamkeit potenzieller Leser erregt noch die Botschaften des Buches in die Öffentlichkeit getragen (der Hauptgrund, es überhaupt zu schreiben).

Vor der Lektüre dieser Seiten hätten viele Menschen auf diese Frage geantwortet: „Weil wir gierig sind" oder „Weil das Essen heutzutage einfach zu gut schmeckt". Aber dieses Buch hat uns gezeigt, dass es viel komplizierter ist.

Tatsächlich aber haben wir in Kapitel 1 gesehen, dass die meisten von uns heute in der Tat zu viel essen, viel mehr (500 kcal/Tag) als noch vor dreißig Jahren. Aber wir haben auch gelernt, dass wir zwar mehr essen, aber auch mehr verstoffwechseln. Wir sind in der Lage, uns an das übermäßige Essen anzupassen und den Großteil der überschüssigen Energie mühelos zu verbrennen. Daher ist die Gewichtszunahme nicht so dramatisch, wie wir es erwarten würden. Erinnern Sie sich an die Analogie mit der Lieferung von Holzscheiten für Ihr Feuer in Kapitel 1? Wenn mehr geliefert wird, verbrennt man auch mehr. Wenn Sie mehr essen, verstoffwechseln Sie auch mehr. Aber das erklärt nicht, warum viele von uns anscheinend einige dieser zusätzlichen Holzscheite für einen anderen Tag aufbewahren.

## Die drei Häuser

Stellen Sie sich drei identische Häuser nebeneinander auf dem Lande vor. Jedes Haus wird mit einem Holzfeuer beheizt und jedes Haus hat einen Schuppen für Holzscheite vor der Haustür. Alle Häuser erhalten jeden Tag eine große Holzlieferung, mehr als genug, um warm zu bleiben.

Das erste Haus hat nur wenig Holz in seinem Schuppen gelagert und es dringt ständig Rauch aus dem Schornstein, auch sind einige der Fenster geöffnet, um die Wärme nach draußen zu lassen.

Der Lagerschuppen des zweiten Hauses ist fast voll mit Holzscheiten. Seine Rauchfahne ist geringer als die des ersten Hauses, und die Fenster sind geschlossen. Der Besitzer geht offensichtlich sparsam mit seinem Holz um, bis er weitere Holzscheite geliefert bekommt und der Schuppen wieder voll ist.

Im dritten Haus ist der Holzschuppen beschädigt, seitdem er einmal überfüllt war. An der Seite des Hauses stapelt sich jedoch ein Berg von Holz. Trotzdem scheint der Eigentümer seine Liefermenge verdoppelt zu haben.

Drei identische Häuser also, aber warum gibt es drei sehr unterschiedliche Holzvorräte?

Das erste Haus liegt neben einem Wald. Sein Besitzer weiß, dass es nie einen Mangel an Holz geben wird. Es besteht keine Notwendigkeit, viel zu lagern, und überschüssiges Holz wird regelmäßig verbrannt.

Der Besitzer des zweiten Hauses ist da vorsichtiger. Sein Lieferant hat letztes Jahr gestreikt und ihn mit schwindenden Holzvorräten und einem kalten Haus zurückgelassen. Außerdem hat er kürzlich im Radio gehört, dass eine eisige Wetterperiode bevorsteht. Verständlicherweise möchte

er, dass sein Schuppen bis zum Rand mit Holzscheiten gefüllt ist.

Als im dritten Haus der Holzschuppen beschädigt wurde, räumte der Lieferant des Holzhändlers hilfsbereit den größten Teil der Scheite weg und stapelte sie an der Seite des Hauses – außer Sichtweite des Besitzers. Der Eigentümer wusste das nicht und bestellte aus Sorge, dass seine Vorräte zur Neige gehen, zusätzliches Holz. Leider wird das meiste seiner Nachbestellung außer Sichtweite aufgestapelt – und der vorhandene Holzhaufen wird immer größer.

Die Besitzer der drei Häuser haben sehr unterschiedliche Sichtweisen von der Außenwelt und drei sehr unterschiedliche Holzvorräte. Beachten Sie aber, dass es keinen Unterschied in der Menge des Holzes gab, die für Haus eins und Haus zwei bestellt wurde. Haus eins verbrannte das Holz, Haus zwei war sparsamer und lagerte es für einen eisigen Tag. Das einzige Haus, das übermäßig viel Holz bestellte, war das dritte, und das auch nur, weil sein Besitzer dachte, dass sein Holzschuppen fast leer sei. Er war sich seines riesigen Holzvorrats nicht bewusst, weil er ihn nicht im Blick hatte.

Es ist hilfreich, sich diese Analogie ins Gedächtnis zu rufen, wenn man über Fettleibigkeit nachdenkt, die derzeit unverstandene Krankheit, von der ein Viertel bis ein Drittel unserer Bevölkerung betroffen ist. Ersetzen Sie einfach den Hypothalamus (unser Gewichtskontrollzentrum im Gehirn) durch den Hausbesitzer, die Nahrung durch die Lieferung von Holzscheiten und das Fett durch das Holzlager. Tauschen Sie den Streik des Holzlieferanten gegen eine Diät und die Kälteprognose gegen westliche Lebensmittelsignale. Tausche die drei Häuser für die Menschen: Das erste Haus steht für eine von Natur aus schlanke Person, das zweite Haus für eine übergewichtige Person und das dritte Haus für eine Person mit Leptinresistenz (ihr Holzvorrat ist übermäßig groß, aber für den Besitzer unsichtbar), was zu einer ausgewachsenen Fettleibigkeit führt.

Unser altmodisches Verständnis von Adipositas wird allmählich in Frage gestellt. Viele Wissenschaftler erkennen, dass nicht die Menge der Kalorien, die einer Bevölkerung mit der Nahrung zugeführt werden, das Ausmaß der Fettleibigkeit beeinflusst: Naturbelassene Lebensmittel machen die Bevölkerung nicht dick. Nein, es ist die Qualität der verfügbaren Lebensmittel, die die Adipositas verursacht. Wird eine Ernährung auf Getreide-, Öl- und Zuckerbasis an eine beliebige Population verfüttert, sei es an eine Kuhherde, an in einem Labor lebende Mäuse oder an die Menschen eines ganzen Kontinents, tritt derselbe Effekt ein: ein hohes Maß an Fettleibigkeit.

Das traditionelle Verständnis von Fettleibigkeit als einer Lebensstilentscheidung ist für viele lukrative und mächtige Branchen von großem Wert. Die Diätindustrie, die Fitnessstudiobranche, die Lebensmittelindustrie und die Pharmaindustrie haben alle ein Interesse daran, diese Sichtweise aufrechtzuerhalten. Wie wir bereits herausgefunden haben, erzeugt die Lebensmittelindustrie die Lebensmittel, die Adipositas verursachen. Ohne Fettleibigkeit gäbe es die Fitnessstudio- und die Diätindustrie nicht (vor 100 Jahren gab es sie noch nicht), und ohne Fettleibigkeit wären viele der hochprofitablen Medikamente, die die Pharmaindustrie verkauft, nicht nötig.

Wenn sich die gängige Meinung über die Adipositas als falsch erweisen würde, würden die Menschen bald erkennen, dass westliche Lebensmittel sie langsam vergiften. Sie würden auf natürliche Lebensmittel umsteigen – ohne Kalorienzählen. Aber ein solch großer Wandel ist unwahrscheinlich. Es ist schwer vorstellbar, dass es in naher Zukunft eine Steuer auf verarbeitete Lebensmittel geben wird, die eine öffentliche Sensibilisierungskampagne für gesunde Ernährung finanzieren würde – anstelle der halbgaren Kalorienzählkampagne, die wir jetzt sehen.* Was wir brauchen, ist ein groß angelegter, professioneller Vorstoß der Medien auf die Psyche der Bevölkerung, der die Menschen ermutigt, natürliche statt verarbeitete Lebensmittel zu essen, zu kochen und die Esskultur zu respektieren. Das könnte funktionieren – das könnte die Lösung sein – aber noch nicht jetzt...

Aber anstatt auf diese Veränderung zu warten, könnten Sie versuchen, Ihr eigenes Leben und Ihr Gewicht zu verändern, indem Sie die Schritte in diesem Buch befolgen: Das Ziel ist *nicht* ein garantierter Gewichtsverlust von 10 kg innerhalb von zehn Wochen, sondern eher ein Verlust von 20 kg oder sogar 30 kg ... über zwei oder drei Jahre? Und mit Sicherheit führt dies langfristig zu einer besseren Gesundheit und hoffentlich zu mehr Zufriedenheit. Und als ultimativen Bonus müssen Sie nie wieder ein neues Wunderdiätbuch kaufen!

---

\* Der Betrag, der jährlich für die Produktwerbung in der Lebensmittelindustrie ausgegeben wird, ist hundertmal höher, als die Regierung für Kampagnen zur gesunden Ernährung ausgibt.

# Anhang 1

*Die Cholesterin-Debatte*

In den Danksagungen dieses Buches hätte ich einen Satz hinzufügen können: „Dieses Buch wäre ohne Cholesterin nicht möglich gewesen". Aber die Cholesterin-Debatte ist von so grundlegender Bedeutung, dass ich beschlossen habe, ihr einen eigenen Abschnitt zu widmen, um den interessierten Lesern einige wissenschaftliche Punkte zu erläutern.

Hätte es die Diät-Herz-Hypothese aus den 1960er Jahren, die einen Zusammenhang zwischen Cholesterin und Herzkrankheiten herstellte (▸ Kapitel 8), nicht gegeben und hätten die Wissenschaftler die Regierungen nicht von ihrer Theorie überzeugt, dann hätten die Regierungen ihren Bürgern wohl nicht geraten, gesättigte Fette wegzulassen – und ich glaube nicht, dass wir dieses Buch jemals gebraucht hätten. Die Diät-Herz-Hypothese, die den Anstieg der Herzkrankheiten aufhalten sollte, führte zu einer Kette von Ereignissen, die in einer anderen Krise der öffentlichen Gesundheit gipfelte – der Fettleibigkeit.

Wir alle haben Kampagnen zur öffentlichen Gesundheit und Medienartikel erlebt, in denen erklärt wird, dass gesättigte Fette zu Herzkrankheiten führen – sie sind seit fünfzig Jahren allgegenwärtig. Sobald eine kritische Masse von Menschen, die man auf 10–25 % der Bevölkerung schätzt, an eine Idee glaubt, wird der Rest der Bevölkerung sie übernehmen.[1] So geschah es mit der Diät-Herz-Hypothese, und das ist der Grund, warum unsere Bevölkerungen heute eine Fettphobie haben.

Die meisten Menschen im Westen (einschließlich der Ärzte) stellen sich den Zusammenhang zwischen Cholesterin und Herzkrankheiten so vor: Wenn man Lebensmittel mit gesättigten Fetten (wie rotes Fleisch) isst, führt dies zu einem hohen Anteil an Cholesterinkügelchen im Blut, die die Blutgefäße irgendwie verstopfen und eine Verengung der Herzkranzgefäße verursachen können, und man riskiert Herzprobleme. Dieses Bild ist in der Psyche unserer Gesellschaft fest verankert. Es ist fester Bestandteil des täglichen Lebens und der normalen Gespräche über Gesundheit. Wenn Sie an ein fettes Steak oder Würstchen (mit vielen fettigen Innereien) denken, haben Sie vielleicht ein Bild vor Augen von glänzendem Fett, das Ihre Blutgefäße verstopft. Wir sind jetzt sehr vorsichtig mit Steak, Eiern, Käse und Vollmilch (außer wir sind Franzosen). Da die Cholesterin-Botschaft weiterhin verstärkt wird (weil die Zahl der Gläubigen inzwischen so hoch ist), werden rotes Fleisch und alle Milchprodukte – natürliche Lebensmittel, die seit Tausenden von Jahren einen großen Teil unserer Ernährung ausmachten – als schlecht für uns angesehen.

Unsere Regierungen rieten uns, dass es besser für unsere Gesundheit wäre, wenn wir auf eine Ernährung mit weniger gesättigten Fetten umsteigen und diese durch Getreide (Pflanzensamen) und Pflanzenöl (Pflanzensamen) ersetzen würden. Auch die Lebensmittelhersteller folgten dem Rat der Regierung, mussten aber mehr raffinierten Weizen und Zucker zugeben, um die fettarmen verarbeiteten Lebensmittel schmackhafter und damit kommerziell rentabel zu machen. Unsere neue Ernährung mit ihrem hohen Anteil an raffinierten Kohlenhydraten bedeutete, dass wir eine Kultur des Naschens entwickeln mussten, um mit den Blutzuckerschwankungen zwischen den Mahlzeiten zurechtzukommen.

Diese Veränderungen in unserer Ernährung – der hohe Gehalt an Omega-6-Fettsäuren aus pflanzlichen Ölen und das erhöhte Insulin aus Zucker und Naschereien – führten zu den metabolischen Veränderungen in unseren Zellen (Insulin- und Leptinresistenz), die eine Gewichtszunahme begünstigen (Kapitel 9 und 10). Diese Veränderungen wären ohne die Diät-Herz-Hypothese und die Verteufelung der gesättigten Fette nicht eingetreten.

Die Vorstellung, dass gesättigte Fette Herzkrankheiten verursachen, ist heute ebenso fest verankert wie das Wissen, dass Rauchen Lungenkrebs verursacht. Im Gegensatz zu der unwiderlegbaren wissenschaftlichen Verbindung zwischen Rauchen und Krebs basierte die Hypothese von der Ernährung und dem Herzen jedoch auf Beweisen, die im Nachhinein in Misskredit geraten sind. Die ursprüngliche Studie von Ancel Keys, die einen Zusammenhang zwischen der Aufnahme gesättigter Fette einer Bevölkerung mit der Häufigkeit von Herzkrankheiten in Verbindung brachte, war verzerrt, da nur die Länder ausgewählt wurden, auf die diese Hypothese passte (so wurden beispielsweise Frankreich und Deutschland, die zwar einen hohen Fettkonsum, aber keine hohen Raten von Herzkrankheiten aufwiesen, ausgeschlossen).[2] Störfaktoren – wie das Wissen um den deutlich erhöhten Zuckerkonsum in den Ländern, in denen man auch große Mengen gesättigter Fettsäuren konsumierte – wurden ignoriert.

In jüngster Zeit wurde bekannt, dass Wissenschaftler von der Zuckerindustrie mit hohen Geldbeträgen bezahlt wurden, um die ernährungsbedingte Schuld an Herzkrankheiten vom Zucker auf die Fette zu lenken.[3] Dementsprechend war in der von diesen Wissenschaftlern veröffentlichten einflussreichen Übersichtsarbeit der Schwerpunkt ihrer Ergebnisse verschoben worden, damit die Diät-Herz-Hypothese allgemein als Tatsache akzeptiert wurde.

Daher wird die Glaubwürdigkeit dieser Hypothese inzwischen in Frage gestellt. Es gibt immer mehr Belege dafür, dass gesättigte Fette aus frischen Lebensmitteln (wie rotes Fleisch und Milchprodukte) *nicht* in einem engen Zusammenhang mit Herzkrankheiten stehen.[4] Leider ist diese Botschaft der jüngsten Forschung noch nicht zu den politischen Entscheidungsträgern durchgedrungen. Wie wir in diesem Buch erfahren haben, haben Spitzenforscher und Wissenschaftler sowie einflussreiche Ärzte Eigeninteressen. Wenn eine wichtige Botschaft zur öffentlichen Gesundheit, für die sie sich seit Jahren eingesetzt haben, widerlegt wird, gerät ihr Ruf in Misskredit, und die Mittel für ihre Labors könnten versiegen. Das ist der Grund für die Trägheit bei der Änderung der öffentlichen Gesundheitsberatung: Zu viele Menschen haben ihren Ruf und ihren Lebensunterhalt mit der Diät-Herz-Hypothese verknüpft.

Schauen wir uns die aktuellen Beweise an, um die Diät-Herz-Hypothese zu entkräften und zu sehen, wo wir derzeit stehen. Ist es in Ordnung, gesättigte Fette zu essen oder nicht?

Als die Diät-Herz-Hypothese an Boden gewann, war der einzige relevante Bluttest die Messung des Gesamtcholesterinspiegels. Heute wissen wir, dass nicht die Gesamtmenge des Cholesterins im Blut für die Berechnung des Risikos einer Herzerkrankung wichtig ist, sondern das Vehikel, das das Cholesterin im Blut transportiert. Cholesterin ist ein Fett und kann sich daher nicht im Blut auflösen (denken Sie an Balsamico-Essig und Olivenöl – sie passen nicht zusammen). Wenn es im Blut unterwegs ist, muss es wasserlösliche Transportmittel nutzen. Diese Transportmittel werden LDL und HDL genannt (Low Density Lipoprotein und High Density Lipoprotein). Das LDL kann entweder vom Typ A (kleine und dichte Partikel) oder vom Typ B (groß und flauschig) sein.

### Der morgendliche Arbeitsweg

Nehmen wir an, dass die Cholesterinmoleküle im Blut so ähnlich unterwegs sind, wie wir Menschen, wenn wir auf dem Weg zur Arbeit sind. Stellen wir uns vor, dass sie für ihren täglichen Arbeitsweg ein Fahrzeug wählen müssen. Manche Menschen nehmen einen großen, leeren roten Bus (der von einem geschulten Busfahrer sicher gefahren wird), andere nehmen voll besetzte Minivans (die von rücksichtslosen Freiberuflern gefahren werden). Stellen Sie sich das Risiko einer Herzerkrankung analog zum Risiko eines Verkehrsunfalls vor. Man sieht sofort, dass es nur sehr wenige Unfälle gäbe, wenn alle in sicheren roten Bussen fahren würden, aber wenn immer mehr Menschen mit Kleinbussen unterwegs sind, steigt die Unfallrate an. Es ist also nicht die Zahl der Reisenden, die die Zahl der Verkehrsunfälle beeinflusst, sondern die Art des Verkehrsmittels, das sie wählen. Ähnlich verhält es sich mit dem Risiko für Herzkrankheiten: Nicht die Gesamtmenge an Cholesterin, die im Blut unterwegs ist, ist ausschlaggebend, sondern die Art der Fortbewegung. Wenn das Cholesterin mehr mit dem LDL des Typs B (rote Busse) transportiert wird, ist das Risiko einer Herzerkrankung nicht erhöht. Aber wenn das Cholesterin mit dem LDL-Typ A transportiert wird (rücksichtslose Minivans), steigt das Risiko einer Herzerkrankung. Die Gesamtmenge an Cholesterin im Blut ist nur bei Menschen mit einem erblich bedingten hohen Cholesterinspiegel von Bedeutung. Diese Erkrankung betrifft 1 von 500 Menschen und führt sehr früh im Leben (in den Dreißigern oder Vierzigern) zu einer Herzerkrankung. Diese Erbkrankheit hat die Forscher zu der Annahme verleitet, dass der Cholesterinspiegel bei allen Menschen ein wichtiger Faktor für das Risiko einer Herzerkrankung ist.

Ich möchte nun unser drittes Fahrzeug vorstellen: Zwischen den Bussen und Minivans, die auf den Straßen unserer Pendler unterwegs sind, fahren auch Polizeistreifenwagen. Sobald ein Polizeiauto in der Nähe ist, benimmt sich bekanntlich auch der rücksichtsloseste Fahrer für eine Weile. In unserer Analogie stehen die Polizeistreifen für die Wirkung von HDL auf unser Herzrisiko. Je mehr Polizeiautos auf der Straße unterwegs sind, desto geringer ist das Unfallrisiko: Je mehr HDL im Blut, desto geringer ist das Risiko einer Herzerkrankung. Die Zahl der Polizeistreifenwagen ist *die* wichtigste Variable, die die Unfallrate beeinflusst: Wenn ihre Zahl sinkt, steigen die Unfälle drastisch an. In gleicher Weise schützt ein gesunder HDL-Spiegel mehr als jeder andere Faktor vor Herzkrankheiten.

Die nächste Frage sollte lauten: Was bestimmt die Art des Transports, die Cholesterin verwendet? Wenn die ursprüngliche Hypothese, dass gesättigte Fette Herzkrankheiten verursachen, richtig wäre, dann könnte man daraus schließen, dass ein erhöhter Konsum dieser Fette das Cholesterin dazu veranlasst, LDL-Cholesterin vom Typ A (Mini-Vans) als bevorzugtes Transportmittel zu verwenden. Aber als die Hypothese ursprünglich formuliert wurde, war die Art des Fahrzeugs, in dem das Cholesterin reist, nicht bekannt – es konnte nur die Gesamtmenge des Cholesterins im Blut gemessen werden. Aus diesen frühen Studien wissen wir, dass eine hohe Cholesterinzufuhr mit der Nahrung das Gesamtcholesterin im Blut tatsächlich leicht erhöht (die Zahl der morgendlichen Pendler in unserer Analogie) und dass daher mehr cholesterintransportierende Fahrzeuge benötigt werden. Das Erstaunliche an der Sache ist jedoch, dass der cholesterinreichere Verkehr aus gesättigten Fetten das Verhältnis von LDL-Fahrzeugen des Typs A (Minivans) zu LDL-Fahrzeugen des Typs B (Busse) *nicht* erhöht. Die Gesamtzahl der LDL (Busse und Minivans zusammen) nimmt zu, aber der Anteil des guten Typs B (Busse) steigt und der schlechte Typ A (Minivans) *sinkt*. Nach dem Verzehr von gesättigten Fetten steigt auch der Anteil des „guten" HDL-Cholesterins (Streifenwagen) an, was vor Herzkrankheiten schützt. Diese Beweise deuten darauf hin, dass der Verzehr gesättigter Fette *keine* Herzkrankheiten

verursacht – und dass die Diät-Herz-Hypothese falsch ist.

Welche anderen Faktoren könnten den Cholesterintransport in unserem Blutkreislauf verändern? Erweitern wir unsere Analogie weiter. Nehmen wir an, dass Pendler zu einer Bushaltestelle laufen müssen, um einen Bus zu erwischen, dass aber der überfüllte Kleinbus bis vor ihre Haustür kommt. Bei einem sintflutartigen Regenschauer sind die Pendler weniger geneigt, das Risiko einzugehen, durchnässt zu werden, so dass der Verkehr mit den Kleinbussen zunimmt, was zu mehr Unfällen führt. Was die Ernährung betrifft, so wird der Regen durch eine andere Art von Fett als Cholesterin ausgelöst – die so genannten Transfette. Wie wir gelernt haben (▸ Kapitel 8), sind Transfette in vielen verarbeiteten Lebensmitteln enthalten, z. B. in Kuchen, Keksen und Wurstwaren, und sie entstehen auch, wenn Pflanzenöle hoch erhitzt werden. Einige der früheren Studien, die gesättigte Fette mit Herzkrankheiten in Verbindung brachten, ließen die Auswirkungen von Transfetten auf den Cholesterin-Pendelverkehr außer Acht und bestärkten die Annahme, dass gesättigte Fette gefährlich seien.[5]

Was ist mit einem Schneesturm? Auch dann werden die Pendler lieber die bequemeren Kleinbusse nehmen, als zu riskieren, auf dem Weg zur Bushaltestelle auszurutschen: die Straßen werden tückisch sein, und wieder werden die Unfälle zunehmen. Das Nahrungs-Äquivalent zu einem Schneesturm ist für unsere Cholesterinpartikel, wenn wir – Sie haben es erraten – Zucker zu uns nehmen.[6]

Was ist, wenn die Sonne herauskommt (wenn Sie dies in einem sonnigen Land lesen, bedenken Sie, dass ein sonniger Tag im Vereinigten Königreich ein seltenes Ereignis ist)? Die Pendler wollen ihren Weg zur Bushaltestelle genießen und die verschwitzten, überfüllten Kleinbusse vermeiden. Außerdem sind mehr Polizeiautos auf den Straßen unterwegs (weil es an einem sonnigen Tag weniger Krankmeldungen gibt). Das Ergebnis? Sicheres Reisen und keine Unfälle. Wir können diese idyllischen Cholesterin-Reisebedingungen in unserem Blutkreislauf durch etwas reproduzieren, das nichts kostet – Bewegung.[7]

Zusammenfassend lässt sich also sagen, dass unterschiedliche Faktoren der Ernährung und des Lebensstils den Transportweg des Cholesterins und damit das Risiko einer Herzerkrankung beeinflussen. Die gefährlichsten Faktoren sind Zucker und Transfette in verarbeiteten Lebensmitteln (Schnee und Sturm in unserer Analogie). Andererseits haben neuere Studien ergeben, dass gesättigte Fette aus natürlichen

Lebensmitteln kein nennenswertes Risiko darstellen – und wie wir bereits wissen wirkt Bewegung (unser Sonnentag) kardio-protektiv.

## „Gutes" Cholesterin – „schlechtes" Cholesterin

In den letzten zehn Jahren hat die zunehmende Erkenntnis, dass das Gesamtcholesterin kein verlässlicher Risikofaktor für Herzkrankheiten ist, dazu geführt, dass unser Alltagswortschatz um die Begriffe „gutes" und „schlechtes" Cholesterin erweitert wurde. Das „gute Cholesterin" ist das HDL (Polizeistreifenwagen), während das „schlechte" Cholesterin weiterhin verwendet wird, um beide Arten von LDL zu beschreiben – Typ A und Typ B. Das bedeutet, dass sowohl unsere gefährlichen Minivans als auch die sicheren roten Busse in einen Topf geworfen und als schlecht bezeichnet werden. Dies hat die Analyse des Ernährungsrisikos, insbesondere bezogen auf die gesättigten Fette, infrage gestellt und die Forschungsgewässer getrübt. Es ist fast so, als ob einige Wissenschaftler in einem dichten Nebel nach Fahrzeugen suchen würden. Warum verdunkelt dieser dichte Nebel die Wahrheit über etwas, das für die öffentliche Gesundheit so wichtig ist? Ich persönlich bin mir nicht sicher, vermute aber, dass Eigeninteressen der führenden wissenschaftlichen Forschungseinrichtungen eine Rolle spielen könnten. Wir wissen, dass die Richtung der Forschung leider immer noch unter dem Einfluss der Unternehmen steht, die die Forschungslabors finanzieren. Die Wissenschaftler müssen jetzt ihre Finanzierung offenlegen, aber das hat immer noch keinen Einfluss auf die Forschungsrichtung, die sie einschlagen – es macht es nur einfacher, herauszufinden, ob sie möglicherweise voreingenommen sind.

Die meistverkaufte Medikamentenklasse der Welt sind die Statine. Einem aktuellen Bericht von Informational Medical Statistics (IMS) zufolge beliefen sich die Einnahmen aus cholesterinsenkenden Medikamenten, einschließlich Statinen, im Jahr 2010 auf 35 Milliarden US-Dollar. Diese Medikamente senken nachweislich den Gesamtcholesterinspiegel im Blut, indem sie einen Teil der Cholesterinproduktion in der Leber blockieren. Statine senken nicht nur den Gesamtcholesterinspiegel, sondern vermindern bei einigen Patienten auch das Risiko von Herzproblemen. Viele Forscher bezweifeln jedoch inzwischen, dass die Wirkung von Statinen auf Herzkrankheiten mit dem Cholesterinspiegel zusammenhängt: Es gibt immer mehr Hinweise darauf, dass sie die Entzündung in den Herzkranzgefäßen verringern.

Wenn dies der Fall ist, warum unterstützt dann die American Heart Association (AHA), ein Expertengremium, an dem sich der Rest der Welt orientiert, immer noch die Diät-Herz-Hypothese und besteht darauf, dass LDL-Cholesterin (beide Typen) der wichtigste Marker für das Herzrisiko ist? Und warum bestehen sie weiterhin auf einer Ernährung mit wenig gesättigten Fetten? In ihren jüngsten Leitlinien wird sogar empfohlen, den Schwellenwert für den Cholesterinspiegel im Blut zu senken, ab dem eine Behandlung mit Statinen empfohlen wird.[8] Diese Leitlinien beruhen auf einer Metaanalyse (Zusammenfassung aller bisherigen Studien), bei der die wichtigen Forschungsergebnisse zu den LDL-Subtypen nicht berücksichtigt wurden.[9] Es ist, als ob diese Forschung nicht existierte, was auf eine gewisse Voreingenommenheit schließen lässt. Viele Ärzte auf der ganzen Welt orientieren sich an diesen Leitlinien, um zu entscheiden, ob sie Statine verschreiben sollen, und wenn die Diät-Herz-Hypothese weiterhin gültig ist, werden Statine auch weiterhin ein Verkaufsschlager bleiben.

Ein besonderes gesättigtes Fett, das Anlass zur Sorge gibt, ist die *Palmitinsäure*. Einem Bericht der Weltgesundheitsorganisation zufolge gibt es überzeugende Beweise dafür, dass der Verzehr dieser

Fettart zu Herzkrankheiten führen kann.[10] Palmitinsäure ist in allen Fleischsorten und auch in Milchprodukten enthalten – allerdings in geringen Mengen. Die reine Form der Palmitinsäure wird durch einfaches Erhitzen von Palmöl auf eine extrem hohe Temperatur hergestellt – dies kann auf offenem Feuer geschehen und ist das wichtigste Speiseöl, das in afrikanischen Dörfern verwendet wird. Palmöl verleiht Lebensmitteln eine angenehme Textur und einen guten Geschmack und ist zudem sehr preiswert. Daher ist es in großen Mengen in verarbeiteten Lebensmitteln zu finden. Ich glaube, dass die Assoziation von Palmitinsäure mit Herzkrankheiten von diesen verarbeiteten Lebensmitteln herrührt – und nicht von den geringen Mengen, die in natürlichen Fetten wie rotem Fleisch, Käse und Milch enthalten sind.

Eine kürzlich durchgeführte unabhängige Meta-Analyse aller früheren Studien, die den Zusammenhang zwischen gesättigten Fetten in der Ernährung und dem Sterberisiko untersuchten, ergab kein erhöhtes Risiko, insbesondere kein erhöhtes Risiko für Herzkrankheiten, Schlaganfälle oder Diabetes.[11]

Statine wirken zweifellos in einigen Fällen, aber ich vermute, dass die Begründung für ihre Verschreibung – hohe LDL-Werte und nur leicht erhöhte Gesamtcholesterinwerte – dazu führt, dass sie zu häufig verschrieben werden. Die Forschung kommt sicherlich den Pharmaunternehmen zugute, die die Statine herstellen. Aber warum ignorieren einige Ärzteverbände (wie die AHA) gültige wissenschaftliche Untersuchungen? Welchen Nutzen haben sie davon? Ich überlasse es Ihnen, das zu entscheiden. Leider bedeutet das Festhalten an der Diät-Herz-Hypothese trotz widersprüchlicher Forschungsergebnisse, dass die Ernährungsrichtlinien weiterhin die Empfehlung aussprechen, gesättigte Fette aus natürlichen Lebensmitteln zu meiden und sie durch Getreide und künstliche Öle zu ersetzen. Wenn diese Probleme nicht angegangen werden, werden unsere Bevölkerungen weiterhin zu einer Ernährung angehalten, die die Adipositas befördert – und Fettleibigkeit wird ein großes Problem der öffentlichen Gesundheit bleiben.

# Anhang 2

*Glykämische Last und Omega-3 zu Omega-6 –*
*Verhältnis in gängigen Lebensmitteln*

| Produkt | Portions-größe | Zu-bereitung | Gewicht (gr) | Glykämische Last/GL | Omega-6 (mg) | Omega-3 (mg) |
|---|---|---|---|---|---|---|
| *Gemüse* | | | | | | |
| Kartoffeln | Groß | Ofenkartoffel | 300 | 29 | 129 | 39 |
| Kartoffeln, geschält | Groß | Gekocht | 300 | 26 | 96 | 30 |
| Kartoffelbrei + Vollmilch | Tasse | Gekocht | 210 | 16 | 81 | 35 |
| Süßkartoffeln | 2 mittelgroß | Gebacken | 300 | 20 | 103 | 6 |
| Kartoffel-spalten | 10 Stück | Gebacken | 133 | 13 | 232 | 21 |
| Yam | 1 Tasse | Gekocht | 145 | 13 | 43 | 8 |
| Artischocken | 1 Tasse | Gekocht | 168 | 5 | 264 | 100 |
| Karotten | 1 Tasse | Gekocht | 78 | 2 | 67 | 1 |
| Brokkoli | 1 gr. Strunk | Gekocht | 280 | 8 | 143 | 333 |
| Spinat | 1 Tasse | Gekocht | 180 | 2 | 30 | 166 |
| Blumenkohl | 1 Tasse | Gekocht | 120 | 2 | 31 | 104 |
| Kohl, Pak Choi | 1 Tasse, geschnitten | Gekocht | 170 | 1 | 52 | 70 |
| Wirsingkohl | 1 Tasse geschnitten | Gekocht | 145 | 3 | 26 | 33 |
| Rosenkohl | 1 Tasse | Gekocht | 155 | 5 | 91 | 200 |
| Spargel | 1 Tasse | Gekocht | 180 | 1 | 18 | 315 |
| Grüne Bohnen | 1 Tasse | Gekocht | 125 | 4 | 70 | 111 |
| Erbsen | 1 Tasse | Gekocht | 160 | 9 | 30 | 131 |
| Sellerie | 1 gr. Stange | Roh | 64 | 1 | 50 | 0 |
| Tomaten | 1 Tasse | Roh | 150 | 2 | 119 | 5 |
| Tomaten | ½ Dose | Gekocht | 200 | 6 | 108 | 5 |
| Gurke | ½ Tasse | Roh | 52 | 1 | 14 | 2 |
| Rote Bete | 2 mittlere | Gekocht | 100 | 4 | 58 | 5 |

| Produkt | Portions-größe | Zu-bereitung | Gewicht (gr) | Glykämische Last/GL | Omega-6 (mg) | Omega-3 (mg) |
|---|---|---|---|---|---|---|
| Champignons, portabello | 1 Tasse | Gegrillt | 121 | 3 | 242 | 0 |
| Orange | 1 Frucht | Roh | 140 | 4 | 43 | 15 |
| Orangensaft | 1 Tasse | Saft | 250 | 9 | 124 | 34 |
| Apfel | 1 Frucht mittelgroß | Roh | 180 | 5 | 78 | 16 |
| Apfelsaft | 1 Tasse | Saft | 250 | 6 | 82 | 17 |
| Birne | 1 Frucht | Roh | 120 | 2 | 66 | 1 |
| Banane | 1 Frucht mittelgroß | Roh | 120 | 10 | 54 | 31 |
| Trauben | 1 Tasse | Roh | 150 | 9 | 55 | 16 |
| Ananas | 1 Tasse | Dose | 181 | 8 | 41 | 30 |
| *Fleisch* | | | | | | |
| Rinderhack, Masthaltung | 1 Steak | Roh | 200 | 0 | 600 | 40 |
| Rinderhack, Weidehaltung | 1 Steak | Roh | 200 | 0 | 171 | 44 |
| Rinderburger | 1 Frikadelle | Gebraten | 82 | 0 | 270 | 56 |
| Roastbeef | 1 Portion | Geröstet | 200 | 0 | 660 | 240 |
| Hühnchen | 1 Portion | Geröstet | 200 | 0 | 1.380 | 140 |
| Lamm | 1 Stück | Geröstet | 230 | 0 | 1.631 | 1.095 |
| Schweine-schinken | 1 Portion | Geröstet | 200 | 0 | 1.800 | 290 |
| *Molkerei* | | | | | | |
| Butter | 1 TL | | 14 | 0 | 382 | 44 |
| Margarine | 1 TL | | 14 | 0 | 4.357 | 42 |
| Käse, Cheddar | ½ Tasse gewürfelt | | 76 | 1 | 381 | 241 |
| Käse, Cheddar analog | ½ Tasse gewürfelt | | 112 | 7 | 295 | 162 |
| Briekäse | ½ Tasse gewürfelt | | 72 | 1 | 369 | 225 |
| Camembert | ½ Tasse gewürfelt | | 123 | 1 | 553 | 336 |

| Produkt | Portions-größe | Zu-bereitung | Gewicht (gr) | Glykämische Last/GL | Omega-6 (mg) | Omega-3 (mg) |
|---|---|---|---|---|---|---|
| *Milch* | | | | | | |
| 3.25 % | 1 Tasse | | 250 | 9 | 300 | 200 |
| 2 % | 1 Tasse | | 250 | 9 | 111 | 71 |
| fettarm | 1 Tasse | | 250 | 9 | 12 | 5 |
| Yoghurt | | | | | | |
| fettarm | 1 Becher | | 125 | 12 | 12 | |
| einfach | 1 Becher | | 113 | 4 | 73 | |
| *Eier* | | | | | | |
| ~Batterie-haltung | 1 großes | Pochiert | 50 | 0 | 572 | 37 |
| Eigelb | 1 großes | Roh | 17 | 0 | 600 | 38 |
| Eiweiß | 1 großes | Roh | 33 | 0 | 0 | 0 |
| ~leinsamen-gefüttert [A 1] (Omega-3 Eier) | 1 großes | Roh | 50 | 0 | 948 | 224 |
| ~fischöl-gefüttert [A 2] | 1 großes | Roh | 50 | 0 | 624 | 229 |
| *Öle* | | | | | | |
| Sonnen-blumenöl | 1 TL | | 14 | 0 | 3.905 | 5 |
| Olivenöl | 1 TL | | 14 | 0 | 1.318 | 140 |
| Rapsöl | 1 Tl | | 14 | 0 | 3.217 | 812 |
| Sesamöl | 1 Tl | | 14 | 0 | 5.576 | 40 |
| Dorschleber-Öl | 1Tl | | 14 | 0 | 126 | 2.664 |
| Sojaöl | 1 Tl | | 14 | 0 | 6.807 | 917 |
| Schmalz | 1 Tl | | 14 | 0 | 1.428 | 140 |
| Palmöl | 1 Tl | | 14 | 0 | 1.228 | 27 |
| *Fischtheke* | | | | | | |
| Dorsch | 1 Filet | ofengegart | 180 | 0 | 10 | 310 |
| Schellfisch | 1 Filet | ofengegart | 150 | 0 | 18 | 400 |
| Wildlachs | ½ Filet | roh | 200 | 0 | 408 | 3.000 |

| Produkt | Portions-größe | Zu-bereitung | Gewicht (gr) | Glykämische Last/GL | Omega-6 (mg) | Omega-3 (mg) |
|---|---|---|---|---|---|---|
| Farmlachs | ½ Filet | roh | 200 | 0 | 555 | 2.037 |
| Garnelen | Gr. Portion | gekocht | 150 | 0 | 31 | 520 |
| Garnelen, paniert | Gr. Portion | frittiert | 150 | 0 | 5.751 | 682 |
| Kaviar, schwarz | 1 TL | roh | 16 | 0 | 13 | 1.086 |
| Thunfisch, frisch, Blau-finne | Mittlere Portion | roh | 100 | 0 | 53 | 1.300 |
| Thunfisch in Wasser/Dose | 1 Tasse | roh | 154 | 0 | 14 | 433 |
| Thunfisch in Öl/Dose | 1 Tasse | roh | 146 | 0 | 3.917 | 295 |
| Sardinen in Tomatensoße | 1 Tasse | roh | 89 | 1 | 109 | 1.507 |
| Ölsardinen | 1 Tasse | roh | 149 | 0 | 5.280 | 2.205 |
| *Supermarkt* | | | | | | |
| Pasta | mittlere | gekocht | 150 | 21 | 560 | 52 |
| Reis, weiß | mittlere | gekocht | 150 | 24 | 98 | 20 |
| Reis, wild | mittlere | gekocht | 164 | 16 | 195 | 156 |
| Nudeln | 1 Tasse | gekocht | 160 | 21 | 835 | 44 |
| Weißbrot | 2 Scheiben | | 50 | 16 | 304 | 34 |
| Vollweizenbrot | 2 Scheiben | | 56 | 10 | 161 | 7 |
| Zucker, weiß | 1 TL | | 4 / 100 | 3 / 70 | 0 / 0 | 0 / 0 |
| Mehl | | | 100 | 53 | 828 | 17 |
| Cracker, Weizen | 4 Cracker | | 50 | 17 | 1.350 | 70 |
| Cracker, Roggen | 4 Cracker | | 44 | 16 | 156 | 20 |
| Chips | 1 Tüte | | 60 | 23 | 6.100 | 120 |
| Coca-Cola | 1 Dose | | 330 | 11 | 0 | 0 |
| Biskuit | 1 Scheibe | | 63 | 23 | 350 | 22 |

| Produkt | Portions-größe | Zu-bereitung | Gewicht (gr) | Glykämische Last/GL | Omega-6 (mg) | Omega-3 (mg) |
|---|---|---|---|---|---|---|
| *Hülsenfrüchte* | | | | | | |
| Kidneybeans | ½ Dose | | 200 | 12 | 212 | 164 |
| Kichererbsen | ½ Dose | | 200 | 20 | 982 | 38 |
| Baked Beans | ½ Dose | | 200 | 16 | 186 | 154 |
| *Cerealien* | | | | | | |
| Fruit Loops | 1 Tasse | | 30 | 18 | 343 | 17 |
| Frosties | 1 Tasse | | 39 | 26 | 34 | 2 |
| Corn Flakes | 1 Tasse | | 28 | 17 | 84 | 6 |
| Vollkornmüsli | ½ Tasse | | 56 | 25 | 497 | 25 |
| *Nüsse* | | | | | | |
| Mandeln | 1 kl. Tüte | geröstet | 50 | 0 | 7.400 | 0 |
| Cashews | 1 kl. Tüte | geröstet | 50 | 4 | 4.240 | 34 |
| Macadamia | 1 kl. Tüte | geröstet | 50 | 0 | 645 | 102 |
| Erdnüsse | 1 kl. Tüte | Öl-geröstet | 50 | 0 | 7.609 | 0 |
| Erdnussbutter | 2 Tl | | 32 | 0 | 4.709 | 26 |
| *Wurstwaren* | | | | | | |
| Salami | 4 Scheiben | gekühlt | 100 | 0 | 1.940 | 420 |
| Rinderwurst | 1 Wurst | gekocht | 100 | 0 | 430 | 0 |
| Schweinswurst | 1 Wurst | gekocht | 70 | 0 | 2.430 | 80 |
| *Fast Food* | | | | | | |
| Doppelburger mit Käse | 1 Teil | | 400 | 27 | 10.353 | 1.564 |
| Cheeseburger | 1 Teil | | 133 | 26 | 1.818 | 164 |
| Hühnchen-Whopper | 1 Teil | | 272 | 24 | 11.523 | 1.423 |
| Pommes Frites | mittlere Portion | | 177 | 26 | 1.310 | 31 |
| Schoko-getränk | Kinder-portion | | 267 | 39 | 507 | 42 |
| Rösti | 1 Tasse | gebraten | 150 | 27 | 6.800 | 527 |

| Produkt | Portions-größe | Zu-bereitung | Gewicht (gr) | Glykämische Last/GL | Omega-6 (mg) | Omega-3 (mg) |
|---|---|---|---|---|---|---|
| Pizza Käse 30 cm | 1 Stück | gebacken | 95 | 15 | 1.563 | 188 |
| Pizza Pepperoni 35 cm | 1 Stück | gebacken | 85 | 13 | 2.482 | 299 |
| Hähnchen | 1 Stück, Brust | gebraten | 140 | 6 | 2.800 | 143 |
| Krautsalat | 1 Portion | | 112 | 6 | 4.840 | 634 |
| Kartoffel-spalten | 1 Portion | | 134 | 22 | 2.303 | 107 |

Quelle: Daten mit freundlicher Genehmigung von USDA National Nutrient Database for Standard Reference Nutrition Data; https://nutritiondata.self.com

## ▬ Anmerkungen zu Anhang 2

Das natürliche Omega-3 : 6-Verhältnis der Ernährung beträgt 1 : 1 bis 1 : 4.
Die meisten westlichen Ernährungsweisen haben ein Omega-3 : 6-Verhältnis von 1 : 15 oder mehr.
Versuchen Sie, Ihr Omega-3 : 6-Verhältnis auf ein natürliches Maß zu reduzieren.

Die glykämische Last von Lebensmitteln hängt von der Portionsgröße ab, d. h.
• 1 große Backkartoffel = glykämische Last 29
• 2 große Backkartoffeln = glykämische Last 58.

In Schritt 5 des Plans wird empfohlen, mit einer täglichen glykämischen Belastung von maximal 100 zu beginnen und diese dann langsam auf eine tägliche Belastung von 80 zu reduzieren, oder weniger solange dies für Sie angenehm ist. Denken Sie daran, dass Sie beim Ersetzen von kohlenhydratreichen Lebensmitteln nicht auf natürliche Lebensmittel verzichten sollten, die gesättigte Fette enthalten, wie Fleisch und Milchprodukte. Denken Sie auch daran, dass die meisten Gemüsesorten eine niedrige glykämische Last und ein gutes Omega-Profil haben.

[A1] S. A. Khan (2017). Comparative study of fatty-acid composition of table eggs from Jeddah food market and effect of value addition in omega-3 bio-fortified eggs. *Saudi J Biol Sci*, 24(2), 929–35.
[A2] Khan (2017). Comparative study of fatty-acid composition of table eggs.

# Covid-19 und Adipositas

## *Pandemien: Seuchen, die sich über die ganze Welt ausbreiten*

Im Mai 2020 wurde das Vereinigte Königreich zum größten Opfer der Corona-Virus-Krise in Europa. Wir befanden uns im Epizentrum der schlimmsten Viruspandemie seit hundert Jahren und hatten mehr Todesopfer zu beklagen als unsere Nachbarn. Es kam zu Anschuldigungen und einer Politisierung der tragischen Sterblichkeitsrate. Haben wir zu spät mit den Tests begonnen? Wurde der Beginn des Lockdowns zu lange hinausgezögert? Gab es einen Mangel an persönlicher Schutzausrüstung? Ich frage mich jedoch, ob die großen Schlagzeilen und die Nachrichtenbeiträge nicht etwas übersehen. Waren wir einfach nur empfänglicher für dieses Virus als andere Teile der Welt? War die Nahtoderfahrung unseres Premierministers ein Hinweis auf die Anfälligkeit unserer Bevölkerung?

Kehren wir zum Ursprung des Coronavirus zurück – China. Wenn man den Zahlen Glauben schenken darf, war die frühe, extreme und langanhaltende Abriegelung der Provinz Wuhan ein voller Erfolg. Aber seltsamerweise hat das Virus trotz der vielen asymptomatischen Träger, die es in die ganze Welt tragen, im restlichen, nicht abgeriegelten China zunächst keine Wurzeln geschlagen.

Der Virenschwarm brach über Italien herein, überrollte das Gesundheitssystem und führte zu einer erschütternden Zunahme der Todesfälle, insbesondere bei älteren Menschen. Spanien folgte, und genau wie in Italien wurden provisorische Leichenhallen eingerichtet, um die Leichen aufzunehmen. Als nächstes kam das Vereinigte Königreich. Trotz eines Lockdowns, der verhältnismäßig früher erfolgte als in Italien, und einer erfolgreichen Umstrukturierung des NHS, um alle COVID-19-Patienten aufnehmen zu können, übertraf die Zahl der Todesopfer andere, offenbar weniger gut vorbereitete Länder. Warum war das so?

Ein Indiz liefern die gegensätzlichen Erfahrungen der Bewohner von New York, der reichsten Stadt der Welt, und der Slumbewohner von Mumbai in Indien.

Der erste Fall des Coronavirus wurde am 1. März in New York gemeldet. Trotz des Lockdowns ab dem 22. März und obwohl die USA über das fortschrittlichste Gesundheitssystem der Welt verfügen, liegt die Zahl der Todesfälle in der Stadt derzeit[*] bei 1.700 pro Million Einwohner.

In Indien wurde der erste Fall am 30. Januar registriert, und Premierminister Modi ordnete am 24. März einen Lockdown an. Man war jedoch besorgt über die Schutzlosigkeit der armen indischen Slumbewohner, deren überfüllte und unhygienische Lebensbedingungen eine wirksame Abriegelung unmöglich machten. In dem berühmten Slum Dharavi in Mumbai, der in dem Film „Slumdog Millionaire" zu sehen ist, leben schätzungsweise 1 Million Menschen auf einer Fläche von 2 Quadratkilometern – so viel wie die Bevölkerung von Manchester auf einer Fläche von der Größe des Hyde Parks. Wie kann man sich unter diesen Umständen sozial abgrenzen, wenn man mit der Großfamilie in einem Raum lebt und durch überfüllte, enge Gänge gehen muss, um an Nahrung, Wasser und sanitäre Anlagen zu gelangen? Darüber hinaus waren diese Menschen eher unterernährt und hatten ein geschwächtes Immunsystem. Der Gedanke, dass das hochinfektiöse Coronavirus sich unter den gefährdeten Bewohnern dieser Barackensiedlungen ausbreitet, war erschreckend. Wenn es London und New York so etwas

antun konnte, was war dann mit diesen armen Menschen?

Die tragische Nachricht von Leichen, die sich in den Slums stapeln, ist jedoch nicht erschienen. Es gibt keine Belege dafür, dass der vorhergesagte Tsunami des Todes in Indien eingetreten ist. Tatsächlich zeigen die neuesten Zahlen[**] für Mumbai etwa 70 Todesfälle pro Million.

Warum also erkrankten wohlhabende New Yorker, die Zugang zu einer erstklassigen Gesundheitsversorgung haben, mehr als zwanzigmal häufiger an einer Coronavirus-Infektion als die Einwohner von Mumbai? Warum scheint COVID-19 Menschen, die in wohlhabenden Ländern leben, stärker zu treffen als Menschen in ärmeren Ländern? Unser Verständnis von der Funktionsweise des Virus bringt einige unangenehme Wahrheiten über die Gesundheit unserer Bevölkerung und der Bevölkerung vieler entwickelter westlicher Länder ans Licht.

Wir wissen jetzt, dass das Virus durch eine Zelltür namens ACE-2 in unseren Körper gelangt. Dieses Tor befindet sich in den Schleimhäuten unserer Nase und unseres Rachens und ist auch in unseren Lungen vorhanden. Ursprünglich ging man davon

---

[*]    zum Zeitpunkt der Drucklegung Okt. 2020

[**]   zum Zeitpunkt der Drucklegung Okt. 2020

aus, dass die Wirkung des Coronavirus durch das Blockieren dieser Schutztüren in unseren Lungen zu einer schweren und schnell tödlichen Lungenentzündung führt. Aus diesem Grund wurden im Vereinigten Königreich die Nightingale-Hospitäler gebaut – um die Tausenden von Menschen zu versorgen, bei denen man davon ausging, dass sie beatmet werden müssten, um ihnen eine Überlebenschance zu geben. Es gibt jedoch neue Hinweise darauf, dass die ACE-2-Tür, über die COVID-19 Zugang bekommt, auch in vielen anderen Geweben des Körpers vorhanden ist, einschließlich unseres Herzens und unserer Blutgefäße. Und es gibt ein wachsendes Verständnis für den Schaden, den die Blockierung der ACE-2-Tür an diesen Stellen anrichten kann.

Angiotensin-converting enzyme-2 (ACE-2) ist ein Rezeptorprotein, das auf der Oberfläche menschlicher Zellen vorkommt. Es wurde erst im Jahr 2000 entdeckt, und seine Wirkung wird erst langsam verstanden. Es ist dafür bekannt, dass es bei der Umwandlung des Enzyms Angiotensin II in Angiotensin 1,7 hilft.

$$\text{Angiotensin II} \Rightarrow \text{ACE-2} \Rightarrow \text{Angiotensin 1,7}$$

Angiotensin II, das Enzym, das ACE-2 umwandelt, entsteht als Endprodukt des Renin-Angiotensin-Systems, einer Kaskade von Zellreaktionen, die entweder als Reaktion auf einen Blutdruckabfall (aufgrund von Blutungen oder Dehydrierung) oder als Reaktion auf eine Stresssituation (als Schutz im Falle eines körperlichen Angriffs) erfolgt. Angiotensin II bewirkt, dass sich unsere Blutgefäße verengen, unsere Nieren Wasser zurückhalten und wir durstig werden – alles Reaktionen, die darauf abzielen, unseren Blutdruck zu erhöhen und den Sauerstofftransport in unserem Körper aufrechtzuerhalten. Dies ist die traditionelle Auffassung der Wirkungsweise von Angiotensin II. Neuere Erkenntnisse deuten jedoch darauf hin, dass Angiotensin II auch einen störenden Einfluss hat. Man weiß jetzt, dass es die Freisetzung schädlicher Entzündungsstoffe im gesamten Körper erhöht – den so genannten „Zytokinsturm" (der als Ursache für die gefürchtete COVID-Pneumonie gilt). Die Entzündungsreaktion verschlimmert auch einen Zustand, der als oxidativer Stress bezeichnet wird.

## Oxidativer Stress korrodiert den Körper

Oxidativer Stress ist entscheidend für das Verständnis, warum manche Menschen schrecklich unter dem Coronavirus leiden, während andere kaum merken, dass sie es haben. Wir erkennen Oxidation in unserer Umgebung: Sie verursacht die Korrosion von Metallen, das Braunwerden von Früchten und das Ranzigwerden von öligen Lebensmitteln (im Grunde genommen verdirbt das Essen). Sie ist ein normales Nebenprodukt unseres inneren Stoffwechsels. Wenn unsere Zellen Nahrungsenergie in chemische Energie umwandeln, produzieren sie einen Überschuss an Elektronen. Diese werden von Sauerstoff aufgenommen und in Superoxide (Sauerstoff mit einem angehängten Elektron) überführt, bevor sie schließlich in harmloses $H_2O$ – Wasser – umgewandelt werden. Superoxide (und Peroxide; man denke an Bleichmittel) können bei einem Überschuss durch einen Oxidationsprozess schädlich für den Körper sein. Normalerweise werden sie von unseren Entzündungszellen verwendet, um eindringende Bakterien und Viren (einschließlich COVID-19) abzutöten, aber wenn unser Körper zu viel davon produziert, verursachen sie leider Zellschäden und Entzündungen, was zu einer hohen Rate an Krebs, entzündlichen Erkrankungen und Herzkrankheiten führt. Leider gibt es Hinweise darauf, dass eine westliche Ernährung mit einem hohen Anteil an Kohlenhydraten und pflanzlichen Ölen die Produktion von Superoxiden in die Höhe treiben und zu unserer eigenen inneren Oxidation führen kann. Im Grunde verursacht die westliche Ernährung Krankheiten durch oxidativen Stress.

Unsere Ernährung fördert die innere Oxidation in unserem Körper. Wir brauchen einen Ausweichmechanismus, um den Schaden zu minimieren. Hier kommt ACE-2 ins Spiel; es ist unser Schutz gegen die innere Korrosion, die unsere westliche Ernährung verursacht.

## ACE-2: Schutz gegen Korrosion

Wenn ACE-2 normal arbeitet, wird Angiotensin II in Angiotensin 1,7 umgewandelt. Dies ist ein Teil unseres Schutzmechanismus gegen überschießende Entzündungen und oxidativen Stress. Stellen Sie sich vor, es funktioniert wie eine Anti-Rost-Grundierung, die Sie auf Metall auftragen. Angiotensin 1,7 schützt uns durch die Erweiterung

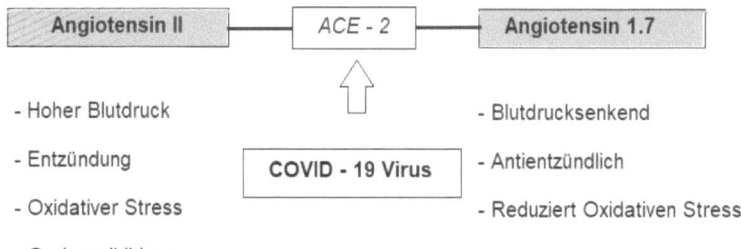

- Hoher Blutdruck

- Entzündung

- Oxidativer Stress

- Gerinnselbildung

- Blutdrucksenkend

- Antientzündlich

- Reduziert Oxidativen Stress

unserer Blutgefäße (und die Senkung des Blutdrucks) und seine entzündungshemmende Wirkung, einschließlich der Unterdrückung von oxidativem Stress.

Wenn sich das Coronavirus festsetzt, sind die ACE-2-Türen verschlossen, d. h. unser Schutzmechanismus funktioniert nicht mehr. Entzündungen und oxidativer Stress nehmen überhand. Die schützende „Grundierung" des Körpers ist im Wesentlichen entfernt worden. Neue Erkenntnisse, die sich mit den Erfahrungen der Intensivmediziner decken, deuten darauf hin, dass nicht nur die Atmung, sondern vor allem die Blutgefäße betroffen sein können. Wenn das ACE-2 in unseren Blutgefäßen durch das Virus blockiert wird, wirken Entzündungen und oxidativer Stress lokal und führen zur Blutgerinnung. Dies kann zu einer Kaskade von Blutgerinnseln führen, die sich im ganzen Körper bilden und Herzanfälle, Embolien, Nierenversagen und Schlaganfälle verursachen. New Yorker Mediziner haben festgestellt, dass viele junge Patienten, die nicht ahnten, dass sie mit COVID-19 infiziert waren, mit behindernden oder tödlichen Schlaganfällen eingeliefert wurden.

## Mehr ACE-2 bei Adipositas bedeutet ein größeres Ziel für COVID-19

Bei einer Ernährung, die reich an Zucker und raffinierten Kohlenhydraten ist, muss unser Körper Überstunden machen, um die überschüssigen Kalorien, die wir zu uns nehmen, abzubauen und zu speichern. Dies führt zu einem Übermaß an oxidativem Stress. Es gibt Hinweise darauf, dass die Anzahl der ACE-2-Rezeptoren bei Fettleibigkeit erhöht wird, um dies zu kompensieren. Das bedeutet, dass mehr dieser Rezeptoren gebildet werden, um mögliche oxidative Schäden infolge dieser typisch westlichen Ernährung zu reduzieren. Dasselbe geschieht bei Menschen mit

Herzinsuffizienz und Typ-2-Diabetes – es werden mehr ACE-2-Rezeptoren gebildet, und wir sind stärker auf ihre entzündungshemmenden Eigenschaften angewiesen.

Sobald COVID-19 die ACE-2-Rezeptoren blockiert, wird unsere wahre Verwundbarkeit deutlich. ACE-2 wirkt wie ein Damm, der eine Flut von zerstörerischem Wasser zurückhält. In unserem Fall hält es eine Flut von entzündlichen und oxidativen Schäden zurück. Sobald das Virus diesen Schutzschild durchbricht, bekommen wir die volle Wucht seiner zerstörerischen Kraft zu spüren.

Die Rolle von ACE-2 bei der Mäßigung unserer Entzündungsreaktion erklärt schließlich, warum Menschen, die an Fettleibigkeit und den damit verbundenen Krankheiten wie Herz-Kreislauf-Erkrankungen und Typ-2-Diabetes leiden, besonders gefährdet sind, dem Virus zu erliegen. Sie sind stärker auf die schützende Wirkung von ACE-2 angewiesen. Afrikaner und Asiaten in Großbritannien haben höhere Raten an Diabetes, Bluthochdruck und Herzkrankheiten, was vermutlich bedeutet, dass sie in hohem Maße auf ihren ACE-2-Damm angewiesen sind. Unsere ältere Bevölkerung, auch wenn sie scheinbar fit ist, hat bereits einen hohen Anteil an oxidativem Stress (eine natürliche Folge des Alterns), so dass sie weniger Reserven des essenziellen Rezeptors haben, wenn das Virus zuschlägt.

### Warum sind die Slumbewohner weniger von COVID betroffen?

Vergleichen Sie dies mit den Slumbewohnern von Dharavi. Sie leiden seltener an Fettleibigkeit oder den damit verbundenen Krankheiten, wie z. B. Typ-2-Diabetes. Im Vergleich zu wohlhabenden Menschen in der westlichen Welt sind sie viel weniger auf ACE-2 angewiesen, um ihren Körper vor oxidativem Stress zu schützen, da sie im Allgemeinen keine westlichen Lebensmittel (mit hohem Anteil an Zucker, raffinierten Kohlenhydraten und Fetten) zu sich nehmen. Es werden keine zusätzlichen ACE-2-Rezeptoren benötigt und wenn das Virus sie blockiert, treten weniger Entzündungsschäden im Körper auf. Das Coronavirus ist derzeit in Dharavi weit verbreitet – ein aktueller Bericht zeigt, dass 57 % der Bewohner von Dharavi jetzt Antikörper gegen COVID haben (doppelt so viele wie in New York oder London) –, aber die Bevölkerung hat nicht so viele ACE-2-Ziele, auf die das Virus treffen kann, und daher werden weit weniger Menschen unter den tödlichen Folgen von unkontrolliertem oxidativem Stress und Entzündungen leiden, wenn sie infiziert werden.

## Die zwei Pandemien

Die Coronavirus-Pandemie schockierte die Welt. Sie brach plötzlich über uns herein und verursachte viele tragische Todesfälle (bis heute über 1 Million*). Aber es gab bereits eine andere Pandemie, die sich in den letzten dreißig Jahren langsam an uns herangeschlichen hat: die Adipositas-Pandemie. Eine Krankheit, die viel mehr frühe Todesfälle verursacht hat als die Coronaviren (4 Millionen zusätzliche Todesfälle pro Jahr, jedes Jahr in den letzten zwanzig Jahren).

Das Vereinigte Königreich ist der kranke Mann Europas, wenn es um Fettleibigkeit geht. Die USA sind sogar noch kränker. Die westliche Ernährung liefert unseren Körper der vollen Gewalt von COVID-19 aus. Wenn wir das verstehen, können wir vielleicht unsere Ernährungsgewohnheiten ändern, um uns für die Zukunft zu schützen. Wenn wir weniger von diesen problematischen Lebensmitteln konsumieren, weniger naschen und stattdessen mit gesunden, frischen Lebensmitteln kochen würden (wie in Teil drei beschrieben), könnten wir dies erreichen.

COVID-19 hat uns gelehrt, dass wir durch gemeinschaftliche Anstrengungen unser Verhalten und unsere Lebensweise drastisch ändern, wenn wir um die Gesundheitsrisiken wissen.

COVID-19 wird uns noch viele Jahre lang begleiten, vielleicht mutieren und uns mit wiederholten Infektionsschüben heimsuchen. Indem die Regierung die Adipositas-Pandemie ein für alle Mal bekämpft, wird sie nicht nur die Gesundheit, die Lebensqualität und die Lebenserwartung ihrer Bürger verbessern, sondern auch unsere Bevölkerung vor künftigen Ausbrüchen des Coronavirus schützen. In der Zwischenzeit können wir als Einzelne diese Ernährungsumstellung vornehmen und unser Risiko für die tödlichen Folgen des Virus verringern.

*Im April 2020 nahm ich an der Beerdigung meines guten Freundes (und ehemaligen Patienten) Panny teil. Er war auf tragische Weise an einem Coronavirus gestorben. Er hinterlässt eine liebevolle Familie und einen kleinen Sohn. Ruhe in Frieden, mein Freund.*

---

\* zum Zeitpunkt des Redaktionsschlusses (Oktober 2020)

# Literaturverzeichnis

## 1 Stoffwechsellehre für Anfänger

1   USDH (1998). Clinical guidelines on the identification, evaluation, and treatment of overweight and obesity in adults: the evidence report. National Institute of Health (NIH) Publication, No. 98–4083, September.

2   R. Bailey (2018). *Evaluating Calorie Intake for Population Statistical Estimates (ECLIPSE) Project,* February. Office for National Statistics, Data Science Campus.

3   P. Miller (2015). The United States food supply is not consistent with dietary guidance: evidence from an evaluation using the Healthy Eating Index-2010. *J Acad Nutr Diet,* 115(1), January, 95–100.

4   J. Speakerman (2004). The functional significance of individual variation in basal metabolic rate. *Physiol Biochem Zool,* 77(6), 900–915.

5   G. Koepp (2016). Chair-based fidgeting and energy expenditure. *BMJ Open Sport Exerc Med, 2(1).*

6   E. Sims and E. Horton (1968). Endocrine and metabolic adaptation to obesity and starvation. *Am J Clin Nutr,* 21(12), December, 1455–70.

7   R. Leibel et al. (2000). Effects of changes in body weight on carbohydrate metabolism, catecholamine excretion, and thyroid function. *Am J Clin Nutr,* 71(6), June, 1421–32.

8   A. Harris et al. (2006). Weekly changes in basal metabolic rate with eight weeks of overfeeding. *Obesity (Silver Spring),* 14(4), April, 690–95.

9   C. Weyer et al. (2001). Changes in energy metabolism in response to 48h of overfeeding and fasting in Caucasians and Pima Indians. *Int J Obes Relat Metab Disord,* 25(5), May, 593–600.

10  A. Keys et al. (1950). *The Biology of Human Starvation*, Vol. 1. Minneapolis, University of Minnesota Press.

11  R. Leibel et al. (1995). Changes in energy expenditure resulting from altered body weight. *N Eng J Med,* 332(10), March, 621–8; S. Roberts and I. Rosenberg (2006). Nutrition and aging: changes in the regulation of energy metabolism with aging. *Physiol Rev,* 86(2), April, 651–67.

12  A. Evans et al. (2016). Drivers of hibernation in the brown bear. *Frontiers in Zoology,* 13, February, article no. 7.

13  R. Keesey (1997). Body weight set-points: determination and adjustment. *J Nutr,* 127(9), September, 1875S-1883S.

## 2 Die heilige Kuh

1 B. Levin et al. (1989). Initiation and perpetuation of obesity and obesity resistance in rats. *Am J Physiol Regul Integr*, 256 (3, Pt 2), R766–71.

2 M. Butovskaya et al. (2017). Waist-to-hip ratio, body-mass index, age and number of children in seven traditional societies. *Sci Rep*, 7(1), May, 1622.

3 M. Ashwell et al. (2014). Waist-to-height ratio is more predictive of years of life lost than body mass index. *PLoS One,* 9(9), September.

4 V. Eshed et al. (2010). Paleopathology and the origin of agriculture in the Levant. *Am J Phys Anthropol*, 143(1), September, 121–33.

5 World Health Organization (2016). *Global Health Observatory Data.*

6 J. Wardle and D. Boniface (2008). Changes in the distributions of body mass index and waist-circum-ference in English adults, 1993/1994 to 2002/2003. *Int J Obes (Lond)*, 32(3), March, 527–32.

7 Reuters/Ipsos (2012). Ipsos online poll of 1,143 adults, 7–10 May. Reuters.

8 C. Haworth et al. (2008). Childhood obesity: genetic and environmental overlap with normal-range BMI. *Obesity,* 16(7), July, 1585–90.

9 Q Xia and S. F. Grant (2013). The genetics of human obesity. *Ann N Y Acad Sci*, 1281, April, 178–90.

10 B. Gascoigne (2001). Retrieved 2018, from HistoryWorld: www.history world.net.

11 J. Terrell (ed.) (1988). *Von den Steinen's Marquesan Myths*, translated by Marta Langridge. Canberra: Target Oceania/ *Journal of Pacific History.*

12 R. O'Rourke (2015). Metabolic thrift and the genetic basis of human obesity. *Ann Surg*, 259(4), April, 642–8.

13 J. Neel (1962). Diabetes mellitus: a 'thrifty' genotype rendered detrimental by 'progress'? *Am J Hum Genet*, 14, December, 353–62.

14 World Health Organization (2016). *Global Health Observatory Data.*

15 P. Manning (1992). 'The Slave Trade: The Formal Demography of a Global System', in J. E. Inikori and S. L. Engerman (eds), *The Atlantic Slave Trade.* Durham, NC Duke University Press.

16 A. Quasim et al. (2018). On the origin of obesity: identifying the biological, environmental and cultural drivers of genetic risk among human populations. *Obes Rev*, 19(2), February, 121–49.

17 Y. Wang and M. Beydoun (2007). The obesity epidemic in the United States — gender, age, socioeconomic, racial/ethnic, and geographic characteristics: a systematic review and meta-regression analysis. *Epidemiol Rev*, 29, 6–28; Centers for Disease Control and Prevention (CDC) (2012). *National Health and Nutrition Examination Survey, NHANES* 2011–2012 Overview. National Center for Health Statistics.

18 S. van Dijk et al. (2015). Epigenetics and human obesity. *Int J Obes,* 39(1), 85–97.

19 Z. Stein and M. Susser (1975). The Dutch famine, 1944–1945, and the reproductive process. I. Effects on six indices at birth, *Pediatric Research,* 9, February 70–76.

20 M. Hult et al. (2010). Hypertension, diabetes and overweight: looming legacies of the Biafran famine. *PLoS One*, 5(10), October, e13582.

21 B. Weinhold (2006). Epigenetics: the science of change. *Environ Health Perspect,* 114(3), March, A160-A167.

22 I. Ehrenreich and D. Pfennig (2016). Genetic assimilation: a review of its potential proximate causes and evolutionary consequences. *Ann Bot,* 117(5), April, 769–79.

23 A. Samuelsson et al. (2008). Diet-induced obesity in female mice leads to offspring hyperphagia, adiposity, hypertension, and insulin resistance: a novel murine model of developmental programming. *Hypertension*, 51(2), February, 383–92.

24 A. Kubo etal. (2014). Maternal hyperglycemia during pregnancy predicts adiposity of the offspring. *Diabetes Care,* 37(11), November, 2996–3002.

25 A. Sharma et al. (2005). The association between pregnancy weight gain and childhood overweight is modified by mother's pre-pregnancy BMI. *Pediatr Res*, 58, 1038.

26 F. Guenard et al. (2013). Differential methylation in glucoregulatory genes of offspring born before vs. after maternal gastrointestinal bypass surgery. *Proc Natl Acad Sci USA*, 110(28), July, 11439–44.

27 R. Waterland and R. Jirtle (2003). Transposable elements: targets for early nutritional effects on epigenetic gene regulation. *Mol Cell Biol*, 23(15), August, 5293–300.

28 Waterland and Jirtle (2003). Transposable elements.

## 3 Diäten und die größten Verlierer

1 E. Fothergill et al. (2016). Persistent metabolic adaptation for 6 years after 'The Biggest Loser' competition. *Obesity (Silver Spring)*, 24(8), August, 1612–19.

2 H. Yoo et al. (2010). Difference of body compositional changes according to the presence of weight cycling in a community-based weight control program. *J Korean Med Sci*, 25(1), January, 49–53.

3 S. Dankel et al. (2014). Weight cycling promotes fat gain and altered clock gene expression in adipose tissue in CS7BL/6J mice. *Am J Physiol Endocrinol Metab*, 306(2), Jan, E210–24.

4 J. Speakerman et al. (2004). The functional significance of individual variation in basal metabolic rate. *Physiol Biochem Zool*, 77(6), November—December, 900–915.

5 L. Arone et al. (1995). Autonomic nervous system activity in weight gain and weight loss. *Am J Physiol*, 269(1, Pt 2), R222-S.

6 K. O'Dea et al. (1982). Noradrenaline turnover during under- and over-eating in normal weight subjects. *Metabolism*, 31(9), September, 896–9; S. Welle et al. (1991). Reduced metabolic rate during beta-adrenergic blockade in humans. *Metabolism*, 40(6), June, 619–22; A. Thorp and M. Schlaich (2015). Relevance of sympathetic

nervous system activation in obesity and metabolic syndrome. *J Diabetes Res*, 2015, 341583.

7  J. Grundlingh et al. (2011). 2,4-dinitrophe-nol (DNP): a weight loss agent with significant acute toxicity and risk of death. *J Med Toxicol*, 7(3), September, 205–12.

## 4 Warum wir essen

1  D. Cummings et al. (2002). Plasma ghrelin levels after diet-induced weight loss or gastric bypass surgery. *N Eng J Med*, 346(21), May, 1623–30.

2  P.Sumithran et al. (2011). Long-term persistence of hormonal adaptations to weight loss. *N Eng J Med*, 365(17), October, 1597–1604.

3  J. Cirello and J. Moreau (2013). Systemic administration of leptin potentiates the response of neurons in the nucleus of the solitary tract to chemoreceptor activation in the rat. *Neuroscience*, 229, January, 89–99.

4  Y.Zhang et al. (1994). Positional cloning of the mouse obese gene and its human homologue. *Nature*, 372(6505), December, 425–32.

5  C. Montague et al. (1997). Congenital leptin deficiency is associated with a severe early-onset obesity in humans. *Nature*, 387(6636), June, 903–8.

6  S. Heymsfield et al. (1999). Recombinant leptin for weight loss in obese and lean adults: a randomized, controlled, dose-escalation trial. *JAMA*, 282(16), October, 1568–75.

## 5 Der Vielfraß

1  EF. Chehab (2014). 20 years of leptin: leptin and reproduction: past milestones, present undertakings, and future endeavours. *J Endocrinol*, 223(1), October, T37–48.

2  Chehab (2014). 20 years of leptin.

3  R. Lustig (2013). Fat Chance: *Beating the odds against sugar, processed food, obesity and disease*. New York: Hudson Street Press.

4  S. Ramirez and M. Claret (2015). Hypothalamic ER stress: a bridge between leptin resistance and obesity. *FEBS Lett*, 589(14), June, 1678–87.

5  R. Lustig et al. (2004). Obesity, leptin resistance and the effects of insulin reduction. *Int J Obes Relat Metab Discord*, 28(10), October, 1344–8.

6  B. Wisse and M. Schwartz (2009). Does hypothalamic inflammation cause obesity? *Cell Metab*, 10(4), October, 241–2.

7  I. Nieto-Vazquez et al. (2008). Insulin resistance associated to obesity: the link TNF-alpha. *Arch Physiol Biochem*, 114(3), July, 183–94.

8  Chehab (2014). 20 years of leptin.

9  J. Wang et al. (2001). Overfeeding rapidly induces leptin and insulin resistance. *Diabetes*, 50(12), December, 2786–91.

### 7 Der Chefkoch

1  R. Dawkins (1989). *The Selfish Gene*, 2nd edn. Oxford: Oxford University Press.

2  L. C. Aiello and P. Wheeler (1995). The expensive-tissue hypothesis: the brain and the digestive system in human and primate evolution. *Current Anthropology,* 36(2), April, 199–221.

3  F. Berna et al. (2012). Microstratigraphic evidence of in situ fire in the Acheulean strata of Wonderwerk Cave, Northern Cape province, South Africa. *PNAS*, 109(20), May, E1215–20.

4  C. Koebnick et al. (1999). Consequences of a long-term raw food diet on body weight and menstruation: results of a questionnaire survey. *Ann Nutr Metab*, 43(2), 69–79.

5  I. Olalde et al. (2014). Derived immune and ancestral pigmentation alleles in a 7,000-year-old Mesolithic European. *Nature,* 507(7491), March, 225–8,

6  D. Bramble and D. Lieberman (2004). Endurance running and the evolution of Homo. *Nature*, 432 (7015), November, 345–52.

7  P. Williams (2007). Nutritional composition of red meat. *Nutrition and Dietetics*, 64(4), August, 113–19.

8  P. Clayton (2009). How the mid-Victorians worked, ate and died. *Int J Environ Res Public Health*, 6(3), March, 1235–53.

### 8 Die Wurzel des Übels

1  US Department of Agriculture Economic Research Service — Food Availability; Statistical Abstract of the United States. US Government Printing Office, 763.

2  J. Yudkin (1972). *Pure, White and Deadly: How sugar is killing us and what we can do to stop it.* London: Davis-Poynter; reissue London: Penguin Books, 2012.

3  R. McGandy et al. (1967). Dietary fats, carbohydrates and atherosclerotic vascular disease. *N Eng J Med*, 277(4), July, 186–92.

4  C. Kearns (2016). Sugar industry and coronary heart disease research: a historical analysis of internal industry documents. *JAMA Intern Med,* 176(11), November, 1680–85.

5  A. Keys (1980). *Seven Countries: A multivariate analysis of death and coronary heart disease*. Cambridge, MA: Harvard University Press.

6  Keys (1980). Seven Countries.

7  N. Teicholz (2014). *The Big Fat Surprise: Why butter, meat and cheese belong in a healthy diet.* New York: Simon & Schuster.

8  R. H. Lustig (2013). *Fat Chance: The hidden truth about sugar, obesity and disease.* London: Fourth Estate.

9  Teicholz (2014). *The Big Fat Surprise,* p. 101.

10  E. Steele et al. (2016). Ultra-processed foods and added sugars in the US diet: evidence from a nationally representative cross-sectional study. *BMJ Open*, 6(3)

11  P. Clayton (2009). How the mid-Victorians worked, ate and died. *Int J Environ Res*

*Public Health,* 6(3), March, 1235–53]. E. Bennett et al. (2015). The future of life expectancy and life expectancy inequalities in England and Wales: Bayesian spatiotemporal forecasting. *The Lancet,* 386(9989), July, 163–70.

## 9  Der Omega Code

1   D. Arnold (2010). British India and the 'Beriberi Problem', 1798–1942. *Med Hist,* 54(3), July, 295–314.

2   A. Hawk (2006). The great disease enemy, Kak'ke (beriberi) and the Imperial Japanese Army. *Military Medicine,* 171(4), 333–9.

3   N. Raizman (2004). Review of S. R. Bown, Scurvy: *How a Surgeon, a Mariner, and a Gentleman Solved the Greatest Medical Mystery of the Age of Sail* (New York: St.Martin's Press, 2003). *J Clin Invest,* 114(12), December, 1690.

4   J. Lind (1753). *A Treatise of the Scurvy.* Edinburgh: A. Kincaid and A. Donaldson.

5   S. Allport (2006). *The Queen of Fats.* Berkeley, CA: University of California Press.

6   C. E. Ramsden et al. (2013). Use of dietary linoleic acid for secondary prevention of coronary heart disease and death: evaluation of recovered data from the Sydney Diet Heart Study and updated meta-analysis. *BMJ,* 346, February, e8707.

7   A. P. Simopoulos (2004), Omega-6/omega-3 essential fatty acid ratio and chronic diseases. *Food Reviews International,* 20(1), 77–90.

8   H. Freitas et al. (2017). Polyunsaturated fatty acids and endocannabinoids in health and disease. *Nutr Neurosci,* 21(1), July, 1–20.

9   A. P. Simopoulos (2016). An increase in the omega-6/omega-3 fatty acid ratio increases the risk for obesity. *Nutrients,* 8(3), March, 128.

10   S. Banni and V. Di Marzo (2010). Effect of dietary fat on endocannabinoids and related mediators: consequences on energy homeostasis, inflammation and mood. *Mol Nutr Food Res,* 54(1), January, 82–92; I. Matias and V. Di Marzo (2007). Endocannabinoids and the control of energy balance. *Trends Endocrinol. Metab,* 18(1), January-February, 27–37.

11   Allport (2006). *The Queen of Fats.*

12   A. Evans (2016). Drivers of hibernation in the brown bear. *Frontiers in Zoology,* 13, February, article no. 7.

13   T. Ruf and W. Arnold (2008). Effects of polyunsaturated fatty acids on hibernation and torpor: a review and hypothesis. *Am J Physiol Regul Integr Comp Physiol,* 294(3), March, R1044–52; D. Munro and D. W. Thomas (2004). The role of polyunsaturated fatty acids in the expression of torpor by mammals: a review. *Zoology,* 107(1), 29–48.

14   G. L. Florant (1998). Lipid metabolism in hibernators: the importance of essential fatty acids. *Amer Zool,* 38, 331–40.

15  V. Hill and G. L. Florant (2000). The effect of a linseed oil diet on hibernation in yellow-bellied marmots (Marmota flaviventris). *Physiol Behav*, 68(4), Feb, 431–7.
16  Allport (2006). *The Queen of Fats.*

## 10  Die Zuckerachterbahn

1  P. Evans and R. Lynch (2003). Insulin as a drug of abuse in body building.*Br J Sports Med*, 37(4), August, 356–7.

2  R. Henry et al. (1993). Intensive conventional insulin therapy for type II diabetes. Metabolic effects during a 6-mo outpatient trial. *Diabetes Care*,16(1), January, 21–31.

3  R. H. Lustig et al. (2003). Suppression of insulin secretion is associated with weight loss and altered macronutrient intake and preference in a sub-set of obese adults. *Int J Obes Relat Metab Disord*, 27(2), February, 219–26.

4  C. S. Lieber et al. (1991). Perspectives: do alcohol calories count? *Am J Clin Nutr*, 54(6), 976–82.

5  P. Suter (2005). Is alcohol consumption a risk factor for weight gain and obesity? *Crit Rev Clin Lab Sci*, 42(3), 197–227.

6  L. Cordain et al. (1997). Influence of moderate daily wine consumption on body weight regulation and metabolism in healthy free-living males. *J Am Coll Nutr*, 16(2), April, 134–9.

7  A. Arif and J. Rohrer (2005). Patterns of alcohol drinking and its association with obesity: data from the Third National Health and Nutrition Survey 1988–1994. *BMC Public Health*, 5, December, 126.

8  T. Stalder et al. (2010). Use of hair cortisol analysis to detect hypercortisolism during active drinking phase in alcohol-dependent individuals. *Biol Psychol,* 85(3), December, 357–60.

## 11  Das französische Paradox

1  P. MacLean and R. Batterham et al. (2017). Biological control of appetite: a daunting complexity. *Obesity (Silver Spring),* 25(1), March, S8-S16.

2  D. Treit and M. L. Spetch (1986). Caloric regulation in the rat: control by two factors. *Physiology & Behavior*, 36(2), 311–17.

## 13  Einfluss auf das Körperfett

1  M. Sladek et al. (2016). Perceived stress, coping, and cortisol reactivity in. daily life: a study of adolescents during the first year of college. *Biol Psychol*, 117, May, 8–15; A. Bhende et al. (2010). Evaluation of physiological stress in college students during examination. *Biosc Biotech Res Comm*, 3(2), December, 213–16.

2  S. Gropper et al. (2012). Changes in body weight, composition, and shape: a 4-year study of college students. *Appl Physiol Nutr Metab,* 37(6), 1118–23.

3  L. Dinour et al. (2012). The association between marital transitions, body mass index, and weight: a review of the literature. *J Obes,* 2012(294974), May.

4 T. Robles and J. Kiecolt-Glaser (2003). The physiology of marriage: pathways to health. *Physiol Behav*, 79(3), August, 409–16.

5 P. B. Gray et al (2004). Social variables predict between-subject but not day-to-day variation in the testosterone of US men. *Psychoneuroendocrinology*, 29(9), October, 1153–62; E. Barrett et al. (2015). Women who are married or living as married have higher salivary estradiol and progesterone than unmarried women. *Am J Hum Biol*, 27(4), July-August, 501–7.

6 B. Leeners et al. (2017). Ovarian hormones and obesity. *Hum Reprod Update*, 23(3), May, 300–321.

7 J. Cipolla-Neto et al. (2014). Melatonin, energy metabolism, and obesity: a review. *J Pineal Res*, 56(4), May, 371–81.

8 Cipolla-Neto et al. Melatonin, energy metabolism, and obesity.

9 M. Mankowska et al. (2017). Confirmation that a deletion in the POMC gene is associated with body weight of Labrador Retriever dogs. *Res Vet Sci*, 112, June, 116–18.

10 H. Eicher-Miller et al. (2012). Contributions of processed foods to dietary intake in the US from 2003–2008: a report of the Food and Nutrition Science Solutions Joint Task Force of the Academy of Nutrition and Dietetics, American Society for Nutrition, Institute of Food Technologists, and International Food Information Council. *J Nutr*, 142(11), November, 20658–20728.

11 C. Monteiro et al. (2018). Household availability of ultra-processed foods and obesity in nineteen European countries. *Public Health Nutr*, 21(1), January, 18–26.

## 14 Vorbereitung zum Selbermachen

1 Z. T. Segal et al. (2012). *Mindfulness-Based Cognitive Therapy for Depression*, 2nd edn. New York: The Guilford Press.

## 15 Mehr essen, mehr ruhen

1 M. Walker (2017). *Why We Sleep: Unlocking the power of sleep and dreams*. London: Penguin Books.

## 16 Ihre persönliche „blaue Zone"

1 R. De Souza et al. (2015). Intake of saturated and trans unsaturated fatty acids and risk of all cause mortality, cardiovascular disease, and type 2 diabetes: systematic review and metaanalysis of observational studies. *BMJ*, 351, August, h3978.

2 H. Pontzer et al. (2012). Hunter-gatherer energetics and human obesity. *PLoS One*, 7(7), July, e40503.

# Appendix 1

*Die Cholesterin-Debatte*

1   M. Gladwell (2000). *The Tipping Point: How little things can make a big difference.* London: Little, Brown.

2   A. Keys (1980). *Seven Countries: A multivariate analysis of death and coronary heart disease.* Cambridge, MA: Harvard University Press.

3   C. Kearns et al. (2016). Sugar industry and coronary heart disease research: a historical analysis of internal industry documents. *JAMA Intern Med,* 176(11), November, 1680–85.

4   S. Hamley (2017). The effect of replacing saturated fat with mostly n-6 polyunsaturated fat on coronary heart disease: a meta-analysis of randomised controlled trials. *Nutr J,* 16(1), May, article no. 30; S. Berger et al. (2015). Dietary cholesterol and cardiovascular disease: a systematic review and meta-analysis. *Am J Clin Nutr,* 102(2), August, 276–94.

5   R. De Souza et al. (2015). Intake of saturated and trans unsaturated fatty acids and risk of all-cause mortality, cardiovascular disease, and type 2 diabetes: systematic review and meta-analysis of observational studies. *BMJ,* 351, August, h3978.

6   P. Siri and R. Krauss (2005). Influence of dietary carbohydrate and fat on LDL and HDL particle distributions. *Curr Atheroscler Rep,* 7(6), November, 455–9; P. Siri-Tarino et al. (2010). Saturated fat, carbohydrate, and cardio-vascular disease. *Am J Clin Nutr,* 91(3), March, 502–9.

7   J. Durstine et al. (2002). Lipids, lipoproteins, and exercise. *J Cardiopulm Rehabil,* 22(6), November—December, 385–98.

8   EF. Sacks et al. (2017). Dietary fats and cardiovascular disease: a presidential advisory from the American Heart Association. *Circulation,* 136(3), July, el-e23.

9   R. Krauss (1995). Dense low density lipoproteins and coronary artery disease. *Am J Cardiol,* 75(6), February, 53B-57B.

10  World Health Organization (2003). *Diet, Nutrition and the Prevention of Chronic Diseases.* WHO Technical Report Series, 916, 10, 88.

11  De Souza et al. (2015). Intake of saturated and trans unsaturated fatty acids.

# Appendix 2

*Glykämische Last und Omega-3 zu Omega-6
Verhältnis in gängigen Lebensmitteln*

1  S.A. Khan (2017). Comparative study of fatty-acid composition of table eggs from Jeddah food market and effect of value addition in omega-3 bio-fortified eggs. Saudi *J Biol Sci*, 24(2), 929–35.

2  Khan (2017). Comparative study of fatty-acid composition of table eggs.

# Glossar

**Adenosintriphosphat (ATP)** – ATP ist eine chemische Substanz in den Zellen aller lebenden Organismen auf der Erde. ATP speichert die Energie, die bei der Aufspaltung von Nahrung freigesetzt wird, und transportiert sie zu den Bereichen der Zelle, die Energie für Aufbau und Reparatur benötigen. ATP ist wie eine biochemische Mikrobatterie, in der die Energie aus den Nährstoffen gespeichert wird.

**ATP-Batterien** – siehe Adenosintriphosphat

**Autonomes Nervensystem (ANS)** – Das autonome Nervensystem beschreibt den Teil unseres Nervensystems, der nicht unserer bewussten Kontrolle unterliegt (er reagiert automatisch). Es kontrolliert lebenswichtige Funktionen („Vitalfunktionen" wie Herzschlag, Atmung, Stoffwechsel und Verdauung) und besteht aus zwei Teilen. Das *sympathische Nervensystem (SNS)* dient der schnellen Reaktion auf Umweltreize und mobilisiert in Zeiten von Gefahr (Kampf oder Flucht). Das parasmpathische Nervensystem (PNS) dämpft die nach außen gerichtete Aktivität und hat energiesparende Wirkung (Ruhe und Verdauung).

**Dinitrophenol (DNP)** – Eine chemische Substanz, die die in *ATP* gespeicherte Energie in thermische Energie (Wärme) umwandelt.

**Epigenetik** ist ein Teilgebiet der Biologie und untersucht, wie sich vererbte DNA-Merkmale während der Schwangerschaft und der frühen Kindheit als Reaktion auf die Umwelt ändern können. Forschungsergebnisse zeigen, dass anhaltende Änderungen der Lebensumstände zu epigenetischen Veränderungen führen können.

**Gewichtskontrollzentrum** – Ein in diesem Buch verwendeter Begriff zur Beschreibung des *Hypothalamus*.

**Gewichts-Sollwert** – Der Begriff bezieht sich auf das Gewicht, das vom Körper als am sichersten für das individuelle Überleben und die Fortpflanzung festgelegt wird. Der Gewichts-Sollwert wird durch genetische, epigenetische und Umweltfaktoren bestimmt.

**Ghrelin** – Ein Hormon, das vom Magen (und dem oberen Magen-Darm-Trakt) produziert wird. Es steuert (über den *Hypothalamus*) den Appetit und die Suche nach Nahrung. Ghrelin steigt als Reaktion auf Hunger (und Diäten) und sinkt nach dem Essen.

**GLP-1** – Glucagon-like Peptide-1 ist ein Hormon, das vom Dünndarm bei der Verdauung freigesetzt wird. Über den *Hypothalamus* steuert es das Sättigungsgefühl und ist Teil des Signals, mit dem Essen aufzuhören. Es verbessert auch die Wirksamkeit von *Insulin*.

**Grundumsatz** – im englischen „Basic Metabolic Rate" (BMR) – beschreibt die Menge an Energie, die der Körper für die Aufrechterhaltung lebenswichtiger Funktionen im Ruhezustand verbraucht -wie die zellulären chemischen Reaktionen (Aufbau und Reparatur), Temperaturregelung, Atmung und Herzfrequenz (▸ *Stoffwechselrate*).

**Hypothalamus** –erbsengroße Drüse im Gehirn, die für die Verarbeitung eingehender sensorischer Informationen verantwortlich ist, wie Hydratations- und Ernährungszustand. Als Reaktion auf eingehende Signale steuert er Durst, Hunger und Stoffwechselrate.

**Insulin** – Ein Hormon, das von der Bauchspeicheldrüse als Reaktion auf Kohlenhydrate freigesetzt wird. Es entfernt überschüssige Glukose (Zucker) aus dem Blut, indem es die Kanäle öffnet und über die Glukose in die Zellen aufgenommen wird.

**Leptin** – Ein Hormon, das von Fettzellen produziert wird. Leptin fungiert als „Hauptregulator" des Körpergewichts. Wenn sich Fett ansammelt, steigt der Leptinspiegel an. Dies signalisiert dem *Hypothalamus*, dass genügend Energie gespeichert ist, was zu einer Steigerung des Stoffwechsels und einem geringeren Appetit führt. Wenn weniger Fett vorhanden ist, sinkt der Leptinspiegel, was dazu führt, dass der Hypothalamus den Appetit steigert und den Stoffwechsel senkt.

**Leptinresistenz** – Das Vorhandensein sehr hoher Leptinspiegel, die vom *Hypothalamus* nicht wahrgenommen werden. Das Leptin-Signal wird blockiert durch *Insulin* und *TNF-alpha* (Entzündung). Obwohl der Fettanteil im Körper hoch ist, nimmt der Hypothalamus dies nicht wahr und reagiert dementsprechend auch nicht.

**Mikrobatterien** – In diesem Buch wird der Begriff Mikrobatterien verwendet, um die Funktion von *ATP* zu beschreiben, intrazelluläre Moleküle, die ihre Energie ständig aufladen und wieder entladen, wie mobile Ladegeräte.

**Omega-Fettsäuren** – Der Begriff bezieht sich auf die beiden mehrfach ungesättigten Fettsäuren Omega-3 und Omega-6. Omega-Fettsäuren sind wichtig für die zelluläre Gesundheit. Der Mensch kann sie nicht selbst herstellen, deshalb sollten Lebensmittel, die sie enthalten, Teil einer gesunden Ernährung sein.

**Parasympathisches Nervensystem (PNS)** Teil des *autonomen Nervensystems*. Das PNS fördert die Energieerhaltung durch z. B. Senkung von Puls und Blutdruck.

**Peptid-YY (PYY)** – Ein Hormon, das im Dünndarm produziert und freigesetzt wird, nachdem die Nahrung im Darm registriert wurde. Es wirkt auf den *Hypothalamus*, um das Sättigungsgefühl zu fördern, und ist Teil des Signals, mit dem Essen aufzuhören.

**Stoffwechselanpassung:** – Ziel ist, den *Gewichts-Sollwert* stabil zu halten und dadurch extreme Gewichtsschwankungen zu verhindern. Die Stoffwechselrate verschiebt sich nach unten als Reaktion auf eine Kalorienrestriktion (was einer extremen Gewichtsabnahme entgegenwirkt) und nach oben als Reaktion auf einen Kalorienüberschuss (was einer extremen Gewichtszunahme entgegenwirkt).

**Stoffwechselrate** – entspricht dem *Grundumsatz*.

**System mit negativer Rückkopplung** Ein System, das darauf ausgelegt ist, einen vorgegebenen Zustand aufrechtzuerhalten, indem es Veränderungen, die vom gewünschten Gleichgewicht abweichen, automatisch korrigiert.

**Sympathisches Nervensystem (SNS)** Teil des *autonomen Nervensystems*. Das SNS löst die Kampf- oder Fluchtreaktion bei Gefahr aus und erhöht die Kraft, die Geschwindigkeit und die Klarheit der Gedanken, indem es den Blutfluss (und damit Sauerstoff) zu den Muskeln und zum Gehirn erhöht.

**Thermogenese** – Der Prozess, bei dem zelluläre Energie in Form von *ATP* in thermische Energie (Wärme) und nicht in chemische oder mechanische Energie umgewandelt wird.

**TNF-alpha** (Tumor-Nekrose-Faktor-alpha) ist ein Protein, das von Entzündungszellen als Reaktion auf einen (tatsächlichen oder vermeintlichen) Angriff freigesetzt wird. Es stimuliert die Entzündungsreaktion, die sowohl bei Infektionen als auch bei Autoimmunkrankheiten auftritt.

# Bibliographie

Allport, Susan, *The Queen of Fats* (Berkeley, CA: University of California Press, 2006)

Briffa, John, *Escape the Diet Trap* (London: Fourth Estate, 2012)

Buettner, Dan, *The Blue Zones* (Washington DC: National Geographic, 2008)

Davis, William, *Wheat Belly* (London: HarperThorsons, 2014)

Guyenet, Stephan, *The Hungry Brain* (London: Vermilion, 2017)

Hoffmann, Peter, *Life's Ratchet* (New York: Basic Books, 2012)

Lewis, David, Margaret Leitch, *Fat Planet* (London: Random House Books, 2015)

Lustig, Robert, *Fat Chance* (London: Fourth Estate, 2014)

Moalem, Sharon, *Survival of the Sickest* (London: HarperCollins, 2008)

Nesse, Randolph, George Williams, *Why We Get Sick* (New York: Vintage Books, 1996)

Pollan, Michael, *In Defence of Food* (London: Allen Lane, 2008)

Sisson, Mark, *The Primal Blueprint* (London: Ebury Press, 2012)

Taubes, Gary, *The Case against Sugar* (London: Portobello Books, 2017)

Teicholz, Nina, *The Big Fat Surprise* (London: Scribe, 2014)

Wrangham, Richard, *Catching Fire* (London: Profile Books, 2009)

# Danksagung

Wie bereits eingangs erwähnt, kam die Inspiration zum Schreiben dieses Buches von den vielen Patientinnen und Patienten, die ich im Laufe der Jahre behandelte, denen ich zuhörte und mit denen ich mich anfreundete. Sie sind der Grund für dieses Buch, und ich bin ihnen wirklich dankbar für ihre Unterstützung von Anbeginn. Ich hoffe, dass dieses Buch das Vertrauen rechtfertigt, das sie in mich gesetzt haben. Eine besondere Erwähnung verdient Jak, der erste Patient, den ich operiert habe, und insbesondere seine Mutter Dina, ihre Familie und die Gemeinde, die sie unterstützt haben. Panny, Jerry, Satish, Alicia, Elisa, Yenti, Norma und Ihnen allen, vielen Dank für Ihre Unterstützung.

Natürlich braucht ein Buch Zeit und Vorbereitung, um es zu schreiben. Danke an meine wunderbaren, liebevollen Mädchen zu Hause, Rina, Jessica und Hannah, für ihre Unterstützung und ihre ständige gute Laune. Danke an meine Mutter, die den ersten Entwurf gelesen hat und – erwartungsgemäß – begeistert war; an meinen Vater, der (im Alter von achtzig Jahren) in meinem Arbeitszimmer die Do-it-yourself Arbeit gemacht hat; und an Richard und Sarah (und ihre Familien) für ihre Unterstützung.

Das Buch wäre ohne mein achtzehnmonatiges Sabbatical vom NHS nicht möglich gewesen. Ich bin Richard Cohen und Sarah Shaw am UCLH für die Ermöglichung dieses Sabbaticals zu Dank verpflichtet – ich hoffe, ich habe dieses Vertrauen mit diesem Buch zurückgezahlt.

Ich bin auch den Chirurgen zu Dank verpflichtet, die mich inspiriert und ausgebildet haben, insbesondere David McLean, Don Menzies, Abrie Botha und Kesava Mannur. Meine Forschungsarbeit wäre ohne den Einsatz von Professor Norman Williams nicht möglich gewesen – vielen Dank. Mein Dank gilt auch meinen Freunden im Labor: Sri, Etsuro, Scotty, David Evans und natürlich Charlie Knowles (jetzt Professor).

Dank der Unterstützung durch das ehemalige und gegenwärtige bariatrische Team am UCLH, insbesondere durch meine Freunde Marco Adamo, Rachel Batterham, Mo, Majid, Naim, Andrei, Andrea Pucci, Himender Makker, Muntzer Mughal, Billy White, James Holding, Jackie Doyle, Kate Waller, Lise, Alison und Dr. Maan

Hasan, dem besten und interessantesten Anästhesisten in London. Nicht zu vergessen das Verwaltungsteam der UCH, früher und heute: Jason Willis, Andreas Mann, Jade O'Connell, Maleika Pitterson ... Ihnen allen vielen Dank.

Dank an das Forschungsteam, mit dem ich derzeit am UCLH zusammenarbeite, um die Auswirkungen einer Diät auf den Ruheumsatz zu untersuchen: Belinda Dury, Jessica Mok, Rob Stephens und Rachel Batterham (noch einmal).

Eine besondere Erwähnung verdient Natalie Cole – die hocheffiziente Managerin meiner Privatpraxis in der Harley Street ... schreiben Sie mir weiterhin zwanzig bis dreißig E-Mails pro Tag; ich brauche die Erinnerungen!

Ich danke meinen Freunden und Kollegen in den Vereinigten Arabischen Emiraten für ihre unermüdliche Unterstützung und ihre Begeisterung für dieses Buch: Rola Ghali, Mike Stroud, Alaa, Dr. Bilal, Samer, Medhat, Fahmeeda und Chandni Sharma.

Dank an Dr. John Briffa, Autor und Allgemeinmediziner, für seinen Rat, „so zu schreiben, wie man spricht" – danke, John. Und an Kevin Harvey, der ein frühes Manuskript gelesen und mir unschätzbare Ratschläge gegeben hat.

Ich bin Elizabeth Sheinkman, meiner Literaturagentin, sehr dankbar für ihren fantastischen Enthusiasmus für das Buch und dafür, dass sie mir (unter vielen Angeboten) Penguin Life als Verlag empfohlen hat. Bei Penguin stehe ich in der Schuld von Venetia Butterfield und Marianne Tatepo, die das Buch zu dem gemacht haben, was es nun ist. Und schließlich danke ich Jane Robertson, meiner Lektorin, die meinem Text Klarheit und Schärfe verliehen hat.

# Sach- und Personenverzeichnis